◎燕京医学流派传承系列丛书◎

燕京医学流派起源探究

主　编　刘清泉　刘东国

全国百佳图书出版单位
中国中医药出版社
·北京·

图书在版编目（CIP）数据

燕京医学流派起源探究 / 刘清泉，刘东国主编 . — 北京：
中国中医药出版社，2023.7
（燕京医学流派传承系列丛书）
ISBN 978-7-5132-8084-6

Ⅰ . ①燕…　Ⅱ . ①刘…　②刘…　Ⅲ . ①中医流派—研
究—北京　Ⅳ . ① R-092

中国国家版本馆 CIP 数据核字（2023）第 045480 号

中国中医药出版社出版

北京经济技术开发区科创十三街 31 号院二区 8 号楼
邮政编码　100176
传真　010-64405721
北京联兴盛业印刷股份有限公司印刷
各地新华书店经销

开本 880×1230　1/32　印张 18　字数 400 千字
2023 年 7 月第 1 版　2023 年 7 月第 1 次印刷
书号　ISBN 978-7-5132-8084-6

定价　89.00 元
网址　www.cptcm.com

服 务 热 线　010-64405510
购 书 热 线　010-89535836
维 权 打 假　010-64405753

微信服务号　zgzyycbs
微商城网址　https://kdt.im/LIdUGr
官 方 微 博　http://e.weibo.com/cptcm
天猫旗舰店网址　https://zgzyycbs.tmall.com

如有印装质量问题请与本社出版部联系（010-64405510）
版权专有　侵权必究

《燕京医学流派传承系列丛书》
编委会

《燕京医学流派起源探究》
编委会

主　　编　刘清泉　刘东国

副 主 编　陈昱良　郭玉红　徐　佳

编　　委　（以姓氏笔画为序）

　　　　　杜　琨　李　尧　李　楠　孟　鑫

　　　　　宣雅波　贾艳娥　高建军　梁　琳

序 言

　　"燕京医学流派"是以北京地区中医名家为主体融合而成的地域性中医学术流派，尤其是清朝以后，明显的表现为以京城四大名医及其传承人的学术经验为核心，以宫廷医学为基础，以家族传承、学院教育、师承教育相结合为特点，以中医为体、西医为用的中西医结合特色。研究、挖掘、整理燕京医家的学术思想对于促进中医药事业的发展，造福人类具有重要意义。

　　"燕京医学流派"上溯金代，下迄当代，历史跨度800余年。在相当长的历史时期内，燕京医学既形成了鲜明的地域特色，又不断吸纳融汇外地医学创新发展。燕京大地，人杰地灵，名医辈出，他们不仅医术精湛、医德高尚，深得患者信赖，且能广收门徒，著书立说，造就了一大批中医杰出人才。燕京地区的医学流派主要有为皇室及其贵族看病的御医派、传统师承家传模式下形成的师承派、院校教育培养出来的学院派。随着社会的发展和时代的变迁，当今"燕京医学流派"逐步向中西医汇通方向发展，各学术流派的传人大都是熟知现代医学理论的中医大家。

　　尽管有众多前辈对燕京医学的某一分支做了大量的研究，但是业界对于燕京医学学术特色、代表性医家医著的研究尚缺乏统一性和全局性的共识，对于各流派代表性传承人及传承谱系的梳理也不够全面系统。随着在世的老中医越来越少，关于传承的第一手资料逐渐消失殆尽，对于老专家学术资源的挖掘整理显得尤为紧迫，属于抢救性保护工作。

2019 年，在北京市中医管理局的大力支持下，"燕京流派传承研究项目"立项，由首都医科大学附属北京中医医院具体组织实施。医院领导非常重视该项目，专门成立了"燕京流派创新性传承拳头工程"工作组，由刘清泉院长担任组长、刘东国副院长任副组长，项目办公室设在北京中医医院医务处。同年，医院进行分项目遴选，对入选的分项目展开了专业、专家、专著、技术和药物的研究。同时，医院统一组织各分项目对全国著名中医学术流派进行了实体考察，经过数次会议论证，各分项目逐步形成了研究燕京医学学术流派的思路和方法，燕京医学系列丛书书目申报也相应完成。各燕京医学学术流派研究小组开展了文献检索、实地调查、专家采访、资料整理等工作，在尊重历史、务求真实的基础上对燕京医学的学术特色进行了深度挖掘。

经过一年多的辛勤劳动，凝聚众多编者心血的《燕京医学流派传承系列丛书》终于要与读者见面了。总体上来说，本套丛书具有以下特点：

一、丛书由一整套书籍组成，各分册既可以独立成册，又具有内在关联性。丛书分册由北京中医医院各专科主任负责牵头编写，代表了本专科的最新研究成果和燕京医学的学术特色。

二、丛书资料务求真实。由于时间仓促，在时间维度上，研究范围不能够完全涵盖每个历史时期，尤其是金元以前燕京地区医学的发展情况还有待继续深入研究。

三、丛书内容力求公正。各流派谱系梳理过程中，尽量收集多方资料，保证真实准确，避免闭门造车和门户之见。

四、丛书中借鉴了很多前辈及同行的优秀研究成果，具有兼容并蓄的特点。

本套丛书的编写得到了北京市中医管理局、北京中医药大学、中国中医药出版社等相关单位及领导、专家的大力支持，同时借鉴了很多前辈的研究成果，在此一并表示感谢。由于丛书编写时间紧、任务重，编者都是临床一线医务人员，仓促之中难免瑕疵，敬请同行批评指正。

北京中医医院燕京医学学术流派研究办公室

2021 年 10 月

前　言

　　北京，古称"燕京"。因春秋战国时是燕国的国都而得名，故"燕京"乃北京市的别称。北京是一座具有3000余年建城史、近千年都城史的文化历史名城，从元代至清末，作为统一王朝的都城有近800年的历史，是近现代我国政治、经济、文化的中心，是中国传统医学文化积淀深厚的沃土。作为首都自然拥有国家最高官方医学机构和地方医学机构，这样的地缘性优势对北京地区的中医学术发展产生了巨大影响。千余年来，北京地区的中医学在理论和临床方面都具有极大的学术兼容性，体现出强大的内在发展动力。

　　晚清到近代，随着清政府的统治日渐衰落，长期服务于宫廷和朝廷最高医疗机构的优秀医学人才逐渐走向民间，从而迅速本土化、地方化，成为北京地区地方性医学流派的杰出代表人物。在民国时期，北京地区的优秀医学人才为中医学的现代化、科学化和中医教育的现代化都做出了重要贡献。这些优秀的中医人才及其传人一直都活跃于北京医疗系统中，分布在北京的中医医疗、科研、教育等各个领域，是北京中医学术的一支重要力量，在中医学现代化的道路上做出了卓越的成就，繁荣了我国中医学术的"百花园"。这支具有鲜明特色的学术人才队伍，我们称之为"燕京医学流派"。

"燕京医学流派"作为北京中医药人才的杰出代表，在民国时期和中华人民共和国成立后，对我国的中医药事业做出了许多贡献。随着医疗卫生行业志、医家著述的记载和代表性疗法、医术特色的广泛传播，这些医家在北京、全国的中医学术界，乃至社会各行业均产生了广泛而深远的影响。这便是我们今天迫切需要展开燕京医学流派研究，对其溯源清流的时代需求。

国家中医药管理局领导、北京中医医院组织的"燕京医学流派"系列研究，旨在全面梳理北京地区中医药的成就和特色，对燕京医学流派的产生、发展、现状、特色、传承、人物、成就等各方面进行整理和研究。毫无疑问，这是一个规模宏大的学术体系。为了完成追根溯源，从医学史、思想史和文化史的角度对燕京医学流派的起源和确立、早期发展和逐渐兴盛的过程进行深入发掘的任务，本书偏重于从中医学术思想上探寻燕京医学流派的早期学术起源和初步发展，上溯金元，立足于阐述北京地区作为首都的近千年历史中，燕京医学流派依从于国家医学制度建立、医疗人才荟萃而逐渐形成的学派思想文化特色。而晚清至民国时期，随着中央政权的衰落和影响力衰退后，中医学发展主要依赖于民间认可和推动。这一时期的燕京医学流派的发展状况、对中医科学化及中医教育现代化的诸多贡献，以及对于燕京医学流派的发展和转型有重要意义的事件，则另俟专题研究深入发掘。

"燕京医学流派"作为地域性医学流派，"燕京"代表了这一流派的地缘范围划分。"燕京"这一称谓，从春秋战国时期就确定为现今的北京地区。然而很多学者在探讨古代医家的时候，容易将北京地区和周边的河北北部地区混为一谈。毕竟金元时期著名的"河间学派"和"易水学派"都在河北，离北京不远，尤其"易水学派"创始人张元素所在的易水县，今天依然毗邻北京市房山区。如果讨论的是北京及河北地区为基本范围的"燕赵"医学发展概况，那么这种范围的扩大化未尝不可。但是作为"燕京医学流派"的探讨，本书则将地域范围严格的划定在历代"燕京"，即汉唐时期之蓟城、宋代之燕山府治、辽代之南京、金代之中都、元代之大都、明清时期之京师这个行政区划内。北京作为中国历史上的四大古都，建城可追溯到西周分封时期，建都可追溯到辽金时期。其地域背景不但文化历史悠久，而且有长期作为地方区域政治中心，乃至全国首都的历史经历。元明清时期，北京作为全国的政治中心、军事中心、文化中心，也已有十分悠久的历史。因此，我们可以看到，产生并发展于北京地区的燕京医学流派，其萌芽与发展、学术特色的形成，都与北京长期的首都职能密不可分。

"儒之门户分于宋，医之门户分于金元"，我国古代医学流派主要从宋元时期以后进入繁盛时期。宋元时期以来，随着北方地区的战乱，以长江流域为代表的南方地区经济发展迅猛，文化也得到了迅速发展。到了明朝初年，江浙一带人文渊薮，名家辈出，朱元璋不得不通过"南北榜"的方式在科举考试中按照籍贯设定进士名额，这在很大程度上体现出南方文化发展迅速、人才济济的特色。相应的，在中医学的历史上，我们也能看到江浙、皖南乃至岭南地区名医辈出，流派纷呈，呈现出丰富多彩的文化生态。吴门医派、新安医派、岭南医派的研究，也在中医学术流派研究中相当突出。与此相比，北方地区的中医学术流派研究则显得相对薄弱，而针对北京地区的中医学术流派研究，更是方兴未艾。

　　尽管宋元时期我国的经济和文化中心在江南，但是为了适应民族斗争的形势及政治和军事需要，北方民族政权之金代、全国统一政权之元明清时期却长期以北京为都城。位于黄河下游、华北平原北端的北京，建城于3000年前，曾经是春秋战国时期燕国的国都蓟城，五胡十六国时期前燕的首都，辽国的陪都，金代的中都，元代的大都及明清两代的京师所在地。换言之，自秦至清的2000多年，北京一直是中国北方地区的重要城市，从元统一算起，北京作为全国政权的首都共670余年。从辽代的陪都算起，北京作为北方地区的政治中心的时间有1000余年。北京地区长期作为中央集权下最高权力中心，同时拥有着为最高权力中心服务的杰出医药保障系统及领导全国医学教育、医学人才选拔的医疗管理制度。这些都成为燕京医学流派不断发展壮大的支撑力量。

　　与其他地方性医学流派相比，北京地区的医学流派无论从体系架构上，还是学术传承上，都体现出鲜明的独特性。燕京医学流派的名称来源于北京建城之初的古称——"燕京"。从历史的发展中可以看到，燕京地区自西周建城后到隋唐时期，都是华北地区重要的大型城市，在军事和文化上均具有相当强的影响力。宋辽金时期，中华大地上涌现出多个民族政权，而北京作为辽的"南京"，金的"中都"，从民族政权与汉族政权边界的军事重镇，逐渐上升成为民族政权与汉族政权经济、文化交流的核心城市。随着少数民族政权的汉化，政治核心南迁，到了金中都时期，北京已经成为金代最为繁盛的大都市。到了元大都时期，北京正式成为全国统一政权的首都，其政治中心和北方文化中心的地位，促进了北京区域医学不断发展，这一时代背景也是燕京医学流派开创的重要因素。因此，我们可以看到，燕京医学流派从开创之初，就与北京政治和文化中心的首都核心功能密切相关。

燕京医学流派作为首都地区的地方医学流派，其特色与首都的职能密切相关，因而在代表人物和传承发展上，都与诸地方流派有很大差别。燕京医学流派的优秀代表人物体现出"荟萃效应"。由于首都的医疗功能不仅服务地方，更以服务中央政权和皇宫为第一要务，所以中央政权在首都地区建立了全国最高的医政管理体系、聚集了全国最优秀的医家。因此，燕京医学流派初创时期，就以中央医政和最高医疗机构的御医、太医和医官为核心成员，体现出了聚集全国优秀医学人才，以及对各种医学思想和诊疗技术兼收并蓄的基本特点。元明清时期以来，中央政权的医师管理、医官选拔、太医培养教育等制度史的变迁，以及医学人才与士人、文官等群体的交流转化关系，成为考察燕京医学流派时代特色、人员构成的基本出发点。同时，这也限定了燕京医学流派代表人物的选取范围，即在金中都、元大都、明清京师这一地域范围内具有行医经历，并且在医学理论和临床等方面确实做出杰出贡献的著名医家，才可以称为燕京医学流派的代表。

将燕京医学流派的人员地区范围严格限定在金元时期以来北京作为首都的行政区划范围，可以很好地避免了将河北地区、天津地区的医家与燕京医学流派的医家混为一谈。事实上，金元时期，尤其是"金元四大家"带动的医学思想巨大发展中，很多著名医家籍贯在河北地区，长期生活在河北地区乃至今天北京的远郊区县。然而，因为难以确定他们的活动范围是否主要在当时的辽南京及金中都、元大都地区，我们只能将其作为对燕京医学流派有重要影响的人物，却不能因其生活地理位置临近今天的北京行政区划，而盲目将其纳入燕京医学流派的范围。

一般而言，古代交通不便，医家的活动范围都比较有限。将某一医家归入某一地方性医学流派的划分标准大多根据医家的籍贯、出生地、长期行医居住地、晚年生活地及墓葬所在地等方式来确定。巴蜀医学流派、浙江医学流派、岭南医学流派等大都是这样去确定其代表人物。但是，在这一方面，燕京医学流派则体现出鲜明的首都特色。除了生于当地、籍贯为当地的医生之外，更有大量来自全国各地的杰出医家，汇聚于中央政权的最高医疗机构。这些优秀的医家代表了当时最高医疗水平，与他们相比，北京本地医家无论从名医的数量还是水平上，都显得十分黯淡。因此，燕京医学流派的大多数代表医家，都来自其他医学比较发达的地方。他们在首都的中央医政机构或中央医疗机构中，互相切磋，不断成长，不但代表了当时的最高医疗水平，而且成为燕京医学流派不断传承发展的中坚力量。

北京地区不仅通过首都的"荟萃效应"吸纳了全国各地的优秀医学人才，在医疗管理和医学教育等方面也具有全国最高水平。因此，来自各地的优秀医家们，在太医院等医学管理、医学教育和高级医疗机构中，除了发挥自身医学能力之外，还受益于北京作为全国官方文化中心的影响，可以查阅皇家图书馆的珍贵档案文献、与当代最高水平的医者切磋探讨，相互学习提高，著书立说，将自己的医学理论和临床成就形成著述并广为流传。可以说，北京地区作为政治中心及其繁盛的文化特色，为燕京医学流派的医家们进一步成长和发展提供了丰厚的学术基础。此外，很多名医在首都任职之后，外任地方或者返回家乡，便身体力行的将燕京医学流派的学术成就和医疗经验传播到当地，进一步扩大了燕京医学流派的影响。除了代表性医家的个人行为之外，很多医家通过在中央医政系统中任职的经历，参与制定国家医疗管理、医学教育相关政策和编著医学教材、官修著作等，更加系统而广泛地将燕京医学流派的成就和特色推广到全国各地。因此，我们可以看到，燕京医学流派不仅是吸收全国各地的优秀医学人才，还对促进全国各地医疗水平普遍提高、地方医学教育的推广，都起到十分重要的"辐射效应"。

综上，由于首都职能特色的影响，北京地区的燕京医学流派从产生之初，就依托于中央政权的最高医政体系和医疗机构，因此形成了医学水平高、代表性人物突出、传承与官方医学教育和选拔紧密相关、多种医学成就兼收并蓄、学术观点百花齐放等独特之处。在诸多历史因素下，早期燕京医学流派在技术创新、疗效稳定方面体现出独特的学术风格。通过"荟萃效应"和"辐射效应"，早期的燕京医学流派的成就不但体现着元明清时期最高医学水平，同时对于当时中医学在全国范围内的发展和提升都做出了巨大贡献。

自清代道光以降，随着外来侵略的加剧，清政府的统治力量逐渐削弱，北京作为首都的政权核心地位和文化影响力都不断被削弱。在这一历史过程中，不断有御医和太医走向民间，同时也越来越多民间医生不愿意成为官方医疗机构的一分子。燕京医学流派在这一时期实现了从官方医学流派逐渐向地方医学流派转变的过程，受中央和政治元素的影响逐渐减小，地方特色不断增强。燕京医学流派在近代的地方化转型，与中华民族救亡图存，反对废除中医的时代脉搏相结合。清末民国时期是燕京医学流派的现代转型时期，根据研究的分工，另有学者撰文详叙。

　　本书则集中讨论从西周到清代，北京地区医学考古与历史记载的发掘及燕京医学流派的初创、确立、发展和兴盛过程的探讨，期待从历史背景、学术脉络两方面，对燕京医学流派溯源情况，进行深入的梳理。

目 录 ❧

第一章　燕京医学流派概述

一、"学派"的定义

"学派"一词，古已有之。最早可见于唐代新罗儒生崔致远的七言诗，亦屡见于宋、元学者之诗文。惜其含义与今日迥异。最早以今义滥觞于著述，见于明末清初黄宗羲、全祖望等所著《宋元学案》中，零星已有"蜀中学派""蓝田学派""湖湘学派"等以地域分派的提法，亦有"陈氏学派""晦翁学派"等以代表人物分派的表述。至李清馥著《闽中理学渊源考》（四库全书本），则应用尤广。其"凡例"中明确论及学派分类"以师承定其旨归，不以世次论其先后"。则其"学派"一词为诸儒门户可以无疑，其划分原则，以师承关系为核心。

典籍之外，考诸工具书，约略可见如下表述："一门学问中由于学说师承不同而形成的派别。"[①] "同一学科中由于学说、观点等不同而形成的派别。"[②] "是科学家在科学创造活动中自然形成的特殊的共同体。他们一般拥有共同的学术领袖、共同的理

---

① 徐复. 古代汉语大词典 ［M］. 上海：上海辞书出版社，2007：1360.

② 陈绂，聂鸣音. 当代汉语词典 ［M］. 北京：北京师范大学出版社，1993：845.

论纲领、共同的研究方法和研究风格。他们在同一种科学思想、科学精神鼓舞下从事科学创造活动。各种学派的产生和发展，对学术繁荣，科学进步具有重要的价值。"[1]综上而言，学派为一学术共同体之代称，作为一个固定团体，其必有一定的共同性。而各种定义的古今之别主要在于：古代学派重师承，现代学派重观点。因此可知，以学术观点相似、研究方法相同等标准划分学派，是现代学术的方法；而古代学派划分，则必以师承为其中心。

这在一定程度上是因为古代资讯不发达，学术的传承和交流十分依赖于师承关系。另外，也在方法论的层面上提醒我们，对中医学术流派进行考述时，要注意他们之间的学术渊源。无论是考察医家观点之间的继承发扬关系，还是评价儒学对医家研究方法和思路的影响，都要从材料入手。一方面，以历史学的方法考寻医家的师承、人脉，以发现其学术传承脉络所在；另一方面，以文献学的方法探究其著述，分清引述、抄录与其自家创见的关系。

关于中医各家学说的划分，历史上有不同的认识和方法。举其要者，明代王纶《明医杂著》谓："外感法仲景，内伤法东垣，热病用河间，杂病用丹溪，一以贯之，斯之大全矣！"清代纪昀《四库全书总目提要》认为"儒之门户分于宋，医之门户分于金元"，刘完素、李杲、张子和、朱震亨各成一派。

1935年，谢观于《中国医学源流论》中对金元以后的医学学派做出刘河间学派、李东垣学派、张景岳学派、薛立斋学派、赵献可学派、李士材学派、伤寒学学派等划分之外，还专门提

---

① 汝信. 社会科学新辞典［M］. 重庆：重庆出版社，1988：538.

出"上古医派"的概念。他引《礼记·曲礼》"医不三世，不服其药"之孔颖达疏注云："三世者，一曰黄帝针灸；二曰神农本草；三曰素女脉诀。"并指出："此乃中国医学最古之派别也。其书之传于后世者，若《灵枢经》，则黄帝针灸一派也；若《本经》，则神农本草一派也；若《难经》，则素女脉诀一派也……其传承派别可以推见者，华元化为黄帝针灸一派，张仲景为神农本草一派，秦越人为素女脉诀一派。"[①] 后来这一观念被任应秋吸收、纳入《中医各家学说》第三版教材。

　　《中医各家学说》是研究和阐述中医学重要学术流派的形成与发展，历代著名医家学术思想、学术成就和临床经验，以及各种主要学说的源流、内容和影响的一门学科。当代学者中开创中医各家学说理论的是任应秋先生。他于 1961 年主编了第一版中医各家学说教材《中医各家学说及医案选讲义》。3 年后，他在原教材的基础上全面修订，提出中医发展史上存在四大学术流派，即以刘完素为首的河间学派，以张元素为代表的易水学派，宗法张仲景《伤寒论》的伤寒学派和明清时期发展起来的温热学派，并将教材更名为《中医各家学说讲义》，成为全国高等中医院校第二版统编教材。"文革"后，任老对中医各家学说的研究对象明确为学说与学派。学说，即自成系统的理论与主张；学派，是指一门学问中由于学说和师承的不同而形成的派别。学说是学派形成的理论基础，而本派中的诸医家又不断地阐发、弘扬学说；各派各家，学术争鸣，最终促进医学的发展。后来，他又以师承授受与学术争鸣为依据提出了医学发展史上存在着七大医学流派，即医经、经方、河间、易水、伤寒、

温病和汇通等学派。他认为历史上医学流派的肇始并非在金元，而当断于先秦。这一观点收入他主编的全国高等中医学院教材《中医各家学说》第三版，延续于第四版。显然，这种观点受到谢观之影响，也在学界引起了一定的争论。因此，教材第五版又放弃了这种划分，改为伤寒学派、河间学派、易水学派、攻邪学派、丹溪学派、温补学派、温病学派。

实际上，从任老开创中医各家学说之学派划分以来，对各家学派的划分方法争论不断，亦推动了中医学术流派研究工作的广泛、深入开展。杨宇撰写"温病各家之说与流派"一文，将大量的温病学原著，按其学术渊源及主要特点，划分成瘟疫、核心、兼融和伤寒等四大学术流派。翟双庆发表《内经》各学术流派概述"一文，认为春秋战国到西汉，中国处于百家学术发展的鼎盛时期，也是中医学学术发展史上极为重要的时期，诸子蜂起、百家争鸣的思潮影响着中医学的形成和发展；他考据《汉书·艺文志》的记载，认为当时已形成四大医学流派，即医经、经方、房中、神仙四家，《黄帝内经》仅是医经派的代表作之一。陈大舜等在其所编著《中医临床医学流派》一书中，根据临床各科的划分办法，对近现代中医临床医学流派进行了阐述。"孟河医派""永嘉医派"等地方性医学流派的研究成果，《易水学派研究》对学派研究内容的拓展等，皆为燕京医学流派的研究，提供了可资借鉴思路与方法。

关于医学流派研究的相关著述、论文近年多有出版，如《争鸣与创新：中医学术流派研究》"中医学术流派概说""中医学术流派与师承教育是中医生存与发展的重要模式""中医学术流派研究中几个问题的探讨"等。但是由于划分中医学术流派的学者们所持的划分标准不同，迄今尚没有统一的结论，因此对中医学术流派划分标准并未达成一个被普遍认可的共识。任老对学派做出定义时曾指出："凡一学之成立，都各有其内在的联系，否则，便无学派之可言……所谓内在联系，不外两端：一者，师门授受，或亲炙，或私淑，各承其说而光大之；一者，学术见解各有发挥，各立一帜而张其说，以影响于人。"①可见任老对"学派"的核心定义有二：一是自成体系的学说理论，二是明确的传承关系。

　　任老在思考和划分各家学说流派时，很大程度上受到了《四库全书总目提要》中方法和观点影响。任老自己曾讲到，当年他读张之洞论学名著《輶轩语》时，见"读书宜有门径"一节提出"（读书）宜有师承，然师岂易得，书即师也。今为诸生指一良师，将《四库全书总目提要》读一过，即略知学问门径矣"。当即买下《四库全书总目提要》来看，果然大有收获。②晚年，他还曾按照《四库全书总目提要》编写体例撰写《中医书籍提要》，后此项工作由辽宁省中医界组织人力完成，任老很是赞许，并为之写序。③

　　《四库全书总目提要》是我国古代目录学代表作，是系统研究古典文献的重要工具书，更是清代学者对历代学术解题评论之经典。其体例按照经、史、子、集四部分类，每书题目之下"先列作者之爵里，以论世知人；次考本书之得失，权众说之异同，以及文字增删，篇帙分合，皆详为订辨，巨细不遗；而人品学术之醇疵、国纪朝章之法戒，亦未尝不各昭彰瘅，用

---

① 任应秋.《任应秋中医各家学说讲稿》［M］.北京：人民卫生出版社，2008：9.

② 任应秋.任应秋论医集［M］.北京：人民卫生出版社，1984：81.

③ 任廷革.任应秋教授在中医理论研究中的成就［J］.北京中医，1986（5）：16-18.

著劝惩其体例"(《四库全书总目提要·凡例》,乾隆五十四年武英殿刻本),考辨甚详。当代及后世学者对此书评价极高,清代学者昭梿评价之"总汇三千年间典籍,持论简而明,修辞淡而雅,人争服之"。[①]当代学者余嘉锡说:"《提要》之作前所未有,可为读书之门径,学者舍此,莫由问津。"清朝嘉道以后通儒辈出,"莫不资其津逮",将其奉作指南,"功既巨矣,用亦弘矣"。自己"略知学术门径,实受《总目》之赐"。[②]

　　由鲁兆麟和陈大舜主编的新版《中医各家学说》教材,吸收了近现代有关学派研究的成果,将主要中医学术流派厘定为伤寒学派、河间学派、易水学派、温病学派和汇通学派,对学术流派研究的意义进行了客观评价。并在学派形成与划分诸家争鸣的基础上,该书将学派划分的标准确定为两个方面:一者有学术上的继承性,或共同研究同一课题,或在学术上有继承与发展;二者有一定的学术联系,或属师承授受,或为私淑。在二原则流派分类标准的基础上,该书提出"核心分类模式":其一,以独特的学术思想为核心,即构成某一学术思想体系的各种学术观点,共同为其核心内容;其二,以开放的医家群及其各种形式的著述为核质。在师承和遥承并存的实际情况下,不论是亲著文字,还是口述史料,皆囊括在其核质之中。核心分类模式,可涵纳纵向的学术思想传承,又兼容横向的学术思想渗透,是一种立体、开放的划分学术流派的模式。该模式既可在宏观层面上,对中医学术发展进行跨学科、跨地域的整体总结,又能够对任一学科领域或方向或某一专题、某一区域的特

---

① 昭梿.啸亭杂录[M].北京:中华书局,1980:353.

② 余嘉锡.四库提要辨证[M].北京:中华书局,1980:48-51.

色学术进行提升；更重要的是能够及时总结、提升独特的中医临床经验、治疗技术、科研成果和理论总结，丰富和发展博大精深的中医药学。

二、北京"燕京"称谓的来源和演变

北京古称燕京。因春秋战国时是燕国的国都而得名，故燕京乃北京市的别称。细考其沿革，北京古称"蓟"，春秋战国时为燕地；秦称上谷郡；汉为广阳郡；隋唐为幽州治所；辽置南京，也称燕京；宋为燕山府；金为中都；元称大都；明洪武元年改为北平府，永乐元年建北京，七年改北平府为顺天府，十九年迁都于此，改北京为京师，但习惯仍称北京，一直沿用到辛亥革命后。因此，"燕京医学流派"这一称谓，其核心表述是以北京地区为地域边界的医学流派的产生和发展情况。

北京是远古人类重要活动地区之一，也是古中医医疗实践的发源地之一。1929年12月，在北京周口店龙骨山洞穴堆积物中发现了北京猿人第一个完整的头盖骨化石，定为"中国猿人北京种"，简称"北京人"，其生存时代在考古学上属于旧石器时代早期。此后，考古工作者在周口店又先后发现五个比较完整的北京人头盖骨化石和一些其他部位的骨骼化石，它们分属40多个不同年龄和性别的猿人个体。还发现有大量的石器和石片等物品，共10万件以上。文化堆积层内有成堆的灰烬、烧骨和烧焦的朴树籽，以及动物化石100多种。这个被称为"北京人之家"的周口店遗址，是我国发现的资料最丰富的古人类遗址，也是世界上出土古人类遗骨和遗迹最丰富的遗址。根据考古成果，北京猿人大约在70万年前来到周口店，在这里生活了近50万年。约20万年前，北京猿人才离此而去。同在周口店地区的龙骨山最顶端的石钟乳洞中，即山顶洞中，1933 年有新人阶段的化石人骨出土，一般称为山顶洞人。测定结果表明，山顶洞文化年代应介于距今 2.7 万年至 3.4 万年之间。可以说，北京地区在古老的史前时期就已经是人类聚居、从事生产生活的重要区域。因此，早期人类的原始医疗实践，也在这里留下了足迹。

西周初期，北京正式建城，名为"蓟"。公元前 1046 年，即周文王死后的第 4 年春天，周武王在牧野（今河南汲县）誓师伐纣，攻入朝哥灭商，并建立西周王朝。《史记·燕召公世家》曰："周武王之灭纣，封召公于北燕。"《史记·周本纪》还说："无望追思先圣王，乃褒封……帝尧之后与蓟……封召公于燕。"根据"夏、商、周断代工程"综合运用出土文物结合历史文献测定，史书中记载的"周武王灭纣，未及下车，封召公奭于燕"的时间点是公元前 1045 年，这是北京建城之始。周武王伐纣灭殷之后，西周初年的分封是随着西周王朝所能控制地区的逐步扩大而不断进行的。召公封燕，太公封齐，周公封鲁，这是针对"控制北方"的政治需求所做的重要部署。它既表明了西周王朝政权在中原的兴起和日益强盛，也标志着中央王权对北京地区的正式管辖。根据《史记·周本纪》的记载，北京地区原来有蓟和燕两个封国，而且都是武王所封。但是后来蓟逐渐衰落而燕不断兴盛，最终兼并了蓟。原来蓟统治的地区也都归属于燕，而且原本建都于"燕山之野"即琉璃河附近的燕都，也迁到了蓟城，即今天北京广安门一带。这是历史上北京最早的建城、建都记载。

燕国定都于蓟之后，便确定了蓟城的历史地位：成为燕国的政治、经济和文化中心。春秋战国时期的兼并战争中，燕国位居华北，逐渐强大，占领了河北北部、山西东北部和辽宁西部等广大地区。这一时期，燕国国力强大，金属工业和冶铁工业不断发展，大大提高了生产力，蓟城附近的平原沃野在这一时期得到了很好的开发。

（燕国）都城蓟城作为富冠天下的名城之一，堪与赵国的邯郸、齐国的临淄、楚国的宛（今河南南阳）和著名的洛阳等大城齐名。因此，蓟城作为燕国的都城，就是最早的"燕京"，也是北京最古老的称谓之一。

在秦代，北京地区的行政区划都叫蓟城。秦始皇统一中国后，遍行郡县制。在蓟城及其以南地区置广阳郡，治所蓟城。今天的北京地区的一部分在当时分属渔阳、上谷两郡。蓟城有"驰道"通秦都咸阳。秦代把蓟城以北的燕长城和秦、赵的长城连接起来，成为举世闻名的万里长城。从此，蓟城由一个诸侯国的都城，发展成为统一的多民族帝国的北方重镇。司马迁在《史记·货殖列传》中这样描写蓟城一带的形势，"夫燕亦勃、碣之间一都会也，南通齐（今山东）、赵（今河北省南部），东北通胡……有鱼、盐、枣、栗之饶。北邻乌桓、夫余（今内蒙古东部和辽宁以北、吉林一带），东绾秽貉、朝鲜、真番（都在今朝鲜半岛北部）之利"。

在两汉三国时期，北京的行政区划归属从燕国到幽州再到广阳郡不断变化，但蓟城作为地方性政治经济文化中心的实际状况并未发生变化。蓟城作为燕的都城这一概念，逐渐替代了蓟城原本的名称。作为一个明显的例子，北京地方志书以《燕十事》为官修志书之始，虽《燕十事》早已亡佚。缪荃孙等所纂《光绪顺天府志》在《纪录顺天事之书》中记载："纪录顺天事见于史书者以《燕十事》为始。"沈钦韩于《汉书疏证》说：

"《燕十事》疑是燕王定国狱事。"可推测《燕十事》为汉以前的北京地区历史文献。也可以看到"燕京"这一称谓的文献起源。

魏晋北朝的蓟城，为幽州治所。西晋蓟城在今北京城西南部。经魏晋到南北朝，整个北方战乱频繁，蓟城被汉族和少数民族的统治者轮流占据。先后有羯、氏、鲜卑和汉族人建立的后赵、冉魏、前燕、前秦、后燕、北魏、东魏、北齐、北周。其中前燕君主曾在幽州称帝，国号大燕。蓟城于公元352年至357年，成为前燕的都城，历时5年。这是北京历史上少数民族第一次建都。魏晋南北朝时期，佛教已经在蓟城地区流传，北京最古老的寺庙——嘉福寺（即今潭柘寺），就始建于晋代，至今已有1600多年历史。

隋唐时期，北京城区的历史名称一直是蓟城，其行政归属，隋为涿郡，唐又变为幽州范阳郡，该称谓持续到五代，到辽宋时期才再次发生了变化。隋唐时期的幽州，是显赫的北方军事重镇和经济中心，并逐渐成为中国北方的政治中心。隋炀帝出于军事、经济的需要，开凿了以东都洛阳为中心的大运河，西通长安，南至余杭，北达幽州。还有与此运河北段——永济渠平行的太行东麓古道，可通往塞外的蒙古高原和松辽平原。唐朝诗人贾至说："国之重镇惟幽都。"隋唐两代用兵辽东、高丽，都以幽州为基地。现在北京城内的法源寺，原名悯忠寺，就是唐太宗为悼念阵亡将士而修建的。幽州文化也较发达。隋僧静琬发愿勒石刻经，后千年续刻不断。房山云居寺以藏有珍贵的石经和题记而被誉为北京的"敦煌"。

唐玄宗时，曾把幽州改为范阳郡。公元755年，范阳、平卢、河东三镇节度使安禄山叛唐，起兵范阳，攻占洛阳。第二年，安禄山自称皇帝。国号大燕，以范阳（幽州）为大都。安禄山死，史思明称帝，以范阳（幽州）为燕京。安史之乱平定以后，终唐一代，幽州仍为藩镇军阀所割据。五代十国，是各族军阀互相攻伐的混乱时期。后梁初，刘守光于公元911年称帝，号大燕皇帝，建都蓟城，公元913年灭亡。塞北的契丹族日益强大，幽州是后梁、后唐、契丹争夺的战略要地。而蓟城作为幽州地区的地方核心重镇，"燕京"的称谓日渐普及。

宋以北京为燕山府，辽则以北京为幽州府，又称为南京道、燕京道、析津府。辽时设五京，北京为南京，是五京中最繁华的一座城市，由于辽国皇帝常来北京驻跸，经常有高丽、西夏等各国使节到这里活动。辽宋议和之后，双方每逢节日或有重大庆典都要派使节道贺。辽时北京西部最繁华的街道在今南线阁、北线阁一带。这里有著名的燕角楼，向南可看皇城内壮丽的宫殿楼阁，向北可通向大市场，这一带是市民进行文化活动的地点。当时，北京街市相当繁华，各族人民衣着多样，男女老幼东来西往，车辆、驮马络绎不绝。路振在《乘轺录》中说："（燕京）居民棋布，巷端直，列肆者百室，俗皆汉服，中有胡服者，盖杂契丹、渤海妇女耳。"

金代是以女真族为最高统治者的北方民族政权，1115年女真族人在首领阿骨打的领导下建立了金朝。1127年灭北宋，置"中都"于北京。在这一时期，随着全国经济重心的南移，长江中下游的城市逐渐发展起来，南方的经济文化迎来了巨大的发展。而北京地区由于地理位置重要，处于北方地区农耕游牧分界线上，对于北方游牧民族来说，具有农耕文明的先进性，因而在少数民族政权中得到了极高的重视；同时，北京作为北方战略要地，在军事上成为各方势力的必争之地，因而，这一时期的北京地区，是我国北方重要的军事要塞和政治中心城市。

少数民族政权金朝初期推行女真文化，但迁都北京后积极吸收中原文化，熙宗年间（1136年—1149年），金政府建立译经所，用女真文字翻译汉文经史，儒学渐盛。因此，北京地区成为金代的中都。这一时期北京作为金政权驻跸地，各方面都得到了很大的发展，开辟了北京作为全国政治、文化中心的先河，也奠定了北京作为全国政治、文化中心的基础。中都城内的宫城建设得非常富丽堂皇，穷奢极侈。南宋范成大出使金国，言及"制度强效华风，往往不遗余力"。中都的宫城是在辽南京城（燕京）子城中宫殿区的基础上扩建而成的。据实测，宫城周长约5000米，宫殿总数达46座之多。其宫殿之多，规模之宏伟，在北京地区的历史上是空前的。"宫阙壮丽，延亘阡陌，上切霄汉，虽秦阿房、汉建章不过如是"。① 中都地区的御苑、行宫，据史书记载有20余处，并在近畿依山傍水处建造了玉泉山、香山等八处行宫，时称"西山八院"。

1206年，铁木真统一了蒙古各部建立蒙古国。1215年，蒙古骑兵顺利突破了居庸关一带的天险，攻进了金中都并焚毁了金代宫殿。1266年，忽必烈称汗两年之后，派遣谋臣刘秉忠来金中都旧址相地，虽已过去近半个世纪，但仍是一派荒草萋萋、"行殿基存焦作土"的破败景象，忽必烈决定放弃金中都旧址，而在其东北地区以金代的大宁宫琼华岛离宫为中心兴建新都——元大都。1271年改国号为元，1272年正式迁都北京称大都，1279年灭南宋，建成为中国历史上版图最大的"汗国"。元代建都北京地区，并称为"元大都"，这是北京地区第一次以首都的形态成为全国政治、文化的中心。自《周礼·考工记》

① 于敏中，英廉. 日下旧闻考：宫室［M］. 北京：北京古籍出版社，2001.

提出营国制度以来，历代都城中，最近似营国制度所提出的主城制度理想模式的恐怕要算是元大都城了。元代的大都是一座周长28600米，南北略长，呈长方形的城。北面两座城门，其余三面各有三门。每一座城门以内都有一条笔直的干道，两座城门之间，除少数例外，也都加辟干道一条。这些干道纵横交错，连同顺城街在内，全城共有南北干道和东西干道各九条。其中丽正门内（即前门、正阳门）的干道，越过宫城中央，向北直抵中心台前，正是沿着全城的中轴开辟出来的。从中心台向西，积水潭的东北岸，则是全城唯一的斜街，从而为棋盘式的干道迷局增添了一点变化。

元末，政治腐败，纲纪混乱，统治者无力维持政府正常运转，人民生活在水深火热之中，各地人民纷纷揭竿而起，朱元璋推翻了元代的统治，从蒙古少数民族手里夺回汉族人民政权，于1368年建立大明这一全新的封建帝国政权，定都南京。但永乐十九年（1412年），明成祖迁都北京，明朝紫禁城是建在元大内的旧址上的。清朝定都北京之后，明代遗留下来的城墙，基本上没有变动，史称"定都京师，宫邑维旧"。只是在城墙倒塌时进行过修缮，或对护城河进行疏浚。所以，以后人们见到的北京城郭，基本上还是明朝的样子。而明清时期，"燕京"作为北京地区的古称、雅称，在文集笔记中多次出现。清人富察敦崇的《燕京岁时考》，就是一部记述清代北京地区岁时风俗的杂记。

北京建城于西周年间，从建城至今，北京有3000多年的历史。作为北方燕地的核心城市，从春秋至今有2000多年的历史。唐宋以来，北京在北方地区的重要性和影响力逐渐上升，金代已经成为金政权的中都，而从元代至清末，作为统一王朝的首都则有 785 年的历史。而"燕京"作为北京地区的古称、别称，从春秋时期到清朝末年乃至现代依然盛行。因此，将北京地区的地域性医学流派称为"燕京医学流派"，很好地体现出这一医学流派的地域特色和悠久历史。

三、"太医""御医"与燕京医学流派

从历史上看，宋代以前，北京地区长期作为中国北方重要城市、地方性的政治、经济和文化中心，其医学的发展主要受到当时国家医学政策的推动和影响，与其他地区相比，普遍性较强而地域特色比较弱，难以自成一派。但是，从宋元时期开始，北京地区作为辽南京、金中都、元大都、明清京师直至今天的首都北京，七八百年的政治中心地位，使得北京地区医学的发展打上了浓重的中央政权烙印，国家最高官方医学机构和医学教育、医疗管理机构都设立于北京，这样的时代背景促使全国各地优秀医学人才辐辏到北京，并且在北京工作、居住期间相互交流，彼此影响，逐渐形成了具有北京地区特色的地域性医学流派。在我国古代社会，为了满足以帝王为代表的人群需求而产生的官方医学机构体系，基本上代表着一个时代医学发展的最高学术标准和临床技术标准。这一体系客观上成为中国医学体系的重要组成部分，甚至在很长一段历史时期是中国医学体系的代表。因为地缘优势和政治中心辐辏效应而形成的燕京医学流派：一方面，在中医的理论和临床技术方面都具有极大的学术兼容性，体现出强大的内在发展动力。另一方面，与各地方性医学流派相比，燕京医学流派具有更为完备的体系、更为稳定的传承和更为开放、多元的学术眼光。在官方医学机构体系下，燕京医学流派在技术创新、疗效稳定方面体现出独

特的学术风格，逐渐形成了兼收并蓄，领导时代医学发展的学术特色。

金代将中都定于北京并创设太医院，继承并发扬了唐宋以来国家体系下的医政管理和医学教育系统。靖康之乱后，北宋皇帝和大量战利品被解送到北京地区，其中包括了大量的医学书籍和教学工具，如《圣济总录》、天圣针灸铜人和《铜人腧穴针灸图经》及其石碑。这些医学典籍资料的到来极大地促进了北京地区医疗文化的发展。由于典籍的丰富和北宋战俘的聚集，北京地区迅速成为北方首屈一指的文化重镇。加上北京作为金中都的政治核心功能，以及服务皇家的实际医学需求，北京很快成了北方地区医学发展的中心。金元时期著名的河间学派和易水学派的建立，其学术层面的决定性因素就是中原地区政治中心和文化中心的北移。北京的地方性医学流派确立便由金代开始，金代御医张子和及其医学思想可以说是燕京医学流派产生的标志。

元代定都北京后，在医政和医学教育方面做出了大量的变革和推进，元代医官的选拔和迁转制度与以往有了很大的不同，医官参政也给予医学人才和儒学人才更为自由的流动空间。存在于元大都的最高医学管理机构太医院，以及在此基础上建立的从中央到地方一系列医学教育和考核措施，都极大地促进了全国医学人才向北京地区流动，医学知识在北京地区得到汇集和传播。同时，元代宫廷的医学需求，又进一步给北京地区医学发展带来了鲜明的民族特色。元代光禄大夫许国祯编纂的《御药院方》和饮膳太医忽思慧等编撰的《饮膳正要》两书的刊行，是元代燕京医学流派的代表性成就。这两书在继承以往宫廷和民间及其他民族医学成就的基础上，较为全面地总结了元代的医疗和保健经验。

时至明清，京畿地区是国家医学毫无疑问的学术中心，以太医院为核心的医学教育系统、医学管理系统和医学学术系统都在北京地区，这种特殊的地缘性优势为燕京医学流派的迅速发展带来了极大的优势。全国各地优秀医学人才都汇聚到北京地区，以龚廷贤、李时珍、徐春甫、杨继洲、薛己等为代表的明代太医对中医学术发展进行了撰述和总结，《本草纲目》《奇效良方》《鲁府禁方》《万病回春》《寿世保元》《濒湖脉学》《针灸大成》《内科摘要》《外科大成》《正体类要》《口齿类要》《证治准绳》和伤寒学著作的问世，体现出明清时期燕京医学流派辉煌灿烂的学术成就。除了服务于皇权和宫廷需要的御医之外，北京地区还负责全国医学人才的教育和选拔工作，以及各种国家级医学典籍的编撰工作。清代《古今图书集成》中医家类的编撰，乾隆年间吴谦等奉旨编纂成《医宗金鉴》一书，以及《四库全书》子部医家类的编撰，无一不是汇集历代著名医家的学术成就的官修巨著。在这些医学典籍的编撰过程中，北京的医学藏书进一步扩充、医学人才得到了进一步发展，医学教育也拥有了更为优越的环境。《医宗金鉴》作为教科书在我国整个官方医学教育系统的沿用，清代皇帝高度重视人痘接种术的实验和推广，加上清代温病大家创立的温病学派在北京传播发展，使得燕京医学流派形成了尊经重典、经时并蓄、注重实效、多元融合等学术特点。至此，燕京医学流派已具备完整与独特的学术体系。

第二章　唐代以前的燕京医学发展史略

一、北京地区考古发现的医学成就

1921 年，北京周口店发现了 2 颗古人类牙齿，此后这里的研究和发现为中国古人类学学科的诞生奠定了基础。1929 年，周口店发现的北京猿人头盖骨揭开了世界古人类研究的新纪元。1987 年，周口店北京人遗址被联合国教科文组织列入世界文化遗产名录。

北京是远古人类重要活动地区之一。1929 年 12 月，在北京周口店龙骨山洞穴堆积物中发现了北京猿人第一个完整的头盖骨化石，定为"中国猿人北京种"，简称"北京人"，其生存时代在考古学上属于旧石器时代早期。此后，考古工作者在周口店又先后发现 5 个比较完整的北京人头盖骨化石和一些其他部位的骨骼化石，它们分属 40 多个不同年龄和性别的个体。同时，还发现有大量的石器和石片等物品，共 10 万件以上。文化堆积层内有成堆的灰烬、烧骨和烧焦的朴树籽，以及动物化石 100 多种。这个被称为"北京人之家"的周口店遗址，是我国发现的资料最丰富的古人类遗址，也是世界上出土古人类遗骨和遗迹最丰富的遗址。北京猿人大约在 70 万年前来到周口店，在这里生活了近 50 万年。根据考古结果：北京人身高为 156～157 厘米，脑容量 850～1300 毫升，平均脑量均为 1043 毫升；在考察发掘出的 39 个个体中，死于 14 岁左右的个体占 39%；活到 50～60 岁的个体占 2.6%。虽然北京人还保留了猿的某些特征，但手脚分工明显，能打制和使用工具，会使用天然火。

在北京人住过的山洞里有很厚的灰烬层，最厚处达 6 米，灰烬堆中有烧过的兽骨、树籽、石块和木炭块，表明北京人已经会使用火和保存火种。根据中国科学院古脊椎动物与古人类研究所和周口店北京人遗址管理处共同发布的 2011 年—2014 年周口店遗址第 1 地点（猿人洞）抢救性清理发掘成果及 2015 年发掘计划，通过对猿人洞第 4 层堆积中上部、下部的发掘，共出土可鉴定标本上万件。其中包括近 4000 件石制品，原料基本为脉石英，另有水晶、燧石等，石制品类型包括石片、刮削器、砍砸器、断片、碎屑等；可鉴定的大中型动物骨骼标本有 3000 多件，包括硕猕猴、肿骨大角鹿、梅花鹿、野猪、犀牛、三门马、鬣狗等；另外，还出土了啮齿类、鸟类等小型动物化石 2000 余件。清理过程中，火塘、原地烧结土、烧石、烧骨等古人类用火遗物、遗迹的密集出现，它们为"北京人"用火行为的研究提供了重要的科学素材。中国著名旧石器考古学家、古人类学家高星介绍，猿人洞第 4 层位是前人记录中的"灰烬层"，或称"上文化层"，其间不仅有"北京人"用火证据的存留，亦有石制品与动物化石的大量出土。研究发现，猿人洞的第 4 层和第 6 层灰烬中含有硅质体，即找到了证明"北京人"用火的一种证据，说明"北京人"在第 4 和 6 层位所处的年代（距今 40 万～50 万年）已经可以有控制地用火。

"北京人"已用火照明、取暖、烧烤食物，并以火烧石块用于局部热敷。这是早期人类的卫生保健和原始的疗病方法。卫生保健，是在人类与大自然斗争中，为了保存生命而发展起来的技术传承。北京猿人能用火和控制火源，是历史上的一个飞跃，正如恩格斯所说："火的使用是人类社会有决定意义的进步。"由于用火烤烧食物，结束了摄取生食的历史，不仅使生食变成熟食，改善了卫生条件，更重要的是促进了人体的发育及智力的提高。据考古学家证实，70 万年前的北京猿人身高为 156～157 厘米，2000 年前西汉时期的长沙马王堆女尸身高也只有 154.4 厘米。北京猿人的头骨结构，已有语言区的隆起，这说明他们已经有了语言。语言是劳动和共同劳动的产物，而由于劳动可使人体器官更完善，同时也促进了大脑智力的发展。北京猿人大脑的容量为 850～1300 毫升，比 65 万年前的蓝田猿人大脑容量 780 毫升和爪哇猿人大脑容量 775～900 毫升都明显增加。事实上，北京猿人的大脑容量已基本接近现代人脑容量 1400 毫升。

　　远古人类的卫生保健，是从远古时期居住天然洞穴及用树皮、兽皮作为衣着开始的。《庄子·盗跖》云："古者禽兽多而人民少，于是民皆巢居以避之。昼拾橡栗，暮栖木上，故命之曰有巢氏之民。"《韩非子·五蠹》也说："上古之世，人民少而禽兽众，人民不胜禽兽虫蛇。有圣人作，构木为巢以避群害，而民悦之，使王天下，号曰有巢氏。"这个有巢氏时代，距今约 300 万年。考古工作者在距今 170 万年前的元谋猿人及距今 70 万年前的北京猿人的遗址中已经证实，栖身树上或"构巢"避兽，以求保护生命安全，从此萌发了最早的宫室建筑。

　　1933 年，中国北京郊外周口店龙骨山最顶端石钟乳洞，即山顶洞中，有新人阶段的化石人骨出土。一般称为山顶洞人。

测定结果表明，山顶洞文化年代应介于距今 2.7 万年至 3.4 万年之间，人类学家根据新的测定数据推断，早在 2.5 万年前，中国人的祖先已缝衣御寒，用穿孔贝壳满足审美要求，并实行埋葬死者、撒赤铁矿粉的原始宗教仪式。山顶洞发现的人类化石共有 8 个男女老少不同的个体。由头骨缝的愈合程度和牙齿的生长情况看，有 5 个是成年人（包括男女壮年和超过 60 岁的老人），1 个是少年，1 个是 5 岁的小孩，1 个为婴儿。山顶洞人的体质较前已很进步。头骨的最宽处在顶结节附近，牙齿较小，齿冠较高，下颌前内曲极为明显，下颏突出，脑量已达 1300 ～ 1500 毫升。这些特征和现代人相一致。男性身高约为 174 厘米，女性约为 159 厘米。

山顶洞人的石器数量很少，总共 25 件。骨角器中最有代表性的是骨针，其针身保存完好，针身微弯，刮磨得很光滑，仅针孔残缺，残长 82 毫米，针孔是用小而细锐的尖状器挖成的，它是中国最早发现的旧石器时代的缝纫工具。山顶洞人的石器虽然不典型，但骨器和装饰品制作得十分精美。他们掌握了钻孔技术，不仅会一面直钻，而且能两面对钻。在鲩鱼的眼上骨和直径只有 3.3 毫米的骨针上钻出细孔，表明技术已相当熟练，制造钻孔工具的技术已达到相当水平。山顶洞人还懂得用赤铁矿粉末染色的方法，这使得装饰品更加鲜艳美观。钻孔、磨制和染色技术，都是以前时期所没有的，这些新技术的运用显示出人类生产技能的提高，生活内容更加丰富。骨针的出现意味着当时已会缝纫。缝缀起来的兽皮既可搭盖住所，抵御风寒，也可掩护身体。而装饰品的出现，则表明山顶洞人已经有了审美观念。山顶洞人将死者埋葬在下室，说明他们已经有了原始的宗教信仰。有人认为尸体上及周围的赤铁矿粉象征血液，人死血枯，加上同色的物质，是希望死者在另外的世界中复活。

北京的"山顶洞人"为了自身保健目的，用骨针缝制兽皮衣服，以御风防寒，防止蚊虫叮咬，减少疾病。但后来，衣服却有了装饰打扮和道德上的意义。皮衣骨针的出现，对以后的纺织业起了很大的作用。在新石器时代的遗址中，还有大量的坛罐炊器等陶器，这对于谷物、食物的贮存及饮水和饮食卫生具有很大的意义。

山顶洞人生活在旧石器时代的晚期，新石器时代初期。这个时期的先民体质形态和现代人相似。伴随着远古人类劳动过程和生活的需要，卫生保健逐渐进一步发展起来了。山顶洞人在狩猎活动中，逐渐认识人和动物的区别；在采集活动中，认识了植物及其性状和用途；在和大自然搏斗中，体验天象气候的变化；通过生老病死，萌发卫保健的知识，其寿命也逐渐延长了。在 39 个"北京人"中，死于 14 岁左右的占 39.5%，活到 50 ～ 60 岁之间的占 2.6%。虽然"山洞顶人"的寿命依然不长，死于童年的仍占 43%，但能活到 50 ～ 60 岁之间的增长到了 14%。不管怎么说，古人类的平均寿命，缓慢地延长了。从"山顶洞人"的遗骸上可见到伤痕，据考古学家判断，他们已掌握手压止血及止痛消肿的医疗技术。山顶洞人遗址还出土了原始的砭石，这说明山顶洞人已经在一定程度上掌握了使用砭石进行治疗。这是早期中医学的萌芽。

二、先秦秦汉文献中的燕京医学

（一）北京建城及建都的历史发展

公元前 1046 年，即周文王死后的第 4 年春天，周武王在牧野（今河南汲县）誓师伐纣，攻入朝哥灭商，并建立西周王朝。
《史记·燕召公世家》云："周武王之灭纣，封召公于北燕。"
《史记·周本纪》还说："无望追思先圣王，乃褒封……帝尧之
后与蓟……封召公于燕。"根据"夏商周断代工程"综合运用出
土文物结合历史文献测定，史书中记载的"周武王灭纣，未及
下车，封召公奭于燕"的时间点是公元前 1045 年，这是北京建
城之始。

周武王伐纣灭殷之后，西周初年的分封是随着西周王朝所
能控制地区的逐步扩大而不断进行的。召公封燕，太公封齐，
周公封鲁，这是针对"控制北方"的政治需求所做的重要部署。
它既表明了西周王朝政权在中原的兴起和日益强盛，也标志着
中央王权对北京地区的正式管辖。根据《史记·周本纪》的记
载，北京地区原来有蓟和燕两个封国，而且都是武王所封。但
是后来蓟逐渐衰落而燕不断兴盛，最终兼并了蓟。原来蓟统治
的地区，也都归属于燕，而且原本建都于"燕山之野"即琉璃
河附近的燕都，也迁到了蓟城，即今天北京广安门一带，中心
在西城区。

燕国定都于蓟之后，便确定了蓟城的历史地位：成为燕国
的政治、经济和文化中心。春秋战国时期的兼并战争中，燕国
位居华北，逐渐强大，占领了河北北部、山西东北部和辽宁西
部等广大地区。这一时期，燕国国力强大，金属工业和冶铁工
业不断发展，大大提高了生产力，蓟城附近的平原沃野在这一
时期得到了很好的开发，西周以来的早期的医学制度也对北京
地区的医疗发展产生了影响。

整个秦代，北京地区都被称为蓟城，是燕的都城。两汉三
国时期，北京的行政区划归属从燕国到幽州到广阳郡不断变化，

但蓟城为地方性政治经济文化中心的实际状况并未发生变化。

北京地方志书以《燕十事》为官修志书之始，但《燕十事》早已亡佚。缪荃孙等所纂《光绪顺天府志》在《纪录顺天事之书》中记载："纪录顺天事见于史书者以《燕十事》为始。"沈钦韩于《汉书疏证》说："《燕十事》疑是燕王定国狱事。"可推测《燕十事》为汉以前的北京地区历史文献。

（二）商周医官制度萌芽

我国早期历史文献中与医疗相关的记载，主要都是以最高统治者的医疗和管理制度及具体事迹的形态存在。除了帝王和首都之外，地方的医疗系统和医家记载非常罕见。因此，北京地区在早期文献资料有哪些医疗成就难以单独考察，我们只能从史料中可以看到的这一时期中央医学制度发展情况来进行简单推测。据甲骨文专家考证，商代出现的管理疾病的小臣，既医治疾病也从事医疗管理工作。[①] 这是迄今为止我国文献中出现得最早的医官记录。不过商朝还没有形成医疗机构和医官制度。

周代医官是继承商代发展而来，那时已经设立了称之为"医师"的医政机构。《周礼·天官》载："医师掌医之政令，聚毒药以共医事。凡邦之有疾病者，疕疡者造焉，则使医分而治之。"这证明那时已经有了类似后来太医院的机构。

医政机构中的人员分工也很明确，医师之下，设有士、府、史、徒等专业人员。士负责治病，当时的医生分食医、疾医、疡医、兽医四科，这些都算士。根据《周礼·天官》的划分，食医，"掌和王之六食、六饮、六膳、百羞、百酱、八珍之齐"，

---

① 胡宣厚.甲骨学商史论丛初集［M］.石家庄：河北教育出版社，2002：440.

管理饮食卫生，类似今日的营养医生。疾医，"掌养万民之疾病……以五味、五谷、五药养其病，以五气、五声、五色胏其死生，两之以九窍之变，参之以九藏之功，凡民之有疾病者，分而治之"，相当于今天的内科医生。疡医，"掌肿疡、溃疡、金疡、折疡之祝、药、劀、杀之齐"，专管医治肿疡、溃疡、金创、骨折等病，相当于今天的外科和伤科医生。兽医，"掌疗兽病，疗兽疡"，类似治理牲畜疾病的医生。此外，府，二人，掌药物，器具和会计事务；史，二人，掌管文书和医案；徒，二十人，供役使，并看护病人。

通过以上记载可以看出周朝不同类医官的职权。周代还建立了比较严格的医疗考核制度，年终由医师考查医生的医疗成绩的优劣，并以医官的成绩来决定其俸禄。《周礼·天官》载："岁终则稽其医事，以制其食。十全为上，十失一次之，十失二次之，十失三次之，十失四为下。"这便是当时医官考核制度运行情况的写照。这个时期，对病历记录及死因报告也开始重视，"凡民之有疾病者，分而治之。死终，则各书其所以，而入于医师"。此项规定也成为此后历朝考核医官是否合格的重要依据，同时也是最早对病历档案记载管理的资料。

周朝专职医生的出现与医事制度的建立，不仅反映了当时医学发展的水平，还有利于医药经验的积累、整理、总结与交流，从而促进了对疾病的认识与医疗技术的提高。我们从文献中能看到的尽管是西周医官制度设立的简单记载，但是其结构层次很有条理，为以后国家层面医官制度的进一步发展奠定了很好的基础。从《周礼》所记载的医疗系统和医官情况来看，专职的"御医"或者"太医"在这个时期已经广泛存在。而太医、太医令之名在战国时期，已经不仅仅是为周天子服务的人群，各诸侯国也有了太医令的官职。《史记》中曾经记载"秦太医令李醯自知技不如扁鹊也，使人刺杀之"。春秋战国时期的秦国是著名的名医辈出之地，但是这一时期很多优秀的医生足迹遍及各个诸侯国，如扁鹊就曾经在燕赵地区做"小儿医"。我们可以推测，北京地区作为燕国的国都，在这时已经有了一定的基本医官制度，同时也有了优秀医生到访北京，交流医学。

（三）预防保健思想的萌芽

我国早期的食品卫生管理源于周代，"食医"之职为"掌六食、六饮、六膳、百羞、百酱、八珍之齐"。但当时仅有饮食禁忌，还未形成条文法律。这种饮食保健的意识发展到今天，就是预防疾病的保健思想，也就是防患于未然，或者"防病避害"。

根据早期文献记载，这种预防疾病的保健思想在商周时期就萌发了，如《尚书·说命中》记载："惟事事，乃其有备，有备无患。"《周易》中说"君子以思患而豫防之"，是预防二字的最早出处。漫长的社会发展过程中，预防逐渐扩大了范围，增加了卫生保健方面的内容。如春秋时期齐国的管仲曾说："起居时，饮食节，寒暑适，则身利而寿命益；起居不时，饮食不节，寒暑不适，则形体累而寿命损。""卫生"一词出于《庄子·庚桑楚》。《庄子·庚桑楚》有"卫生之经"的记述："闻卫生之经而已矣。老子曰：卫生之经，能抱一乎？能勿失乎？能无卜筮而知吉凶乎？能止乎？能已乎？能舍诸人而求诸己乎？能翛然乎？能侗然乎？能儿子乎？儿子终日嗥而嗌不嗄，和之至也，终日握而手不掜，共其德也，终日视而目不瞚，偏不在外也。行不知所之，居不知所为，与物委蛇而同其波，是卫生之经已。"晋代李颐在《庄子集解》中把"卫生"理解为"防卫其生，令合其道也"。后人在注释《庄子》《太平御览》引说"卫生，谓卫护其生，全性命也"，这与现代"卫生"二字的含义有较大差异，但是这一"卫生"的早期定义，标志着诸子百家中养生保健思想的出现和系统化。

先秦时期的卫生保健措施已经有了相对完备的制度，西周政府就制定了一系列卫生保健制度，对于清扫环境卫生、除虫、防暑降温都任命了专职官员。如《周礼·夏官》记载："隶仆掌王寝之扫、除、粪、洒之事。"又如《周礼·秋官》记载："庶氏掌除毒蛊（指害人的虫类），以攻说（祈祷）襘（除）之，嘉草（药物其状未详）攻之。""剪氏掌除蠹物（指破坏器械、食品的虫类），以攻禜（祈祷）攻之，以莽草（药物）熏之。""赤友氏掌除墙屋，以蜃炭（指蚌蛤的灰）攻之，以灰洒毒之，凡隙屋，除其狸虫。""蝈氏掌去蛙黾，焚牡菊（药物），以灰洒之则死，以其烟被之，凡水虫无声。""壶涿氏掌除水虫，以炮（有汁之苞）土之鼓驱之，以焚石投之。"周代专门管理防暑降温的官员（管冰者）叫作"凌人"。据《周礼·秋官》记载，他的职责是"掌冰，正岁十有二月，令斩冰，三其凌。春始治鉴……夏颁冰，掌事"。在距今2000多年前，中国已有政府管理卫生保健的措施。西周的这些卫生保健制度以官制的形式流传下来，而在西周初年就已经分封的诸侯国燕国，应该也有关于卫生保健制度的保存和沿袭。作为燕国都城的北京地区，应该是燕国卫生保健制度和成就的最高体现地，也是我国北方医疗卫生保健比较发达的都市。

（四）秦汉医疗制度发展

秦汉时期，由于新的中央集权国家建立，新时代政府为了适应社会的需要，在注重汲取前诸侯国医学经验的基础上，建立了一套相对层次化的医事制度。秦代设有侍医，《史记》中提到"侍医夏无且以其所奉药囊提轲"。可知秦时，侍医作为服务于皇帝的专职人员，时常伴随皇帝左右。

秦统一后，秦国设有太医令，《通典》载："秦有太医令丞，亦主医药，属少府。"①秦始皇上朝，常有侍医捧药囊随行，侍奉于帝侧，以备急需。太医不但负责中央官员的疾病诊治，而且掌管地方郡县的医疗事宜。当时各地都设有医长，对太常、太医丞负责，北京地区也不例外。

《汉书》记载："奉常，秦官，掌宗庙礼仪，有丞。景帝中六年（公元前144年）更名太常。属官有太乐、太祝、太宰、太史、太卜、太医六令丞。"②"少府，秦官，掌山海池泽之税，以给共养，有六丞。属官有尚书、符节、太医、太官、汤官、导官、乐府、若卢、考工室、左戈、居室、甘泉居室、左右司空、东织、西织、东园匠十（二）六官令丞。"③陈邦贤援引王应麟所说认为，其属于太常的，如后之太医院之职；其属于少府的，则如后之药房官隶于内府相似。据《后汉书》记载："太医令一人，六百石。本注曰：掌诸医。药丞、方丞各一人。本注曰：药丞主药，方丞主药方。"④《后汉书》载："时小黄门京兆高望为尚药监，幸于皇太子。"⑤据此，自西汉始宫廷医事已医药分置；东汉沿袭前制置有医丞、药丞和尚药监，则更为明确。

---

① 杜佑. 通典：太医署［M］. 北京：中华书局，1984：148.

② 班固. 汉书［M］. 北京：中华书局，2000：613.

③ 班固. 汉书［M］. 北京：中华书局，2000：1351.

④ 范晔. 后汉书［M］. 北京：中华书局，2000：2449.

⑤ 范晔. 后汉书［M］. 北京：中华书局，2000：1761.

两汉时期，由于确立了医药分置的医事制度，使宫廷药物和医方得以归宫廷管理，药物的质量得到保证，也促进了太医禁方逐渐向宫廷方的转化。侍医李柱国成为史载点校医药书籍的第一人，并有"昭帝末（公元前81年），寝疾，征天下名医，（杜）延年典领方药""候神方士、使者、副佐、本草待诏，七十余人皆归家""连年被疾……数谴使者，太医令丞、方伎道术，络绎不绝"。阎以及"（郭玉）和帝时（公元89年—104年）为太医丞"①等史料载述。这表明随着秦汉医事制度的逐步确立，太医队伍在不断壮大。

西汉时期有两个系统的医官医署：一是掌医药政令、医学教育的太医署（局），二是负责日常"供御"医药的尚（御）药局。前者虽说有国家医药卫生管理机构的性质，但仍要负责皇室及贵族的医疗保健事务，两个系统的机构不相统属。他们都称作太医，一个属于太常，另一个属于少府，其长官皆称太医令，副职称丞，相当于后世太医院使。东汉只在少府下设太医机构，两个系统归一。这一时期，地方的医事由中央统一管理，中央的医官制度基本涵盖了北京地区的基本医疗情况。东汉的医官制度较西汉完善，地方医事不再由中央直接管理，而由地方负责。

这一时期开始，我们已经可以看到中央机关的太医系统对于医学发展的重要贡献，随着太医队伍的壮大，规模化和系统化，我国历史上第一次医药文献整理也在这一时期发生了。例如：借托传说中的神农氏而汇集用药的经验成《神农本草经》一书，假黄帝与其臣岐伯等探究医理而成《素问》《灵枢》《难

---

① 班固.汉书［M］.北京：中华书局，2000：1040.

经》等理论书籍，对脏腑、经络、病因、病机等中医基本理论进行了提升和阐述；临证医学方面，在总结扁鹊至淳于意由民间医家到宫廷禁方流派诊治经验的基础上，由东汉长沙太守张机结合时行之病而合成《伤寒杂病论》，这是中医史上医疗实践获得了第一次飞跃。我们可以看出，从两汉时期开始，首都的医学管理机构和服务于帝王宫廷的太医群体逐渐体现出国家核心医学队伍的特点，他们对于中医的医学基本理论体系的建构，临床实践经验的整理，都做出了卓越贡献。北京地区在当时仍然是地方性的都市，在医学成就上难以与首都所在的西安地区比肩。但是随着历史的发展，北京作为大型城市在中国北方乃至全国的地位逐渐上升，乃至终于成为首都，以太医群体为主的国家最高水平医学群体也逐渐成了北京地区的医学特色代表。

汉代的医生，可分为官医与民间医生。官医的重点服务对象是统治阶层，从中央到地方形成了一支有组织的医疗系统，官医主要从民间医药人士中选用，有的可能为临时延聘。民间流行的传授医学的师带徒教育形式亦有一定发展，但官办的医学教育尚未形成。

三、唐宋幽州医学情况

晋唐时期，北京城区的历史名称一直是蓟城，但作为行政区划的北京地区的名称发生了一些改变。南北朝时期，在幽州、燕郡之间变迁，隋代时改名为涿郡，唐代时又变为幽州范阳郡，该称谓持续到五代，在辽宋时期才再次发生了变化。宋代以北京为燕山府，辽代则以北京为幽州府，又称为南京道、燕京道、析津府。在这一时期，随着全国经济重心的南移，长江中下游的城市逐渐发展起来，而北京作为北方地区农耕游牧分界线上的城市，对于北方游牧民族来说是具有农耕文明的先进性的，因而在少数民族政权中得到了极高的重视。同时，作为北方战略要地，北京地区在军事上成为各方势力的必争之地。而这一时期北京地区医学发展的情况，目前没有专门史料，我们只能通过这个时期的官方整体资料窥见一斑。

（一）晋唐医政制度变迁

晋唐以来，我国医学的发展主要体现在中央医学管理、医学教育制度的健全。魏晋南北朝时期，医官制度发展的典型特征就是医官开始具有品级。北魏时期太医为"从八品下阶"，尽管地位较低，但这却是医官被高度认可的开始。此外，南朝时期，官办正规医学机构开始出现，对医学教育产生了深远的影响，医学教官开始成为医官中一支重要的队伍。

在医政制度上，隋朝的医学建制分属于三个官职体系。最主要的部分仍然为面向皇帝的宫廷医疗机构；其次，还设立了专门为东宫服务的医疗机构——药藏局；最后，通过汲取南北朝开创官办医学教育的经验，设置太医署作为国家最高官办医疗机关，并设有太医令、丞掌医疗之法，另有医学博士负责医学教育。总体上，医官在皇宫、东宫、外官系统中都有设置。

唐代医政建设主要沿袭隋制，且加强了对医事制度的管理程度。唐代将太医署的规模加以扩大，其基本设置情况：太医署有令二人，从七品下。丞二人，从八品下。府二人，史四人，主药八人，药童二十四人。医监四人，从八品下。医正八人，从九品下。药园师二人，药园生八人，掌固四人。太医令掌医疗之法。丞为之贰，其属有四，曰：医师、针师、按摩师、禁咒师。皆有博士以教之。其考试登用，如国子之法。凡医师、医工、医正疗人疾病，以其全多少而书之以为考课。药园师，以时种莳收采。诸药医博士一人，正八品上。助教一人，从九品下。医师二十人，医工一百人，医生四十人，典药二人。博士掌以医术教授诸生。可以看出，唐朝的医官设置更加健全、系统化。唐朝医官的品级也不是很高，太医品阶仅为"从第七品下阶"，但较北魏时期有所提高。

（二）晋唐医学成就与医学教育

秦汉时期，在整合构建医学理论的基础上，由太医体系为主导的中医学术记载和理论发展不断深入。魏晋南北朝时期，由于朝代更迭频繁，政局混乱，史书对医事记载较为零乱。但是，各个朝代的医政设置，尤其是宫廷医疗和管理机构的设置，在沿袭秦汉之制的同时，还进行了有限的变革。据《晋书》记载："今尺长于古尺几于半寸……医署用之，孔穴乖错。"[①]《宋书》也记有："初，悦为侍中，检校御府、太官、太医诸署……"[②]这说明南北朝时期已经有了太医署的设置。这一机构的设立，对于选拔、汇集优秀的太医群体，并在此基础上开展太医群体的医疗活动和学术研究提供了制度保障。基于上述条件，晋太医令王叔和，利用宫廷收藏丰富的文献资源，结合自身的医疗实践，撰次整理了《伤寒论》，为后世伤寒学的兴起打下了基础，并撰成《脉经》一书，对晋以前的脉学知识进行了总结，发展了中医诊断学理论；侍郎全元起，欲注《黄帝内经素问》而后成《内经训解》一书，进一步阐发了《黄帝内经》

① 房玄龄.晋书［M］.北京：中华书局，2000：743，943-944.
② 沈约.宋书［M］.北京：中华书局，2000：1511.

所记述的中医基本理论；褚澄著《褚氏遗书》，阐发了气血阴阳的奥义，且"首先强调辨证施治"，对"养生保健"也颇有研究；徐之才在药物应用方面总结出"十剂"；嵇康著《养生论》，提出了清静无为的摄养思想；姚僧垣广泛搜集民间医疗经验编撰《集验方》，其中脏腑与寒热相应的观点颇为独特。此外，还涌现出崔瑗、程据、羊欣、朱耽、徐文伯、徐之范等一大批声望日隆的太医。总之，中医学术历经秦汉时期的发展积淀，尤其是《黄帝内经》《神农本草经》《难经》等标志中医理论体系形成的典籍的问世与流传，与国家最高医疗机构"太医署"的建立和太医们的学术交流常态化密切相关。太医们利用便利的资源条件，围绕皇室的医疗和保健需求，将理论研究与具体实践有机结合，并及时汲取民间学术研究的成果，使宫廷医学在医学理论方面和临证医疗水平上有了较大提高，脉学、方药学和养生学等方面亦有了较大发展。

隋唐时期，太医署是全国最高医学教育管理机构，其规模庞大、制度健全，推动医学教育事业的发展达到了新的高峰。隋代太医署归太常寺管理，有太医令、丞、主药、医师、药园师、医博士、助教、按摩博士、咒禁博士等，诸博士及助教除参加医疗工作以外，还要负责教育、训练医生。

当时已经出现医、药的分工，采取分科施教的教学方法，设医科、按摩科、咒禁科、药学科四个科系。其教学人员编制，据《隋书·百官志》所载，医科设有医博士2人、助教2人、医师200人、医学生120人，主管诊病和治疗方法。按摩科设按摩博士2人、按摩师120人、按摩生100人，主要教授学生经脉及穴位的导引按摩。咒禁科设咒禁博士，《隋书·百官志》记载为2人，《唐六典》载为1人。药学科设主药2人、药园2

人及药园生，主要教授学生辨别各种药材的产地、良莠，掌握药性及种植方法。隋代的医学校，师生最多时可达 580 多人，可见其医学教育的繁盛。虽然隋朝国祚不长，但其医学相关的教学组织、专业设置等都为唐朝的医学教育打下基础。

唐代太医署正式实行医、药分科教学，设太医令全面掌管学校的工作，太医丞从旁协助；另有府 2 人、史 2 人、医监 4 人、医正 8 人、掌固 4 人等，分管教务、文移档案、庶务等工作。医学方面分医、针、按摩、咒禁 4 个科目，每一科都设有博士主管教授，助教、医师、医工等辅助教学，《唐六典》中还提到有"典学"一职，掌课业抄录。药学方面则设有主药、药园师、药童等，招收 16 到 20 岁的庶人充作药园生，学习药物的产地、种类、性能、栽培、采集、储存、配置等知识。

太医署的学生入学后，首先共同学习《神农本草经》《黄帝明堂经》《黄帝内经素问》《黄帝针经》《脉诀》《针灸甲乙经》等基础课程，再分科学习本专业的专科教材。在医科之下，又细分为体疗、疮肿、少小、耳目口齿、角法五个专业，诸医生"既读诸经，乃分业教习……以十一人学体疗、三人学疮肿，三人学少小，二人学耳目口齿，一人学角法"。体疗需修业 7 年，少小及疮肿 5 年，耳目口齿和角法都是 2 年。针科学生还要兼习《黄帝针经》《赤乌神针经》及"明堂流注图""偃侧图"。按摩科学生要在按摩博士和按摩师的指导下，学习导引之术，包括体疗、伤科、整骨等方法，以及巢元方《诸病源候论》中的相关内容。咒禁科学生还得禁食荤腥、沐浴斋戒，学习以祓除邪魅为目标的咒禁方法。唐代太医署在培养医生时，十分注重理论与临床实践的结合。例如：学习本草时，必须认识药物形态；学习《明堂》，要认识穴位，以九针为器械，察五脏之有余或不足，然后用针或补或泄；学习《脉经》时，要互相问诊，使之掌握浮、沉、滑、涩的脉候。各科医生还要经过临床实习，替人诊病之后需要保存诊病记录，以此作为考核的凭据之一。

唐代太医署的学制与考核也相当严格。从招生开始，即仿照明经、明法之例行科举制；入学后，各科学生要参加月考、季考、年考，月考由各科博士主持，季考由太医令、丞主持，年终考核由太常寺丞主考。若学生医术超过现任医官，"即听补替"，若是"在学九年无成者，退从本色"。对于已录用医官的考课，则以临床效果为标准，"占候医卜，效验多者，为方术之最"，并且还分成上上、上中、上下、中上、中中、中下、下上、下中、下下九个等次。

隋代设立太医署，开学校式医学教育的先河。唐代同隋代一样设立太医署，并在其基础上于中央和地方都设立了医科学校，专业设置比较的精细，每个学科都有专门的教官做讲学。唐代对医人的考核制度比较严格，注重教学质量及治病的水平，注重理论联系实际，从而培养了大批的医学人才。在这些官方医学机构和医学教育的共同努力下，对医学的重视和热爱蔚然成风。唐代苏敬等编撰《新修本草》二十一卷，《新修本草图》二十六卷，《本草图经》七卷。宰相王圭之孙王焘，供职于弘文馆，"数从高医游，遂穷其术，因以所学作书，号《外台秘要》，讨绎精明，世宝焉"。该书保存了大量珍贵的医学史料，书中载录的古代医学文献，对后世医学发展有深远的影响。隋大业中（605—616）太医杨上善注《黄帝内经明堂类成》十三卷，《黄帝内经太素》三十卷，开分类研究《黄帝内经》之先河。太医巢元方等人编撰我国历史上第一部病因、病机、证候学的专著《诸病源候论》。唐太仆令王冰著《黄帝内经素问注》，阐发"气动"病机学说。这些无疑是医政和医学教育措施影响下，医学不断发展的表现。

（三）宋代医政制度

两宋时期是我国科技文化发展史上的一个重要阶段，也是中国医学史上极为辉煌灿烂的时期，中国古代医学在两宋时期迈向一个新的进程。两宋历代统治者都较为重视医药学的发展，仅这一时期国家颁布的医学政令数量之多，已为各朝无法比拟。在医政方面，宋代沿袭隋唐时期的医学经验，但却有所改革。其中突出的表现在于宋代将主管医疗行政和医学教育的机构由唐代太医署统一管理改为由翰林医官院和太医局分而治之，如此一来，便使得宋代医政分工更加明确，职责定位更加清晰。

两宋时期，特别是在北宋，在医官制度上也做了较大的改动和创新。其中突出之处在于出现了翰林医官院，并且权力有所扩大，翰林医官院不仅在医学方面，而且在天文、历法、书法、绘画、文学等方面都具有很大的发言权。可以说，这一时期的翰林医官院就是一座国家级的人才储备库，汇聚了国内众多的高技能型人才。翰林医官院在初建时期为140多人，后期多达1100多人。医官共分二十三阶：由高至低分别是和安大夫、成和大夫、成安大夫、成全大夫、保和大夫、保安大夫、翰林良医、和安郎、成和郎、成安郎、成全郎、保和郎、保安郎、翰林医正、翰林医官、翰林医效、翰林医痊、翰林医愈、翰林医证、翰林医诊、翰林医候、翰林医学、翰林祗候。这二十三阶的称号使医官开始有了独立于文官、武官之外的官称序列，使医官的官称开始规范化和制度化。这在中国历史上是第一次，为金元以下各代所仿效。

翰林医官院是宋代医官人事管理机构，太医局是宋代国家最高医疗医政机构，这在中国医官制度上是一大创举，将医官人事管理与医疗卫生事务管理分开，独立建制。翰林医官院掌管医之政令和医疗事务，包括对军旅、官衙、学校派出医官，以及管理医药等事宜。医药事务由太医局掌管，设有提点、院使、副使、判官。宋初医官院无定员，设置比较杂滥。到了徽宗崇宁元年（1102 年），设有和安大夫至翰林医学等二十三种官号，实际上是散官的性质。医散官阶的出现，表明医官在官制中将要形成独立的体系。此时对医官的任用也有了明确规定，除中央外，各州郡也设有医官。为了解决中央和地方医官的过剩或不足，徽宗政和三年（1113 年），将医学分为八科（大方脉、小方脉、产、眼、针、疮肿、口齿、金簇），按各科考试成绩统一分配医官。翰林医官要求年龄在 40 岁以上，经过各科专业考试合格后方可任用。成绩最优秀的留翰林医官院，其他合格者分配为医学博士或外州医学教授。地方医官缺额或不称职者，由当地通过考试录取补充。孝宗淳熙十五年（1188 年）后，考取医官的范围又扩大到外州各地民间医生，医人经过推荐、进修和一系列的考试，按成绩授予各级医官衔。

宋代医政设施之进步，还在于重视选拔人才，设立了严格的考核标准。早在公元 11 世纪，范仲淹就建议从京城到地方的医学人才要经常在一起交流医术，借以提高医学水平，整顿医药队伍。范仲淹还强调出身不是正规医学教育机构者不能入翰林医官院，非正规机构培训的人必须精通医术且经推荐考试合格者方可录用，可见选拔过程是非常严格的。做了医官后，还可能被罢黜，如"乾德初（962 年），令太常寺考校翰林医官艺术……绌其不精者二十二人"，[1] 就是说，不够条件或不称职的医官，将被撤职淘汰。宋代还曾以法律形式规定了医生的职业道德及医疗事故的责任制。例如：凡利用医药诈取财物者，以匪盗论处；庸医误伤致人死命者，以法绳之。这个对后世乃至今天的影响都很大。

从上述法令可以看出，宋朝医官制度已经非常的成熟。选拔考核制度比较完善，处理措施也写成明文，还首次出现了散官官阶。这一时期，北京地区先是属于北宋治下；后来被辽占领，成为辽的"南京"；后来在金统治下成为"中都"，成为北方地区的大型城市和文化中心。北方少数民族政权对于宋朝的先进制度和先进文化多有学习，因而两宋时期的医政制度发展对于北京地区的医官体系建立、医学发展都有很大影响。

（四）宋代医学教育

北宋开国之初，亦仿唐制建立太医署，淳化三年（992年）改太医署为太医局，但其并不具备医学教育功能，需得从民间访求良医。庆历年间，由于范仲淹推行新政，主张变革医学教育，作为中央医学机构的太医局才正式建立并得以延续。

最初学生无定额，由于入学考生日增，嘉祐五年（1060年），定120人为额，分九科教学，各科人数不等。学生年龄须在15岁以上，在太医局听读一年后经考试合格，方可补为太医局生。

神宗熙宁年间，王安石主持变法，太医局正式设官建制，脱离太常寺独立出来。学生300人，采取三舍升试法分级教学，

---

① 脱脱.宋史［M］.北京：中华书局，1977：16.

包括外舍 200 人，内舍 60 人，上舍 40 人。太医局设方脉科、针科、疡科三个基本专业，兼通其他有关学科，即"三科通十三事"。其中方脉科必修大小方脉及风科；针科必修针、灸、口齿、咽喉、眼、耳；疡科必修疮肿、折伤、金疮、书禁。针灸教学中还采用王惟一发明的针灸铜人作为教具，使教学过程更为直观。

考试也仿照太学，将成绩分为优、平、否三等，优者升为内舍生，隔年一次舍试，合格者升为上舍生。除考校理论外，考生还要轮流为太学、律学、武学的学生及各营将士诊病，其临床记录会作为年终考察的依据，有所奖惩："上等月给钱十五千，毋过二十人；中等十千，毋过三十人；下等五千，毋过五十人；失多者罚黜之。"元丰年间改制，太医局又改隶太常礼部，设大方脉、小方脉、风科、眼科、疮肿兼折伤、产科、口齿兼咽喉科、针灸科、金镞兼书禁科等九科。崇宁二年（1103 年），宋徽宗诏令设立中央医学，与太学等同级并列，同隶国子监；并恢复三舍法，每科设博士，每舍有学长、学谕。改革考试方法，每月由本学长官主持一次私试，每年由朝廷差官举办一次公试。考试分三场，内容既包含医学理论知识，也涉及实践技能检验。成绩为高等者担任尚药局医师以下的职位，其余各等补官为本学博士及外州医学教授。政和三年（1113 年）十二月诏天下贡医士。政和五年（1115 年）正月己丑令诸州县置医学、立贡额。崇宁年间（1102 年—1106 年）在国子监中创设医学，实行了"三舍法"等考试制度，促进了宫廷医学乃至整个医学事业的发展。此外，徽宗时曾把《黄帝内经》作为太学生必读经典之一，医学教育中还新增伤寒论和运气理论课程，此举亦推动了这些基础学科的发展，为后世学术争鸣奠定了基础。

南宋中央医学教育制度多沿袭北宋，高宗迁都临安后，于绍兴十七年（1147年）别建太医局，其专业设置、教学考试等方面和北宋相差不大。但由于南宋国力屡弱，医学教育规模较前代大为缩小。而北宋的医学教育制度对金元医学教育起到了较大的影响。

除中央医学教育外，地方医学教育也逐渐兴起，可见宋代医学教育体系已初具规模，并为后世医学的发展奠定了良好的基础。宋代是首个在制度上要求县级以上的地方行政区办医学的朝代。如政和五年（1115年），"令诸州县置医学"，负责地方的医疗医政事务。这就把医学教育由唐代的州级继续向县级推进，不仅补充了基层医官的不足，而且有利于医学卫生及医学教育的普及，把医学正式的纳入到了国家教育体系之中。显然，这一时期的地方医学教育制度对北京地区的医学发展有了一定的影响。

第三章 金代——燕京医学流派的初创

北京地区的地方医疗情况在历史文献中的记录十分有限，唐代以前北京地区的方志文献现都已不传，宋、辽、金时期也没有北京地区方志流传下来。如见于《四库全书总目提要》中提到的北齐阳休之《幽州人物志》、隋代《幽州图经》和《幽都记》，这三种文献都已散佚。辽人、金人著述的北京历史文献几乎未见存世，这段历史时期记载北京历史的文献多为宋代奉使之作，即宋廷出使辽、金的使臣记载其应对酬答、途经路线、所见所闻等情况以上奏朝廷的笔录之书，称"行程录""奉使录""使北记""使北录"或"语录"等。因此，对宋金时期北京医学情况的考察，主要通过对金代国家层面的中央和地方医学机构建制、医学官员和医学生的教育制度、著名医学家个人经历和学术成就等方面展开。

辽夏金元时期，战乱频仍，在广泛的客观需求下，医学取得了长足发展。同时，医学基础理论也受到宋儒"门户之争"的影响，体现出极具特色的学派纷呈面貌。而北京地区的地方医派"燕京医学流派"也在这时开始形成了。

一、燕京医学流派初步形成

金代是以女真族为最高统治者的北方民族政权，也是中国北方地区医学迅速发展的时期。在继承唐宋医学的基础上又有所创新和发展，并出现了享誉后世的大医家。1115 年，女真族人在首领阿骨打的领导下建立了金代。1127 年，灭北宋，置"中都"于北京。金朝初期推行女真文化，但迁都北京后积极吸收北宋的中原文化，熙宗年间（1136 年—1149 年），政府建立译经所，用女真文字翻译汉文经史，儒学渐盛。因此，北京地区作为金代首都，其医学发展情况与医疗文化水平，皆可从金代官方太医院建制、中央医学官员和医学教育发展的史料中管窥一斑。对于燕京医学流派初创情况的探索，就从金代的官方最高医疗机构设置及其医生教育、升迁等方面入手探讨。

（一）时代背景

两宋以来，北宋的《开宝重定本草》《雍熙神医普救方》和《太平惠民和剂局方》被医史学界公认为宋初整编医书的重大成就，自嘉祐二年宋仁宗诏集编修院置校正医书局始，便拉开了我国历史上规模最大文献整理工作的序幕。大量古医籍的整编为后世中医学术研究乃至中国医学的快速发展奠定了坚实的基础。

文献整编带动了以太医为主体进行的中医理论学术研究。政和四年（1114 年）曾任医药博士的朱肱著《南阳活人书》，提出以口燥、舌干之有无来鉴别三阳合病与少阴病，以口燥、舌干而渴确证少阴热化等认识，发挥了伤寒学特色，丰富了舌诊内容。刘完素著《素问玄机原病式》之后，《圣济总录》列运气于首卷，并予以着重论述，其实质是对医学实践进行新的理论研究和探索。这一时期是中医史上各具特色的理论学说蜂拥而起的阶段，北宋官修医书的盛行和帝王对于医学的推崇，更进一步促进了社会对医学的重视。靖康之后，北宋官方撰修的大量医学著作，包括针灸铜人都被金军运送到北京地区，极大地促进了这一时期以北京地区为中心的北方地区医学发展。

金元以来，刘完素、张元素、张从正、李杲、王好古、朱震亨等医家，相继创立了各具特色的理论流派，例如寒凉派、攻下派、补土派、滋阴派等，并展开学术争鸣。这是中医学术史上的一次繁荣时期，各种观点的争鸣极大促进了中医理论的发展。《四库全书总目提要》将之类比为宋儒程朱、陆王的学派纷呈，体现出中医的学术模式和思想潮流受到了儒学时代学风的影响。金元时期纷呈的医学流派中，刘完素、张元素、张从正等人都生活在北京周边的河北地区。更为广义地说，除了朱震亨以外，金元著名医家大多都活动在北方地区。张子和是金代的御医，这一方面体现出北京地区医学受到北宋医学成就的影响，迅速发展；另一方面说明随着北京地区的政治地位和影响力逐渐增加，官方医学机构不断建立，对医学人才的吸引力日渐增强。因此，以北京地区建立完整的国家最高医疗体制为标志，"燕京医学流派"在金代形成。

由于北京特殊的地缘因素，燕京医学流派在历史上的确立、发展和传承与皇权体系下大一统帝国的医政和医学教育体系密不可分。金代是中国医学发展史上的一个重要时期，从金代医学的发展历程看，女真族传统医学是其最初的基础。随着金代灭辽攻宋，吸收和继承辽宋的医学成就，结合当下社会需求等多元因素，逐渐形成了多个医学派别并展开学术争鸣，使医学理论得以推陈出新。在其医学发展过程中，医者素质不断提高，医者队伍也不断壮大。据统计，文献中有记载的金代医者大概 90 多位。从医者民族与属籍或活动地域来看，汉人占大多数，那些金代名声显著的医者多出生于中原地区，如河北、山西、河南、山东等地，呈现出明显的地域性特征。中原长期以来形成的地区优势是其主要原因，加之金代之前北宋统治者对医学发展的重视，以北宋都城汴梁为中心的辐射圈医学人才云集，金灭北宋之后，承袭了部分北宋的资源。同时，金代医官因政治因素（主要是统治者的迁都行为）的影响，致使服务上层的医官的医疗活动区域也随之转移到北京地区。这样，金中都——北京地区，成为金代医学高级人才汇集地和最高成就的代表地区。

（二）北宋时期医学成就对金代医学的影响

北宋皇朝在"崇文轻武"政策的引导下，科技文化进步较大，医药学亦是其重要的组成部分；而其他技术，如造纸术的日趋成熟和印刷术的改进为医药知识的传播提供了便利的条件。北宋社会相对稳定与经济繁荣为这一时期医药卫生事业的发展提供了良好的环境和物质保障。加之当朝统治者的重视扶持，使北宋在医药文献方面成就颇大，也对金代医学产生了积极的影响。

北宋建国初期，便由政府颁布"访医术优长者""访求医书"等诏令，详校宋代以前诸本草、方药之书，修订补充"国家药典"。北宋政府组织的修订本草的工作由宋太祖始，编成《开宝新详定本草》，此后历代都对其进行新的补充。唐慎微个人所著《经史证类备急本草》在宋徽宗朝得到进一步的完善，最终完成名为《政和新修经史证类备用本草》三十卷。宋太宗朝则完成了大型方书《太平圣惠方》的编纂。宋仁宗嘉祐二年（1057 年），因韩琦上奏称"医书如《灵枢》《太素》《甲乙经》《广济》《千金》《外台秘要》之类，本多讹舛，《神农本草》虽开宝中尝命官校定，然其编载尚有所遗，请择知医书儒臣与太医参定颁行"。[①] 宋仁宗为此下诏开办校正医书局，即于"编修院置校正医书局，命直集贤院、崇文院检讨掌禹锡等四人，并为校正医书官"，对流传下来的古典医药学著作进行多次的校勘整理，先后校定并刊行了《黄帝内经素问》《灵枢经》《伤寒论》《金匮玉函经》《脉经》《针灸甲乙经》《千金方》《外台秘要》等濒于散佚的著作。另外，宋仁宗诏令翰林医官院医官、尚药奉御王惟一，考次针灸之法，铸造针灸铜人，并撰成《新铸铜人腧穴针灸图经》30 卷。北宋医学在统治者的重视下，官方大型著作不断涌现，也推动了民间私人的著书立说。

靖康二年（1127 年），金继灭辽之后又灭北宋，中原的半壁江山成为金的囊中之物，《宋史》载"金人以帝及皇后、皇太子北归。凡法驾、卤簿，皇后以下车辂、卤簿，冠服、礼器、法物，大乐、教坊乐器，祭器、八宝、九鼎、圭璧，浑天仪、铜人、刻漏，古器、景灵宫供器，太清楼秘阁三馆书、天下州府图及官吏、内人、内侍、技艺、工匠、娼优，府库畜积，为之一空"。[②] 其中，宣和、馆阁之书"荡然靡遗"。据《宋史·艺文志》载，至北宋末，宣和殿、太清楼、秘阁的藏书量达七万三千八百七十有七卷。宋高宗移跸临安，只得四万四千四百八十六卷。可见，除了散佚书籍，一部分应被金

① 李焘.徐资治通鉴长编［M］.北京：中华书局，1986：4487.
② 脱脱.宋史:钦宗纪［M］.北京：中华书局，1977：436.

人所得。洪迈《容斋续笔》对此也有记述，"宣和殿、太清楼、龙图阁御府所储，靖康荡析之余，尽归于燕"①。因此，金代医学在北宋科学文化及医药卫生知识的基础上，得以进一步发展。

需要注意的是，虽然北宋大型方书的颁布，对医学发展和医学教育的标准化有很大好处，但不可忽视的是，提倡翻检医书、按图索骥的方法来进行临床实践，显然难以应对临床实践中的千变万化。金代医家已经注意到了这种按证索方的局限性，正如张从正所言："今人论方者，偶得一方，间曾获效，执以为能。"②如此，医家不精求病机，忽视医学理论的研究，最终限制了医药学的进一步发展。金代医者结合自己的临证经验，对先辈医家的理论提出质疑，阐述自己的医学见解，创立新说。于是，金代医学在继承北宋医学的基础上，又有了突破性的发展。

（三）金代中央与地方医学机构的建制

金代正式出现了"太医院"这一名称，其长官为提点。在太医院之外还设有御药院、尚药院，二者与太医院并列同级，一起归属于宣徽院，这也是第一次将主管医药事务的机构归在一个部门之下。金代的医官体系在继承辽代与北宋的基础上又有所创新：尤其是中央官职中始设太医院隶属宣徽院，另有尚药局和御药院；在地方的州府置医正、医工及医学生，承担医疗活动及医学教育的责任。

金代的医官机构设置在宋代的基础上更加的系统化。医散官多达二十五阶，最低从九品，最高从四品，与唐朝相比，医

---

① 洪迈. 容斋续笔: 书籍之厄［M］. 上海：上海古籍出版社，2014：162.

② 刘河间，张子和，李东垣，等. 金元四大医家医学全书［M］. 天津：天津科技出版社，2012：374.

官的地位出现了很大的提升。金代的医官主要归属于太医院，包括"提点，正五品。使，从五品。副使，从六品。判官，从八品，掌诸医药，总判院事。管勾，从九品。随科至十人设一员，以术精者充……正奉上太医，一百二十月升除。副奉上太医，不算月日。长行太医，不算月日"。① 其中，提点、使、副使、判官应是太医院的主管人员。提点太医院是太医院的最高官员，文献记载的提点太医院有3人：史载"提点太医院兼仪鸾使曹士元为贺宋生日使"②；卢玑，也曾出任提点太医院一职，兼教坊、司天，"充大定十五年宋主生日副使"③；金章宗的业师完颜匡，在章宗即位后，"除近侍局直长，历本局副使、局使，提点太医院"。以上3位提点太医院都是身兼数职，且史料中并没有记载他们通晓医术或相关的医疗活动。可见，提点太医院的任职者并不一定是精通医术的医者。太医使、太医副使和判官除了管理太医院的事务之外，还承担着诊病的职责。祁宰曾官至太医使，海陵王的元妃染疾"召宰诊视"；太医副使谢友正也曾为海陵王之子矧思阿补治病；太医判官时德元及王利贞奉诏为西夏王李纯祐的母亲治病，《金史》载："承安五年，纯祐母病风求医，诏太医判官时德元及王利贞往，仍赐御药。"④ 太医院管勾是太医院各个医科的权威人物。此外，正奉上太医、副奉上太医、长行太医负责宫廷中的医疗活动。然而，文献的记载对此并没有划分得如此细致，而是全部冠以"太医"的称呼。

从史料上来看，金代太医院是主要的医疗部门，隶属宣徽

① 脱脱.金史：百官志二［M］.北京：中华书局，1975：1261.

② 脱脱.金史：交聘表中［M］.北京：中华书局，1975：1437.

③ 脱脱.金史：卢玑传［M］.北京：中华书局，1975：1716.

④ 脱脱.金史：外国传上［M］.北京：中华书局，1975：2871.

院管理，迁都中都后，金代的太医院就设立在北京地区。太医院长官称提点，正五品。下设使，从五品；副使，从六品；判官，从八品。他们的职责是掌诸医药，总判院事。此外，还设管勾，从九品，负责医学教育工作。金代医学分十科，随科至十人设管勾一员，"如不至十人并至十人置"[①]，管勾一职还需医术精湛之人充任。太医院中还设有正奉上太医、副奉上太医、长行太医负责为皇帝和达官显贵们治病。金代的朝官有授散阶者，也包括太医官，其品阶自从四品至从九品共 11 个等级。《金史》载：

"太医官，旧自从六品而下止七阶，天眷制，自从四品而下，立为十五阶：从四品上曰保宜大夫，中曰保康大夫，下曰保平大夫。正五品上曰保颐大夫，中曰保安大夫，下曰保和大夫。从五品上曰保善大夫，中曰保嘉大夫，下曰保顺大夫。正六品上曰保合大夫，下曰保冲大夫。从六品上曰保愈郎，下曰保全郎。正七品上曰成正郎，下曰成安郎。从七品上曰成顺郎，下曰成和郎。正八品上曰成愈郎，下曰成全郎。从八品上曰医全郎，下曰医正郎。正九品上曰医效郎，下曰医候郎。从九品上曰医痊郎，下曰医愈郎。"

宋代翰林医官局的医官自从六品至从九品，共 7 级 22 阶[②]；金代自从四品至从九品，共 11 级 25 阶。金代太医官的最高品秩由宋代的从六品上升为从四品。如果太医官的医术了得，其官品甚至能超过太医院的提点，"至四品止"。虽然散阶的提升只是金代官员补职时的凭借，不过对于医官来说，则是荣誉

---

① 脱脱.金史：百官志二 [M].北京：中华书局，1975：1260.

② 徐松辑.宋会要辑稿 [M].北京：中华书局，1957：2879.

与地位的象征。另外，太后两宫官属、皇后位下女职及太子东宫的詹事院各有职掌或医药或饮食汤药的医官。以上宫廷医药部门中，除御药局的各职医官一般以皇帝亲信、内侍等人充任，其他部门多数由太医院的医官兼任。以此为契机，强化了太医院对其他各医事机构的领导权力。

随着职官品级的确定，伴随而来的是国家所给予的俸禄规定。杨树藩先生认为金代的俸额，按职品而定。金代规定"司天、太医、内侍官，皆至四品止"，因此，根据《金史·百官志四》的记载，对金代医官正俸的呈现自正四品起，具体如下：

"正四品：钱粟四十五贯石，曲米麦各十二称石，春秋衣罗绫各八匹，绢各四十匹，绵一百五十两。从四品：钱粟四十贯石，曲米麦各十称石，春秋罗绫各六匹，绢各三十匹，绵一百三十两。正五品：钱粟三十五贯石，曲米麦各八称石，春秋衣罗绫各五匹，绢各二十五匹，绵一百两。从五品：钱粟三十贯石，曲米麦六称石，春秋罗绫各五匹，绢各二十匹，绵八十两。正六品：钱粟二十五贯石，麦五石，绢各十七匹，绵七十两。从六品：钱粟二十二贯石，麦五石，春秋绢各十五匹，绵六十两。正七品：钱粟二十二贯石，麦四石，衣绢各一十二匹，绵五十五两。从七品：钱粟一十七贯石，麦四石，衣绢各一十匹，绵五十两。正八品：朝官，钱粟一十五贯石，麦三石，衣绢各八匹，绵四十五两。从八品：朝官，钱粟一十三贯石，麦三石，衣绢各七匹，绵四十两。正九品：朝官，钱粟一十二贯石，麦二石，衣绢各六匹，绵三十五两。从九品：朝官，钱粟一十贯石，麦二石，衣绢各五匹，绵三十两。"①

---

① 脱脱.金史：百官志四 [M].北京：中华书局，1975：1341-1345.

从金代品官的俸禄看，金代中下级官员之间的俸禄数量有很大的差别，这种差别在医官中的表现也较为明显。金代医官中，除了太医使（从五品）的实物俸入有为数不多的曲、米、麦、罗、绫、绢、绵之外，其他医官的俸禄中只有麦、绢、绵，实物俸禄的种类减少了1/2还多。另外，大部分医官的职品都在正八品之下。太医院没有品秩的正奉上太医、副奉上太医和长行太医的待遇，按《金史·百官志四》中"百司承应俸给"条载"太医长行，八贯石。正奉上太医，十贯石。副俸上，同"。由此可知，时常现身于皇室贵族身边医术精湛的太医们，实际上也只能享有从九品职官的俸实而已。可见，金代医官领取的俸禄在各级官员中大多属于低等。金代医官的经济地位在官僚队伍中也是较低的一类。

太医治病的对象不仅包括皇亲贵族，也会被皇帝派遣为中央的官员看病。虽然太医的官阶并不高，不过朝中官员能够得到太医的视诊却是一种很高的待遇，更能体现他们在朝廷中的地位。宫廷的医官除了太医院内的，还有尚药局、御药院、掖庭局、詹事院东宫官属、太后两宫官属等机构中的医官，以及宫人女官、专为皇后服务的医官。尚药局执掌进汤药茶果，设"提点，正五品。使，从五品。副使，从六品。掌进汤药茶果。直长，正八品。都监，正九品。果子都监、同监各一员，掌给受进御果子。本局本把四人"。[①] 御药院执掌进御汤药，置"提点，从五品。直长，正八品，掌进御汤药。明昌五年设，以亲信内侍人充。都监，正九品。不限员，《泰和令》四员。同监，

① 脱脱.金史：百官志二［M］.北京：中华书局，1975：1260.

从九品。不常除"。①后宫的宫人女官职员设置，皆从唐制，其
医官有"司药二人、典药二人、掌药二人、女史二人，掌医
药"。太子东宫的僚属中，詹事院设有医事人员"侍药，正八
品。奉药，正九品。承奉医药"。执掌皇后宫事务的掖庭局也
设有医官，由尚药局或太医院的医官们兼任。大安二年（1209
年），皇后位下女职中也有了专门掌管皇后医药事之人，即"掌
馔一员，八品。奉馔一员，九品。掌饮食、汤药、酒醴、蔬果
之事"。正大元年（1224年），太后两宫官属也设置了医官，包
括"医令，正八品。医丞，正九品"。

　　太医系统之外，金代还有模仿北宋设置的社会医药福利机
构。为救济贫病之需，在尚书礼部之下设置了惠民局。海陵贞
元二年（1154年），初置惠民局。该司有令、直长、都监等医
官，执掌修合发卖汤药。大定三年（1163年）因"惠民岁入息
钱不偿官吏俸"，金世宗进行了减员，取消了"丞"这一职位。
天兴二年（1233年）改为惠民司。关于惠民司官员的安排，
《金史》载"以太医数人更直，病人官给以药，仍择年老进士二
人为医药官"②，据王鹗《汝南遗事》记，这两位年老的进士应
为刑州的孙权和张翊。

　　由于医官大多为上层皇族贵胄服务，稍有不慎就会惹来杀
身之祸。正隆三年（1158年），海陵王因其子矧思阿补去世，
"杀太医副使谢友正、医者安宗义及其乳母"③。相较之下，金宣
宗对于医官的失误则较为宽容，太医侯济、张子英为宣宗之孙
疗疾，因"用药瞑眩，皇孙不能任，遂不疗"，当犯死罪。宣

---

① 脱脱.金史：百官志二［M］.北京：中华书局，1975：1261.

② 脱脱.金史：哀宗纪下［M］.北京：中华书局，1975：400.

③ 脱脱.金史：矧思阿补传［M］.北京：中华书局，1975：1855.

宗则言："济等所犯诚宜死，然在诸叔及弟兄之子，便应准法行之，以朕孙故杀人，所不忍也。"最终处侯济、张子英杖七十，除太医名。可见，医者的一技之长并不是一生的护身符，他们凭借高超的医术可得到统治者的青睐，但若没有治好上层贵族的疾病，同样会有性命之忧。

金代在地方的医院中也有医官的建制，在大兴府、东京、北京、上京、河东东西路、山东东西路、大名、咸平、临潢、陕西统军司、西南招讨司、西北路招讨司、婆速路、曷懒路、速频、蒲与、胡里改、隆州、泰州、盖州，"皆置医院，医正一人，医工八人"①。同时，各州、府的医学学校中亦有医学生，"大兴府学生三十人，余京府二十人，散府节镇十六人，防御州十人"。此外，金代在各路还设有教授医学的医学博士，金章宗四年（1204 年），罢诸路医学博士。可见，在此之前金代的多个地区都曾有医学博士出现。不管是医正、医工还是医学生和医学博士，他们还共同承担着地方的医疗，同时体现地方的医疗水平。

（四）金代官方医生的教育和升迁

医科考试是金代医者入仕的重要途径。据《金史·选举志一》载"三年一次试诸太医，虽不系学生，亦听试补"，可知金代每三年举行一次医科考试，民间精通医术的人也可同医学生一起参加考试，通过考试后便可听补试官。如：金代医官推德，于正大年间"以方疡两科中选，由医工补省司管勾"②。

---

① 脱脱.金史：百官志三［M］.北京：中华书局，1975：1305.

② 王恽.秋涧集：管勾推公墓碣铭［M］.长春：吉林出版社，2005.

医学生是医学科考试的主要参与人员。金代医学生包括太医院医学生和地方府州的医学生。其中，太医院医学生分十科共五十人，地方府州医学生中"大兴府学生三十人，余京府二十人，散府节镇十六人，防御州十人"①，其中大兴府即金中都北京地区，可见自从政治中心确立于北京后，北京的地方医生名额也一跃成为各地方之首。

相比之下，太医院的医学生入学资格比较严格，必须为掌握一定初级医学知识的医学爱好者。医学生需"月试疑难，以所对优劣加惩劝"，即每月对学生试问疑难，奖优罚劣。虽然金代对医学生要求较为严格，但他们也享有一定的特殊待遇。"终场举人、系籍学生、医学生，皆免一身之役"②，将医学生与终场举人同列，且免除一身之役，体现出朝廷将医者等同儒生进行赋税优待。

金代医者除了参加考试成为医官之外，还可以通过征辟或自荐的方式成为医官。金代初期，在灭辽与北宋的过程中对一些医术精良者进行征辟，如祁宰"宋季，以医术补官。王师破汴得之，后隶太医。累迁中奉大夫、太医使"。金代中后期，出现了一些声名远扬的医者，统治者也曾把他们征召进入太医院为皇族贵族治疗疾病。张从正、任履真都曾被"召入太医院"。同时，自荐也是金代医者晋升医官的一种方式，纪天锡集注《难经》五卷，并于"大定十五年上其书"，金世宗便由此授予他医学博士。

金代统治者对医政体系的建立使金代医者的地位得以改观，

---

① 脱脱.金史：选举志一［M］.北京：中华书局，1975：1153.

② 脱脱.金史：食货志二［M］.北京：中华书局，1975：1056.

更把医学生与金代的终场举人并列。一方面是金代政府对医学的重视，通过这种鼓励的政策，激发世人对医学的热情；另一方面也是医学生地位提高的表现。

既然数量有限的医官无法满足广大民众的医疗需求，民间医者也因此成为医者群体的重要组成部分。金代医者习医途径与其他朝代的医家基本类似，大致以自学、家传、师授及官方教育为主。麻九畴与常仲明都曾随张从正习医，史载麻九畴"晚更喜医，与名医张子和游，尽传其学，且为润色其所著书"[①]；常仲明"国医宛丘张子和，推名岐黄之学，为说累数十万言，求知几为之润文，君颇能探微旨"[②]。前文已经提到，在金代的医政体系中，明确太医院医学十科可招学生五十人，各府州也有医学生。作为首都所在的北京地区，大兴府的医学生员额 30 人，为全国各府县之首。

（五）金代儒生弃儒从医的现象

宋代是一个崇尚医学的时代，士人有习医的风气，但医学仅仅是宋代士人完善人格和实现社会价值的方式之一，并不是职业的选择。但是金代的弃儒从医者逐渐增多。这一方面体现出金代医学发展水平提高；另一方面也说明在金代统治下，有更多儒生进入了医学领域，他们把研究儒学的学术志趣和研究方法带入医学，促进了医学各学术流派的产生和发展，对金代医学进一步发展做出贡献。

详究金代士人弃儒从医的原因，大致有如下几个方面。

---

① 脱脱.金史：麻九畴传［M］.北京：中华书局，1975：2740.
② 元好问.遗山集：真定府学教授常君墓碣［M］.长春：吉林出版社，2005.

其一，入仕不易。据《金史·百官志一》记载：明昌四年（1193年）"见在官万一千四百九十九，内女直四千七百五员，汉人六千七百九十四员"。虽然从表面上看，汉族的官员多于女真族，但刘浦江认为这里所称的女真和汉人应分别是指猛安谋克户和州县民户，前者以女真人为主，后者以汉人为主。金代的猛安谋克人口约占全国总人口的14%，州县人口占全国总人口的80%以上，而他们在官员中所占比例则分别为41%和59%，由此可见女真人和汉人在入仕比例上的不平衡状况。金代医者李庆嗣因"少举进士不第，弃而学医"[①]；纪天锡，"早弃进士业，习医"[②]；张元素"二十七试经义进士，犯庙讳下第。乃去学医"[③]。他们都因被拒于仕门之外，故放弃入仕转入医门习医。

其二，学医可尽孝道、保身保命。刘祁曾言："若夫医者，为切身一大事，且有及物之功……余尝论之，是术也，在吾道中虽名为方伎，非圣人贤者所专精，然舍而不学，则于仁义忠孝有所缺。盖许世子止不先尝药，春秋书以弑君，故曰：为人子者，不可不知医，惧其忽于亲之疾也。况乎此身，受气于天地，受形于父母，自幼及老，将以率其本然之性，充其固有之心。"[④]可见，刘祁认为作为人子精通医术，是对父母养育之恩的报答。金代名医李杲就是为尽孝道而学医，其"母王氏寝疾，命里中数医诊拯之，温凉寒热，其说异同，百药备尝，以水济

① 脱脱.金史：李庆嗣传［M］.北京：中华书局，1975：2811.
② 脱脱.金史：纪天锡传［M］.北京：中华书局，1975：2812.
③ 脱脱.金史：张元素传［M］.北京：中华书局，1975：2812.
④ 刘祁.归潜志：书证类本草后［M］.崔文印点校.北京：中华书局，1983：155.

水，竟莫知为何证而毙"，李杲痛心疾首，立志"若遇良医，当力学以志吾过"①。

此外，还有为保身养生而习医之人。如：王翼"应进士举，因感疾，遂留意于医"；刘祁因"自幼多病，数与医者语，故于医家书颇尝涉猎"。

其三，受北宋以来，"不为良相，则为良医"思想的影响。据南宋吴曾"文正公愿为良医"一文记载："范文正公微时，尝诣灵祠求祷，曰：'他时得位相乎？'不许。复祷之曰：'不然，愿为良医。'亦不许。既而叹曰：'夫不能利泽生民，非大丈夫平生之志也。'他日，有人谓公曰：'大丈夫之志于相，理则当然；良医之技，君何愿焉？无乃失于卑耶？'公曰：'嗟乎！岂为是哉！古人有云：常善救人，故无弃人；常善救物，故无弃物。且大丈夫之于学也，固欲遇神圣之君，得行其道。思天下匹夫匹妇，有不被其泽者，若已推而内之沟中。能及小大生民者，固惟相为然。既不可得矣，夫能行救人利物之心者，莫如良医。果能为良医也，上以疗君亲之疾，下以救贫民之厄，中以保身长年，在下而能及小大生民者，舍夫良医，则未之有也！'"②虽然范仲淹只是在"相不可得矣"时愿为良医，但"为医"作为除"为相"之外另一条实现"救人利物之心"的途径。正所谓"医以活人为务，与吾儒道最为切贞"，医学治病救人与儒学爱人之仁的价值观高度吻合，鼓舞了当时失意的士人积极投身于医学这个行业，"不为良相，则为良医"逐渐成为北

---

① 刘河间，张子和，李东垣，等．金元四大医家医学全书，天津科技出版社，2012：666.

② 吴曾．能改斋漫录：文正公愿为良医［M］．上海：上海古籍出版社，1979：831.

宋士人的一种追求。天会五年（1127 年），金灭北宋，大量北宋人口入金，"不为良相，则为良医"的思想在新政权中继续传扬。金代儒士、文人在为士这条路不能行通之时，把业医作为职业的选择，是对从医的肯定，使世人对医者的看法相应的发生了改变。

金代儒者和医家的关系丰富多样，除了从儒转医的数量大大增加之外，儒士与医者交游的现象更为普遍。其中最值得称道的要数张从正、麻九畴和常用晦。《真定府学教授常君墓铭》载："国医宛丘张子和推明岐黄之学，为说累数十万言，求知几为之润文，君颇能探微旨。"[1] 可以说张从正的医学论著《儒门事亲》，是由麻九畴润色文字，常仲明探察医理中的要旨，三人共同完成了《儒门事亲》。

二、金代燕京医学流派的代表人物及学术成就

（一）纪天赐

金代的史料整体匮乏，对医者的记载更是零散。即便如此，通过仔细的翻检可以发现：断代史《金史》中，涉及有名有姓的医者共 25 名，其中单独列传者 11 名，且多集中在"方技"列传中。当然，《金史》中还包括与医者联系密切的医事制度等内容。《元史》中提及金代的医者有 2 位。关于金代医者的文献资料，更多的则是集中于金元时期的文人文集中，主要有：赵秉文《闲闲老人滏水文集》，刘祁《归潜志》，元好问《遗山

---

① 元好问. 遗山先生文集：真定府学教授常君墓铭 [M]. 上海：商务印书馆，1937：243.

集》《中州集》《续夷坚志》，王若虚《滹南遗老集》，王寂《拙轩集》，王鹗《汝南遗事》，段成己《二妙集》，吴澄《吴文正公集》，李俊民《庄靖集》，姚燧《牧庵集》。此外，还有前人整理的相关文献资料，包括明代徐春甫《古今医统大全》，清代张金吾《金文最》，陈垣《道家金石略》，阎凤梧《全辽金文》，高伟《金元医史类存》等。综合以上，共计可知的金代医者有90余位。其中，纪天赐和张从正是这一时期燕京医学流派的代表人物。

　　纪天赐的史料记载比较少，通过《金史》中的本人传记我们了解到，他是山东泰安人，因为注解《难经》而得到金世宗的赞赏，成为医学博士。"学医，精于其技，遂以医名世。集注《难经》五卷"，并于大定十五年（1175年）将书呈于金世宗，深得世宗的赞赏，"授医学博士"。①我们将其归入燕京医学流派的依据是，金世宗对纪天赐献书的赞赏是纪天赐医学成就留名青史的重要原因，而这一官方褒赞行为发生在金世宗日常办公所在地金中都，同时纪天赐的医学影响力也因金中都的医学管理机构赐予其医学博士而剧增。

　　纪天赐出任金代医学博士期间，曾在金中都地区居住并进行医学临床工作和学术研究，这是燕京医学流派产生之初的代表医学人物。在他身上体现出了医儒相间的学术特色，较高的儒学素养把医疗经验转化为文字，供世人参考学习，而儒学学术背景的积累，博闻强识的训练，使得他们在处理医学领域的问题时，能够多项思维、拓展思路、创立不同的医疗方法，从而提高疗效。元代士人傅若金在《傅与砺诗文集》中有言："儒

---

① 脱脱.金史：纪天赐传［M］.北京：中华书局，1975：2812.

者通六籍之义，明万物之故，其于百家之言，勿事则已，事之必探其本始，尝其蕴奥，极其变故，勿异夫庸众勿止焉。"大量儒医参与到医学的研究和实践中，是金元时期以来中医学术发展和流派纷呈的重要原因。医者兼儒，儒者通医使儒医渗透，为医学的既往前行注入了新鲜的血液，而燕京医学流派的初创，也体现出了这一时代特色的鲜明印记。

（二）张子和

张子和，名从正，字子和。金代睢州考城人。生于金贞元四年（1156年），卒于金正大五年（1228年），享年72岁。他出生在世医之家，祖上即以医为业，幼承庭训，随父学医，20岁即悬壶应诊。由于张子和医术高明，"起疾救死多取效"而名噪一时，后经人推荐，于金兴定中期（1217年—1222年）成为御医。虽然从时间上看，张子和晚于纪天赐，但因为其在医学史上声名卓著，我们可以很好的追述其学术思想的内容，因此，我们可以将其看作燕京医学流派初创时期的重要代表人物，挖掘其学术思想和对燕京医学流派的影响。

因为张子和为人放诞、无威仪、好读书、嗜酒，加上其高标远旨的攻邪思想不被理解，反而招致谤言非议，以致于避祸归隐。至于其何时辞去太医之职，由于《归潜志》中"旋告去"及《河南通志》"居无何辞去"的记载，给后世留下了悬念，但是根据其行踪推断应该在62岁至63岁之间。因此，他在金中都作为御医停留的时间并不很长，但是他在青年时期曾从过军，《儒门事亲》卷二有"余向日从军于江淮之上"的记载，加上其在泰和六年丙寅（即1206年），仍为南征师旅治瘴气疟疾，可以看出其从军时间应该在其50岁之前。换句话说，张子和一生中作为政府医疗系统的从业人员时间很长，至少有十多年。这期间，除了作为随军医生外出行医，他在金中都北京地区作为医官生活过一段不太短时间。这也是他的医术水平能够"名噪京都"而得以被推荐为御医的原因。他的门人很多，历史记载的主要有麻知几、常仲明等人。

　　麻知几（1172—1232），名九筹，河北易州人。他少小聪慧，3岁识字，7岁就能作草书大字，人称神童。弱冠之时即升入太学，成为当时文人中的佼佼者。他在京城了解到张子和的医名，就亲自去拜访他，得出"观其用药百发百中，论议赅瞻，应变无穷，所治之疾，应手辄愈"的结论，之后随张子和隐居于郑城一带，与其谈论医道。在张子和去世之后，他根据张子和的医论写出了《儒门事亲》一书，使张子和的学说流传后世。后来为了逃避战乱，麻知几举家迁居河南确山，途中被元兵俘获，在押解去河北的途中，因病亡故。

　　常仲明，名常德，河北镇阳人。原为张子和的病人，在亲自历验了汗、吐、下攻邪法的独特功效之后，拜张子和为师，以张子和门人自居。他是《儒门事亲》主要撰写者之一，另著有《伤寒心镜》（又名《张子和心镜别集》），他还搜集了张子和的医论医话汇撰成为《治法心要》。

　　栾企，字景先，是张子和晚年所收的门人，也是张子和的病人。在《儒门事亲》中有关于他随张子和学医的记载。他也参与了《儒门事亲》的编纂。

　　张子和的思想上宗《黄帝内经》《难经》《伤寒论》之学，融会《千金方》《普济本事方》之论，近宗刘河间火热论之说，勤求博采，总结自己和民间医家的治疗经验，汲取了公元11世纪之前中医攻邪疗法的经验，自成攻邪学派一大家。

1. 传世著作

据《医籍考》等文献史料记载，张子和著有《儒门事亲》三卷，《治病百法》二卷，《十形三疗》三卷，《杂记六门》一卷，《撮要图》一卷，《世医神效名方》一卷和《伤寒心镜》一卷等，共十种，十五卷。除《伤寒心镜》附入《刘河间医学六书》之外，其余的九种共十四卷均收集于今见的《儒门事亲》之中。另据《心印绀珠经》记载，张子和的著作尚有《三复指迷》一卷。钱大昕根据《金史》，认为还有《汗下吐法治病撮要》一卷，《秘录奇方》二卷，《张氏经验方》二卷。但均亡佚。目前所能够见到的张子和著作有《儒门事亲》和《心镜别集》两部，乃张子和学术思想和医疗经验的结晶。但是，这两部著作的内容，并非都是张子和的原作。

今见的《儒门事亲》，是集中反映张子和学术思想和经验的代表作，前三卷为论说解性质为主的文章，第四卷至第九卷为分证、分病论治的经验，第十卷和第十一卷主要讨论运气发病及其有关疾病的治疗，第十二卷主要列举张子和的方剂内容，第十三卷收载刘河间《三消论》，第十四卷综论古代诊法要诀、病因、病机及治则，第十五卷搜集古人的外科、五官科、儿科、妇科及奇难杂症之证治经验方。

《儒门事亲》的前三卷，是命名《儒门事亲》的原书内容，公认是张子和所撰的原稿，部分经麻知几润色。这三卷文词最精，论正平达，其例有说有辩、有记有解、有诚有笺、有诠有式、有断有论、有疏有述、有衍有诀，名目繁多，大旨主于用攻，是全书的精华，是张子和学术思想的集中所在。但是，前三卷三十篇中的最后三篇却是麻知几做了较多润色的部分，所以出现较多称谓张子和的有关内容，如"隐上张子和用此法""得遇太医张子和先生""乃知子和之于医……皆成治法"
等语，所以《本草纲目》引《水解》时，直呼麻知几之名，可
以佐证。

以麻知几为主，及张子和门人常仲明等所记录整理的内容
占全书很大比重。李濂《医史》中记载："张子和、麻知几、常
仲明辈，日游隐水之上，申明奥义，辨析玄理，遂以平日闻见
及尝试之效，辑为一书，名之曰《儒门事亲》……是书凡十五
卷，盖子和草创之，知几润色之……"《归潜志》曰："张子
和……麻知几与之善，使子和论说其术，因为文之……""是书
一成，一法一论，其大义皆子和发之，至于博之以文，则徵君
所不辞焉。"这些内容虽多不出张子和之笔，亦多出自张子和之
口，或乃彰明张子和之说。从内容及体例来看，大致包括张子
和讲学的理论记录、跟随张子和实践的临床记录、张子和所运
用的方药记录、搜集的世传方药。

李濂《医史》和《医籍考》均载《儒门事亲》十四卷。据
《医方类聚》各证门所列，加以详核，亦只有十四卷。唯缺今
见本《儒门事亲》卷十三的《三消论》一卷，今见《儒门事亲》
卷十三的《三消论》，篇名下有"因在前此书未传于世，恐为沉
没，故刊而行之"说明麻知几确实已收集《三消论》，并做了部
分加工润色。但因未能刊行，直至张子和、麻知儿先后辞世，
仍埋没民间。《儒门事亲》初刊时间是元中统三年（1262 年），
其时，张子和、麻知几已先后逝世 30 多年。当时所称的十四
卷即不包括《三消论》。至明嘉靖二十年（1541 年），邵辅（伯
崖）根据元刊本，加以改易刊行，并补入《三消论》，遂成十五
卷本。而后《古今医统正脉全书》本又据以刊行，而广为传播。

《三消论》为刘河间所作。刘氏倡火热之论，而张子和则

私淑刘氏，《金史》载："其法宗刘守真，用药多寒凉。"麻知几是刘河间学术思想的忠实继承者和实践者，故麻知几收集了《三消论》。后人把《三消论》又补入于《儒门事亲》，亦反映了张子和与刘河间的师承关系。

《心镜别集》，又名《伤寒心镜别集》或《张子和心镜别集》。清代名医汪琥曾于《伤寒论辩证广注》中提到："《伤寒心镜别集》。镇阳常德编。其书只论七条。首论伤寒双解散及子和增法，次论发表、论攻里、论攻里发表、论寻衣撮空、论传足经不传手经、论亢则害承乃制。"其言虽非阐扬仲景之旨，深通刘河间之书者从其内容分析：前四篇为补充论述汗、吐、下三法的短文，后三篇是对风证、伤寒传经及亢害承制的观点。分析其亦是常仲明对张子和学术思想的补遗，被后人附入于《河间六书》之末。综合而言，《儒门事亲》及《心镜别集》，虽不尽出张子和之笔，但可谓集张子和学术之大成，亦反映了张子和师承刘河间的学术关系。

2. 学术源流

张子和自青少年时，就开始研习医术，贯通《灵枢》《素问》之学，学有渊源。又通过长期的临床实践，对《灵》《素》中的攻邪理论体会尤深，并大力阐扬推衍。《儒门事亲》所论的攻邪理论在《灵》《素》中都能找到依据。

他在《汗吐下三法该尽治病诠》中说："夫病之一物，非人身素有之也。或自外而入，或由内而生，皆邪气也……天之六气，风、暑、火、湿、燥、寒；地之六气，雾、露、雨、雹、冰、泥；人之六味，酸、苦、甘、辛、咸、淡。故天邪发病，多在乎上；地邪发病，多在乎下；人邪发病，多在乎中；此为发病之三也。"这一认识与内经中的病因发病理论是相一致的。如

《灵枢·百病始生》说："夫百病之始生也，皆生于风雨寒暑，清湿喜怒。喜怒不节则伤脏，风雨则伤上，清湿则伤下。三部之气，所伤异类……喜怒不节则伤脏，脏伤则病起于阴也；清湿袭虚，则病起于下；风雨袭虚，则病起于上，是谓三部。"概言之，就是把疾病的发生归类为内在素和外在因素两个方面。风暑火湿燥寒、雾露雨雹冰泥、酸苦甘辛咸淡，都属于外在因素，喜怒忧思惊恐则属于内在因素。不论内因、外因，疾病总非机体所有，都是邪气加诸人体而生。因此，治疗疾病首当攻去病邪，邪去则正安，机体被病邪扰乱的生理功能，也将逐渐恢复。

张子和说："邪气加诸身，速攻之可也，速去之可也……夫邪之中人，轻则传久而自尽，颇甚则传久而难已，更甚则暴死。若先论固元气，以补剂补之，真气未胜，而邪气已交驰横骛而不可制矣……其余有邪积之人而议补者，皆鲧湮洪水之徒也。今余论吐、汗、下三法，先论攻其邪，邪气去则元气自复也。"张子和攻邪所用汗、吐、下三法，其实质是根据病邪所在的处所，因势利导，驱邪外出，他说："处之者三，出之者亦三也。诸风寒之邪，结搏皮肤之间，藏于经络之内，留而不去，或发疼痛走注，麻痹不仁，及四肢肿痒拘挛，可汗而出之。风痰宿食，在膈或上脘，可涌而出之。寒湿固冷，热客下焦，在下之病，可泄而出之。"其理论根据亦源于《黄帝内经》，如《素问·阴阳应象大论》云："因其轻而扬之，因其重而减之……其高者，因而越之；其下者，引而竭之；中满者，泻之于内。其有邪者，渍形以为汗。其在皮者，汗而发之。其慓悍者，按而收之。其实者散而泻之。"

张子和治病力主攻邪，以"邪去正安"为指导思想，基于"外因论"，也是来源于刘完素的寒凉学说。刘完素根据《素问·至真要大论》所述的"病机十九条"，列属于火的包括"诸痛痒疮"在内占6条，属于热的占4条，因而力主用药寒凉。张子和宗法刘完素，坚持论病机以火热为主，议治法以寒凉立论。他把疾病原因分为外来客邪所伤（外因）和五志所伤（内因）。他认为，不仅客邪所伤以"火热"独多，五志所伤更以心火为主。如他在《儒门事亲·九气感疾更相为治衍》中说："五志所发，皆从心造。故凡喜怒悲恐之证，皆以平心火为主。"又说："劳者伤于动，动便属阳；惊者骇于心，心便属火，二者亦以平心火为主。"观张子和临床所用之方剂，多取自刘完素。例如：汗法用防风通圣散、益元散加姜、葱、豉合而为双解散；吐法用瓜蒂散、独圣散化裁为茶调散、三圣散；下法用舟车丸、神芎丸发展为济川散、通经散、禹功散等，都是在刘完素寒凉学说的基础上制定的。

张子和受到刘完素学术思想的影响，勇于实践，大胆创新，极力反对迷信古人、迷信鬼神、迷信天命，十分重视勤求博采，总结自己和民间的治疗经验。对当时医学界很看重的《诸病源候论》，他评价说："巢氏，先贤也，固不当非。然其说有误者，人命所系，不可不辨也。"如论霍乱吐泻，巢氏认为："皆由温凉不调，阴阳清浊二气相干，致肠胃之间变而为霍乱。寒气客于脾则泻，寒气客于胃则吐。亦由饮酒食肉，腥脍生冷过度……脾胃得冷，水谷不消，皆成霍乱。"张子和认为不然，他说："人病心腹满胀，肠鸣而为数便，甚则心痛、胁胀、呕吐、霍乱、厥发、注下、胕肿身重。启玄子云：以上病证，皆脾热所生也。"在治法上主张"用淡剂以流其湿，辛凉以退其风，咸苦以解其喝，冰水以救其内涸。"正是由于这种尊重事实、敢于破除迷信的精神，才使他辨析病证、处理治法时，不守古人的绳墨而独出心裁。他说："古人医法未备，故立此三法。后世医法皆备，自有成说，岂可废后世之法而从远古？譬犹上古结绳，今日可废书契而从结绳乎？"由此可见张子和师古但不泥古，善于融会新知的治学特点。

3. 学术贡献

张子和的医学学术思想是燕京医学流派初创时期的重要代表思想，其内容包括"邪气致病"的病因学理论，"汗、吐、下"三法治疗学理论，情志疾病的中医诊疗理论，探讨药物毒副作用和药物误用伤害健康的"药邪"理论，以及对"补法"的阐述和食补药补理论。

（1）"邪气致病"的病因学理论

张子和认为：人体发病皆由邪气侵袭所致；邪气入侵，必然会出现虚实变化的病理规律；病程长短与病情轻重，皆与邪气有关；要治愈疾病，必须攻其邪气，邪气得以祛除，正气得以恢复。这是他的病因发病学观点的基本内容。正如《儒门事亲·汗吐下三法该尽治病诠》中所说："夫病之一物，非人身素有之也。或自外而入，或由内而生，皆邪气也。"人与天地是一个有机的整体，人有六味，而天地皆有六气，诚如《儒门事亲·汗吐下三法该尽治病诠》所云："天之六气，风、暑、火、湿、燥、寒；地之六气，雾、露、雨、雹、冰、泥；人之六味，酸、苦、甘、辛、咸、淡。"人之六味与天地之六气协调，则不会有邪气的产生；一旦天地人不相和谐，则天地六气就会与人之六味相作用，从而产生邪气。即天气变成"天邪"；地气变成"地邪"；人气变成"人邪"。邪气产生之后就会侵袭人体，如果正气内存则不会发病，反之则容易受邪而发病。《儒门事亲·汗吐下三法该尽治病诠》云："人身不过表里，气血不过虚实。表实者里必虚，里实者表必虚；经实者络必虚，络实者经必虚，病之常也。"邪气侵入人体有三个途径，分别来自"天""地""人"，并称之为"天邪""地邪""人邪"。由于感邪不同，所以病证各异，这是人体发病有不同部位、不同表现的原因。而感邪各异，治疗途径方法也就不同，因势利导，去邪存正。由此可知，病因邪生、证由邪定、邪去正安是张子和的病因发病学观点。

（2）"汗、吐、下"三法治疗学理论

张子和根据邪气致病的病因发病学观点，指出"出之者亦三"就是汗、吐、下三法，即在表者皆用汗、在下者皆用下、在上者皆用吐。在确立治疗方法、祛邪途径的基础上，他把诸药统论于三法之中，即"辛甘发散，淡渗泄，酸苦咸涌泄。发散者归于汗，涌者归于吐，泄者归于下。渗为解表，归于汗；泄为利小溲，归于下"。（《儒门事亲·汗吐下三法该尽治病诠》）这样就把病因发病中的病邪性质、发病规律和治疗中的立法用药联系起来，并认为"圣人止有三法，无第四法也"。把各种治疗方法均统于三法之中，即所谓"三法可以兼众法"也。

1）汗法

张子和根据"因其轻而扬之"，摆脱了传统汗法的观念，提出凡是疏散外邪的治疗方法统归于汗法，力辟习俗固守的"发表不远热"之旨，认为辛温能发汗，寒凉亦能发汗。他提出了"世俗止知惟温热者为汗药，岂知寒凉亦能汗也"，补充了《伤寒论》汗法的不足。他将常用发汗解表的药物，根据其性味分为辛热、辛温、辛甘、辛凉等40多种。他还依据人与天地合一的哲学理论指导临床用药，例如：他指出"南陲之地多热，宜辛凉之剂解之；朔方之地多寒，宜辛温之剂解之。午未之月多暑，宜辛凉解之；子丑之月多冻，宜辛温解之。少壮气实之人，宜辛凉解之；老耆气衰之人，宜辛温解之。病人因冒寒食冷而得者，宜辛温解之。因役劳冒暑而得者，宜辛凉解之。病人禀性怒急者，可辛凉解之；病人禀性和缓者，可辛温解之。病人两手脉浮大者，可辛凉解之；两手脉迟缓者，可辛温解之"。他还对方剂按发汗的强弱进行了分类：桂枝汤、麻黄汤、五积散、败毒散等为发汗甚热之剂；新麻汤、葛根汤、解肌汤、逼毒散等为发汗辛温之剂；大柴胡汤、小柴胡汤、柴胡饮子等为苦寒发汗之剂；通圣散、双解散等为辛凉发汗之剂等：为临床选方用药提供了方便。

除运用药物发汗外，他还善于运用物理疗法来发汗，包括灸、蒸、熏、洗、熨、烙、针刺、破射、导引、按摩等。具体应用方法如下。

①温室发汗：密闭居室，室内生火或床下置火盆，提高室内温度，以借火力出汗气。此法医案共有六则，或单独适用，或配合治疗方法，广泛运用于飧泄、风水、狂证、头热痛、腹胀、水气等病证。

②情志相胜发汗：张子和阐扬"五志相胜"理论，提出"情志为病理相为治"的观点，强调在治疗疾病时不可依赖药物调治，应释情遣怀、移情易病，或与心理暗示及安慰，在《儒门事亲》卷九中提出了具体的心理治疗方法："悲可以治怒，以怆恻苦楚之言感之；喜可以治悲，以谑浪亵狎之言娱之；恐可以治喜，以恐惧死亡之言怖之；怒可以治思，以侮辱欺罔之言触之；思可以治恐，以虑彼志此之言夺之。"最终达到发汗的目的，属于"情志"疗法。

③破刺发汗：张子和认为，出血与发汗，名虽异而实同。其

发泄逐邪、疏风宣毒、通经散瘀、决壅泻火、清宣开窍，与使用汗法机理类同。该汗法被广泛地运用于治疗头面五官红、肿、热、痛诸症；皮外科痈、疽、癣、瘤及风搐、呕血、肾风等20余种内、外、五官科疾病，是他最常用的治疗方法之一。

④澡浴发汗：即在暖室中用热水或适当方药煎汤洗浴。例如：治小儿风水，除服五苓散通阳利水外，更于不透风处浴之，使内外并行，收汗出肿消之功。此法还广泛用于治疗小儿夜啼，可祛脾湿，调节二脏功能。

⑤导引按摩发汗：治疗外感时气。张子和常采用导引法：使病人盘腿而坐，两手交十指，攀脑后风池、风府（此二穴乃是风门也）。向前叩首，几至于地，如此一进二十数，继以葱醋、辛辣汤投之，汗出立解。或采用按摩法：伤寒勿妄用药，惟饮水为妙药，但不可使之伤，常令揉散，乃大佳耳。时使人按其股，按其腹，取得玄府宣通，气液流行，驱邪外出之效。

张子和使用外治法发汗，具有易于控制治疗量、避免药邪为害、针对性强等特点，且简便易行，其效捷验。既达到了开玄府而逐邪气的目的，又体现了中医整体观念和辨证论治的特点，成为张子和攻邪法的一大特色。

汗法的适用范围上，凡邪在肌表尚未深入者均可用汗法。具体归纳为：其一，凡风寒暑湿诸，邪之在表者，其症或发疼痛、出汗、麻木不仁及四肢肿痒拘挛，皆可用汗法。其二，感受风邪诸疾，如风寒湿痹、小儿惊风等均可发汗以祛风排毒。其三，热邪郁表，如狂病等热郁疾病，常用汗法以疏散热郁，即"火郁发之"之义。对于汗法的法度，张子和就汗法指出："辨阴阳，别表里，定虚实，然后汗之。""凡发汗欲周身漐漐，不欲如水淋漓，欲令手足俱周遍，汗出一二时为佳。若汗暴出，邪气多不出，则当重发汗，则使人亡阳。凡发汗中病则止，不必尽剂。"汗法可与吐下法配合使用，达到"吐法兼汗"的目的。

2）吐法

《儒门事亲》中专用吐法治疗的有22例，与其他治法结合应用的有62例，占全部病例的二分之一，涉及病证达60余种。由此可知，不能单纯以涌出"上膈及膈间痰涎食"这一狭小内容来界定其吐法，其吐法之功效亦难以用现代洗胃与吸痰术所替代。张子和吐法已不只拘于具体吐法之形式，而是以"吐之令其条达"为目的。这从子和吐法的外延方面可以得到具体说明。张子和认为"自膈以上，大满大实，病安能出"，因此，凡肠中一切有形之痰积，皆主张一吐为快，迅扫病根，反对养痈遗患的治疗方法。其所用方多发于仲景及《千金方》《外台秘要》诸方，并对36味引吐散的性能做了详细分析。

吐法的使用有三大原则：首先，是针对病因，排除致病源的思路。通过涌吐，吐出宿食，涌出风痰，达到"木郁达之"之效，体现了迅速扫除致病源的思想。其次，是启枢机，因势利导，缓缓图治的思路。张子和在治疗中风、中暑、落马发狂等病案中，先用能上涌下泄之药，夺病之大势，利用涌吐之法，顿挫病势，然后再用对症方药缓缓图治。张子和在《儒门事亲·卷四·厥》中指出，"若尸厥、痿厥、风厥、气厥、酒厥，可以涌而醒。"子和之涌吐法有宣升上行之义，涌吐上焦而下焦升，中焦畅，故其用涌吐治疗石淋、尿闭、便秘等均见奇功。再次，是通过涂法宣达腠理、祛邪外出的思路。《儒门事亲·卷一·立诸时气解利禁忌式三》中指出，"因其一涌，腠理开发，汗出周身"。张子和在治疗感风寒气、风水、风湿气、劳嗽中用吐法，即体现了"开玄府，发腠理、祛邪外出"之观点。

在吐法的运用方面，张子和除用内服药涌吐外，还借助于物理刺激以达到涌吐之效果。他指出"引涎、漉涎、嚏气、追泪，凡上行者，皆吐法也"。其中，引涎法以"脑宣方"为代表，皂角熬膏纳鼻嗅之，口咬筷子，良久，涎出为度。漉涎法以"牙宣药"为代表，将药研细，先用温浆水刷净牙齿，后用药末擦痛处，追出顽涎为度。追泪方之"锭子眼药"是眼颗粒剂，把麦粒大小的药粒放于眼大眦头，等散化泪出为效；这是借助于药粒刺激和药效达到治疗眼疾之目的。

张子和在吐法的运用法度上也有详细的说明。催吐药的服用方法：空腹服，不断增加药量使胃中之药量逐渐增多，便可出现温温欲吐之势。服药后仍不能自动吐出者，须用钗、鸡羽探吐，以吐为度。凡吐后皆眩者，宜静卧休息，观其变化；昏眩甚者，或吐不止者，可饮新汲水、冰水解之。体质强者，可取一次大吐而愈；弱者，可取四次小小吐之；吐后病减或病情剧者，审其可吐者，仍可继续吐之。吐后不宜贪食过饮，禁食干硬肥脯难化之物，房事等亦所必禁。

3）下法

在张子和之前，下法是用导泻的药物荡涤肠胃燥结的方法，而张子和把凡能通达气血、祛除邪气，使之从下而行的多种治法均列于下法。他认为"催生、下乳、磨积、逐水、破经、泄气，凡下行者，皆下法也"。宿食邪滞蕴结肠胃，杂病腹满拒按，食积及阴寒痼冷，热客下焦，痰饮，黄疸热邪未尽，瘀血积滞而致中下焦之里实证（经血不调、小便不利、腰胯痼疾及外伤诸病等），皆可随症下之。《儒门事亲》中下法涉及内、外、妇儿各科疾病计60多种病。

张子和针对热壅、寒结、水聚、痰滞、血瘀的病机，采用凉下、寒下、热下、温下及调中攻下之剂，其中寒凉之方剂占多数，如承气汤、导水丸、八正散、五苓散、禹功散等。同时，总结了常用攻下之药物约30味，并倡导急性病用汤药，慢性病宜为丸药，"急则用汤，缓则用丸，或以汤送丸"。他还列举了不同的下法，指出"大人小儿，一切所伤之物在胃脘，如两手脉迟而滑者，内实也，宜下之"，并根据病情的变化，提出了"皆可下之""犹宜再下之""当再下之""故可下之""皆以急下之"等五种不同的下法。

张子和根据其自身丰富的临床经验，灵活使用下法，治疗疾病时扩大了下法的应用范围。根据"通者不痛，痛者不通"之理，若阳气壅遏，腑气郁滞，上下不通，则疼痛由生，而下法可通腑开郁，郁遏开张，气血畅通，则疼痛自止。例如：痿证是因燥热灼伤津液，肌肉、筋脉失常而形成，可用下法。下可去燥，燥去津存，筋脉得濡，痿证自愈，故下可治痿。治疗血证亦可用下法，出血若由阳热盛壮、灼伤络脉所致，则下可凉血，下可泄热，热清血凉，出血自止，故下亦可止血。在治疗冻疮时亦可用下法，冻疮虽属血虚寒凝为多，然属热邪内扰、阳气郁遏、肢端不温、血脉凝滞者亦不少；若属后者，则用苦寒攻下，下可泄热，故可治疗冻疮。子和又根据下可导滞治疗洞泄，洞泄可由肠道湿热、浊水积滞、功能失调导致，而下法可以导滞解积、荡涤浊水、恢复肠道功能。此外，下法还广泛运用于呕、逆、喘、咳，此类病证凡由腑气不通、浊气上逆所导致者，则可用下法以通腑降逆。另外，下可开郁，治疗妇女不孕；因妇人不孕可由阳气壅遏、燥金乘木、木气郁滞、三焦不通、心火不降、肾水不升所导致，而下可通腑，开张郁遏，使肝气疏泄，三焦畅通，心肾相交，水火相济，则用事如常，受孕成胎。

在张子和的下法理论中，下法的运用并不囿于实证。张子和的下法所治多属实、热证，但为寒属虚者亦有。张子和运用下法时注重的指征是邪气导致的气血郁滞的病理状态，重点在于攻邪外出、下行分流。其中，峻下法多用于暴病猝痛邪实，张子和不但继承了"急下存阴"之治疗思想，而且发展了将下法用于暴病猝痛，"盖有毒之药，能上涌下泄，可以夺病之大势"。张子和用下法治疗"吐血""积聚""胃脘痛""风水""停饮""肿满"等病就是这一学术思想的体现。对于疑难病症，张子和强调反复攻下，尤其是湿邪、积聚等病程较长、不易速愈的疾病。有每日三五次、每月三五次、每年五七次、前后百余行等不同。张子和下法并非是简单的"下"而已，而是有质、有量、有先、有后、有缓、有急之分的系统的完整的下法，绝不是"下法"就是泄下那样简单，也不仅是"舍死而治"的冒险，其"审慎用药，缓攻虚邪"的思想，多不为人知。

张子和常用的下法方剂有二十余种，有润下、缓下、峻下、攻下等不同，有散、丸、煎剂之各异。但他在运用时，根据病情，次第用下，或缓攻，或急下，或单方，或复方，或配合其他方药，或配合食疗，或配合汗、吐之法，根据病情各有所需，针对病情施以不同的下法。张子和临床应用下法必察其可下三证，且审慎考虑病者体质、病情等综合因素，当下则下，当止则止，反复攻下，中病则止。

从以上的内容可以看出，张子和之所以善用汗、吐、下三法，主要在于他对这三法有很深的理解。因此，可以认为张子和一生最大的贡献就是确立的"汗""吐""下"三法可以治疗所有疾病的思想。同时，这也是张子和学术思想中最有特色的方面。

（3）五志七情，病从心发

张子和不仅善于应用"汗""吐""下"三法治疗疾病，他还很重视情志对人体的影响。在临床中，他曾灵活运用情志疗法治疗很多疾病。《儒门事亲》中记载情志疾病60余种。其中，包括由暴怒所致的呕血、飧泄、煎厥、薄厥等，由狂喜所致的笑不止、毛发焦、狂等，由悲哀所致的癫痫、阴痿、暴下绿水等，由思虑所致的失眠、白淫、不欲食等。

张子和以《素问·举痛论》篇九气为病为依据，在刘完素"六气皆从火化""五志过极皆为热甚"的火热理论基础上，对情志疾病有自己独特的见解。他认为情志性疾病皆与"心"有关，治疗当从"心"着手。

例如他在《儒门事亲·九气感疾更相为治衍》中说："五志所发，皆从心造，故凡见喜、怒、悲、惊、思之证，皆以平心火为主。至于劳者伤于动，动便属阳，惊者骇于心，心便属火。二者亦以平心为主。"这段话阐明了情志病变与心的密切关系，且病机以心火亢盛为主，故以平心调神为主要治疗方法。从中医理论看，心主神明，即心神主宰人的精神活动的外在表现和思维意识活动，它包括了神志、神情、神态、思维活动等诸多方面，故临床上凡五志七情病变，均见上述多方面的病理状态，而呈现所谓"神"的异常，此时宜以治心为主。又因张氏私淑刘完素之学，而完素又为"寒凉派"的代表，故以寒凉药"平心火"就很容易理解了。张氏在治疗笑不休、狂、小儿拗哭不止、发惊抽搐等证时，皆以平心、清心之法取得良好效果，特别是对笑不休证，将《黄帝内经》"神有余则笑不休"的理论阐发得精辟、透彻，曰："此所谓神者，心火是也。火得风而成焰，故笑之象也。五行之中，惟火有笑矣。"

他根据五行生克制胜原理，提出"九气感疾更相为治"的法则，治疗五志化火的七情病变，即"悲可以治怒，以怆恻苦楚之言感之；喜可以治悲，以谑浪亵狎之言娱之；恐可以治喜，以恐惧死亡之言怖之；怒可以治思，以侮辱欺罔之言触之；思可以治恐，以虑彼志此之言夺之"。他用这一观点指导心理治疗，改变病人的心理病理状态，收到良好的效果。

（4）"药邪"观

古代医家对于包括药源性疾病的"药邪"早有认识，认为"药邪"是由于药物本身产生或者运用不当而造成的一种致病因素，除药源性疾病外，还包括药物中毒（常因误服或过服、久服含有毒性成分或毒性作用的药物所致，煎制方法不当亦可造成）、药物误用等几个方面。张子和对"药邪"之于人体的危害，认识得十分深刻，由于当时医者喜用辛温燥烈以温补，病者喜温而恶寒，喜补恶泻。张氏力纠时弊，"服热药久矣，先去其药邪"，故强调"治病当论药攻"，明确地提出了"药邪"说，这是对病因学的一大发展。

张子和认为，由于医家受到宋代以来局方为主的用温燥药习惯的影响，误治增多，药邪成为疾病成因中越来越常见的一种。"男子二十上下而精不足，女子二十上下而血不流，皆二阳之病也。时人不识，便作积冷极意治之，以温平补之……《内经》本无劳证，由此变而为劳……皆以为传尸劳，不知本无此病，医者妄治而成之耳"，即是由于医者误诊，妄投药物，药物对于疾病无效反而致害，而使二阳之病变为劳病，药邪为病也。基于此，他十分强调"养生当论食补，治病当论药攻"。另外，有些疾病，用药不当，会加重病情。如"高烁巡检之子八岁，病热，医者皆为伤冷治之，以热药攻矣。欲饮水，水禁而不与，内水涸竭，烦躁转生，前后皆闭，口鼻俱干，寒热往来，嗽咳时作，遍身无汗"。严重的情况下，甚至会药误致死，如"盖以痿，肺热为本，叶焦而成痿，以此传于五脏，岂有寒欤？若痿作寒治，是不刃而杀之也。夫痿病不死，死者用药之误也""又如治水肿病者，多用水银、轻粉、白丸子大毒之药下之，水肿未消而牙齿落，牙齿落而不进食，水尽而立毙"。张氏根据临床所见所提醒后世医者，医生乃司人生命之职，当慎重异常，否则药误可"杀"人。

药邪除了直接导致疾病外，还会对先有疾病造成影响，转生他疾。对此，张子和十分重视，在《儒门事亲》中有多处论述，如"夫大人小儿暴注、泻水不已……慎不可骤用罂粟壳、干姜、豆蔻、圣散子之类，纵泻止则肠胃不通，转生他疾""夫病痔利……若服豆蔻、罂粟壳之类，久而不辍，则变为水肿，以成不救矣""病后但觉极寒……切不可以热剂温之。恐反成他病也""凡男子妇人，骨蒸热劳……慎不可服峻热姜附之药。若服之则饮食难进，肌肉消削，转成危笃""凡治小儿之法，不可用极寒极热之药，及峻补峻泻之剂，或误用巴豆、杏仁、硫黄、腻粉之药。若用此药，反生他病"等。

对药邪的形成原因，张氏认为大致可分为两类，即药物自身的毒邪和误用药物所造成的药邪。药物自身的毒邪可能因为过量服药造成，如果用药剂量过大，特别是一些含毒性的药物，过量服用会造成药物的毒邪蓄积而中毒。另外，有些病者不遵医嘱，相信秘方、验方、补方，或是医者没有正确掌握药物的用法，也会造成药邪。此外，含有毒性的药物炮制不当，也是

"药邪"的一大成因。某些含有毒性的药物经过适当的炮制可以减轻毒性，但如若对这类药物炮制不规范，则易致人中毒。例如：张子和曾谈到巴豆出油不尽，属炮制不当，亦易造成药邪令人致病，甚至误伤人命。

除了药材本身的原因和患者个人原因外，医家在用药的时候思虑不周、组方不当亦是造成药邪的重要成因。张氏针对当时医界盲目滥用温热燥药、病家喜温恶寒、富贵之人喜用金石养生的状况，直言"养生当论食补，治病当论药攻"，明确指出无论无病还是有病，若妄进热药为补，喜取辛热燥烈之品，必然产生不良后果。《儒门事亲》书中每每论及误用燥热而致药邪，致病害命，例如："痹病以湿热为源，风寒为兼，三气合而为痹。奈何治此者，不问经络，不分脏腑，不辨表里，便作寒湿脚气，乌之附之，乳之没之，种种燥热攻之……以致便旋涩滞，前后俱闭，虚燥转甚，肌肤日削，食饮不入，邪气外侵，虽遇扁华，亦难措手。"又如："夫男子妇人，病水湿泻注不止，因服豆蔻、乌梅、姜、附峻热之剂，遂令三焦闭涩，水道不行，水满皮肤，身体痞肿，面黄腹大，小便赤涩，两足按之陷而复起。"

而针对当时医界病家喜补恶泻，喜温恶寒，"尝知补之为利，而不知补之为害也"，"及其闻攻则不悦，闻补则乐之"的状态，张子和大声疾呼妄以补法治病，其害不浅，乃药邪所由，殒命之始。所以，他最反对滥用补法，指出："平补、峻补、温补、寒补、筋力之补，房室之补……若施之治病，非徒功效疏阔，至其害不可胜言者。"他还提出补法一条"必观病人可补者，然后补之"，并指出采用补法，必然识其径、得其法、适其时；否则，用之不得法，必因偏胜或偏损而致病。在《儒门事亲》一书中，收载滥用补法而致病者随处可见。

（5）食药之"补"

《儒门事亲·卷二》列"补论"专篇，阐述了张子和对补法的理论认识。首先，张子和提出"邪未去而不可言补"，赞同"先治其实，后治其虚"（即去邪之后方言补）的同时，又反对"庸工治病，纯补其虚，不敢治其实"的方法。他对庸工这种治病方法，将其比喻为"鲧堙洪水"。他十分强调疾病治疗中"先去邪、再论补"的基本顺序，说："若此数证，余虽用补，未尝不以攻药居其先，何也？盖邪气未去而不可言补，补之则适足资寇。"又说："故病蠲之后，莫若以五谷养之、五果助之、五畜益之、五菜充之、相五脏所宜，毋使偏倾可也。凡药皆毒也，非止大毒、小毒谓之毒，虽甘草、苦参不可不谓之毒，久服必有偏胜。气增而久，夭之由也。是以君子贵流不贵滞，贵平不贵强。"

张子和主张"养生当论食补，治病当论药攻"，用汗、吐、下三法祛邪，所谓"损有余乃所以补不足"，故"不补之中有真补存焉"，能达到以攻为补、邪去正安的治疗目的。他虽言攻即是补虚，其前提是攻邪不可伤败胃气。他认为善用药者，要使病人进五谷，保养胃气，才是真正懂得补法的道理。病退谷进，邪去精生，才达到邪去正安的疗效。三法攻邪后，病邪虽去，但正气未复，且汗、吐、下之后不可能不伤气耗液，故病后养胃气是治疗过程中必不可少的一环。补养正气，他遵循《素问·脏气法时论》中"五谷为养，五果为助，五畜为益，五菜为充，气味合而服之，以补精益气"之旨为食疗的准绳，偏重在饮食调养，借谷肉果菜以养正扶羸。

对于补法的临床运用，张子和有详细的阐述。《儒门事亲》卷十五录补方68首，占160首内服方总数的1/3。足见补法在其学术思想中具有十分重要的地位。

张子和的这些补方分类及其用药配伍均有显著的特点，如纯补虚方分为补五脏虚损、补养气血、平补养生三类，共20余首。补五脏虚损的代表方有：补肾的无比山药丸，阴阳双补的四仙丹，补脾的养脾丸，平补脾土的茯苓饼子，补肝胃的治目方，乌须明目的不老丹，补肺的人参补肺汤，补心的定志丸药。补养气血的代表方有：气血双补的胃风汤、三分散，养血的四物汤，养血调经的当归散。平补养生的代表方有：天真丸、保命丹、辟谷方。纯补虚方的共同特征是补性平润，偏温不燥，偏凉不寒，补不滞腻。张氏平补用药配伍的特点有：气血双补多用人参、白术（或甘草）配当归、芍药（或地黄），复方多用四君子汤配四物汤。养肝肾滋阴液多用天冬、麦冬、生地黄、杨根、首乌藤、桑椹等为主组方。张氏善用滋阴柔润之品挤汁入药，如麻仁汁、地黄汁、枸杞汁、桑椹汁、生地汁、生藕汁等。张子和补血方喜欢配入香附、刺蒺藜之品调理气血。

张子和运用攻补兼施方多独具匠心。补养气血之人参、白术、当归、白芍配伍祛湿、疏风、清热降火、理气化痰等药，组成攻补兼施类方，如排风汤、人参散、神功丸等方。以当归、白芍为主配伍的攻补兼施代表方有：当归川芎散、芍药柏皮汤、当归丸、润体丸等。以人参、白术、甘草、当归、白芍为主的攻补兼施代表方有：防风汤、白术汤，苦参散等。这些方大多为攻邪之后的通用药，可攻祛病邪，补养正气，以善其后。其攻补兼施的另一类方药是补脾调中之人参、白芷、白术、茯苓、甘草等配伍消积导滞、醒脾渗湿、宽肠开胃等药，形成攻补兼施方，其代表方有枳术丸、平胃散、白术木香散、五苓散等。另有补肝肾养阴液的药物配伍祛邪药的代表方，如三生丸、疏

风丸。张子和攻邪多用剽悍之品，但在攻邪之时，却十分注意
匡扶正气，一些性质峻烈或毒性较大的方剂，多配以血肉有情
之品，如用猪肾、紫河车等。

张子和善于食养食疗，主张以食平疗，食养补虚。《儒门事
亲》中食养、食疗之品计80种，是张子和补法方药的重要补
充。其食疗食养之品已超出了《黄帝内经》五谷、五果、五畜、
五菜之范围。谷类有：白术、大麦、荞面、小麦、陈粟米、粳
米、大豆、赤小豆、黑豆、白扁豆、绿豆酸浆水及其制品。果
类有：柿、梨、甜瓜、西瓜、桃、杏、栗、枣、核桃、桑椹、
芝麻及干果。畜类有：猪、牛的各种血肉食品，以及牛乳、鸡
卵、咸鱼、蚕茧等。菜类有：菠菜、藕汁、冬瓜、海带、大蒜、
胡萝、马齿苋、姜、葱、椒、芥末等。另外，日常调味有醋、
盐、汤、茶、蜜等。水有河水、新水、冰蜜水等。并且，张子
和主张食疗食养不可随意，是有所忌宜的。

张子和的食疗食养组方大致分为补五脏、补气血、平补养
生三类。另有一些外用方，具有代表性的有辟谷方，保命丹、
疗瘰方、益肾散、枳术丸、米饮汤、煮肝散等，计有20余首。
这些方每方之中都具有谷蔬畜果之食疗食养之品，特点十分突
出。所以，一般人认为子和"偏攻拙补"的观点是不恰当的。

张子和对补法理论的贡献，主要表现于辨证处理邪、正的关
系，主张攻邪居先、寓补于攻，提倡食疗补虚，注重顾护胃气、
安谷生精等方面。他的补法理论与实践，值得后人弘扬和效法。

作为燕京医学流派的早期代表人物，张子和的医学思想体现
出鲜明的时代特色，博采众家，传承古医籍，并注重攻补兼用，
传承中又有创新的特色。

第四章　元代——燕京医学流派的确立

　　1206年，铁木真统一了蒙古各部建立蒙古国。1271年改国号为元，1272年迁都北京称大都，1279年灭南宋，建成为中国历史上版图最大的"汗国"。汉文化与少数民族文化、异域文化，通过大量的人员互迁、交往等方式进行交融。北京地区的燕京医学流派在多元文化交融的社会背景下确立并发展起来。成吉思汗以来，蒙古统治者就非常重视对医家的搜集笼络，蒙古国初期便出现了元代医官制度的萌芽。忽必烈登基之后，正式建立了医官制度。医官主要负责皇族、大臣的医疗保健事宜，也要适时参与军队、监狱、社会的医疗救济活动。随着元代的建立，医官制度开始在全国广泛施行，它的完善对元代医学的发展、官制的健全、疫病的控制有很大的作用。而元大都北京，作为元代统一大帝国的首都，其医学水平和流派特色可以在元代的宫廷御医、官方太医系统和官修医书等方面鲜明体现出来。

一、元代医政：燕京医学流派的制度保障

（一）元代医官：燕京医学流派主体

　　元代作为少数民族建立的政权，由于战争的需要，从一开

始就非常重视并且不断收罗名医，将之纳入朝廷的医官系统。元代统治者认为："广得人才精医，济于民生之疾苦，以副圣朝好生之大德。"可见，统治者认为广泛的搜罗良医可以解决民众疾苦，并可以展现朝廷的美德。这种以官方力量将名医大量集中在太医院系统中的做法，一定程度上促进了燕京医学流派的确立。

1. 元世祖创造的良好条件

元代君主中最重视医学人才，与医家关系最为密切的是世祖忽必烈。元代早期的皇帝大多还是英年早逝：文宗之前，太祖坠马而亡，太宗死于欢饮，定宗沉迷酒色。只有忽必烈戒奢纵，远游惰，克制私欲而慈惠雍和，游畋有度，燕享有节，终得八十高寿。而且，忽必烈一直都格外注重学习汉人的医药养生学知识。

元世祖登汗位之后，实行了一系列的重视医药、医家的政策。中统二年（1261年）五月，"遣王祐于西川等路采访医、儒、僧、道"，"发蔡州盐，贸易药材"。翌年二月，诏谕新附府州："前代圣贤之后，高尚儒、医、僧、道、卜筮，通晓天文历数，并山林隐逸名士，仰所在官司，具以名闻。"同年四月又"免大都医户至元十二年丝银"。这样的事例，史不绝书。因此，程钜夫说："世祖皇帝肇造，奄有海内，忠智艺能之士咸征至京师，循名责实，寸善必录，人亦莫敢为欺。"[①] 这里就包含有对忽必烈重视搜集名医家的颂词。苏天爵也云："世祖皇帝在位既久，一时才俊悉被任用，闻郡国有名能艺术者，亦遣使征

①　李修生. 全元文：赵国公田府君神道碑铭 [M]. 南京：江苏古籍出版社，1999：460.

之，亲询其人，以察其所学。"① 其中所说的艺术者就包括医人。这一时期文集笔记中，类似的记载很多。

在元世祖的努力之下，元代北京地区汇聚了一大批全国著名医家，有许多名医被忽必烈征用到身边。对于这些名医，忽必烈往往礼遇优待，同时，尽可能根据需要，人尽其才，或派去侍奉开府边地的皇子皇孙，以辅佐他们建立功业，或用为独当一面的文臣武将，表现出了用人的大度和灵活性。元世祖重视医学人才，为燕京医学流派在这一时期的发展创造了良好的条件。

史料中有记载的元世祖主要侍医如下。

（1）麻泽民：常山疡医麻泽民，今之俞跗也，适召至，若祷于院使王君仪之，可一来救药。

（2）申敬：惟申氏远有世绪，逮我先人学绍医传，心存道济，惠及一方。

（3）窦行冲：许公国祯领尚医事，以君名闻，即日被征，入见便殿，命为尚医。

（4）刘执中：至元十年大司徒王恂举荐，以医术奉真金太子，世祖皇帝定朝仪，召见于仁智殿。

（5）汪斌：至元二十三年，世祖皇帝征天下贤才，御史以汪斌应诏。

（6）欧阳懋：世祖命而后至，历任成全郎御药局使，集贤直学士朝列大夫太医院副使。

（7）宋超：始经其师忽公泰举荐为医官，至元二十几年，

① 李修生．全元文：元故尚医窦君墓碣铭［M］．南京：江苏古籍出版社，1999：422.

"名闻禁中"。

（8）韩公麟：至元二十六年许公国祯举名医若干人以闻，公与焉。帝召见便殿。

2. 元代医官的主要职能

元代医官最主要的职能是治病，主要包括皇族大臣医疗、军队行医、刑部应差，以及在官方机构为平民治病或者制药。医官们主要是为皇帝及其亲族服务的。御医则是守护在皇帝身边的最直接的医官，皇帝周围的人也依靠御医，比如皇后、后宫妃女、太子等人。元世祖在潜邸时，许国祯"以医征至翰海，留守掌医药。庄圣太后有疾，国祯治之"①，正是征集全国优秀医家汇集到太医院，服务皇帝和宫廷，使得这些名医的临床工作逐渐在元代的北京地区稳定下来。

此外，军队总有伤亡情况，所以也需要医官的参与。蒙古军四处征战，军队对他们意味着一切，因此军人的健康情况被格外的重视。元廷要求各地驻军建立"安乐堂"，收治病伤军人。当时军队对医官的需求量也很大，为保证军队能够高效将战争进行到底，随军医官是必不可少的。

监狱中经常有受刑之后或者在被捉捕过程中受伤的犯人。为了保证刑狱规章制度正常有序地进行，监狱中也需要医官的服务，这里的医人叫狱医。《元典章·礼部五·试验狱医》中有记载："路府州县狱医皆是据凭医工提领差拨医治，中间多系不谙方脉之人，或雇觅不畏公法之人……有罪囚患病，其狱卒人等止是报答病证分数……官医提领差到医人提调刑狱官，令医工提领再三试验过，方许收系……不谙方脉因而死损罪囚，将

---

① 宋濂.元史：许国祯传［M］.北京：中华书局，1976：3962.

提调官并官医提领科决黜断，医人严加惩断，发下合属与民一体当差，送刑部议。差拨狱医，合依所言试验委用，如或不谙方脉，滥选医工，官医提领人等量情科罪，提调官亦行究治，仍将滥选之人革去。"这可以看出监狱中的囚犯受到一定的保护，需要医人照应。如有徇私枉法的狱医，被查出之后要被严加惩处。选拔狱医的提举责任也很重大，需要严格筛选，否则提举亦受处罚。此举是为了革除选拔狱医过滥的弊病。狱医除了负责治疗犯人的伤病之外，还要负责检验尸体，为进一步断案提供证据。由此可见狱医的作用在元代也很重要。

普通民众的医疗事务在元代也受重视。元代大德三年（1299 年），元廷发布诏书："各路置惠民药局，择良医主之，庶使贫乏病疾之人，不致失所。[1]"从宋代延袭来的惠民药局依然是关键性的医事机构。此举保障了人民的正常生活，对元代社会的稳定也有重要的意义，而大都作为元代的首都，在这一制度建设的过程中，也一跃成为全国地方性医政措施完善的代表。

不管是什么层次的人看病，医治方法最关键。诊脉、服药、针灸等中医传统的医疗手段在元代继续发挥其效用，还陆续出现了一批名医。成吉思汗时期，耶律楚材收集大黄，"既而军士疫病，唯得大黄可愈，所活几万人"[2]。"金元四大家"之一的李杲，在蒙古国时期行医，治病以补脾胃之气为主，以"补土派"闻名于世，"当时之人，皆以神医目之"。忽必烈时期的名臣窦默，跟随名医李杲学习铜人针灸法，后返乡间教学，"邑人病者来谒，无贫富贵贱，视之如一，针石所加，应手良已"[3]。

① 方龄贵.通制条格：医药［M］.北京：中华书局，2001：598.

② 苏天爵.元代名臣事略：中书耶律文正王［M］.北京：中华书局，1996：75.

③ 苏天爵.元代名臣事略：内翰窦文正公［M］.北京：中华书局，1996：152.

精通医术的许国祯被召到漠北，专为拖雷家族掌医药事。忽必烈即位后，任许国祯为提点太医院事。此外，元代后期的名医官还有擅长医治肺痨的葛乾孙，以及精于麻醉和骨折复位手术的危亦林。除了汉族医官精良的传统医疗技术之外，蒙古族和回族医官也有一些特殊的治疗方法。蒙古族有牛腹抢救法，宋濂《元史·布智儿传》载："太祖命取一牛，剖其腹，纳布智儿于牛腹，浸热血中，移时遂苏。"回族的西域奇术①，颇被后人津津乐道。

除了治病救人之外，宫廷养生保健也是医官的职责之一，皇帝、贵族、大臣的起居饮食都由保健医官负责。忽必烈长寿的一个重要原因就是他身边有很优秀的保健医官，帮助他安排健康的饮食和生活作息。因此，关注养生保健，尤其是少数民族和汉族养生习惯的融会贯通，成为元代燕京医学流派在养生领域的重要特点。早在成吉思汗时期，他就与全真道人邱处机讨论长寿问题。邱处机明确地说："有卫生之道而无长生之药。清心寡欲，不嗜杀人，就能长寿。"②这实际是在介绍养生的道理。虽然养生观念在汉人中已经形成了一套成熟的理论和方法，例如：唐代孙思邈就是著名的养生家。但对蒙古人来说，养生还是新鲜事物。从蒙古国到元代，介绍养生的著作不断出现，如邱处机的《摄生消息论》、邹铉续增宋代陈直所撰的《寿亲养老新书》、李鹏飞的《三元延寿参赞书》等。

养生保健计划包括饮食、运动、生活习惯等。元代因为是蒙古贵族统治，蒙古族人到了汉地生活习惯会有相应的变化，

---

① 陶宗仪.南村辍耕录：西域奇术［M］.北京：中华书局，1959：274.

② 李志常.长春真人西游记（上卷）［M］.石家庄：河北人民出版社，2001：70.

难免不适应，因此调整生活方式很必要。其主要负责人便是食医，即负责皇帝饮食健康和安全的营养师。元代不乏优秀的食医官，其中最著名的就是忽思慧，他撰有《饮膳正要》一书，该书从健康人的实际饮食需要出发，以正常人膳食标准立论，制定了一般饮食卫生法则，是燕京医学流派在养生保健方面的重要著作，是中国现存第一部完整的饮食卫生与食治疗法的专书，也是一部很有价值的古代宫廷食谱。

3. 元代燕京医学流派的突出贡献

通过国家医政体系和医官的考核、选拔系统的确立，大量医学人才通过征召、考核而成为医官。他们汇集于大都的太医院，一方面在北京地区汇集了全国名医，体现出他们各自的特色和长处；另一方面也为医官们提供了集中探讨与交流医术的机会，医官们在学术观点和临床经验上的分享交流，进一步促进了燕京医学流派的发展和成熟。

由于水平比较高的医官都集中在太医院，能够集中力量总结当时的医学成果，如《卫生宝鉴》《至元增修本草》《御药院方》等代表了元代最高成就的医学名著就是借助众多太医的力量撰成的。全国各地的医官入主太医院并带去了不同的医学见解，也有利于医学思想的传播。医学理论的新发展给燕京医学流派的发展，带来了崭新的局面。

同时，这种汇集医学人才的做法，也促进了元代儒医的学术发展，同时对医德观念的推动和发展大有裨益。元代最高统治者从一开始就重视医药事务，注意征用医家，而这其中甚至有不少兼通儒术的治国安邦之才。元代的蒙古族统治初期，儒士的地位受到了重创。因为元代统治者非常重视医家，所以很多儒士都走上从医的道路。许多儒士通过学医进入宫廷，接近统治者、贵族、大臣等显赫的人物，展示自己的才华，从而进入仕途。医儒一体成为元代医官的一大特色。宋金时期及其他时期常见"弃儒从医""从儒转医"现象，在元代反而更常见医官入仕、从医入儒。这一方面说明元代统治者对医学的高度重视，元代的医家具有历史上相对较高的社会地位；另一方面也反映出元代医家，尤其是医政系统中的高级医官，大多具有较高的儒学修养，能够将儒学的学术成果转化以促进医学研究。相对应的，医官遵从儒学对于医德的提高无疑会产生积极的影响，儒士从医也是对其自身修养的锻炼和考验，正如医人王翁所说的："世方多难，能业医术，则可以济人而善身。"医儒一体，互相转化的时代现状，促使燕京医学流派在元代发展出了较系统的医德体系。

元代燕京医学流派的另一突出贡献是及时总结整理前人的医学成果、传承医学流派、传播医学思想和医学经验、促进学术交流，即承担继承、发扬中医学的历史任务。在太医院系统众多医官的共同努力下，元代的医学水平取得了巨大的进展，该时期的医学成就在中国医学史上占有重要的地位。这些医官除了直接负责医疗事务之外，还要参与编撰、校订、刊刻医学典籍，对临床上的一些经验和疑难病症做及时的总结。窦默的铜人针法曾经被许国祯记录，陶宗仪也对西域奇术的一些疑难的病证做了总结，收集在他的著作《南村辍耕录》中。元宪宗三年冬（1253 年），当时著名太医罗天益、太医院针灸科教授忽公泰，以及窦默、颜天翼等都被藩王忽必烈带到了所屯驻的瓜忽都地。他们相互切磋医术，进而活跃了太医院的学术气氛。这种气氛到元世祖继位之后更加热烈，在元大都的太医院，太医们进行医学交流成为日常习惯。这种习惯逐渐演变成了燕京医学流派兼收并蓄、各取所长的良好学术风气。

得益于此，罗天益与窦默探讨医学，写成了《流注指要赋》一书。至元四年（1267 年），许国祯撰成《御药院方》二十四卷。罗天益组织大量医官的共同努力，写成了《卫生宝鉴》二十四卷，把很多医官的医学成就都记录了下来，也收录了在瓜忽都地得自同僚的针灸术与药方。至元二十一年（1284 年），许国祯奉敕主持增修《神农本草经》，参与者有太医罗天益、韩公麟和专门征召的天下名医共 20 人，历时四年撰成，时称《大元本草》，是元代的一部官修本草，可惜到元代后期已经散佚。

从蒙古国时期到元代结束，很多相关的医学记录都被整理成了医学典籍。主要著作有养生专家邱处机的《摄生消息论》《大丹直指》《鸣道集》等，针灸专家李浩的《素问钩玄》《仲景或问》，以及窦默的《针经指南》《八穴针经》《铜人针经密语》《六十六穴流注秘诀》《疮疡经验全书》等。关于药方的著作有许国祯的《御药院方》《至元增修本草》等。总之，元代留下的近百位名医的数百本医学著作，对后世医学影响很大。而这些著作绝大多数都来自当时医官们的收集、整理和总结，他们也都是燕京医学流派初创时期的重要人物。元代的大多数医籍都是由医官们负责编撰完成的，这也体现了燕京医学流派创始之初就带有的官方特色和集大成性质。

（二）元代医政体系创立与发展

元代太医院是国家最高医药卫生事务的管理机构，总领天下医政，就连服务于帝后的御医系统也成为太医院的一个分支，真正从制度上形成了自上而下的垂直管理体系，避免了"政出多门"的弊端，在中国古代医事制度方面具有不可或缺的重要地位。元代医官制度建立于忽必烈时期。元世祖对医家的礼待使得更多的医人愿意为元代效力，走进朝廷成为医官，他们的存在为元代医官制度长期平稳的发展创造了基础条件。

元代医官制度正式建立于忽必烈时期，是在窝阔台时期医官制度的基础上继续发展的。元代保留了惠民药局，并在更多的地方设立，继续将其作为为平民医药服务的机构。元代还继承了金代"太医院"的机构和名称，但对其制度进行了根本性的改革，使太医院成为国家最高医事管理部门。此前只为皇家贵族服务的御医系统成为其下属的一个分支，惠民药局也由元代太医院统一管理。太医院总领天下医政，分部门设医官，形成自上而下网状辐射体制，形成了超越前代的十分严密复杂的医官制度。

元代医官的人事管理制度较前朝代更加严格。选拔太医的年龄提前至30岁，虽然选拔条件相对放宽，但是选拔内容增多，入选难度进一步加大。这说明元代对医官的要求，无论在数量上还是质量上都进一步提高。考核奖惩制度和前几个朝代类似，对于不合格的医官处理很严厉，合格的医官待遇非常优厚。医官的迁转在元代是个新的问题，因为医官地位特殊，升迁比较快，有些儒士还以医官为捷径转为文官。

医官制度到了元代中期以后发展的如何，史书上没有直接的记载，但因为元代医官制度是从战争中发展起来的，而元代中期战事已经明显减少，所以能推断其运行应该是比较平稳的。除了成宗时期有些变动，到元代末期基本保持一致。成宗时期医官制度的变动主要表现为太医院的变更，秩正达二品，为历代最高点，太医院最高长官由提点改为院使，太医院内部机构和医官的职权基本不变。虽然说元代末期红巾军战事又起，但那时的元代已经是"日落西山"，根本无力改变灭亡的命运，更别说是改革医官制度了，故元顺帝时期的医官制度已经没有必要也没有太大的改变。

在元代医官制度体系下，医官的职权包括以下几类：医学教育、医疗保健、医事行政管理和医学典籍整理。主管医学教育的医官，指医学教授、医学博士等；主管医疗保健的医官，指皇帝身边的御医、太医、饮膳医官等；负责医事管理的医官，一般都是在太医院里面供职的官员；适时的整理医学典籍，及时记录医学上的疑难问题也是医官的重要职责。医官中官位最高的是院使，其次是副院使。此外，还有地方官医提举、管勾、医司等。

医官制度中的另一个重要方面就是三皇庙制度，是忽必烈时期的政绩之一。我国从南北朝时有了官办的医学教育机构，称为"医学"。唐宋时期不仅中央有医学，府州县也有医学，但不太普遍。忽必烈时期要求路、府、州、县都建立医学，并且规定：凡天下医学，必须建有祭祀伏羲、神农和黄帝的三皇庙。此举将医学和三皇庙结合在一起，其性质有如儒学和孔庙，时人称"医学三皇庙"或"三皇庙学"，这是元代独有的制度，其尊三皇为"医家之祖"，定为医家专祀的神祇，纳入国家祀典。在《全元文》所收集的史料中，能看到数十篇元人所写的三皇庙碑文，证明这一制度曾在元代普遍实行过，一直执行到元代灭亡。

三皇庙制度建立于至元初年，属于地方性质的医事制度。关于祭祀方式，在至正九年（1349年）形成了最终模式，"三皇庙每岁春秋祀事，命太医官主祭，典礼未称。请如国子学春秋释奠，遣中省臣代祀，一切礼仪仿其制"。三皇庙学制度建立之后，各地对医务人员的管理和医学人才的选拔逐渐形成。三皇庙制度的实质，是将汉民族的共同祖先"三皇"调整为"医家之祖"，抹去了三皇祭祀的民族意义，从而淡化汉人的民族意识，起到弱化民族斗争的作用，这可能是蒙古统治者进入中原之后极力推行并始终贯彻这一制度的根本原因。另外，三皇庙制度也是医界人士借蒙古统治者对医药的重视而鼓动起来的，这一制度将医学提高到了与儒学同等的地位。这种制度曾经激怒过儒者，许多文人在写三皇庙碑文时已流露出了不满，有人曾专门作文公开论战。① 太常寺臣也认为不合礼制，迫使中书省要求礼部详议。② 儒士的不满情绪直到元代灭亡一直存在，但是三皇庙制度并未因此而中断。尽管这个制度给儒士很大打击，但从医学医家的角度来说，医学受到了空前的重视，医家地位得到了空前的提高。这无疑是一个里程碑式的事件。

（三）元代医学教育和医官升迁

1. 元代医学教育

元代很重视医学教育，主管医学教育的医官主要有医学教授和医学博士。元代的医科学校是医官的培养中枢，它能确保医官源源不断地被输送到相应的职位。前朝的医学教育在蒙古国时期荒废了，直到忽必烈登基才重新兴起。中统二年（1261年）五月，太医院使王猷上言："医学久废，后进无所师授，窃恐朝廷一时取人，学非其传，为害甚大。"忽必烈乃"派太医院副使王安仁等前往各路设立医学"。第二年便重新恢复了各

---

① 李修生.全元文：释奠解［M］.南京：江苏古籍出版社，1999：310.

② 李修生.全元文：增城三皇庙记［M］.南京：江苏古籍出版社，1999：413.

路长期衰落的医学教育。这个政策使元代医官的培养选拔有了依托，医官的医术也有了保证，并且成为医学员晋升医官最重要的途径。

医学教官首要的职责就是教授医术。从地方医学机构设置教官的情况来看，医学教授主要在各路讲学，他们属于高级讲师，而教谕只在县里设置，水平应该在前两者之下，他们共同传授医术给医学员。医学到了宋元时期发展为一个繁荣期，不仅前期成果丰硕，且新成果出现的很快，当时医学分十三科，实际"合为十科"。每科的教官都要及时把医学阶段性成果和研究现状传授给学员。从《元典章》卷32中"医学科目"的内容来看，讲授的内容分为专业课和必修课，必修课一般都要有素问、难经、神农本草、圣济总录，这也成为检验医官合格与否的关键因素。专业课分别是"大方脉杂医科、小方脉、风科、产科兼妇人杂病科、眼科、口齿兼咽喉科、正骨兼金镞科、疮肿科、针灸科、祝由书禁科"。

医学教官讲授医术之后还要定期考核学生。有关医学员的学业，有明文规定："已设医学去处教授人员，见教生徒，照依每年降去一十三科题目，令医生每月习课医义一道，年终置簿申覆，尚医监考较优劣有无成绩。"当时医学员不用负担各种杂役，只考察他们的学习成果，故考核比较严格，"每月试以疑难，以所对优劣，量加惩劝"。不合格者给予不同程度的处罚。

医学教授还要定期的研讨医学疑难问题。新的成就经常建立在对疑难问题的争议上。教学过程中也会发现一些前期研究中的错误，故及时探讨疑难问题是必要的。元贞二年（1296年）七月，太医院给诸路医学提举司发下召令，"具呈到大方脉杂医等一十三科，周岁月会疑难医义题目一百二十道"。当时的疑难问题很多，每科都有，集体讨论疑难问题有利于医学的进步和发展，这也是医学教官的主要责任之一。此外，医学教授除了设堂教学、考核学生之外，还承担监督本地行医之人的职责。医业为生者需要"每月朔望诣本处，聚集三皇庙圣前焚香，各说所行科业、治过病人，讲究受病根因时月运气，用过药饵是否合宜，仍仰各人自写曾医愈何人病患治法药方，具呈本路教授"。这就说明医学教授要负责对地方行医之人的医疗方案和药方进行督察和管理，为了防止庸医的出现，"革假医之弊"。

医学教授有专门的选拔机制，需要经过保举、考核等手续方能录用。史载："本路总管府并管医人提举司令众选保委的，学问渊博、医业精通、众医推服、堪充师范之人，具籍贯、姓名、年甲、脚色，仍令保定教授亲笔书写医愈何人病患、脉证、治法三道，连申尚医监，又行体覆试验，考较优劣，委的相应，准保施行。"以上一些要求可说明选拔医学教官的严格性要高于普通医官。作为教官，首先，要有师德。其次，在医术上则要有更高的水平，否则无法传授给医学员。另有史料载，大德九年（1305年），平阳路泽洲知州王称言："为医师者令一通晓经书，良医主之，集后进医生，讲习素问、难经、仲景、叔和脉诀之类。然亦须通《四书》，不精通者禁治，不得行医。吏员命明师主之，各处首领宫公务毕，率习司吏贴书人等讲习经史，先自小学文公四书及典章案式算术之类，须要精通各处。长官时常提调严加训教，务要成材以备试验擢用。"这里可以看出，尽管统治者看似重医不重儒，但却要求医官也要懂得儒家的经典。医人若要擢升，就务必精通经书之类，光擅长医术是远远不够的。负责的官员要时常对其进行督促。后期太医院定考试之法"一，合设科目。一，各科合试经书"，就是将两者结合。

2. 太医院医官选拔和升迁

元代有一套完整严密的官吏选拔制度。在战火不断、灾荒繁多、疫病流行的元代，对医官的质量要求就更上一个标准，选拔合格的医官显得尤为的重要。太医院在元代是独立的机构，选拔人才可以内部权衡。

唐宋时期选官都由吏部负责，但是元代太医院却可以绕其而行，说明太医院拥有自行选官的权力。笔记史料中也有相似的说法："我元以好生有天下，世祖皇帝诏太医院视三品，寻登二品，无所于统，为其学者，不揉诸民而殊其籍；又例儒学官置提举、教授、正、录、教谕，俾理其户而训迪其生徒。岁上能者，不予铨曹于太医院听差，其上而官之。"① 由此可见，太医院可以自行选拔各种类别的医官。"试严科条入官"是指医科选举考试。"岁上能者"是指从民间举荐能人。由此可推断，科举和征辟是元代太医院医官产生的两个主要途径。虽然太医院有自选医官的权力，但也要经过严格的考试程序，并且医官的委任是要经过中书省闻奏才能落实的。宋濂《元史·选举志三》载："迁官之法：从七品下属吏部，正七以上属中书，三品以上非有司所与夺由中书取进止。"这说明太医院选官的独立性是相对的，有一定限制，但也确实具备了很高的灵活度。

医官的迁官之法没有专门的记载，但从元代其他官员的迁官之法来看，《元史·选举志三》载："自六品至九品为敕授，则中书牒署。自一品至五品为宣授，则以制命之。"医官作为元代官员应该也是如此。史料中关于医官内迁的记载很少，曾有

---

① 李修生. 全元文：济南路改建三皇庙记 [M]. 南京：江苏古籍出版社，1999：599.

倪居敬出任江浙官医副提举，散阶为成全郎，后升为保冲大夫的例子①。另有葛应雷从江浙医学副提举升做提举，散阶由医愈郎升为成全郎的记载②。但具体是如何升迁描述不详。不过，有一点可以确定，升迁是通过散阶的提高来实现的，所以了解内迁需要先了解散阶的设立情况。从宋代开始，医官第一次设立了散阶制度。金代继承了宋、元代时期医官制度并承袭了宋金旧制，也设立了散阶制度。相比较于宋代医官散阶二十一级和金代医官散阶的二十五级；元代的医官官阶就只有十五阶，最低从八品，最高从三品。阶的品级减少说明医官晋级的途径较宋金时期大大缩短，相当于加快了医官晋升途径。

3. 医官的民间选拔和升迁

（1）医学科举制度

太医院自选医官只是内部的择优，从广大民众中选拔医人做医官更具普遍性，最重要的途径就是医学科举。北宋徽宗崇宁时期已建立了一套医学科举取士的制度，三年一次，与文武二学相同。当时医学划分为十三个专业科目。元代在中统三年（1262 年）也正式建立了医学科举制度。至元八年（1271 年），中书省已拟定了"选试太医院法度文卷"，规定："科举每三年一次，选试太医，将十三科目合试经、论，由路总管府严行榜谕，诸人温习各科医经至于试期，八月内随路总管府试，中选者来春二月赴大都省试，入选者注定名闻奏，收充太医承应勾

① 徐一夔《始丰稿》卷9《元故保冲大夫江浙等处医官提举倪公墓志铭》载："江浙官医副提举阶成全郎，改官医提举阶保冲大夫。"参见清光绪二十年甲午（1894 年）钱塘丁氏嘉惠堂刻本。

② 李修生. 全元文: 成全郎江浙官医提举葛公墓志铭 [M]. 南京: 江苏古籍出版社, 1999: 358.

当；府试中选人补充随路学官勾当，以听省试收补。"可以看出，当时的医学科举考试很正规，通过省试的人，可在太医监内任职；通过府试的人，可以充任路医学医官。医学科举和传统的儒学科举类似，但是在元代却比儒学科举早设立40多年。由此可见，元代统治者对医官的需要高于对儒士的需要。

《元典章》上载有延祐年间的诏令，略云："赴试人员从路、府、州、县医户并诸色内，选举三十以上，医明行修，才友忠信，闻于乡间，为众所称，保结贡试……乡试不限员数，教各科目通取一百人赴都会试……于试中的三十人内，第一甲充太医，二甲副提举，三甲教授。"

延祐医学科举与至元时一样，都是依照宋朝旧例，也是三年举行一次，这次规定了太医的年龄，要求是30岁以上，比宋朝时提前了10岁，说明对太医的要求明显年轻化，也说明放宽了医官的人选条件。医官医术高明是必须的，此外德行、修养都很重要。医官也要求有儒士的思想，讲究忠信才可以参加考试。乡试不限制人数，但是每科就取100人，入选比例很小。会试就取中30人，更为精华。考试的情况为"所课医义，量减二道。第一场，本经义一道，治法一道。第二场，本经义一道，药性一道。不限字数"。两相比较，延祐时期医官制度比至元时期医官制度更严格一些，说明医学普遍建立之后，经过几十年的发展，医学人才已越来越多。统治者对医官的质量要求也就越来越高。

（2）征辟医官

医官大部分是从医科学校中培养出来的，但是能进入医科学校的人需要从民间搜括。同时，太医院也会直接从医户中征辟医官。元代会把民户分类，世代从事医学事业的就是医户。

至元九年（1272 年）设立的医学提举司，主要负责从医户中选人入中央或者各地医学校学习深造，进而培养新医官。按规定"将系籍医户并应有开张药铺、行医货药之家子孙弟侄，选拣堪中一名赴学。若有良家子弟才性，可以教诲，愿就学者听"。被征辟的医户若想进一步入选，就要求其"通晓医书，廉能，无过犯"。提举司中的主管叫管勾，他们负责的选择工作十分重要，不是医学这块料，再好的教官也不能把他们培养成医官。朝廷有诏令："入学的医生免除杂泛差役，由医官记录其籍贯、姓名和所学科目，学业完成后上报太医院，酌情录用。"

医学提举还要负责提调医官，提调就是调度衡量，即负责寻找合适的医官为需要的人诊治疾病。提举还要定期考核医学教官是否合格，不称职者将被淘汰出局。史载："掌考校诸路医生课义，试验太医教官，校勘名医撰述文字，训诲太医子弟，领各处医学。"

除太医院官员征辟医官之外，也有皇帝、皇族亲自在民间征医的情况。窦默在元军南下入侵时隐居不出，忽必烈专门去请教治国之道，最后窦氏以医术辅佐了元世祖。许国祯也是忽必烈时期被征进宫的名医，后因成功治愈了太后的疾病被大大加赏。

（3）俘虏晋升医官

选拔医官有一个特殊途径就是俘虏晋升医官。战争之处难免有杀戮、疾病，一些技术高超的医生被统治者留在身边，最后成为中央医官。这个晋升过程要比太医院层层选拔快得多。颜天翼当年被大将贵曲捕获，因"贵曲乃疾，召医四人视之弗效，天翼一投剂而良已"，于是颜天翼被重用，后来成为蒙哥汗身边的一代名医。赵友亦是从俘虏起家，后来做了京兆（指今天的西安）医学教授。这种选拔医官的形式一般只在战争年代才有。

（4）医官升迁

元贞初年（1295 年）何凤因人荐举，"授予婺州医学教授，后转任江西医学提举"①，从教授到提举在元代应该是较常见的现象，元代不同职权的医官其实都有相通之处。另外，元代医官还首次设立了自己适用的官服。以前医官的服装都是常服，没有自己的特色。但是到了元代，由于医官的地位上升，故"惟医学正录教谕与常人排列未辨"的局面有失大体，因此才出现"依儒学正录教谕一体制造公服"的设想。延祐三年（1316 年），由常德路医学正李震奏请，准予医学官穿戴制服，制度与儒学相同。至于是否按照品阶的不同指定对应的官服，从儒官官服的模式推断，答案是肯定的。制定自己的官服也说明了元代医官的地位被高度认可。这也是医学教官享受官服之始。

元大都北京，作为元代统一大帝国的首都后，受到中央医疗系统建立的影响，地方的医学水平有了巨大的提高。元代的宫廷御医、官方太医系统和官修医书等方面，体现出燕京医学流派的基本特色。统一王朝中央政权下的官医，是元代燕京医学流派的主体成员，其中一些杰出的御医和太医成为元代燕京医学流派的杰出代表。

（四）元代医学机构设置及职权

元代的官方医学机构设置健全，规模庞大，为历代之最，医官种类众多，各司其职，工作有序。元代医官机构最重要的

---

① 李修生. 全元文：何遁山墓志铭［M］. 南京：江苏古籍出版社，1999：331.

是太医院，中央和地方的一切医事都由太医院负责。太医院在元代不断地完善，也使得一切医务运行都更趋合理。

1. 太医院的设置

元代医官的主要办公地点是太医院，太医院的建立对元代医官制度的设立有至关重要的作用。因此，对医官的剖析要先从太医院入手。关于元代太医院，《元史》有这样的描述："秩正二品，掌医事，制奉御药物，领各属医职，中统元年，置宣差，提点太医院事，给银印。"① 太医院的职责和功能，便是负责所有的相关医务。太医院的下属机构有广惠司、御药院、御药局、大都惠民局、上都惠民局、医学提举司等。这些机构分工不同，但是统一归太医院管理。广惠司"掌修制御用回回药物及和剂"，御药院"掌受各路乡贡，诸蕃进献珍贵药品，修造汤煎"，御药局"掌两都行箧药饵"，大都惠民局"掌收官钱，经营出息，市药修剂，以惠贫民。中统二年始置，受太医院札"。太医院要定期地从各地采集一些药材，药材主要来自"乡贡"与"和买"，此外还有从西域进口来的名药，所谓"乡贡"，就是各地每年向朝廷贡纳本地出产的药材。这些药材既要求质量好，数量上也要达到太医院的规定。太医院令医官提举司"辨验无伪，打缴差官赴院贡纳"，药材在经过辨伪和分类后存放在指定的机构，以备需要的时候使用。对药材的筛选是一项很重要的工作，此重任亦落到了医学提举官员的肩上。

惠民局有两个，分别设在大都和上都，上都惠民局中统四年始置，两者品级相同。根据上文可知，广惠司、御药院、御药局等都是为了宫廷服务的，只有惠民药局是为民间服务的，

① 宋濂. 元史：百官四 [M]. 北京：中华书局，1976：1373.

上述几个单位都是管理药物类的机构。负责太医院日常管理工作的有医学提举司和官医提举司。医学提举司主要是"掌考较诸路医生课义，试验太医教官"。官医提举司主要"掌医户差役，词讼"。太医院下还设有"典药局"，里面有掌药医官，由宦官来引领监视掌药等工作，主要职责是检验药物是否有毒，工作比较危险，因为毒药对宫廷和社会危害很大，因此，元廷对毒药是严加控制的。

此外，还有大都、上都回回药物院、行御药局、御香局等机构，职能与上述机构相似。在太医院供职的行医者，被称为"尚医"或"太医"。太医院的设置到元代已经比较完善，各类医官职权明确，整个元代的医学机构都是在太医院指挥下有序的运行。

2. 太医院的完善

忽必烈执政时期，太医院的名称、归属和品级地位多次发生变动。归属问题在元代前期变化较大，有一度曾沿用金代制度，即"以太医院隶宣徽院"。也就是说，在元代初期，太医院不是一个独立的机构，到了至元二十五年（1288年）才正式脱离宣徽院，又恢复为无所于统的独立机构（原则上别的机关不能干涉太医院内部的任何活动）。除了归属，太医院在名称和品级上也发生过重大变化。中统年间，荣禄大夫许国祯和光禄大夫王子俊以从一品之阶提点太医院事，说明太医院地位很高。至元七年（1270年）开始定医官品秩，太医院为正三品，当时太医院从属于宣徽院，所以正三品说的实际是宣徽院。至元二十年（1283年），太医院"改为尚医监，秩正四品"。这是元代太医院地位最低之时，即使如此，也比以往任何朝代的品级都高，元代重视医官，由此可见一般。到了至元二十二年

（1285 年），"复为太医院，给银印，置提点四员，院使，副使，判官各两员"。

太医院地位在世祖朝屡有变动，似乎又向我们暗示这样一个事实：医官地位的提升和太医院的完善有个艰苦的过程。另外要特殊说明的是，世祖初年还另设了一个太医院。两个太医院的职责分配如何，现在不得而知，可能是追袭历朝制度，一个掌御用医药，一个掌医政。直到至元十三年（1276 年），二个太医院才归并为一。成宗在位时期，太医院进行了较大改革。大德五年（1301 年），"升太医院为二品，以平章政事、大都护、提点太医院事脱因纳为太医院使"。[①] 此时太医院地位高于六部，至此元代太医院的品级达到最高点，并且长期稳定下去，直到元代灭亡，这在中国历史上空前绝后。

此外，元代的太医院取消了蒙哥大汗时期设置的提点一职，开始以院使为长官，脱因纳是太医院改革官制后的首任长官。院使这一职务的员额后来不断增加，最终定为十二员。关于院使的数量也有记载的差异，《元史·百官志四》云："至治二年，定置院使一十二员。"但另外的史料载，至元五年（1339 年）太医院院使只有十一位[②]，同知以下与《百官志》相符。不知是定员又有变动，还是《百官志》记载有误，但也许是虽有定制，但实际上未必能置满员。不管怎么说，设四员已是前所未有，更何况是设十一员，几乎等于属官的总数。长官设置极多，这是元太医院后期的特色。宋代的医官数量就有过多的问题，宋

---

① 　宋濂.元史：成宗三［M］.北京：中华书局，1976：436.

② 　危亦林《世医得效方》载："前有至元五年太医院题识，备列院使十一人，同知院事二人，金院事二人，同金院事二人，判官二人，经历二人，都事二人，掾史一人衔名。"参见 1964 年上海科学技术出版社版，附录第 6 页。

代开了医学科举的先河，设官过多应与此有一定关系。到了金元时期，医官的设置趋于规范化、系统化，所以形成了完全独立的医官体系，构成了庞大的编制，正如元人吴澄所云："今在朝有太医院，而普天之下，各道，各路及府州县莫不有医官焉。"① 各类医官或以治为职，或以教为职，其数量是相当惊人的。

3. 地方医事机构的设置

在元代，太医院是中央医事机构，统领各地方医事机构。医学教育机构是太医院管辖下的重要机构之一。各地所设的医学教育机构，由当地的医官人提举司或提领所负责管理，《元典章·吏部三·医官》载："路医学设教授一员，学正一员；上州，中州医学设教授一员，下州设学正一员；县医学设教谕一员。"从中能看出医学教官按照层级不同分别有教授、学正、教谕。教授是教官中最高级别的官员。当时"医有十三科"②，每科都有专门的医学教授来授课。地方医事机构于至元二十五年（1288 年）开始设立，地方多有设置。

大都、保定、彰德、东平四路，设提举、同提举、副提举各一员。河间、大名、晋宁、大同、济宁、广平、冀宁、济南、辽阳、兴和十路，设提举、副提举各一员。卫辉、怀庆、大宁，设提举一员。由此看出，元代的地方医事机构是确实存在的，长官有提举、副提举和同提举，后两者应为提举的助手。北京就是十路之首的大都路，由此可知北京地方的医学教育系统建立于元代。

地方提举是对地方医务做行政管理的官员，地方医学教育

---

① 李修生 . 全元文：送陈景咨序［M］. 南京：江苏古籍出版社，1999：117.

② 陶宗仪 . 南村辍耕录［M］. 北京：中华书局，1959：188.

也十分重要，不过对地方民生和社会稳定影响最大的莫过于惠民药局。元代建立惠民药局，从太宗时期开始，最初设立于元大都即北京，后来向各路推广，政府给银五百锭为规运之本，"月营子钱，以备药物，仍择良医主之，以疗贫民"。世祖中统二年（1261 年），又命王祐开局。四年（1263 年），复置局于上都，每中统钞一百两，收息钱一两五钱。至元二十五年（1288年），又被革除。至成宗大德三年（1299 年），"又准旧例，于各路置焉。凡局皆以各路正官提调，所设良医，上路二名，下路府州各一名，其所给钞本，亦验民户多寡以为等差"。具体每个行省的钞本数额在《元史·食货志》上都有记载。而且从史料上看，惠民药局的设立比较普遍，不像提举司那样重北方轻南方。

三皇庙也属于地方医事机构，至元年间开始建立。有史料载："至元十二年，立伏羲、女娲、舜、汤等庙于河中、绛州、洪洞、赵城。"类似的记载在元代文献资料上多处可见。此后设立的地点逐渐增多，最终三皇庙设立在全国各个地区，北京地区的地方志中记载的明清时期三皇庙，多从元代创设。

（五）地方志中有关燕京医学的记载

元代的北京方志应是当前能见到的最早的北京方志了，即元代北京方志。元代列有书名的北京方志有《大都图册》《大都志》和《析津志典》。其中，《大都志》已佚，撰人卷数无考。[①]《大都图册》成书时间在《元一统志》前，原书应有文有图，早已失传。如今因为辑佚而仍能见到的元代北京方志文献主要有

---

①　王灿炽.北京历史文献佚书考略［J］.文献.1983（3）：197.

两种：一是熊梦祥私撰的《析津志》，原书早已失传，今有北京图书馆所辑《析津志辑佚》约12万字，包含了许多珍贵历史资料。① 二是元代的官修方志《元一统志》的《大都路》的一些记载。

《元一统志》全称《大元大一统志》，元人孛兰肹、岳铉等奉敕撰，此书初修于元世祖至元二十三年（1286年），成书于元成宗大德七年（1303年），共1300卷。元顺帝至正六年（1346年）在杭州雕印。今人辑本中，以赵万里辑本最称完备②，是"以《元史·地理志》为纲，将元刻残帙、瞿本、袁本与群书所引，汇辑为一书。"③《元一统志》中《大都路》所载内容是现存官修旧志对北京地区的较早记载，《元一统志》的卷一，"中书省统山东西河北之地"首列《大都路》，继以《上都路》《隆兴路》等。《大都路》记载其行政管辖为"领院二、县六、州九、州领十五县"，从建置沿革、坊郭乡镇、里至、山川、土产、风俗形势、古迹、宦迹、人物、仙释等十个方面记载了元代北京地区的风土人情。

《元一统志·大都路》所载涉医药内容共有十二条，从这些内容中，我们可以看到在地方性文献史料中对北京地区医学情况的基本记载。《古迹》中的《长春宫》《烟霞崇道宫》载长春真人邱处机行迹，《玉虚观》载无忧子刘德仁行迹，其精神主旨均为崇"道"，以道而济物、救世、养生，表现为敬天爱民、去忍止杀、慈孝清静；《修真院》记载嘉禾祥瑞，认为"醴泉芝

---

① 车萍萍.北京历史文献的辑佚学研究［D］.北京：首都师范大学.2007：5.

② 彭凤鸣.《元一统志－大都路》与《析津志》之比较研究：北京建都850周年国际学术研讨会论文集［C］.北京：北京燕山出版社，2003.

③ 赵万里.元一统志［M］.北京：中华书局，1966：2.

草，凤凰麒麟""奚益于人"，不如"嘉谷蕃昌"实在，能"绍明继圣"。赋予了当时北京中医药文化纯厚和实用主义的精神气质。《元一统志·大都路》的记载主要概括了地方医疗措施的三个方面，一是施药、饮神水、饵茯苓、啖松叶等行为，如《广济院》《灵泉禅院》《玄真观》等条所载；二是祝天、驱摄邪鬼等行为，如《玉虚观》《崇真观》等条所载；三是认识到耗神行为是生病的重要原因，如《宦迹》中的《冯焕》《岑文本》条均是。这些记载主要体现出元代的北京地区在民间医疗方面佛道并行的基本特色，但是也体现出来自太医和医官们对疾病的一些认知，在民间也有一定的流传，如方志中提出耗神是疾病的病因这一观点。

元代末年名儒熊梦祥作《析津志》，属于私家撰著的北京方志，被学界称为研究元代北京地区地理、历史必不可少之书。20世纪80年代，北京图书馆为了配合地方史的研究和地方史志的编撰，对旧有《析津志》资料进行整理，并重新辑出若干资料，编撰成书，最终定名为《析津志辑佚》，于1983年9月由北京古籍出版社出版。又有徐苹芳先生的《辑本析津志》，"不包括缪抄本、徐旧藏抄本《永乐大典本顺天府志》所佚之文"，并"辑录既毕，凡能核对者均为之校勘一过。直接出自大典或无他本可勘者，亦略为臆校"，于2017年5月由北京联合出版有限责任公司出版。①《析津志》对北京地区的历史沿革、至到、属县，以及城垣坊市、朝堂公宇、河闸桥梁、名胜古迹、人物名宦、山川风物、物产矿藏、岁时风尚、百官学校等都有记录，《析津志辑佚》直接记载"医""药""疾""病"等字的

---

① 北京图书馆善本组.析津志辑佚［M］.北京：北京古籍出版社，1983.

有 44 条，无"医""药""疾""病"等字，但内容与医药相关的有 13 条。徐苹芳先生的《辑本析津志》其中与医药相关的记载有 7 条，与《析津志辑佚》重出的有 5 条。

《析津志辑佚》《辑本析津志》所涉医药内容体现了医学与儒学之间密不可分的特点。《析津志辑佚》《辑本析津志》几乎没有直接谈及医理，除在本义上使用"医""病""疾"等字词外，还在比喻义上使用这些字词，尤其是在治国理政上用医药的比喻义来指明"防病"的重要性。如《朝堂公宇》的《中书省架阁库题名记》条说："诚以立己，明以检奸。不痛乎官，不病于民人，二君克修乃职，以报其上也久矣。"《台谏叙》的《察院题名记》条说："而我世祖皇帝忧民方深，不俾瘵官毒我黎庶，则虽尧舜之明四目、达四聪者，岂过是哉！"《寺观》的《大头陀教胜因寺》条说："药除世患先痴贪。"《名宦》的《廉访使杨文宪公》条说："其指陈时病，辞旨剀切，皆人所不敢言。"由此可见，官吏不清、大众痴愚等对社稷"健康"的伤害与人因患病而伤身殒命有可比性。

另外，还有对北京地区民间医疗制度、行为、风俗、观念等方面相关史料的记载。医疗制度方面的史料，如《朝堂公宇》的《中书省医厅壁题记》条记载了庐陵宋心德申请获建省医单独办公室（楼）的始末、省医编制的变化等。

《朝堂公宇》的《中书省医厅壁题记》全文如下："省医之设尚矣。察五气之运，审六脉之和，制为金石、草木、鱼虫、丸散之药，以驱百病。自丞相执政，而下至士庶群吏，咸赖此焉。其职任亦要矣。故食其禄，积劳至九、十月而授以流官七品，非通古今一德，行精于其业而勤其事者，莫能与兹选。苟在选者，皆良医也。然无著位于省中。至正十七年，庐陵宋君心德请于上官，得检校所之西堂食局之南，建屋一间，榜而揭之，于是省医有著位，自宋君始。乃与同辈杨文贵、刘浩、鄢元、陈正善、傅敏谋，请识岁月于后，并书前人名氏，以待后之来者。按国初岁远，卜太傅，征诸掌故。至元二十年，省医三人，二十四年，减少一人。元贞元年，增至四人。大德元年，复减一人。至正二年，减二人而增其禄与俸，月受米二石，中统钞一百廿贯。今如之。十二年，增至五人，十六年，复增一人，今六人云。其受官，至元二十二年，田子真一考除架阁库管勾。李世荣秩满调德州同知，行省医。有入为兵部主事者，江淮张德义。为武刚县尹者，湖广孟吉。凡前人止书名氏。据所征来者以次书之，仍书其字若郡于名之下，去则书其官，以见有终之义。不克终者不书。凡医省入官皆堂除，不拘月日，不属吏部，亦异数也。每岁冬、夏给药直与药而谨，治之有常数。分省上都，则一人从。夫中书重地也，省医要职也，著位常数也，居重地守要职，而无常数缺典也。自有省以来，殆将百年，医之立身行道者不少，则无一人及此。顾宋君何，抑亦有时乎？百工居肆，以成其事。君子安其身而后动，圣人之治天下也，使万物各得其所，其道一而已。勤则举，动则息，岂独省医哉！是岁八月之望，应奉翰林文字承事郎同知制诰兼国史编修官新安程文记。"

从中可以看出"省医"更多是一个官务，而非医务。第一，省医之职主要负责中书省官员的医疗；第二，省医由"精于其业而勤其事者"充之，且人数不多；第三，省医经过八、九个月工作后可迁任，去其他任何部门做官。武香兰认为，省医的职位在当时是非常受医人欢迎的。因为其迁转时限非常短，总计不到一年的时间。并且医人担任此职业秩满后可迁任它职，不失为医人其走上仕途、改变自身政治地位的一条捷径。①

官办医疗救助行为的史料，如《名宦》记载丞相淮安忠武王伯颜平定江南的征程中"行省驻建康，时江东大疫，居民乏食，乃开仓赈饥，发医起病，人大喜曰：此王者之师也"。又记载丞相兴元忠宪王完泽"拯灾救患，博施济众，克广圣朝安民之惠，致君唐虞之效，昭然在人耳目矣"。有一条"药方"与政治相关联的记载，即《人物》的"范中"记载："字极之，大兴人……贞祐中，高琪当国，专以刑威肃物。士大夫被捆掫者，笞辱与奴隶等。医家以酒下地龙散，投以蜡丸，则受杖者失痛觉。此方大行于时。极之有诗云：嚼蜡谁知滋味长，一杯卯酒地龙汤，年来纸价长安贵，不重新诗重药方。时人传以为笑。"与医疗健康有关的民俗史料主要集中于祭祀和寺观的条目，如《祠庙仪祭》的"幽州镇山"记载："海漕天妃……天妃，姓林氏，兴教军莆田都巡君之季女。生而神异，有殊相，能知人祸福，拯人急患难。"《寺观》的"石窟寺"记载："琢石则醴泉流出，饮之愈疾，珍禽时聚，毒虫屏迹。此则灵感之大略也。"《寺观》的"西太乙宫"记载："在和义门内近北，张秋泉所建……怀孟太后有疢，求医药符箓之士于朝，遂诹于吴宗师。师令其应旨而往，符药俱验，果能阐扬，大称懿旨。"

对疾病的有效救治是宗教场所获取大众信任的法门之一。如广济院，先有异僧"施药愈病""远近响慕"，然后才"乃立佛屋""名之施药院"，后面又有"大比丘经主姓阮者首建法堂"，"主僧善超建禅寮二十五间"等。又如灵泉禅院的得名也是因为井水除疾的名声被当时的高层获悉，国舅君王的风热病

① 武香兰.元代医政研究［D］.广州：暨南大学.2008：49-50.

在饮用了该井水后"厥疾乃瘳",后来"闻于朝",赐名灵泉。再如石窟寺的醴泉,饮之愈疾,更是该寺的"灵感之大略"。道观中的玉虚观、崇真观、玄真观也都是相似的套路。玉虚观初祖无忧子有能"仰面祝天而疾无不愈"神迹,崇真观通玄散人有"治人疾病,驱摄邪鬼,无不立应"的本领。救治疾病的疗效好,是该宗教场所取信于众,进而传道布教的法门之一。因为元代社会对佛、道尊崇,寺观千百,从某种程度上说,神验的医药疗效甚至是其区别于众多一般寺观的"核心竞争力",这也许是方志纂修者对此浓墨记录的缘由。

根据记载,元代北京地区除了各地普遍存在的医疗与宗教、民俗结合现象外,大量优秀医官汇聚的太医院和医政体系,也令元代北京地区在医学发展上体现出两极分化的趋势。以太医院医官为代表的燕京医学流派主流,活动在整个社会的上层,服务于统治阶层的疾病和医疗保健,同时撰述著作,对医学的学术发展做出贡献。而基层社会的民间医疗,依然有着浓厚的宗教、民俗风气,受惠于上层医学发展比较少。这种现象在整个封建时代普遍存在,燕京医学流派的医官们至清末民初才真正能够走下殿堂,惠及民众。

二、元代燕京医学流派的代表人物及学术成就

(一)许国祯

许国祯,字进之,是元代初年著名医家。元世祖时期授荣禄大夫、提点太医院事。后迁礼部尚书,拜集贤大学士,进阶光禄大夫,卒年76岁,谥忠宪,追封蓟国公。许国祯长期在元大都地区为官行医,是燕京医学流派的重要代表人物。其逝世

后被追封为"蓟国公"，蓟就是北京的古称。

1. 个人生平

许国祯是金末元初的著名医学家，清代柯劭忞在修撰《新元史》时因避雍正皇帝胤之讳，改"祯"为"桢"，因而后世不少医史著作，亦沿袭其讳，未予回改，称"许国桢"。许国祯的家族四代亦医亦官，祖父许济，曾担任金朝绛州节度使，父亲许日严，担任金朝荣州节度判官，父祖二人皆在为官的同时精研医术。许国祯的母亲韩氏，因为擅长食疗，而受到忽必烈的母亲庄圣太后的青睐，又善调和食味，掌四方所献珍膳旨酒。在忽必烈即位前，许国祯因"博通经史，尤精医术"，被征召到瀚海（今新疆阿尔泰一带），成为忽必烈的潜邸谋臣；元代建立后，许国祯任"荣禄大夫""提点太医院事"等官职，并组织编修了《御药院方》等医学著述。许国祯的儿子许扆，曾经拜元代大儒许衡为师，并子承父业，掌管太医院，在元代中期担任重要官职。

史书记载许国祯是"以医征至瀚海"，但他在为官方面也是颇具才能的。元史许国祯的传记中记载了他为官时期以医论政的几件事。首先是"良言劝谏忽必烈"，《许国祯传》记载，忽必烈曾因为过量饮用马奶酒而患足疾，许国祯开的药很苦，忽必烈起初不肯服用，后来足疾又发作，十分后悔当初不听许国祯的话，许国祯看到忽必烈能认识到"良药苦口利于病"，便趁机进言"良药苦口既知之矣，忠言逆耳愿留意焉"，忽必烈很高兴，就赐给许国祯七宝马鞍。许国祯以劝忽必烈喝苦药的机会，巧妙地引导忽必烈要善于纳谏，从元初政府大量招揽士大夫的史实来看，忽必烈确实也接受了以许国祯为代表的汉族士大夫的良言。

第二件事是"鄂州止诛凶暴"和"蔡州发粮"。宪宗三年（1253 年），忽必烈奉其兄宪宗蒙哥大汗之命，大举进兵南宋，在忽必烈南下统一中国时，许国祯曾经"机密皆得参与"，又朝夕侍奉忽必烈未尝离左右，此时忽必烈与许国祯之间的关系有了明显变化，原本许国祯只是征召来看病的御医，二人长期相处后，许国祯的政治才能越发突出，忽必烈连军国大事也找许国祯协商，可见忽必烈对许国祯是十分信任的，二人的关系已非同一般。在征服了大理之后，忽必烈兵围鄂州（今湖北省武汉市），等到城破，诸将要将鄂州俘获的南宋百姓全部坑杀，由于许国祯极力劝阻，忽必烈只把其中凶暴之人诛杀，其他人都放了。等到大军来到蔡州（今河南省汝南县），他看到饿殍满地，便发军粮"全活其众"。这样不仅拯救了大量民众，更树立了蒙古军在百姓心中的新形象，此举有助于加快统一全国，消除战乱的进程。许国祯在鄂州和蔡州的行为，不仅体现了他为官的独特才能，更说明了忽必烈的确是一位能虚心接受谏言的仁慈君王，许国祯等人的劝谏对于转变蒙古人的观念起到了积极作用。

第三，则是元代初年许国祯对于国家制度建设和人才招揽方面的建议，即"上疏八事"和"引荐名士"。《许国祯传》记载许国祯曾经上疏"慎财赋，禁服色，明法律，严武备，设谏官，均卫兵，建学校，立朝仪"等八事，这些建议包括了政治、军事和文化诸方面，有利于加快元代统一全国，对稳定社会方面也很有积极作用，而且大都得到了元世祖的首肯和实施。正史里还说他乐于向元世祖推荐人才，如"凡所荐引，皆知名士，士亦归重之"的记载。在元人苏天爵的《滋溪文稿》卷二十二《资善大夫太医院使韩公行状》中记载："韩氏世居真定县。公讳公麟，字国瑞……至元己丑，故礼部尚书许公国祯举名医若干人以闻，公与焉。帝召见便殿，各询其人所能，出示西域异药，使辨其为何药也。公食其味，独前对曰：'此与中国某药侔。'帝加赏异，命为尚医。"文中的韩公麟在许国祯的推荐下，得到了忽必烈亲自召见并受到重用。另外，在元人苏天爵的《元代名臣事略》卷十二《内翰王文康公》中记载："甲辰，遣故平章政事赵璧、今礼部尚书许国祯首聘公保州，从人望也。"这里的公是指前金的状元王鹗，他在 1244 年通过赵璧和许国祯推荐，被征召到忽必烈潜邸，为其效力。可见许国祯向忽必烈推荐人才不仅局限在医学方面，也涵盖了很多儒学人才。

2. 医学著作

许国祯是"以医征至瀚海"，成为忽必烈潜邸幕僚的。《许国祯传》记载："庄圣太后有疾，国祯治之，刻期而愈，乃张晏赐坐。太后时年五十三，遂以白金锭如年数赐之。"由此可见其医术精湛，后来还治好了忽必烈的足疾，世祖即位后，命其为"提点太医院事"。这样，许国祯便有机会为元政府编修医书了。许国祯曾经编著和参编的书，据记载有三种：《御药院方》、《至元增修本草》和《医学源流》。

（1）《御药院方》

《御药院方》由翰林直学士高鸣作序，序文说："太医院提点荣禄许公，暨二三僚友，取御药院壬寅所刊方书版，正其讹，补其缺，求其遗亡，而附益之。"丹波元简据此在书后跋中考证曰："《元史·许国祯传》，世祖即位，录前劳，授荣禄大夫、提点太医院事。壬寅，元太宗十四年（1242 年），其书系于元太宗朝诸医官所集。高序成乎至元四年，距壬寅二十五年。许迁礼部尚书，在至元十二年（1275 年），乃知所谓许公者，为国祯矣。"从现存《御药院方》有关内容来看，多留有金代年号、医事的遗迹。如卷四"槟榔丸"下注："太（泰）和五年（1205年）五月十七日，御直冯玄童传，奉圣旨降到槟榔丸方一道，便交合者。"卷六"助神丸"后云："太和元年（1201年）九月二十三日条书，用此木香一味。""半夏利膈丸"下注："崇庆元年（1212年）八月初六日，改作槟榔利膈丸。"卷六"两炒丸"后注云："大安三年（1211年）七月二十三日，本院刘仲班取复过，仪副使两炒丸温生姜汤送下。"卷六"酸枣仁煎"下注："兴定五年（1221年）正月二十六日，权直长张古当面调和得药，稠难滤，本方用酒半斤，又添讫半斤，以后如合药后，升酒作一升。"明昌、泰和、大安、崇庆、兴定俱为金代年号，书中有如此多金代年号、医事，可以推测该书的底本为金代所编的《御药院方》。高鸣序称"取御药院壬寅所刊方书版"，正是指壬寅年重新刊印的金代《御药院方》书版，许国祯等以此为底本，于至元四年（1267年）予以重新修订，有所增益。该书有二十卷本、二十四卷本和十一卷本三种，现存的《御药院方》是从元代传入朝鲜，再传入日本，辗转流传回国的十一卷本。

全书分为十四门，包括内、外、儿、五官、骨伤、养生、美容等方面内容，该书上承宋金时期方书研究的精华，并有所创新，主要有以下四个方面：①医学美容。本书由于是为宫廷使用的，特别增列美容一门，比前代的《太平惠民和剂局方》内容更加完善，如"洗面药"就有24种。此外，还有润肤、生发、去皱、洗牙等外用方30余首，可以看得出元人已经很重视医学美容了。②保存佚书。有的医学书籍如《秘宝方》《必用方》等，由于保存不佳，已经亡佚，但在该书中却能找到一些零星记载，为研究者提供帮助。③方剂可靠。由于该书是为宫廷服务的，在编纂时，对于前代的方剂都仔细验证，酌情增损，对于新进献的药方，亲验疗效后方可著录，可见编纂是十分严谨的。④重视炮制。书中每一首方中药物的修制和炮制记载均十分认真，既有一般修制，又有特殊炮制，对于有特别治疗作用的药物，其炮制的要求尤为精细严格，几乎药药有说明、方方有附注，体现出对药物炮制方法的高度重视。

（2）《至元增修本草》

《元史》卷十三《世祖本纪》曰："（至元二十一年十二月）癸酉，命翰林承旨撒里蛮、翰林集贤大学士许国祯，集诸路医学教授增修本草。"《元史》卷十五《世祖本纪》曰："至元二十五年（1288年）九月庚戌，太医院新编本草成。"这样看来，《至元增修本草》至少修撰了四年之久。元人姚燧《牧庵集》卷二十九《南京路医学教授李君墓志铭》曰："（李纲）至元二十一年改襄阳医学教授，寻诏尚医，今本草中土物，且遗阙多，又略无四方之药，宜遍征天下医师夙学多闻者，议板增入，君在征中三，以老丐不就车二十六年。岁已丑夏六月三日，年六十九卒。"以上两处史料记载了许国祯与同僚一起编修《至元增修本草》的史实。该书是今天可知的唯一一部元代官修本草著作，可惜已经亡佚了。

（3）《医学源流》

在明代徐春甫的《古今医统大全》卷一《采摭诸书》中有记载，许国祯曾经编著过《医学源流》一书，但在《中国医籍考》卷五十一《方论（二十九）》却说《医学源流》未见。这部书也已经亡佚了。

3.亦医亦官的原因

许国祯能够在元初受到统治者重用，主要有家学渊源、个人品质和忽必烈维护统治的需要这三方面原因。从家学渊源看，许国祯的祖父、父亲都是医生，许国祯"博通经史，尤精医术"，在被征召到忽必烈帐下后，先后医治了忽必烈的母亲庄圣太后和忽必烈的疾病，显示出高超的医术。在元代建立后，他掌管政府医药最高机构——太医院，并主持编修了《御药院方》等书籍，所以，他的医学才能是他深受统治者重用的一个主要原因。

许国祯在凭借自身的医学才能，进入忽必烈的潜邸后，多次体现出儒家价值观主导下的高尚品行。他曾进言救下一名御医，这名御医因为行针失误，而误伤伯撒王妃眼睛，忽必烈大怒，要"坐以死罪"，许国祯马上向忽必烈进言，说明那个医生可能是因为害怕才误伤的，如果连这也要治罪，以后谁还敢为帝王之家治病？忽必烈听后，怒气渐消，称赞"国祯之直，可作谏官"。宗王昔班曾经屡次请许国祯到自己的帐下效力，忽必烈碍于情面，不好拒绝，左右为难，决定让许国祯去宗王昔班那里。许国祯看到忽必烈为难，便说："国祯蒙恩拔擢，誓尽心以报，不敢易所事。"这一番话，让忽必烈看到了儒家传统的忠义气节，因而对许国祯更加信任。在忽必烈南征时，国祯"机密皆得参与，朝夕未尝离左右"。当有人说许国祯的坏话时，"帝辄为之不悦"。当忽必烈登基后，许国祯先后被授予"荣禄大夫""提点太医院事""礼部尚书""光禄大夫"等官职，并赐予金虎符，朝廷内外皆称呼"许光禄"，后升翰林集贤大学士，卒年76岁。当时大臣很少有赠谥，而许国祯死后"特赠国祯金紫光禄大夫，谥忠宪，人以为荣。后加赠推诚广德协恭翊亮功臣、翰林学士承旨、上柱国，追封蓟国公"。可以看得出许国祯在元世祖时期的地位非比寻常。文学家王恽为其书写《礼部尚书许公挽词》，如此荣耀，许国祯与忽必烈向后人展现了一段元初明君贤臣的佳话。这其中，许国祯的儒学修养和优秀品质，是他能够成为不同于一般御医，深受统治者重用的一个特殊原因。

此外，元代作为少数民族建立的中央政权，迫切需要团结和吸引汉族士大夫来维护统治。而忽必烈对具有医学才能的儒士有着特别的好感，又客观促进了儒医群体在元代得到重用。许国祯能够被征召、推荐到朝廷，这也与忽必烈爱好中医，重用汉儒的统治策略有直接关系。当忽必烈在潜邸时，就"思大有为于天下，延藩府旧臣及四方文学之士，问以治道"。后来，忽必烈掌管漠南地区军国庶事，通过自己的幕僚四处探访汉族名士，笼络他们为自己服务，在这样的客观条件下，精通医术的许国祯通过忽必烈的幕僚引荐，便被"征至瀚海"。类似这样例子很多，如《元史》卷一百六十九《刘哈剌八都鲁传》中记载："刘哈剌八都鲁，河东人，本姓刘氏，家世业医。至元八年，世祖驻跸白海，以近臣言，得召见。世祖谓其目有火光，异之，遂留侍左右，初赐名哈剌斡脱赤。十七年，擢太医院管勾。"此事与许国祯被"征至瀚海"的情况基本相同，而且描述得更加生动。据元人邵亨贞的《野处集》卷三《元故嘉议大夫邵武路总管兼管内劝农事汪公行状》记载："公讳从善，字国良，姓汪氏……至元廿三年，世祖皇帝征天下贤才御史，以徽国应诏。召见，奏对，称旨，切脉奇中，用药立效，即日拜太医院官，出入四朝，多献进治道及民间得失。凡医家所谓五运六气，与政事岁相符合者，无不备陈，故虽以医进而默能裨益政治。"这位太医院使汪斌，从元世祖开始为元代效力，出入四朝，他与许国祯的例子极为相似，在为医官的同时，也能进谏一些对政治有用的言论。除了许国祯、刘哈剌八都鲁和汪斌外，还有赵璧、姚枢、韩公麟和王鹗等人。从他们的事迹来看，忽必烈招揽人才，重用汉儒，使得他的潜邸谋臣迅速增加，并且忽必烈对这些谋臣的待遇很高。如汉人史天泽曾经做到了左丞相的官职，赵璧也曾担任平章政事一职，这些官职都是元代最高行政机构——中书省的高官。在忽必烈即位后，更是在即位诏书中直白地表达出了他为了实现统一，需要网罗汉族士大夫的心声："朕惟祖宗肇造区宇，奄有四方，武功迭兴，文治多缺，五十余年于此矣。"以忽必烈为代表的元代统治者，为了维护其统治，通过征召等方式来笼络许国祯等人，这种客观的历史背景也是许国祯深受统治者重用的一个原因。

附　元代的医官参政现象

许国祯能够通过自己的医学本领，受到统治者征召，并在为统治者治病的同时，以良言来劝谏统治者，为统治者引荐名士和上疏，且"事多施行"。元代建立后，许国祯在医药著述方面也成就斐然。这对元初政治、医学产生了一定的影响。这种"以医为官，又以官促医，亦医亦官"的现象，是元代所特有的医官参政现象的典范。

元代的医官参政现象，早在太宗时期就有著名御医郑景贤针对时政出谋划策的情况，据王国维考证，耶律楚材之所以能受窝阔台重用长达 14 年之久，也是因为有郑景贤在君臣之间斡旋。① 元太宗筹备、建立太医院并施行一系列汉化政策，受其身边的郑景贤、高擅长、田阔阔等以儒学为根基的侍医们的影响

---

① 王国维．王国维遗书：耶律文正公年谱余记［M］．上海：上海古籍书店，1983：174.

很大，当时太医的参政现象已经开始展现。到了元世祖忽必烈时期，医官参政更为常见。医官窦默曾经上书指责王文统，曰："此人学术不正，久居相位，必祸天下。"后来王文统事发被诛，世祖深感其眼光敏锐，觉得窦默忠心，后来成为忽必烈身边的政治顾问。

　　名医韩公麟，至元二十六年（1289 年），由礼部尚书许国祯举荐给世祖，敕授医正郎、御药局副使。成宗继位后，韩公麟被转为文散官阶秩，授承直郎、太医院副使。成宗退朝，他成为不离左右的顾问。成宗时期政治清明，国家经济富足，元人苏天爵总结说："虽帝之聪明守成为弗可及，亦惟韩公匡救启沃之力居多。"[①] 可见韩公麟在成宗朝的地位与作用不可低估。仁宗时，韩氏曾一度任秘书监卿，累官至昭文馆大学士、资善大夫、太医院使，继续发挥在政治上的作用。太原府乐平县人宋超，曾师从中山名儒忽公泰，兼习儒、医二业。经忽氏举荐，初任太原医学正，不久征为太医，扈从世祖。成宗时官至奉训大夫掌医署令，武宗时官至中奉大夫、昭文馆大学士、掌医太监。仁宗时最受恩宠，"以超为翰林侍读学士、中奉大夫、知制诰同修国史……后又有上顾翰林群臣曰：'程钜夫，非他人比。朕深赖其力用，僚案其善遇之。'群臣敬听钦承"。[②] 这些例子不仅说明医官参政的情况很多，而且很多人还成为治国的股肱之臣。

　　医官参政的现象与元代统治者对儒家不够重视有关，科举

---

① 李修生.全元文：资普大夫太医院使韩公行状［M］.南京：江苏古籍出版社，1999：197.

② 李修生.全元文：太原宋氏先德之碑［M］.南京：江苏古籍出版社，1999：378.

考试中断了数十年。儒士仕途艰难，南人更难。因此，他们被迫走进了其他领域。因为元代统治者对医家的重视程度很高，故其中大部分儒士为了仕途就走上了医学的道路，造成了儒医一体的局面。

元代医官参政大多转为文官。刘哈剌八都鲁是通过立战功转文官的。他"家世业医，至元十七年，擢太医院管勾"。十九年，他以医随宗王别里铁穆而征讨叛王昔里吉，主动披挂上阵，立有战功，被授予和林等处宣慰副使，升迁至正奉大夫河东山西进宣慰使，又改咸平宣慰使，元贞元年（1295年）召为御史中承。谷呆在大德初以医入侍成宗，累官朝列大夫、同签太医院事。"至大改元，授朝散大夫、广平路总管"。窦默之婿刘执中，继承窦氏学术，至元十年（1273年）因荐以医术侍奉真金太子。后来授奉议大夫、太庙署令，累官至少中大夫、吉州总管。南阳人申敬至元六年（1269年）选为太医，侍从于世祖左右。他出入内庭，常使世祖称心，每有询问，直言不讳。后升朝列大夫、秘书监承，成宗时升少监，仁宗时为太常卿。[①]大宦官李邦宁，元世祖时深得其赏识，被任命为当时的礼部尚书，兼"提点太医院事"。成宗时升为太医院使，武宗时一直为心腹宦官，权力达到顶点。医官转文官的事例在元代实在数不胜数，且很多都成为当朝著名的文臣，这说明医官队伍中有很多精通治国之道的儒士。

由于战争的需要，元代最高统治者从一开始就重视医药事务，注意征用医家，这其中确实有不少兼通儒术的治国安邦之

---

① 李修生.全元文：大元代列大夫秘书监承汴梁申氏先德碑铭［M］.南京：江苏古籍出版社，1999：477.

才。其中相当一部分名家被征用为御医，经常与蒙元君主接触，有机会对国事发表议论。随着对汉人地区统治的扩大，元代政权也需要这样的人才参与政事。总之，以医入仕，登上高品，甚至成为参与政事的重臣，在元代并不罕见，可以说儒医一体是元代医官的典型特色。

元代非常重视医官，故他们的社会地位不断地提高。金代时期医官最高官阶为四品，到了元代则为三品，为历代最高品阶。医官地位很高，在策划制定某些制度时，不可能不照顾医家的利益，抬高医家地位。因此，元代设立地位很高的太医院，又有医学三皇庙与儒学孔庙制度等，将医学抬高到与儒学同等的地位。

（二）忽思慧

元太医忽思慧因其食疗药膳名著《饮膳正要》而著名。作为元代的少数民族医官，他在元大都的宫廷中做饮膳太医六十余年。他以药入食，以药膳的形式总结了大量当时食疗经验，是元代燕京医学流派的重要代表人物。

1. 个人生平

元代著名医家忽思慧是掌饮膳太医之一。这一职务创设于忽必烈时期，元代初年，忽必烈仿古代食医之制，在宫中设置了掌执饮膳的太医四人："钦惟世祖皇帝圣明，按《周礼·天官》有医师、食医、疾医、疡医，分职而治。行依典故，设掌饮膳太医四人。"这些掌饮膳太医的具体工作是"于本草内选无毒、无相反、可久食补益药味，与饮食相宜，调和五味，及每日所造珍品御膳，必须精制。所职何人，所用何物……至于汤煎琼玉、黄精、天门冬、苍术等膏，牛髓、枸杞等煎，诸珍异撰，咸得其宜。"

忽思慧于元仁宗延祐年间（约1314年—1320年）担任了宫廷的掌饮膳太医，后来于元英宗至元文宗时期（约1321年—1331年）又继续担任此职。六十多年间，忽思慧一直负责着宫廷中的饮食养生诸事，经常接触各种医学养生文献和前代本草学著作，从而在烹饪技艺、营养卫生与饮食保健等方面积累了丰富的经验。他在任职期间"将累朝亲侍进用奇珍异馔、汤膏煎造及诸家本草、名医方术，并日必用谷肉果菜，取其性味补益者，集成一书"。最终于元文宗天历三年（1330年）完成并初刻食疗专著《饮膳正要》。

关于忽思慧的族属，学界目前有两种说法：一说为回回人，一说为蒙古人。当时的名医除出自汉族外，回回医药家最为著名，回回医药也颇为风行。不过元代将西域来民统称为"回回"，除了穆斯林被称为"回回"，还称吉普赛人为"罗哩回回"，称东正教的阿速人为"绿睛回回"，称犹太教徒为"术忽回回"等。

据记载，《饮膳正要》成书后被专呈中宫阅览，并受到了文宗的高度重视。文综御敕虞集为该书作序："书之既成，大都留守臣金界奴传敕命臣集序其端云。"并且将此书赐予臣下，意在让天下人从中获益："命中院使臣拜住刻梓而广传之。兹举也，意欲推一人之安而使天下之人举安，推一人之寿而使天下之人皆寿，恩泽之厚岂有加于此者哉？"此后七百年间，《饮膳正要》被《元史》《医藏书目》《万卷楼书目》《百川书志》和《四库全书总目》等不断收录、引用，并多次翻刻，受到了历代医家重视。

根据《饮膳正要》的各种刻本，从最初元天历三年（1330

年）的刻本，到明洪武元年（1368年），明景泰七年（1456年）和明成化乙未年（1469年）的诸刻本来看，俱署名为忽思慧。一直到清乾隆三十八年（1773年）在《天一阁进呈书目》中的《饮膳正要》方称是书"谓原作忽思慧，今改正为和斯辉撰"，《四库全书总目提要》中载："和斯辉原作忽思慧，今改正，和斯辉官饮膳太医，其始末未详。""忽思慧"与"和斯辉"虽写法不一，但发音相近，应当是属于某种少数民族语言的音译。在《饮膳正要·进书表》中可以看到"臣思慧"的字样，说明忽思慧本人是以"忽"作为自己的姓的，这显然是汉族人的习俗，但"忽"不是中原传统姓氏，由此估计忽思慧应是一位汉化了的少数民族医学家。

2. 医学著作

忽思慧的《饮膳正要》是现存唯一的元代膳食养生著作，全书共三卷，约三万一千二百余字，共附插图一百八十九幅（其中各部分场景插图二十一幅，本草插图一百六十八幅，皆为古代线描版画）。

第一卷载"三皇圣纪、养生避忌、妊娠食忌、乳母食忌、饮酒避忌、聚珍异撰"等名录。其中《聚珍异馔》篇共载九十五方，所录各方大多是补中益气、强身健体之品，如"沙乞某儿汤：补中，下气，和脾胃"；其中像"马思荅吉汤""八儿不汤""沙乞某儿汤"等十五种为西域少数民族和国外传来。

第二卷载："诸般汤煎、神仙服食、四时所宜、五味偏走、食疗诸病、服药食忌、食物利害、食物相反、食物中毒、禽兽变异。"其中"诸般汤煎"五十六种，为饮品，所载诸方多为生津止渴、宽中顺气之品，有很好的保健作用，如"桂浆：生津止渴，益气和中，去湿逐饮"。"神仙服食"二十五种，多为

"行及奔马""返老还童"之品，能强体魄、抗衰老，主要是各种单味草木类药物和与神仙道教服食相关的各种方剂，如"天门冬膏：去积聚，风痰，癫疾，三虫，伏尸，除瘟疫。轻身，益气，令人不饥，延年不老"。诸多食疗方皆是养生与疗疾效果兼具，多元与奢华并存。"食疗诸病"共载六十一方，主要用于治疗腰膝疼痛、肾虚劳损、中风消渴等各种疾病，如"生地黄鸡：治腰背疼痛，骨髓虚损，不能久立，身重气乏，盗汗，少食，时复吐利"。食疗诸病方皆为各种肉蔬加入香料或药物制成食疗药膳。

第三卷载"食物本草"，录入米谷品（并酒品）、兽品、禽品、鱼品、果品、菜品、料物等，每项下具体介绍其性味及主治，侧重于食物本草的功效及食用避忌、相宜相克等方面；其中还列出了数十种外来蔬菜，如胡萝卜、波稜菜、茖荙菜等，大大丰富了中国的蔬菜和膳食结构。

《饮膳正要》既继承了前代食、养、医结合的悠久传统与饮食养生的丰富经验，又涵盖了少数民族的医药文化，是文化交流在医学和养生方面的重要结晶，也是我国第一部集饮食文化与营养学于一身的药膳专书。

唐宋以来，人们的生活和饮食水平都有了很大提高，普遍对养生提出较高要求，中国的食疗本草也因此取得了巨大发展。相关著作纷纷涌现，如唐代孙思邈的《千金要方》、孟诜的《食疗本草》、昝殷的《食医心鉴》、宋代娄居中的《食治通说》、陈直的《养老奉亲书》，这些著作都为《饮膳正要》提供了丰富的参考资料。此外，宋元时期医学百家争鸣，医学水平的提高也直接促进了道家养生学的进步，出现了丘处机的《摄生消息论》、邹铉续增宋代陈直的《寿亲养老新书》、李鹏飞的《三元延寿参赞书》等专著，而忽思慧也受到了其深刻影响，其所撰的《饮膳正要》可以称为当时最有代表性的养生著作。

蒙古贵族受其民族风俗习惯的影响，多食北方食物，而《饮膳正要》既是元代宫廷养生膳食集合，必然也会以北方食物为主，这就补足了前宋本草类著作对北地物产记录的不足。如著名的蒙古八珍："所谓八珍，则醍醐、麆沆、鹿唇、驼乳糜、天鹅炙、紫玉浆、玄玉浆也。"（《南村辍耕录》）皆为北地特产，而在《饮膳正要》中尽其详载；又如"阿八儿忽鱼"和"乞里麻鱼"皆"生辽阳东北海河中"，忽思慧亦有详述；再比如漠北特产"塔剌不花"，即"土拔鼠"，相对于南方本草的不详记述，其不仅准确记其性味，还增加了其烹饪效果和食用之时的禁忌："塔剌不花，一名土拔鼠。味甘，无毒。主野鸡疮，煮食之宜人。生山后草泽中。北人掘取以食，虽肥，煮则无油，汤无味。多食难克化，微动气。皮作番皮，不湿透，甚暖。"

忽思慧基于"药食同源"的理念，突破了以往食疗著作中仅仅介绍单味本草的体制，他以药入食，以药膳的形式总结了大量当时食疗经验。除食疗方剂外，《饮膳正要》中还包括了日常养生和医疗卫生等诸多内容，并对妇幼保健有专门论述，正如张元济所言："其书详于育婴、妊娠、饮膳、卫生、食性、宜忌诸端，虽未合于医学真理，然可考见元人之俗。"此外，《饮膳正要》旁征博引，保存了很多已经散佚的本草学著作条目、内容，如《新修本草》《食疗本草》《日华子诸家本草》等。

3. 学术成就

中医基础经典《黄帝内经》对忽思慧的养生理论影响颇深。以《四气调神大论》篇为基础，忽思慧提出了"四时所宜"的养生理念，强调要因时调味，并对具体喜忌药食分别做了阐述。《饮膳正要》中专列"五味偏走"一节，根据食物性味，详载"五走（辛走气、咸走血、苦走骨、甘走肉、酸走筋）""五宜""五伤"；并注重五味对身体的调节作用即"气病勿多食辛……血病勿多食咸……骨病勿多食苦……肉病勿多食甘……筋病勿多食酸"。此外，忽思慧还吸收了《黄帝内经》中"治未病"的观念，指出食疗养生的重要性，体现了未病先防的原则："夫上古圣人治未病不治已病，故重食轻货，盖有所取也。"

　　元代建立以来，医儒一体的特点很明显。在医学方面，政府要求医者不仅应有精湛的医术，还必须具备深厚的文化素养。因此，除了专业知识之外，医德教育也是元代医学教育的一个重要方面。元大德九年（1305年），元代礼部规定，医学生学习的科目，除十三科外还应增设《四书》："今欲后之学医，亦须精通《四书》，不精通者禁治，不得行医。夫《四书》实为学之本，进德之门，凡文武医卜，俱当习而知之，何止医者而已。且为医之必须通晓天地运气、本草药性，运气则必当知晓易道之玄微，药性则博通《毛诗》《尔雅》之名物。"据《新元史卷·选举志》记载："大德九年，平阳路泽州知州王称言：'今各路虽有医师，学亦系有名无实，宜督责各处有司，广设学校，为医师者令一通晓经书，主之，集后进医生讲习《素问》《难经》《仲景》《叔和》《脉诀》之类，然亦须通《四书》。不习《四书》者，禁治不得行医。'于是，太医院考试之法：一，合设科目。一，各科合试经书。中书省依所议行之。"

　　这就造成了当时的医家普遍具有一定程度的儒学功底，太医院御医更是如此。他们往往既通晓岐黄之术，又深谙儒家经典，如元成宗年间（1295年—1307年）被选为太医院使的韩公麟，除负责医疗外，他还常常与成宗研讨儒学和施政为君之道，深受成宗器重。忽思慧既能当选为元宫廷饮膳太医，也必然熟读《四书》，了解孔孟之道，正因如此，《饮膳正要》中也常常引用《论语》之言，处处闪耀着儒家思想"医者仁心"的光辉。在《饮膳正要》的序言中忽思慧就表明了此书编写的缘由与目的："其执艺事，以致忠爱，虽深于圣贤之道者不外是也。"忽思慧由饮膳太医的职责出发，出于对皇帝的忠诚和对天下百姓的仁爱之心编撰此书，体现了他极其高的医学素养和儒家人文关怀。

儒家的主要核心理论之一即是"中庸""克己"，即约束自身的欲望和行为，以达到"和"的境界。《礼记·中庸》曰："喜怒哀乐之未发，谓之中；发而皆中节，谓之和。中也者，天下之大本也；和也者，天下之达道也。致中和，天地位焉，万物育焉。"忽思慧将儒家这种"中和"的哲学思想用于养生，提出："保养之法，莫若守中，守中则无过与不及之病。调顺四时，节慎饮食，起居不妄，使以五味调和五脏。五脏和平则血气资荣，精神健爽，心志安定，诸邪自不能入，寒暑不能袭，人乃怡安。"也就是说，养生的关键是"守中"，是要有所节制，即"无过与不及"，起居饮食要恰到好处、合理有度。

在饮食方面，忽思慧提出"食饮有节"，即"先饥而食，食勿令饱，先渴而饮，饮勿令过。食欲数而少，不欲顿而多"，并指出："盖饱中饥，饥中饱，饱则伤肺，饥则伤气。若食饱，不得便卧，即生百病"，无论是过饱还是过饥都会对身体造成损害。此外，中医学的"中"也常指脾胃中焦，而《饮膳正要》中亦多强调调养脾胃以培补正气，如"脾病禁食酸，宜食大豆、豕肉、栗、藿之类"；还列出许多如"秒汤""河豚羹""阿菜汤""杂羹"等皆有"补中"之效的药食。

在蒙古统治者的扶持下，以丘处机为代表的道教受到极高礼遇和恩宠，道家在民间也出现了兴盛的局面。忽思慧也对当时元代贵族所崇信的神仙道教思想颇为关注，并借鉴了其中许多对于养生有益的思想。如《饮膳正要》第二卷"神仙服食"一节中的"神枕法"即取自道教经典《云笈七签》，此书是择要辑录于《大宋天宫宝藏》的一部大型类书，曾于宋天圣七年（1029年）由张君房辑成，后进献宋仁宗。除"神枕法""服黄精"外，"神仙服食"其余皆为服食之术，在单味草木类服食中，特别对葛洪《抱朴子内篇》一书的引用最为突出。

但忽思慧对金丹和草木药物的看法与传统道家并不一致，《抱朴子内篇》载"草木延年而已，非长生之药可知也"，认为金丹才是长生之药的关键。然而忽思慧在自己的书中所提及的多为草木类药物，药食原料也多为对身体无害的平和补益之品，避开了峻烈的金石类丹药。此外，道教主张神仙实有，长生可求，但忽思慧成仙问题却存之不论，提出神仙之道难致，养生之术才是根本。毫无疑问，忽思慧的服食之法比起道家的修行炼丹更能迎合蒙古贵族的需求。

总体上，忽思慧在药膳养生方面的巨大成就，使其成为这一时期燕京医学流派的杰出代表。他主张的饮食养生观念也在后世燕京医派中得到了继承和发扬。

（三）罗天益

罗天益师承李东垣，是元代著名医家，因其医学成就受到朝廷征召，长期担任御医，也是元代燕京医学流派的代表性医家。

1. 个人生平

罗天益（约1220—1290），字谦甫，号容斋。元代真定藁城

（今河北藁城县）人。罗氏幼承父训，有志于诗书。青年时正值金末战乱，乃潜心岐黄之术。李杲还乡后，意欲传道后世，罗氏经友人周德甫推荐，拜东垣为师。受业十余年，苦学不辍，尽得其传，"发言造诣，酷类其师"，成为当时著名医家。罗氏性行敦朴，谦虚诚挚。治学一本《内经》之旨，学术上理论、药性药理的运用，具有明显的"易水学派"特色，承于张洁古、李杲，突出脏腑辨证、脾胃，成为易水学派理论形成和发展过程中承前启后的一位重要医家，也对燕京医学流派有重要的贡献。

曾任元代真定路（李杲的家乡）教授的湖北应城名士砚坚，在其所撰的《东垣老人传》中详细地论述了罗天益拜李杲为师、发愤学医、为民除疾的事迹，以及李杲为人师表、教书育人的高尚品质。罗氏又博采诸家之长，旁搜远绍，融会贯通。他曾从窦太师学针灸，从曲阳县刘禅师处学得疮疡疔疡方四首，向邓州儒医高仲宽学得白术安胃散等四方，投之得当，屡有效验。约于元宪宗二年（1252年），被征召为军医，随军往来于中原与幽燕各地。每到一处，访求师友，虚心好学，医术不断提高。后升至太医之职，奉召应请，为人治病。

2．医学著作

罗天益著《卫生宝鉴》，协助东垣编纂《内经类编》（已佚）、并整理《兰室秘藏》《洁古注难经》。还著有《药象图》《经验方》《医经辨惑》（见刘因《静修文集》）等，均佚。

《卫生宝鉴》24卷，补遗1卷。撰年不详，刊行于1281年。该书元刻本因战乱而散失，现存最早版本见于元代杜思敬编纂的丛书《济生拔萃》，但内容不完整。1417年，杨荣、韩公达曾校刊此书，后世流传不多。现存主要版本有：1846年李锡龄校刊的《惜阴轩丛书》本，商务印书馆1959年铅印本等。

《卫生宝鉴》全书分为4部分，共25卷：前3卷为"药误永鉴"，主要以病案形式，结合一个专题对误治进行辨析，以警示后学及同行不要犯误治之错，并介绍制方遣药原则和注意事项；卷4至卷20为"名方类集"，精选古今效方766首，共分28门类，每门之下先论述病证，后列方药，以证系方，理法具备，论述临证各科疾病的诊治，为该书主体部分；卷21为"药类法象"，主要论述张元素、李杲的药物学理论，如药物的性味、功效，及其用药经验；后3卷为"医验记述"，主要记载罗氏长期从事临床的诊治经验与验案。补遗部分，主要为治疗伤寒诸证的有效方剂，选辑张仲景以下诸家有关外感、中暑等病证的验方，为元代以后他人所补充之内容。本书以《黄帝内经》《难经》等经典理论为宗，师承张元素、李杲的学术理论，又旁采张璧、钱乙等诸家之说，围绕临证脏腑杂病的辨证论治理论进行系统阐发，具有鲜明的"易水学派"特色。蒋用文序曰："罗氏深得李氏不传之奥，其处方立论，不偏于一，而于针法、本草，莫不备述，实医家至要之书。"

罗天益在李杲逝世二十年后，整理李氏平生临证记录而成《兰室秘藏》3卷，分21门。卷上首列饮食劳倦、中满腹胀、心腹痞、胃脘痛四门以突出李氏创导的脾胃学说；卷中自头痛门至妇人门；卷下自大便燥结门至小儿门。每门之下，先有总论，以证候为主。详论各证候的病源、治疗，后附列处方。《兰室秘藏》虽然是李东垣的平生临证记录，不能算作罗天益的个人学术专著，但罗氏的整理之功实不可没。正如为《卫生宝鉴》作序的蒋用文所评"李氏之学得罗氏而益明"。

3．学术成就

纵观罗天益一生，其学术成就主要有两点：一是继承并完善东垣的脾胃学说，二是创立三焦寒热辨证理论。

（1）继承并完善脾胃学说

脾胃学说方面，罗天益深入探讨了脾胃的生理功能，阐发李杲脾胃内伤学说：《内经》曰：肝生于左，肺藏于右，心位在上，肾处在下，左右上下，四脏居焉。脾者，土也，应中为中央，处四脏之中州，治中焦，生育营卫，通行津液，一有不调，则营卫失所育，津液失所行。"此处揭示了脾胃与其他四脏及营卫津液的关系，对于正确理解脾胃内伤诸证病机颇有裨益。

李杲论脾胃内伤之因，虽有饮食所伤和劳倦所伤两个方面，但终是统而言之。罗氏则将饮食所伤分作食伤和饮伤，将劳倦所伤分为虚中有寒和虚中有热，则更为具体而条理化；临证广泛采用历代名方，并自创新方，治疗脾胃病，突出甘补辛升的特点，充分体现了其对东垣用药心法的继承与发展。

脾胃所伤的病机，东垣认为多由饮食劳倦所致，罗氏进一步将饮食之因分之为二，即食伤与饮伤。食为有形之物，若贪多务饱，肠胃不胜，其治莫若消导。伤之轻者，以枳术丸之类以行消导；伤之重者，以木香槟榔丸之类消导兼以攻下。饮为无形之气，若嗜酒过度或饮水、乳等损伤脾胃，宜发汗、利小便，使上下分消其湿。酒伤，用葛花解酒汤、法制生姜散等发其汗；水伤，用法制生姜散、蕾香散、枳术汤等利其水；冷水或乳酪所伤，用神应丸上下分消其湿。

东垣《脾胃论》有"始病热中，若未传为寒中"之论，罗氏承其说并加以发挥，将劳倦所伤分为虚中有寒和虚中有热两种病变。虚中有寒者，多因劳倦过度，损伤脾胃，失于升降，复受寒邪，脾阳不振，津液不行，治宜温中散寒，方用理中丸、建中汤、育气汤等；虚中有热者，多因劳倦伤脾，损伤元气，气衰火升，火热乘脾伤气，治宜甘温除热、补气升阳，方用调中益气汤、人参黄芪散、柴胡散等。

罗氏认为各个脏腑的偏强偏弱，均能直接或间接地影响脾胃而发生病变，影响的情况和程度不同，所导致的病变也不同。如在《卫生宝鉴·泄痢论》中他分析了飧泄和痢疾，都是肝胆影响到脾胃的结果。影响轻则为飧泄而谷不能化，影响重则为下痢脓血稠黏而里急后重。他还分析了由饮食劳倦伤脾引起的心胃病，认为其是由于脾胃气弱不能滋养心肺，上焦元气不足，因遇冬冷，肾和膀胱寒水之气，乘机而克心乘脾，所以"胃脘当心而痛"（心胃痛及腹中痛）。说明他对某些疾病的认识，不是单从受病脏器的本身去考虑，而是进一步从和它有联系的脏器加以分析，这体现了罗氏在治疗上的整体观念。

治疗脾胃病方面，罗氏汲取了东垣升阳益气的用药法度，善用温补之剂。他在《卫生宝鉴》中说："健脾者必以甘为主……荣出中焦，卫出上焦是也。卫为阳，不足者益之必以辛；荣为阴，不足者补之必以甘，甘辛相合，脾胃健而荣卫通。""凡人之脾胃，喜温而恶冷。"故罗氏遣药常用甘辛之品，佐以辛热。他对理中丸、建中汤、四君子汤等方的论述，多从"温中益脾""温能胜湿""辛热温胃散寒"立论，即反映了这一特点。

罗氏在理论上对东垣学说有所发挥，在治疗上亦不局限于东垣的益气升阳、甘温除热等法，他在创立新方、化裁古方时尤其重视健脾消滞方药的应用。如枳术丸、木香化滞丸、消滞丸、煮黄丸、消积集香丸等方，均以健脾为主，佐以消滞、理气开郁之品，较东垣升阳益气之法则有所进步。

罗氏上承师说，治病重视顾护脾胃，反对滥投苦寒，克伐生气；认为脾胃为人之所本，滥用苦寒攻下，易伤脾败胃，"土病则胃虚，胃虚则营气不能滋养百脉"。这一观点，在《卫生宝鉴·药误永鉴》中进行了深入阐发，其目的在于扭转轻易使用下法的时弊，也值得今人引以为戒。

（2）创立三焦寒热辨证理论

罗氏秉承元素、东垣之学，在脏腑辨证的启示下，阐发了三焦寒热病证的辨治。他认为三焦总领五脏六腑，为"元气之别使"，具有荣灌周身、和调内外、宣上导下的作用。元气能充，则脾胃亦自健运不息。若饮食不节，能造成三焦气机升降的失常而致肠胃受伤。《卫生宝鉴》载："水谷入口，则胃实而肠虚，食下则肠实而胃虚，更虚更实，此肠胃传化之理也，今饮食过节，肠胃俱实，胃气不能腐熟，脾气不能运化，三焦之气不能升降，故成伤也。"

由于罗氏论病注重三焦气机，故其审证用药，也有辨治上、中、下三焦之分。如在《卫生宝鉴》"泻热门"和"除寒门"两篇中，就论述了"上焦热""中焦热""下焦热"和"上焦寒""下焦寒"的区别，并在此基础上，进一步阐明了"气分寒热"和"血分寒热"的异同。

三焦辨证之说，散见于《黄帝内经》《难经》《伤寒论》之中，至《中藏经》谓三焦总领五脏、六腑、荣卫、经络、内外、左右、上下之气，并根据其生理特点、病理变化，首次对三焦寒热虚实之病证做了归纳分析。之后，张元素著《脏腑标本寒热虚实用药式》，又对其做了补充，但是他们均未提及三焦寒热证的治疗。罗天益不仅对三焦寒热辨证有所发挥，而且首次阐发了三焦寒热辨治的理论。虽然其理论和方药尚不十分完备，但它对后世研究三焦病机有着重要的启发意义。

上焦热：积热烦躁，多渴，面热唇焦，咽燥舌肿，喉闭，目赤，鼻颌颊结硬，口舌生疮，谵语狂妄，用凉膈散；胸中郁热，肺热咳嗽，吐血，用龙脑鸡苏丸；心肺积热，风壅上攻，头目昏痛，肩背拘急，肢节烦疼，口苦唇焦，咽喉肿痛，痰涎壅滞，涕唾稠黏，用洗心散。中焦热：胃中实热而不满，用调胃承气汤；脾热目黄，用泻脾散；中食毒、酒毒、药毒等诸热毒，用贯众散。下焦热：痞满燥实，地道不通，用大承气汤；肾水不足，虚火上浮，用三才封髓丹；下焦阴虚，脚膝软无力，阴汗阴痿，足热不能履地，不渴而小便闭，用滋肾丸。三焦甚热：大热甚烦，错语不得眠，用黄连解毒汤。

上焦寒：积寒痰饮，呕吐不止，胸膈不快，不下饮食，用铁刷汤；风邪冷气，入乘心络，脏腑暴感风寒，上乘于心，令人猝然心痛，用桂附丸。中焦寒：脾胃冷弱，呕吐泻利，体冷微汗，手足厥冷，腹中雷鸣，用附子理中丸；内虚里急少气，手足厥冷，小腹挛急，用大建中汤。下焦寒：肾气不足，用八味丸；下焦阳虚，用天真丹。三焦甚寒：心腹疼痛，泄泻肠鸣，自利自汗，米谷不化，手足厥冷，用大已寒丸；伤寒自利不渴，呕哕不止，或吐利俱发，小便或涩或利，或汗出过多，脉微欲绝，腹痛胀满，手足逆冷，用四逆汤。

4. 临证特色

（1）善用热药，温扶阳气

罗氏辨病析证，论理清晰，他重视经旨，娴熟地将《黄帝内经》《难经》等经典论述用于临床，屡起沉疴，每每切合病机。师从李杲，临证诊病制方多采撷东垣精义，益气升清、调补脾胃，善用辛热温药扶补阳气，并能随机而应变。罗氏多用附子、干姜、人参、肉桂等辛热甘温、扶补阳气的方药组合案例，是对东垣用术、参、芪升发脾阳模式的进一步开拓，这表明其承继东垣之学，但却不囿于李氏益气升阳等法。罗氏以炙甘草汤治"中气本弱""中病伤寒"案；以四逆汤温救四肢逆冷、口鼻气冷、时发昏愦之重症伤寒；以黄芪建中汤加附子、芍药温阳健脾，治刘仲美脾胃虚寒腹痛案；以托里温经汤（人参、苍术、麻黄、白芷、当归、防风、葛根、升麻、白芍、炙甘草）治"寒覆皮毛，郁遏经络，热不得升聚而赤肿"之外疡重症等，均反映其在东垣用方的基础上温扶阳气、善用热药的证治特色。

（2）针灸汤药，多法兼施

使用艾灸外治和汤药内服多重组合应用是罗氏治病的又一大特色，这在罗氏医案中随处可见。如治"赵运使夫人，年近六十，病脐腹冷痛，相引胁下，痛不可忍，反复闷乱，不得安卧，乃先施灸法，取中庭穴（任脉穴），艾灸五壮，任脉气所发，后以当归四逆汤温经散寒，通脉止痛"。水煎温服，数服而愈。

外治方法贵在灵活多变。如治董彦诚伤寒一案，患者年过四旬，因劳役过甚，饮冷伤食而自利，肠鸣腹痛，四肢逆冷，口鼻气亦冷，六脉如蛛丝，时发昏愦，病属重症，即以葱熨脐下一法，又以四逆汤合生姜、葱白，取一升，去渣凉服，至夜半即气温身暖思粥饮，至天明而愈。又治段库使春初病疡风，"满面连颈极痒，眉已脱落"，以锐针刺其肿上，并以东垣"破血去热，升阳去痒"之方令服取效。

又如针刺、艾灸、药治相兼合用。姚公茂，六旬有七，宿有时毒，因酒再发头面肿痛，耳前后肿尤甚，胸中烦闷，咽嗌不利，且身半以下皆寒，足胫更甚，饮食减少，精神困倦而体弱。罗氏诊之，视其脉浮数，按之弦细，作"上热下寒"治，据《黄帝内经》"热胜则肿"、《难经》"畜则肿热砭射之也"之旨，遂先于肿上 50 余刺（实为放血疗法），出血紫黑如露珠状，"顿时肿痛消散"，继于气海穴"大艾炷灸百壮，以助下焦阳虚"，并于足三里二穴，灸三七壮，"治足胫冷，亦引导热气下行"，复处既济解毒汤（黄芩、黄连、桔梗、甘草、柴胡、升麻、连翘、当归等），"投剂后，肿消痛减大便利，不旬日良愈"。综合调治提高临床疗效之功力，于此可见一斑。

（3）喜用经方，擅创新方

罗天益对《伤寒杂病论》颇有研究，临证灵活运用经方，多是原方原量，并扩大其应用范围，特别是应用四逆汤、小柴胡汤和调胃承气汤更是独具特色。四逆汤是张仲景为治少阴病而设，由甘草、干姜、附子组成。用于伤寒自利不渴，呕哕不止，或吐利俱发，小便或涩或利，或汗出过多，脉微欲绝，腹痛胀满，手足逆冷，及一切虚寒逆冷。而罗天益结合临床，师古而不泥古，广泛应用于诸多阴证，以及阴证似阳的真寒假热证。阴证，如身静而重，语言无声，气少难以布息，目睛不了了，鼻中呼吸不能出入，口中鼻中气俱冷，水浆不入，大小便不禁，面上恶寒，有如刀刮者，罗天益用四逆汤内服，并配合朱肱《类证活人书》中的葱熨法外用。对于手足冷，脉微细而谵语，舌苔薄者；或身凉，手足或冷而郑声者；或手足冷，或身微热，脉皆沉细微弱而烦躁者；或身凉，额上手背有冷汗者；或呕而身微热，或厥，或烦，小便利，脉沉者；或寒毒下利，脐下寒，腹胀满，大便黄白，或清黑，或有青谷者，罗天益皆用四逆汤治之。阴证似阳证者，如身微热、烦躁、面赤，脉沉而微者（身微热是里寒的表现；烦躁是阴盛的变现；发躁、面赤是下元虚阳泛上的表现，犹日落而霞光上天也，与阳证面赤不同），则用四逆汤加葱白治之。

罗天益临证也重视应用《太平惠民和剂局方》，如藿香正气散（藿香，茯苓，白芷，大腹皮，紫苏，陈皮，桔梗，白术，厚朴，半夏，甘草）具有解表化湿、理气和中的功效，治疗外感风寒、内伤湿滞、霍乱吐泻等。罗天益用其治疗外感发热头疼，内因痰饮凝滞为热，或中脘痞满，呕逆恶心。热服后如欲出汗，盖被，再煎服。以上证候未见愈，用小柴胡汤治之。如以上证候未见愈，又腹满，数日不大便，用小柴胡加芒硝汤治之。

罗氏临证常根据临床实际或运用前人名方或据证创设新方。如常采张仲景的理中汤、四逆汤、炙甘草汤、脾约丸、五苓散、大承气汤、调胃承气汤、当归四逆汤、黄芪建中汤、三物备急丸、黄连解毒汤、白虎加人参汤，朱肱的白虎加苍术汤、治中汤，钱乙的异功散、泻白散、泻黄散、白术散、甘露散，《太平惠民和剂局方》的附子理中汤、神应丸、至宝丹，刘河间的升麻汤、三化汤，张元素的桂苓白术散、橘皮枳术丸，李东垣沉香桂附丸、天台乌药散、朱砂安神丸、补中益气汤等方。

创制的新方有冲和顺气汤（葛根、升麻、防风、白芷、黄芪、人参、甘草、芍药、苍术、生姜、大枣）治妇人"脾胃有伤，面色黧黑不泽"；以温中益气汤挽李氏"伤寒坏证"；参术调中汤（黄芪、人参、当归、木香、生姜、益智仁、草豆蔻、白术、炙甘草、陈皮、神曲）治史丞相内伤自利腹痛；以人参益气汤挽治"精神昏愦，怠惰嗜卧"之湿证。又创顺气和中汤愈"气虚头痛"；扶阳助胃汤甘辛大热之剂治虚寒腹痛；平胃地榆汤温通升补治下血；参苓琥珀汤（人参、茯苓、川楝子、琥珀、甘草、延胡索、泽泻、柴胡、当归）治"小便淋痛不可忍，相引胁下痛"等。诸多自撰方都在严格遵守方剂法度的基础上，根据患者实际病情，对古方时方进行创造性的变更和重组，收到了良好的疗效。

（4）多种剂型并用，重视药材炮制

中药剂型与服药方法，也是决定临床疗效的重要一环，直接影响药物效用的发挥。罗氏斟酌古方而参以己意，对剂型与服药方法进行了深入细致的研究，并加以灵活运用。罗氏主张急性病用汤剂可使药效迅速发挥；或用散剂，因散剂易分散、奏效速，并对胃有一定的机械保护性，故罗氏对食伤脾胃、饮伤脾胃的治疗多采用散剂，如治疗食伤的瓜蒂散，治饮伤的藿香散、五苓散等。另外，罗氏还应用散剂治疗耳部疾患，如治耳出脓的红棉散，治耳内有恶疮的黄连散等，皆是"要末少许，棉裹纳耳中"。

慢性疾病需要持久服药宜用丸剂，丸剂在胃肠道中缓慢崩解，逐渐地释放药物，作用持久，可延缓毒性、刺激性药物吸收，降低毒性和减少不良反应，故罗氏常用丸类制剂治疗慢性疾病。有部分药物有臭味或其他异味，也需用丸剂外的包衣来掩盖。丸剂又分水丸、蜜丸、糊丸和蜡丸等。水丸系药物细末用水或黄酒、醋、稀药汁等为黏合剂制成。其中，酒有活血通络、引药上行的作用，并具有一定的防腐性，如天麻丸、朱砂安神丸等；醋能散瘀血、消肿瘤，故入肝散瘀止痛方多以醋泛为丸，如治寒饮食伤、腹满疼痛的消积集香丸；生姜有祛寒止呕的功效，治呕吐不欲饮食的方中常以生姜汁泛丸，如厚肠胃、进饮食的和中丸；蜜丸系药物以炼制过的蜂蜜为黏合剂制成，蜂蜜具有镇咳、缓下、润燥、解毒和滋补的作用，其味甜美能矫正药物不良气味，便于服用，用于慢性疾病和需要滋补疾病的治疗，如枳术丸、天麻丸等；糊丸系药物以米、面糊等为黏合剂制成，比水丸崩解慢，可减少或避免药物刺激性，一般含剧毒或需迟化的丸剂多制成糊丸，如养胃进食丸等；蜡丸系药粉用蜂蜡作黏合剂制成。李杲曾说："蜡丸取其准化而旋旋取效，或毒药不伤脾胃"，可见蜡丸具有缓释、长效之功，凡刺激性较强的药物均宜制成蜡丸，如感应丸。另外，为了便于识别丸剂、增强其稳定性、减少药物异味，在丸剂表面常包裹一层物质，即为包衣。罗氏选用的包衣材料有五类：朱砂衣，如天王补心丹、朱砂安神丸等；辰砂衣，如辰砂丸等；金箔衣，如去毒牛黄丸等；雄黄衣，如马兜铃丸等；干胭脂衣，如火龙丹等。

罗氏根据临床实际需要，对部分中药进行必要的炮制与加工，如"法制陈皮"是用茴香（炒）、青盐（炒）、甘草（各二两，炙）、干生姜、乌梅肉（各半两）、白檀（二钱半）六味为末，外以陈皮半斤，汤浸去白，净四两，切作细条子。用水一大碗，煎药末三两同陈皮条子一处，慢火煮。候陈皮极软，控干，少时用干药末拌匀焙干。每服不拘多少，细嚼，温姜汤下，不拘时。功效为消食化气、宽利胸膈、善进饮食。"醋煮三棱丸"用川芎（二两，醋煮微软，切作片子）、京三棱（四两，醋煮软，竹刀切作片子，晒干）、大黄（半两，醋纸裹，火煨过，切）三味为末，水糊丸如桐子大，每服三十丸，温水下无时。治一切积聚，远年近日，皆治之，如神效。病甚者一月效，小者半月效。

（5）对中风的论治经验系统总结

中风是临床常见病和多发病，罗天益在《卫生宝鉴》中专列"中风门"论治中风，承沿汉唐至北宋论从外风治的遗风，并有发挥。罗氏论述中风，涉及了中风的诸多变证，治疗时汤药并用，选方四十余个，多用风药，并配合针灸。主张治未病。

　　罗氏认为中风根据其临床表现可分为中腑、中脏及中脉。"风中脉则口眼㖞斜，中腑则肢体废，中脏则性命危。"中腑症状为面颜显五色，有表证而脉浮，恶风恶寒，拘急不仁，或中身之后，或中身之前，或中身之侧。"大抵中腑者多著四肢"，其病多易治；中脏症状为唇吻不收，舌不转而失音，鼻不知香臭，耳聋而眼瞀，大小便秘结。"中脏者多滞九窍"，其病则难治。中脉症状为口眼歪斜，恶寒，四肢拘急。

　　罗氏认为风邪外中伴有六经之证，应用孙思邈《备急千金翼方》中通治八风、五痹、痿厥等疾，主治口眼㖞斜、筋脉拘急、半身不遂、语言艰涩等的经典方剂——小续命汤（麻黄、人参、黄芪、芍药、甘草、川芎、杏仁、防己、官桂、防风、炮附子、生姜）加减，益气温阳、祛风活血，并主张分经治疗，配合针刺，体现了罗氏善于继承，又有创新的特色。对中风血虚不能养筋，手足不能运动，舌强不能语言，且外无六经之形证，内无便溺之阻隔，则宜用大秦艽汤（秦艽、石膏、甘草、川芎、当归、芍药、羌活、独活、防风、黄芪、白术、白芷、茯苓、生地黄、熟地黄、细辛，心下痞加枳实，春夏之季加知母一两）以益气养血、祛风清热、濡养筋脉。罗氏认为中风症见筋骨弱、语言难、精神昏愦，"或瘦而臂肢偏枯，或肥而半身不遂，或恐而健忘"，"是中风湿热内弱者，是为风热体重也"，皆为肾肝精亏所导致。故用羌活愈风汤（羌活、甘草、防风、防己、黄芩、蔓荆子、川芎、独活、细辛、枳壳、麻黄、地骨皮、人参、知母、甘菊花、薄荷、白芷、枸杞子、当归、杜仲、秦艽、柴胡、半夏、厚朴、前胡、熟地黄、白茯苓、黄芪、生地黄、苍术、石膏、芍药、桂枝）以益气血、补肝肾、祛风邪、安心养神、调协阴阳。罗氏认为中风者多昏冒，用四白丹（白术、砂仁、白茯苓、香附、防风、川芎、甘草、人参、白芷、羌活、独活、薄荷、藿香、白檀香、知母、细辛、甜竹叶、麝香、龙脑、牛黄）以祛风清肺、芳香开窍、益气养魄。对于"中风人初觉，不宜服脑麝，恐引风气入骨髓，如油入面，不能得出。如痰涎潮盛，不省人事，烦热者，宜用之下痰，神效"。中风自汗、昏冒、发热不恶寒、不能安卧、乃风热烦躁之故，应用泻青丸（川芎、栀子、羌活、大黄、防风、龙胆草）。

罗氏采用《学医新说》的刺法，从阳引阴、从阴引阳治中风偏枯。同时，罗氏认为"凡治风莫如续命汤之类，然此可扶持疾病，要收全功，必须火艾为良"。对于中风预防，罗氏主张若出现大指、次指麻木不仁或不用者，宜先服愈风汤、天麻丸，以治未病，不治已病，否则三年内必有中风之疾。

罗天益继承李杲的医学成就并有所发挥，形成自己的用药特色，针药并用，成就卓著，是元代燕京医学流派成就集大成者。

第五章 明代——燕京医学流派的发展

元代末期，政治腐败，纲纪混乱，统治者无力维持政府正常运转，人民生活在水深火热之中，各地人民纷纷揭竿而起、朱元璋推翻了元代的统治，于 1368 年建立了明代这一全新的封建帝国政权。封建社会行至明代，已进入晚期，中央君主集权在这一时期发展至鼎盛。明代历经 16 帝，历时 276 年。明太祖朱元璋鉴于元代灭亡的教训，于明代开国之初，在政治、经济、军事等方面进行了一系列的改革。在这些措施得到贯彻执行后，百姓于战乱之后得以休养生息、恢复生产。明代政府通过对商业、手工业进行扶持，使得明代经济实现大力发展。教育上，明代采用科举制度，八股取士在一定程度上禁锢了士人的思想。在政治上，明太祖为避免大权旁落，废除了丞相制度，对诸皇子实行分封制，使得皇权得以高度集中，此时，明代政府统治下的中国实为绝对专制主义的国家。明代传至第十六代崇祯帝，国家外强中干，再难抵抗内忧外患的局面。

朱元璋于公元 1368 年灭元建明，定都南京，初仿元代制度设医学提举司，后改为太医院。永乐十九年（1421 年）明成祖迁都北京后，又在北京设立一所太医院。这样形成了南北两所太医院并存的局面，且一直持续至明代灭亡，但北京太医院占主要地位。北京的太医院从永乐时期设立以来，始终是明代医学最高学术水平的代表和最优秀医官的汇集地。因此，明代的燕京医学流派的发展和成就，在北京太医院的优秀御医身上呈现出最有代表性的特色。

明代的医户制度和官方医政体系对于燕京医学流派扩充医学队伍和学术传承产生了有利影响。在这个时期，燕京医学流派涌现出龚廷贤、薛己、杨继洲、张介宾等一大批对后世整个中医学术界产生巨大影响的医家。明代在继承唐、宋、金、元发展医学经验的同时，微有改革，如将医学增加为十三科，并于首都和地方的府、州、县广置医学，都对于作为首都的北京地区培养和招纳医学人才、繁荣医学学术和临床等方面起到促进作用。

一、明代太医院与医官：燕京医学流派的人才保障

在明代中央集权高度发展的政权影响下，明代医政组织建设也呈现出各个朝代无法比拟的高度集权的状态。

明代建国伊始，主要以沿袭宋元旧制为主。朱元璋称吴王之初，仿效元代医事制度设置国家医药行政管理机构——医学提举司，司中设"提举，从五品，同提举，从六品，副提举，从七品，医学教授，正九品，学正、官医、提领，从九品"。[①]由最初医学提举司中官员品秩来看，明代初期从事医学的官员社会地位及待遇是较低的。元代的医学提举司为太医院下属机构，实质为元代的医学考试机构和科研机构，肩负着为太医院考核医学人才、校勘医学著作从而使之刊行于世的职能，其考核与校勘结果均须上报太医院，由太医院审定。而明代初期所

---

① 张廷玉.明史［M］.北京：中华书局，1975：1813.

设的医学提举司，是作为全国性的医药行政管理机构，位于医政管理体系顶端，负责国家医学相关的一切事宜。由此可见，元、明两代医学提举司，虽名称相同，但其主要职能与设立的初衷却相距甚远。

1366年，将医学提举司改称为太医监，"设少监，正四品，监丞，正六品"。[①]1367年，将太医监改为太医院，"设院使，秩正三品，同知，正四品，院判，正五品，典簿，正七品"[①]"仍以太医监官孙守真为院使，葛景山为同知，陆惟恭、杜天僖为院判。"[②]太医院在明代得以初步建立。明代太医院在职能关系上隶属于礼部，部分职能如人事安排等受到吏部制约。

洪武元年设太医院。洪武十四年，改太医院为正五品衙门，"设令一人，丞一人，吏目一人。属官御医（洪武六年始设）四人，俱如文职授散官"。[①]洪武二十二年，复将太医令改为院使，丞改为院判。据《明史》太医院条目记载，太医院职官人员构成主要为"院使一人，正五品，院判二人，正六品。其属，御医四人，正八品，后增至十八人，隆庆五年定设十人。吏目一人，从九品，隆庆五年定设十人"。[①]至此，太医院作为明代中央医药行政管理机构，被正式确立。

（一）明成祖迁都与两京太医院制度

永乐十九年，明成祖将都城迁往北京，此后明代首都定在北京，南京定为留京。南京旧时官制基本保留，但规模相对较小，而医事制度亦如是。至明代末期，南京多数官制已基本形

---

① 张廷玉. 明史 [M]. 北京：中华书局，1975：1813.

② 刘国柱. 中国医学史话 [M]. 北京：北京科学技术出版社，1994：167.

同虚设。成祖迁都北京后，于北京复设太医院，南京太医院虽然得以保留，但在人员设置上仅设院判、吏目各一人，下设医士和医生，在规模上远小于北京之制，接受北京太医院领导。《明会典》南京太医院条目下简单记述了太医院药材的来源、医士的升迁制度及医学生来源等基本情况，并且将南京太医院的主要职能概括为对"南京各营"的医药管理。南京太医院下也设有惠民药局和生药库等机构，但是相应人员的调派须由北京太医院统一领导。

所以，南京太医院无论在人员编制和职能范围上，均无法和北京太医院相比拟。南京太医院虽发展滞后，但宽松的环境使其成为太医院医官失意之时的左迁之地。如永乐年间的名医盛寅，因知自己平日为东宫所恶，及仁宗继位后，遂往南京太医院任职，待宣宗继位大统，才将其召还。南北两京太医院制度自建立伊始一直延续至明代末期，是明代医事制度中重要的组成部分，也是明代医政事业的特色之一。其制度的建立受特定的历史背景影响和制约。

（二）明代太医院的建制

至正二十四年（1364 年），朱元璋建立西吴政权伊始，就建立了医学提举司；至正二十六年（1366 年），将医学提举司改为太医监；吴元年（1366 年），将太医监改为太医院。洪武十四年（1381 年），又"改……太医院为正五品……太医院令一人，丞五人，吏目一人，属官御医四人，其钦天监、太医院官俱从品级授以文职散官"[1]，自此明代太医院制度正式建立。

---

[1] 台湾地区历史语言研究机构.明太祖实录［M］.台北：台湾地区历史语言研究机构，1962：2186–2187.

当然，太医院制度的改革并不是就此戛然而止了，洪武二十二年（1389年），"复改太医院令为院使，丞为院判"①，自此，明代太医院制度遂成定制。

太医院制度形成之后，其内部各项官职人员及杂役的设置也随之形成。为太医院效力的整个官医群体可具体分为两个范畴，一是医官的设置，也就是我们所说的官医群体中的"官"，二是医生、医士这些为太医院基层服务的医役，属于官医群体概念中的"医"，没有品级。关于医官的设置规定："太医院，院使一人，正五品，院判二人，正六品。其属，御医四人，正八品，后增至十八人，隆庆五年，定设十人。吏目一人，从九品，隆庆五年定设十人。"② 除此之外，医官的范畴内还包括没有品级的生药库、惠民药局的大使、副使，对此，明代人李默在《四库全书存目丛书·吏部职掌》中有所提及："太医院堂官，御医、吏目、大使、副使等官。"关于医生医士，梁峻曾在其著作《中国古代医政史略》中提及："（明代太医院）一般情况下设有……医士七十人，医生七十人。"由此可见，医生、医士的数额一般是140人，但实际上由于该群体是太医院的基础力量，从事着庞杂的工作，其数量还远不止这些。故而其对于太医院作用的发挥并不低于医官。

（三）官医选任和升迁

医士的位阶高于医生，而医士又分为食粮医士、冠带医士、支杂职俸医士、支品级俸医士四个由低到高的等级。医生、医

---

① 台湾地区历史语言研究机构.明太祖实录［M］.台北：台湾地区历史语言研究机构，1962：2928.

② 张廷玉.明史［M］.北京：中华书局，1974：1813.

士是太医院内最为庞大的群体，对太医院工作的运行起着主体作用。故而，关于他们的考补有非常详细和全面的规定。

1. 官医选拔与考核

元代统治者为加强统治，对人民施行了一整套分行分户、世代相袭的户籍管理办法。明代沿袭了元代旧制，借鉴并发展了元代的户籍管理制度。明代将人民户口分为民、军、医、儒、灶、僧、道、匠等，此户籍制亦要求人们世代相袭。所以对于医户而言，一入医户，子孙后代必须世代为医，此即为具有明代特色的世医制度。

《明会典》规定："凡医士，俱以父祖世业代补。"①《明会典》中记载了隆庆五年制定的相关医丁从缺时的具体办法：凡医丁告补，隆庆五年奏准，查系年近嫡派子孙，方准行院结勘，送院习学三年，通候类考，考中方准补役。如嫡派无人，或不堪补，其亲枝弟侄人等，果系自幼报册，堪以作养者，亦量准一人，一体习学考补。其年远难凭，及旁枝远族，不许一概妄告。如各科缺役数多，本部另行议请选取。其实在医籍人户，各以正枝一人为户首，备查宗派立册，以后止据见在各户，核实造报。间有离任回籍等情，俱要赴部告明，给与定限。如私自逃回，及故违期限者查革。年远不明，妄行告收者不准。《明史·方伎传》中记载："医与天文皆世业专官，亦本《周官》遗意。攻其术者，要必博极于古人之书，而会通其理，深思独诣，参以考验，不为私智自用，乃足以名当世而为后学宗。"

明代的世医制度沿袭自元代的户籍管理办法，并且结合明代医学的具体特点加以发展。世医制度的贯彻执行，令众多医

---

① 申时行等.明会典［M］.北京：中华书局，1989：1105.

家子弟源源不断地涌入医学领域，从而使太医院的人才数量得以保障。医学作为一门博大精深的科学，如天文一样，有其独特学术特点，且业医者与人的生命安全息息相关，所以医生的医术高明与否和品德是否高尚，就显得格外重要。明代在世医制度影响下，医学生自幼耳濡目染，且太医院藏书众多，有利于医学生对于古籍经典的研读和对其所从事事业的专注。

明全国各地医户中的医丁，被推荐进入太医院，接受医学教育，三年后对其进行考试，通过考试将这些医丁分为三等：一等的医丁充任医士，是医士中等级最低的食粮医士。二等的医丁则成为医生。三等的医丁留院学习一年后再考，如若还不能考上医生或医士，继续留院学习一年；若仍未考上，就要发回原籍为民，失去其医户户籍。

对此，《明会典》中有详细记载："嘉靖二十八年题准，医士、医生，三年大考。一等原系医生者，与充医士；医士无冠带者给与冠带。原在内殿供事支俸并冠带医士，量升俸一级……二等原系医生者，与充医士；医士无冠带者给与冠带。原在内殿者，不准供事。三等俱照旧，仍与二等在院当差。四等有冠带者不准冠带；支品级俸者降俸一级；支杂职俸者降充冠带医士，食粮七斗；医士降充医生，住支月粮，俱令习学半年，送部再考，果有进益，准照旧支俸、食粮、冠带。如再不通，各降充医生，专供该院剉碾之役。"①

嘉靖四十三年九月，又规定："三年大考，分三等，一等补医士，二等补医生，三等发院习学。又三年再考新补，照旧役

---

① 申时行．明会典［M］．北京：中华书局，1989：1105．

一体甄叙。两次不堪收补者，发为民。"① 此后医生要升食粮医士、食粮医士要升冠带医士、冠带医士要升支杂职俸医士、支杂职俸医士要升支品级俸医士，俱要在三年大考中成绩出色方给考补，否则还要降级。明代十分重视各级官医的医学再教育，官医如医学生一样需要接受不断地考试才有机会得以升迁，这种升补制度有利于太医院官医始终保持良好的医学素养，对太医院官医的专业水平也起到了重要保障作用。

明代这种通过考试对医生、医士反复进行考核的制度保证了明代整个医疗群体的质量，于今亦有借鉴意义。对于医生、医士这些官医的下层，明代一直在加强制度化建设。至嘉靖朝，太医院医生、医士群体三年大考、每季小考的制度建立，而且逐渐严密，这使得太医院的基层医疗群体的医业水平有了保证。对于外遣医士，其考补也俱有具体规定，也充分保障了这些医士的考补有序、规范进行。对于捐纳医士群体的管理、考补也逐渐规范化。

在世医制度的影响下，世业相袭的医家子弟成为太医院业医者的最主要来源，除此以外，还可"令在外访保医官医士以充"②，其中有医术特别精湛者还可奏进圣济殿供事。即推荐全国各地优秀医者，由太医院考察通过后直接量材大小授予医士或医生。如《明会典》载："凡天文生、医生有缺，各尽世业代补外，仍行天下访举，到日天文生督同钦天监堂上官，医生督同太医院堂上官各考验收用。"这一选拔人才的方式在明代初期被广泛应用。

---

① 台湾地区历史语言研究机构.明世宗实录［M］.台北：台湾地区历史语言研究机构，1962：8716.

② 申时行.明会典［M］.北京：中华书局，1989：1105.

　　明代初期，政府急需各种人才，而国家考核制度亦未健全，而人才的培养亦需大量时间，故而荐举就成了选拔人才最好的方式。凡各地举荐医士，堪任医官者，都需要统一送太医院接受考试，中者送入吏部选用，不中者发回原籍为民，保举的官吏须"连坐"接受治罪。永乐年间的名医，官至太医院判的蒋用文，最初即因戴思恭举荐入太医院为御医，深受成祖的器重。"永乐八年以御医蒋用文为院判，专侍文华殿"[①]"及卒，遣官治坟茔。仁宗即位，赠太医院使，谥恭靖"。其地位之尊贵，明代少有。

　　御医作为太医院重要近侍医官，像院使、院判一样"不由常选""多奉旨升用"。[②]受皇帝个人主观影响，明代前期御医的选用并无规制可言，皆看是否用药有效，是否合皇帝心意。如永乐时，朱棣曾下诏"擢太医院医士杜彦达为御医，赐冠带"[③]"擢太医院医士陈敏为御医，赐之冠带"[④]。到明代中后期，御医升补渐成定制。嘉靖三十一年礼部题准："内殿御医有缺，将内殿供事吏目历俸六年以上考补。"（《四库全书存目丛书·吏部职掌》）其后，有关吏目选补的规定略有反复，主要在于内殿供事和外差时间的规定变化，趋同于文官的考满制度。嘉靖四十三年九月定，御医员缺，"将原在内殿供事及考居一等诸员""于

①　徐学聚．国朝典汇［M］．北京：书目文献出版社，1996：1106.

②　申时行．明会典［M］．北京：中华书局，1989：25.

③　台湾地区历史语言研究机构．明太宗实录［M］．台北：台湾地区历史语言研究机构，1962：1864.

④　台湾地区历史语言研究机构．明太宗实录［M］．台北：台湾地区历史语言研究机构，1962：1909.

吏目内已经九年考满者""送部再考铨补"。① 万历九年题准："其
吏目升御医者，但历俸六年之上，遇有员缺，更不得追叙原差，
即得准补。如有术业荒诞者，不许一概冒升。"十三年又题准：
"内殿御药，实历六年以上者，亦准遇缺推补。"显然，从嘉靖
至万历，吏目向御医的迁升，业务精良、六年以上的在任经历
和有缺是必备条件，"术业荒诞者"是不能得到提升的。

太医院医士除院内任事外，部分还被外派到明代政府多个
机构。关于这些外派医士的考补，也有相应的规定。至于为
什么向外派遣的多是医士，只有少量的医官，而医生则不予派
遣？这是因为太医院的全体官医中，医士和医生数量最大，医
官量少且要负责皇室的身体健康和太医院各种庶务，而医生的
水平、经验亦不如医士，无法独立地开展医疗事务，故而医士
被大量外遣就是自然而然的事了。

其实，各王府的良医也从医士中选择。《明会典》云："各
王府良医，俱于医士内选用。"对于被外遣的医士而言，他们
需要常年在自己被派遣的机构工作，根本无法脱离岗位定期参
加太医院和礼部为他们准备的考核，故而针对这一群体的考补，
明代政府规定每三年对他们的位阶给予提升。一般来说，历役
三年，给冠带；再三年，授吏目。不过明代后期通改为历役九
年授吏目。如"司礼监，医士二名，历役三年，与冠带，再历
三年，授吏目。万历五年题准，候九年，考补吏目……神机营，
医官一员，医士四名。嘉靖九年奏准，各营医士，办事三年，
勤劳者与冠带，再历三年授吏目。万历五年题准，候九年考补

---

① 台湾地区历史语言研究机构. 明世宗实录 [M]. 台北：台湾地区历史语言研
究机构，1962：8716-8717.

吏目。……会同馆医士二名，嘉靖元年奏准，历俸三年，与冠带，再三年，给食米一石，又三年，医治功多，升授吏目，仍在馆办事"。① 对他们来说，升补主要有两个条件，一是年资，在自己被派遣的机构工作三年、六年、九年，俱可升迁；二是有劳绩者，一般来说，年资是主要的评判标准，劳绩为辅助标准。除以上医生、医士升补规定外，明代中后期还出现捐纳补任的条例。《明会典》规定："凡纳银事例，大医院见在食粮医士，累考下等，未经冠带者，纳银二十两给冠带。原系医籍户下子弟，报册未经补役者，纳银三十两，民间子弟纳银六十两，俱给与冠带。"由此可见，未冠带医士、医丁，甚至是民户子弟，只要纳银，都可以充任冠带医士。《明世宗实录》中亦载："两京太医院医士、医生，有愿纳银二十两者，授以冠带，本部出给札付冠带。"② 如此规定破坏了太医院官医选补制度的严肃性，使得医员的水平良莠不齐。

2. 太医院医官的升迁

医生、医士虽是太医院官医的主体，但不属于医官，太医院医官主要指院使、院判、御医、吏目、大使等。《明史》有云：明代太医院设"院使一人，正五品，院判二人，正六品。其属，御医四人，正八品，后增至十八人，隆庆五年定设十人。吏目一人，从九品，隆庆五年定设十人。生药库、惠民药局，各大使一人，副使一人"。③ 其中，院使是最高长官，院判是副长官，为太医院正官；属官为御医，首领官为吏目。正官、属

---

① 申时行.明会典［M］.北京：中华书局，1989：1104-1105.

② 台湾地区历史语言研究机构.明世宗实录［M］.台北：台湾地区历史语言研究机构，1962：6810.

③ 张廷玉.明史［M］.北京：中华书局，1974：1812.

官、首领官，均有品级，属流内官。太医院属衙有生药库、惠民药局，各设大使、副使，俱"未入流"，是流外官，但亦属医官范畴。医官的考选有着严格的规定，且成化以前医官的迁转俱在太医院以内，成化以后，医官开始突破本院的限制向更高品级的其他机构迁转。

如明代其他衙门一样，太医院内部有着较为严密的医官晋升体制，又因其特殊的近侍衙门的性质，也存在着一些有别于其他部门的独特之处。明代太医院医官的迁转，大体呈现"医生→医士→吏目→御医→院判→院使"的基本顺序，以下由低到高，梳理明代太医院内部医官的考选机制。

其一，大使、副使的考选。太医院所属惠民药局、生药库中的大使、副使是明代太医院医官中级别最低的官员，属于"流外官"，相对其他"流内官"，选任要求比较宽松，一般是从医士内选补。嘉靖六年，对于大使的选补做了进一步的规定："良医大使有缺，于二等三等内考送吏部铨补。"到了嘉靖十二年又重新规定："遇有良医大使等项员缺，于二等人役内如前考补，定拟职事，咨送吏部。"[①]这里的"二等三等""二等人役"，皆是指在太医院组织的考试中获得二等或三等的医士。太医院对本院内的医士、医生每季都会进行考试，年终将成绩通送礼部，礼部会同本院对其考校，满三年后，对其总成绩进行一个汇总，将所有参与考校的医士、医生分为三个等级，第二等级的医士即有资格被选任大使、副使。由于大使、副使是流外官，无足轻重，故而有明一朝几乎都是采用这样的选补方式。

其二，从九品的吏目是太医院品级最低的"流内官"，其

---

① 申时行.明会典［M］.北京：中华书局，1989：1105.

"职虽微，然拾级而上之则御医、院判使。上保圣躬，内调宫眷，下疗军匠。故必历岁月以练习，而又严殿最以激励之"。[①]故而对吏目的选拔也是相当严格的。关于吏目升补，一般都是从医业上等且经验丰富的医士中选任，有时亦由皇帝特旨擢升。明代后期，由于政府捐纳制度的盛行，吏目一职亦可纳银授予，如嘉靖三十一年七月定："冠带医士纳银五十两、马以二匹，外贴银四两，授本院吏目，送吏部铨注，带衔不支俸"。[②]这种医士通过捐纳升补吏目的做法，无法保证吏目的质量，受到了当时言官的诟病。为此，嘉靖四十三年九月定，其吏目员缺，将原在"考居一等人员""医士内内殿供事六年、司礼监三大营及刑部会同馆当差九年者，送部再考铨补"。[③]这一规定，将吏目选补进一步制度化。其后，有关吏目选补的规定略有反复，主要在于内殿供事和外差时间的规定变化。如隆庆五年奏准："果有术业精通、勤劳显著者，内殿三年，外差六年，开送礼部核实考试。医士准补吏目……如医业平常及无劳绩可据，不准升补。"万历五年题准："内殿六年，外差九年，方准升补。"应该来说，能够进入内殿的医士，都是太医院医学考试中成绩佼佼者，若想升拔吏目，不仅需要具备"术业精通、勤劳显著"的基本要求，而且需要有内殿侍医、外差历练的经历。从隆庆到万历，对医士的历练时长呈现增加的态势。这是因为从医士升拔到吏目，是一个非常重要的关口，医士一旦升

① 台湾地区历史语言研究机构.明神宗实录［M］.台北：台湾地区历史语言研究机构，1962：10185–10186.

② 台湾地区历史语言研究机构.明世宗实录［M］.台北：台湾地区历史语言研究机构，1962：6810.

③ 台湾地区历史语言研究机构.明世宗实录［M］.台北：台湾地区历史语言研究机构，1962：8716–8717.

至吏目，就进入了太医院系统流内官的层级，因此对吏目的选拔十分严格。

其三，史载"凡太医院官不由常选，院使、院判、御医多奉旨升用"①。对皇帝用药有效或得皇帝心意者往往快速升迁。如正德时吴杰因治好了武宗的病，被提拔为御医，而且此后每治好一病便晋升一级。《明史》载："正德中，武宗得疾，杰一药而愈，即擢御医。一日，帝射猎还，惫甚，感血疾。服杰药愈，进一官。自是，每愈帝一疾，辄进一官，积至太医院使。"②由此可充分表明太医院近侍衙门的性质，以及其医官迁转"取自上裁"的特点。

其四，院判、院使作为太医院堂上官，初由圣意决定。一般情况，院使由院判升任，院判由御医升任。如永乐时"升太医院院判陈克恭为本院使，御医韩公达为院判"③，仁宗时"升太医院院判徐叔洪为本院使，御医蒋主善为院判"。④成化二十一年，"传奉圣旨，升太医院院判张伦为院使，御医钱纯、许观俱院判"⑤。明代中期时，也有院判九年考满迁转院使的。如正统十四年三月，"甲辰，升太医院院判钦谦为本院使，以九年任满也"。⑥此外，亦有因无员缺而升俸者。如弘治九年八

① 申时行等.明会典［M］.北京：中华书局，1989：25.

② 张廷玉等.明史［M］.北京：中华书局，1974：3149.

③ 台湾地区历史语言研究机构.明太宗实录［M］.台北：台湾地区历史语言研究机构，1962：1578.

④ 台湾地区历史语言研究机构.明仁宗实录［M］.台北：台湾地区历史语言研究机构，1962：304.

⑤ 台湾地区历史语言研究机构.明宪宗实录［M］.台北：台湾地区历史语言研究机构，1962：4608–4609.

⑥ 台湾地区历史语言研究机构.明英宗实录［M］.台北：台湾地区历史语言研究机构，1962：3403.

月，"太医院院判张伦，九年考满，升俸二级，仍旧办事"①。尽管如此，但尚未成为定制，奉旨迁转依然存在。正德元年秋七月，"升太医院典簿②张伦为院判。院判缺，御药房太监推伦当补。吏部言：伦以庸医供奉御药有误，方降级，不当复用。然不能夺也"。③

到了明代后期，鉴于医官任用的冗滥，不得不加以规范。万历九年题准，"御医升堂上官者，限以九年，有缺升职，无缺升俸。惟院使有缺，姑将院判资深者叙补。若院判有缺，而御医无资俸相应者，宁虚缺不补"。④御医升补为院判便意味着由属官进入堂上官的行列，然因名额太少，既需任满九年，又要有缺方可升补。而院判升任院使，则把控得更为严格，如果无缺，任满九年也不予升补。这些规定，体现了太医院院使、院判迁转由原来的取自上裁逐渐采用考满升补制度，尽管如此，太医院堂上官的任用权仍然一直牢牢把握在皇帝的手中，这也进一步表明了太医院近侍衙门的属性。

（四）明代太医院的医学教育与考核

1. 明代太医院的医学教育

明代时，太祖认识到育人才、行教化的重要性，遂在中央

---

① 台湾地区历史语言研究机构.明英宗实录［M］.台北：台湾地区历史语言研究机构，1962：3403.

② 洪武元年（1368年），南京太医院设有典簿，洪武十四年（1381年）太医院改制，废置典簿。典簿自此不再是常规设置的医官，但有明一朝又偶尔设置典簿一职，以更好地发挥太医院的作用。

③ 台湾地区历史语言研究机构.明武宗实录［M］.台北：台湾地区历史语言研究机构，1962：474-475.

④ 申时行等.明会典［M］.北京：中华书局，1989：1106.

及地方大力发展学校教育，而医学作为教育的其中一个分支，同样受到明代统治者的重视。据《明史》载"太医院掌医疗之法"，可知明代不似宋元时期设有专门的医学教育机构，明代的官办医学教育亦由太医院统辖。明代的医学教育虽然也同元代一样以地方教育为主，但中央却没有与之对应的专门的医学教育学校，地方与中央之间医学人才输送的正规渠道在制度上被阻断了，因此太医院自己所需要的御医就只能依靠自己来培养。御医的培训也有统一标准：必须是正宗的医户子弟，术业精通、有培养前途的考生经考核考试选拔后方可入学，入选学生须进行分科学习，分科学习的同时还要学习其他相关内容，根据学习的课程，每年有四次考试，考试成绩的优劣决定日后的升迁等。

医学分科自周代开始形成，发展至明代已非常完善。明代医学教育采取分科教育的方式，共分为十三科，分别为：大方脉、小方脉、妇人、疮疡、针灸、眼科、口齿、接骨、伤寒、咽喉、金镞、按摩、祝由。"凡本院习业，分为十三科，自御医以下，与医士医生，各专一科"。[①] 教习各专科知识的御医及吏目共二十人，每科有医士、医生七十多人。若医官数量从缺，按照各科目数量进行考补，如果没有相应数量，可以不必补足。十三科考试通用教材为《黄帝内经素问》《难经》《神农本草经》《灵枢·经脉》《脉诀》，各科又根据其不同的特点考察本科内其他重要方书。明代的分科教育同元代相比，取消了禁科、风科、杂医科此三科目内容，尤其是取消禁科这一项措施，从侧面反映出明代的自然科学已经发展到一个较高的水平，统治者相对前朝帝王而言更加相信医学而非咒禁之术的力量，这也是医药

---

① 申时行等.明会典［M］.北京：中华书局，1989：1104.

学发展历史上一个重要的进步，对明代医学的发展提供了更好的环境与契机。

在明代，欲要入仕为官者必经由考试，各个领域皆不例外。严格的考试制度实际上构成了明代一种特有的文化现象——考试文化，即为所有的文化人都必须经过不断的考试，或者科举考试，或者学校考试。明代的医学领域亦是如此，无论是医学生，还是已在太医院任职的各级官医等，必须通过不断的考试和考核，只有考试成绩优异，专业水平娴熟，才有可能获得不断晋升的机会。

明代将世袭医户子弟选入太医院，从他们中选取术业精通者二三人，任职教师，负责教授医学知识。参加学习的医户子弟，每季度考试一次，三年或五年大考一次，由一名堂上官和两名医官监督考试过程。考试通过者，收充为太医院医士，食粮当差，成为太医院正式员工。考试未通过者，允许医学生补考，学习一年后重新参加考试。若三次考试未中者，即遭罢免为民。据《明会典》记载具体考试规定如下："凡医家子弟，弘治五年奏准，查照旧例选入本院，推堪任教师者二三人，教习医术。每季考试，三年，或五年，堂上官一员，同医官二员，考试通晓本科者，收充医士，食粮当差，未通晓者，仍令习学一年再试。三试不中者黜之。若五年考试，成材者多，其教师奏请，量加升授。"

2.明代太医院对医士、医生的考核

在明政府逐步走向稳定后，太医院的官医来源也逐渐偏向世医家庭。但随着世医制度的发展，一些人想要钻该制度的"空子"、试图逃避考试而成为太医院的一员。如弘治四年，"大医院院使施钦等奏：医士医生补役充役者，乞通免考试。礼部覆议：钦等多收冒籍、庸流，岁糜饩廪，恐积弊败露欲图苟免，请论以法。上曰：'施钦等偏徇己私，朦胧奏渎，法当推究。姑宥之'"。[①] 由该史料我们可以看出，当时的世医选拔制度已经出现弊端，一些原非医籍的人为了"岁糜饩廪"纷纷"冒籍"，而掌太医院的院使施钦为了一己之私，竟妄想废除太医院的考试之法来庇护这些"庸流"。

为了肃清太医院这种不良风气，维护正当的世医选拔制度，弘治五年，政府明文规定了太医院官医于医户中选拔、考核的流程：首先，"命太医院精选年二十以下十五以上官生子弟"[②]；其次，将这些官生子弟"发本院分拨各馆习学"[②]；最后，对其进行考试，每季小考，三年后大考，在大考中考试通过者，授予官医职位，正式成为太医院中的一员，不过者给予两次补考机会，若均不通过则发还原籍。这就明确规定了太医院于医户中选拔官医的年龄、学习及考核内容、奖惩制度，使得太医院官医的选拔能够有序地进行。

任何一个制度都会随着时间的推移而产生弊端或走向僵化，弘治五年所定的对医户子弟考核的制度也不例外。随着时间的推移，人们发现医户子弟只要通过了入院考试，自此就可按资排辈向上升迁。在这个升迁的过程中，忽略了对这些官医医业的考核，反而丢失了从世医选拔高质量官医的初心。嘉靖六年，时任礼部尚书桂萼等言："古者医师岁终有核，故术业久而益

① 台湾地区历史语言研究机构.明孝宗实录［M］.台北：台湾地区历史语言研究机构，1962：953.

② 台湾地区历史语言研究机构.明孝宗实录［M］.台北：台湾地区历史语言研究机构，1962：1312.

精，今拘于世业，按籍收人，一入供事，永无考较。"[1]其遂奏请于医士中选其医术精良者定设课程教授习学，每岁四试，根据成绩分别等第。上从之。

所以，医学生在成为太医院医士之后，并不可以一劳永逸，高枕无忧，仍需要更进一步学习，"其年壮可进者，俱令教师教习，定与课程"。一年仍旧考试四次，有成材者，礼部会考分别排名：考试成绩一等者送御药房供事；二等者给予冠带，仍在太医院当职；三等者如常在太医院当差。凡良医大使等职位从缺，在二等、三等医士中考送吏部铨补。太医院对各级官医的考核要求十分严格，平日需将《黄帝内经素问》《难经》《神农本草经》《灵枢·经脉》《脉诀》及本科重要方书熟读详解，待考试之时在此内容中出题。考试形式为默写登答，如不能通晓，按照各自规定施行相应的惩罚。

此后，根据太医院医士、医生考核成绩有无进益，出台了一系列相应的奖惩措施。兹根据《明会典》所述内容，将嘉靖年间施行的奖惩措施列举如下：嘉靖十二年议准，"本院医士、医生不分新旧，不许立定顶补教习名色，通令习学本业，按季考试，每年终呈送礼部，委该司会同考校，验其有无进益，如无进益，量加惩治，甚者住支月粮，其有畏避考校，托故旷役者，一体究治"。嘉靖二十八年题准，"医士、医生，三年大考。一等原系医生者，与充医士；医士无冠带者，给与冠带；原在内殿供事支俸，并冠带医士，量升俸一级，俱候内殿缺人，该院照依科分，挨次呈部送入供事。二等原系医生者，与充医士；医士无冠带者，给与冠带；原在内殿者，不准供事。三等俱照

① 徐学聚.国朝典汇［M］.北京：书目文献出版社，1996：1107.

旧，仍与二等在院当差。四等原有冠带者，不准冠带；支品级俸者，降俸一级；支杂职俸者，降充冠带医士，食粮七斗；医士降充医生，住支月粮，俱令习学半年送部再考，果有进益，准照旧支俸、食粮、冠带；如再不通，各降充医生，专供该院剉碾之役。

（五）明代地方医疗制度与方志记载

1. 惠民药局

宋代始开办官药局，委托官员监制并面向群众发售成药，称医药惠民局，成药出售使用起来更加简便，所以很受地方医生和病人的欢迎。其所售药价也更为低廉，"只有一般民间药铺的三分之二，亏损部分由政府调公款补贴。这种制度无疑也加强了民间药铺的竞争和发展"。[①] 金代仿宋代制度设立惠民局，在隶属关系上属于礼部，掌施药以平民。元代亦设惠民局，并得到了更好的发展，在出售成药基础上选择医术好的医生为贫民医疗，只在隶属关系上发生了变化，元代惠民局隶属于太医院下，直接受太医院领导。明代承袭宋金元旧制，于洪武三年在两京及各府、州、县均设置惠民药局，据《明史》记载："府设提领，州县设官医。凡军民之贫病者，给之医药。"[②]

明代惠民药局是为贫民诊视疾病和销售成药的官办医药机构，负责职掌药物的贮存和发售等诸事宜，隶属于太医院统辖，设大使一人，副使一人。李濂在《惠民药局记》中如是记载："凡抱病而至者，咸集栅外，而内科、外科，各习其业，诊病叩

---

① 邱国珍.中国民俗通志（医药志）[M].济南：山东教育出版社，2005：162.
② 张廷玉.明史[M].北京：中华书局，1975：1813.

源，对症投药。"可见明代惠民药局已然充分发挥其惠及贫民的职能。

明太祖早年饱尝人世间冷暖艰辛，深知百姓之疾苦，于是对地方的医疗及社会福利事业极为重视，大力倡导惠民药局的创设，较前朝而言，明代惠民药局的职能亦有所扩充。在调制成药的基础上，遇到有疾疫流行时，惠民药局作为带有慈善性质的官办医药机构，有时也免费提供药物给百姓。嘉靖二十一年，都城疫病流行，礼部左侍郎孙承恩请求皇上广施药物以救民众于水火，上准，命太医院和惠民药局依方备药，于京城内散发。除此之外，明世宗亲自创制防疫处方，名曰"济疫小饮子"，"皇帝亲检方书创制防疫处方，这在古代防治流行病史上还是第一次"。[①]

由此后，每逢遇疫病流行及每年的正月十五，都"在朝天宫等处散药，成为定例"。[②]又如万历十五年，京师复有疫病流行，京师五城开药局，太医院委派医官造册呈报。数十日内抱病而来求医问药之人日以千计，后疫病解除，统计共治愈病人逾十万，每日用药数量约为一万四千斤。此次京师疫病流行，明神宗对于疫病的防治措施也是极为得力的，在"封建社会政府组织控制流行病的历史上也是一个典型范例"。[③]

在明代历史上，嘉靖明世宗与万历明神宗为两位富有戏剧色彩并且饱受争议的帝王，似乎在后人眼中，此二位实为沉迷酒色、不问朝政之典型，也有史学研究者认为，明代走向衰亡

① 梁峻.中国古代医政史略［M］.呼和浩特：内蒙古人民出版社，1995：143.
② 李经纬，林昭庚.中国医学通史（古代卷）［M］.北京：人民卫生出版社，2000：485.
③ 梁峻.中国古代医政史略［M］.呼和浩特：内蒙古人民出版社，1995：143.

尤始于嘉靖。但是，如此二位皇帝，在遇民间疫病流行时，并未置之不理，相反，施行一系列得力措施使疾疫得到迅速解除，避免了百姓遭受更多苦难，而嘉靖皇帝更是亲检方书创制防疫处方，不得不说，明代政府对疫病的防治工作较之前朝取得了更为卓越的成就。明代惠民药局实质为太医院的下属机构，负责为贫民诊视疾病、发售成药，其所出售的药物均为太医院供给，惠民药局的长官也由太医院统一考核选派。惠民药局在各地的大力发展，促进了医药平民化的进程。惠民药局在元、明两代得以兴旺发展，至清朝，宫廷医药机构似乎再无此设置。

虽然明代惠民药局在防治疫病方面有着十分突出的贡献，但是作为官办医药机构，却难以脱离封建政府统治者设立医药机构的本质，即为维护封建帝王的统治。平民医疗作为体现王者仁政之一端，固然某种程度上能够得到统治者的重视，但究其本质而言，位高权重的封建帝王不会真正关心民生疾苦，所以惠民药局更多时候无法充分发挥其真正作用。如《历代笔记医事别录》所收载的明代《典故纪闻》中提及："成祖与侍臣语，知京师有疾不能得医药者，叹曰：'内府贮药甚广，而不能济人于阙门之外，徒贮何为？'命太医院如方制药，于京城内外散施。"[1] 又如，永乐四年，"成祖命礼部申明，惠民药局之令必有实惠，勿徒为文具而已"。另外，惠民药局的设置和管理也不甚完善，许多药局存在局舍破败、有医无药等尴尬状况。如宣德三年，礼部尚书胡濙上奏说惠民药局"今虽有医官医者而无局舍、药材，宜令有司亦于农隙修药局"。惠民药局真正的运

---

① 陶御风，朱邦贤，洪丕谟. 历代笔记医事别录［M］. 天津：天津科学技术出版社，1988：7.

营状况，由此可见一斑。

2. 社会福利机构

古代政府对于社会福利机构的设置在元代一度出现衰微的趋势，但到明、清两代又有了新的进展。明太祖早些年的遭遇使其深感百姓之艰辛，于是明代政府自太祖始就极为注重社会福利机构的发展，对鳏寡孤独之人体现出极大的同情和关心。固然其设置依然为巩固统治和笼络人心的一种方法和手段，但就其发展和影响而言，社会福利和慈善事业在明代俨然发展至一个新的进程。

明太祖于洪武七年设置养济院，收养孤苦无依之人，养济院中有医官专职担任治疗者。太祖在即位十余年后仍然感念深处苦寒的人民，曾叹息曰："昔吾在民间，目击鳏寡孤独、饥寒困踣之徒，心常恻然。今代天理物已十余年，若天下之民有流离失所者，非惟昧朕之初志，于代天之工，亦不能尽。尔等为辅相，当体朕怀，不可使有一夫之不获也。"[①] 因此，他屡次督促各级官员认真筹办养济院诸项事宜，对于需要救济之人，应"有司从实取勘，官给衣粮养赡，为屋宇以为居"。[②] 明代初期由于国力困乏，养济院难以收养所有困苦之人。直至明成祖时，国家经济得以恢复和发展，国库也已日渐充盈，成祖没有废弛停顿前面两位皇帝实施的养济之政，而是进一步推行和完善，养济院由此也就获得了大力建置的条件和机遇。

除养济院之外，明代政府在各地还设置育婴所、义冢、漏泽园等社会福利机构，以今天之眼光来看，此亦可称之为社会

---

① 龙文彬.明会要［M］.北京：中华书局，1956：959.

② 王兴亚.明代养济院研究［J］.郑州大学学报，1989（3）：53.

慈善机构。由此可知，社会福利和慈善事业发展至明代得到了极大的进步。

明代设有会同馆，供外来宾客居住，此机构是在唐代四方馆的基础上发展而来。据《明会典》记载："旧设南北两会同馆，接待蕃夷使客，遇有各处贡夷到京，主客司员外郎、主事轮赴会同馆。"[①] 会同馆内设有医生，遇外来宾客患有疾病时，负责其医疗事务。《明会典》对此亦有记载："凡会同馆医生，遇四夷及伴送人等有疾，即与医药，年终具用药若干，活人若干，开送提督主事处，核实呈部，以稽勤惰，考满升授，仍留本馆办事，其药材，太医院开给。"[①] 弘治五年，由于会同馆外来宾客众多，设置会同馆提督主事一职，专司会同馆诸项事务。可见明代中外文化交流频繁，一定程度上促进了明代医药学的学术交流和西方医药学的传入，对明代本草学的发展有着积极的影响。明代会同馆医生俱由太医院负责派遣，所开医药也由太医院负责给予，治愈结果如何须奏报太医院以凭查考，可见会同馆诸医药事务亦为太医院管理，受到太医院的制约。

明代在总结前朝的医学管理经验基础之上，亦受到中央集权统治的影响，逐渐形成了以太医院为中心，自上而下相协调、相隶属的医政体系——太医院对于其配套机构设置具有领导与协调的作用，结束了前朝医和药分头隶属、调遣困难的状况。明代太医院体系的形成有利于明代医学的有机统一管理，使其充分发挥各机构的职能，更好地为宫廷、地方乃至民间的医疗服务。

---

① 申时行等.明会典［M］.北京：中华书局，1989：587.

3. 明代北京方志中的医疗记录

明代北京地方志，对疾病应对举措的记载明显增多。

首先，表现在官办医疗机构的明显增多和官办医疗机构开始面向民间开展医疗救治服务。仅顺天府一地，明代初期在北京地方志里有记载的设有"惠民药局"就有 7 个州县，而在顺天府的 27 个州县里有 19 个设有"医学"。惠民药局、医学都是明确的地方医学机构，管理地方医疗卫生，面向所在地方的医疗卫生服务需求展开服务。

其次，医疗卫生体系的运作机制较全面，提高了官办医疗服务应对民间疾病的能力。仅就顺天府一地而言，各州县"医学"设置很普遍，医学典科、医学训科等工作人员配置较全，还有相应的财政预算——"编银十二两"。有机构、有人员、有资金，这就从运作机制层面为地方医疗卫生事业的正常运转提供了保障。

最后，明代对医疗卫生行业的管理也有相对合理的设计。明代的医政管理设计核心是基于医户制，"凡医士，俱以父祖世业代补"（《明会典》），即当医生的多是父子相传，而且是官方规定的父子相传。同时，父子相传的医学世家的行医范围、医学水平又不是一潭死水，管理上设计了医户子弟升迁到太医院当御医的路径，如《明太祖实录》中所讲的"各府州县医学官生、提学官按时考校进退，遇有太医院医士、医生及本处医官员缺，于内保送选用"。而且这样的升迁例子确实存在过，比如太医院院判陆子材年老退休就是其子升任御医，继续为皇室提供医疗服务。还有薛氏父子、龚氏父子等明代历史上著名的家族御医群体，都是医户制基础上医学人才流动升迁的例子。

从［永乐］《顺天府志》到［万历］《顺天府志》经过了近

200年的时间间隔，从两本府志的记载内容来看，[永乐]《顺天府志》主要记载洪武及其以前的北京地区地方史，故与元代北京方志有一些重复内容；[万历]《顺天府志》的编写导向明显改变，对寺观、仙释等内容只记其要，对儒学及符合儒学价值观的相关内容则记载颇详，故所载的涉医药内容也带有很强的儒学色彩。

惠民药局，据[永乐]《顺天府志》记载，明代初期仅顺天府一地的惠民药局有确切记载的就有7处，有一些是洪武年间所创建，如良乡县"惠民药局在县治东南城内洪武三年创盖"，昌平县"惠民药局在麾镇坊洪武六年创盖"，东安县"惠民药局在县治西洪武六年创盖"，怀柔县"惠民药局在县治南洪武七年创盖"，永清县"惠民药局在县治南洪武八年创盖"。在明代初期可能曾体系化设置过惠民药局。据[永乐]《顺天府志》记载，"药局"有8处，其中分布于永清县等各州县的有7处惠民药局，多是洪武年间所建。

而"医学"的建立也较之前代蒙元时期也有明显增加，据[万历]《顺天府志》记载，顺天府所辖27个州县里有19个州县设医学。"医学"建立的立意在[万历]《顺天府志》中没有明确提到，但可以通过其中说到的"学校"建立的宗旨来推论。[万历]《顺天府志》卷二"学校"中记载说："正统十一年府尹王贤重修，少司徒庐陵陈循为记曰圣朝以唐虞三代为法，学校先于京师，既建太学储天下之英才，复设经学育畿内之后秀。"[1] 即学校的建立是为了储天下英才和培育京畿地区的后备人才。"医学"在明代北京方志里被记载于"学校"之后，同

---

① 沈应文.［万历］顺天府志［M］.北京：中国书店，1956：20.

理，建立"医学"并设医学典科、医学训科的专职工作人员，应该也有储天下之医学英才和培育京畿地区医学后备人才的立意。尽管北京作为都城的历史可上溯至金中都，是明代帝国永乐后的唯一帝都，但是当检索"人物"时仍会发现京畿籍贯的才俊较少。结合帝都这样的人才困境，建"医学"以储天下英才的理由是充分的。建"医学"，尽管主观上更多是为了支撑本质为皇室提供医疗服务的体系，客观上仍不失为实实在在的利于民生健康的政策。

当然，正因为医政与民生相关，在明代帝国经济不景气的时候许多医政举措都遭破坏。比如［永乐］《顺天府志》还载有 8 所药店，到［万历］《顺天府志》则只载 2 所药店。［万历］《顺天府志》载的 19 处"医学"也近半废弃。

明代北京方志里明确记载的医者有四位，只有一位［嘉靖］《通州志略》里记载的金胜医生身上政治色彩不浓（"医学典科金胜，本州民。弘治间任"）。而对其余三位医者的记载，在本质上都是将他们当作官宦来看待的。第一位房山县少尹王范（字应瑞），其行迹前文已有介绍，他本就是一位既官又医的人物。第二位是在记载王范事迹的《房山县二尹王公去思碑》一文的末尾所提到的一位医生："国初有以常布业医，得授御医，而登崇秩者矣。近年保定霍氏，亦有是学荐用，名动京师。"其人具体事迹语焉不详，只知道是"保定霍氏"，因为医术被荐用。第三位是大兴的一位叫高鳌的御医，高鳌于明武宗时期当御医，武宗皇帝性喜玩乐游猎，大臣们都反对武宗皇帝不务正业，高鳌以御医的角度也劝皇帝："郊行野食，风雨疲劳动伤不测，陛下即自轻奈宗庙何？臣职在调护，失职当死，不言当死，而犯忌讳亦当死，惟陛下裁之。"后来高鳌做了四品的太医院判，作者对他的评价是"鳌以直谏滨死，卒荣仕善终"。

除了以医技进入明代官僚体系就职的医者外，明代北京方志里还记载了一类服务于官宦、对官宦依赖很大的边缘业医者——医婆。[万历]《宛署杂记》里记载说："医婆，取精通方脉者，候内有旨，则各衙门选取，以送司、礼、监会选，中籍名待诏。入选者，妇女多荣之。余初至宛平，曾选一女，年仅十五六，而考其医业，则应对有条，即大方脉家不过焉。盖素习以待用者，习俗然也。"最末一句"素习以待用者，习俗然也"可谓道出了这些女子学医术以等待被官宦（主要是皇室）征用的命运。

明代北京方志里记载的医者只有 4 人，其中有一位王范的主职还是做县尹，兼职才是做医生。这说明能吸引明代北京方志作者注意，被列写入志书的北京名医很少。如果将材料拓展到今人编著的北京方志，在明代部分能看到北京本地名人名医仍很少。如北京专志《北京志·人物志》中记载明代人物共计31 人，只有金铉、阎应元、张钦、刘六、刘七、李衍、甄庸、李庆 8 人是北京本地人，此 8 人中刘六、刘七按现今北京行政划分还算作是河北人，即只有 6 人是北京本地人，占比不到1/5。《北京卫生志》中记载的明代名医有：戴思恭、薛铠、薛己、徐春甫、杨继洲、龚廷贤、马莳 7 人，无一人是北京本地人。其中记载戴思恭行迹较详，然而明成祖永乐十九年（1421年）才迁都北京，迁都北京的时候一代医宗戴思恭已经逝世了，严格来说，他与燕京医派几乎没有关系。张其成教授主编的《太医院医事春秋》里记载明代太医有传的有：戴思恭、盛寅、吴杰、许绅、凌云。其中只有许绅是"京师人"。

可见，在明代地方志中，对于北京地区的医学记录仍然很有限，以地方医药机关和相关医政措施为主，对以中央医政系统太医院为核心的燕京医学流派著名医家基本没有涉及。这一方面是因为这些著名医家的医学实践活动主要服务于宫廷和官员，难以下沉到服务北京普通民众；另一方面也说明燕京医学流派的发展更多受到了北京地区的首都特点影响，而非起源于本地的地域特色。

二、明代燕京医学流派的代表人物及学术成就

明成祖时期，北京的都城营建前后花了近20年时间，各种资源均从全国各地征集。自成祖之后一直到清末，北京作为封建王朝的首都，均具有政治中心的功能。国家政务系统的中央机关设置在北京，科举考试的春闱和殿试在北京举行，以中央名义举办的大型文化事业如《永乐大典》的修撰，也是以北京为中心。这样一来，全国各地的优秀人才纷纷荟聚于北京，在这里开拓视野、交游争论，在这里考选为官，然后再分散于地方，对各地文化的发展起到促进作用。因此，在重大文化事业都荟萃于北京的事实下，北京逐渐成为全国文化交流的中心。

这种荟萃四方、然后辐射四方的特征，在中医的学术和临床发展上也是如此。如在北京做过御医的薛铠、薛己父子，龚信、龚廷贤父子，及徐春甫、王肯堂、张景岳、杨继洲、马莳等，他们或因为考选太医院医官而长期在京从事医学著述的撰写和临床实践，成为燕京医学流派的主体人物；或许因为担任文官甚至其他官职而长期在北京生活，接触到北京地区以太医院为主体的医学教育和医学考试系统，因而萌发了编纂医书、从事医学论著的想法；甚至有些名医只有短暂的在太医院和相关机构工作的经历，但是北京地区丰富的医学藏书、名医云集

的医学环境，对他们的医学思想和实践都造成了深刻影响。这些燕京医学流派的名医在中医学上青史留名，但是北京的地方志里却没有对他们的记载。一方面，是因为很多优秀的医家一生中会游历很多地方，往往在家乡或者较小的城市里医名卓著，但是到了名医荟萃的北京却难以一家独大；另一方面，也是因为北京地区优秀的医学资源主要集中在国家医疗体系，即太医院系统中，对于民间的医疗实践影响还比较小。

因此，这一时期的燕京医学流派体现出十分明显的中央学术特色，即吸引全国优秀医学人才向中央荟萃，同时也随着医学人才的四散流动，将全国最高水平的医学成果辐射到各地。

虽然，明代籍贯为北京地区的名医并不多，但是，皇室和中央机关对医药服务的需求，促进了明代北京建立以太医院为核心（包括其下设的惠民药局、生药库等机构）的中央医政、医学教育管理体系。这一政治行为，造就了一支优秀的医生队伍，以满足宫廷、官僚乃至全国的医学需求。首先，这一套以太医院为主要机构的、能高效运转的、统一管理的医事管理机制，是明代燕京医学流派之所以能取得很大发展的制度基础。明代太医院是一个较完备且统一管理的医政体系，太医院在疫病流行、慈善救助、军队医疗等方面均能对各级医官、医士进行统一调派，并且各诊疗结果均须明确汇报，从而做到全局化管理。其次，在人才选用和培育储备上，形成了全国选拔、统一培育、考核分级的模式，这为明代燕京医学流派的发展提供了坚实的人才保障。明代太医院通过医户、外访保举和捐纳三种途径，从全国选取医生，教育培训，考核定级，然后委任使用，以满足皇室和北京地区官民的医药服务需求。

明代以中央医政系统为主体的燕京医学流派，除了满足北京地区的医疗需求之外，客观上也促进了全国医学水平的提升。以太医院为例，除了提供宫廷医疗服务外，客观上还行使着辐射四方的功能。比如太医院会外遣医生到帝都以外的地方服务，尤其是下到军队为多。又比如御医"退休"返乡后，对当地亦有一定影响，比如御医薛己本是江苏人，私淑易水学派，对易水学派的发扬贡献较大。又如御医龚廷贤本是江西人，著有《万病回春》，其中的"病家十要"的影响力跨越地域、超越时空，对中医学的发展起到了重要作用。燕京医学流派这种汇聚中央、然后辐射四方的特征，不仅以太医院外遣医生、御医返乡两种方式表现出辐射，在亦医亦官的儒医身上，也能看到这种特点影响。儒医们外任为官往往迁转多地，对于地方医学水平的提升更加明显。如王樵、王肯堂父子，王肯堂在北京任职期间与传教士利玛窦有往来，利玛窦称其为"北京翰林院里一位杰出的哲学家"，而经过他与传教士的交流，利玛窦甚至将中医药文化传播到了海外。

（一）薛己

薛己，为薛铠［薛铠，字良武，精于医书，熟谙医理，擅长儿科和外科，进入太医院后官居院使（院长）］之子，其父薛铠去世后，22岁时被增补为太医院医士。薛氏父子长期在京担任御医，是燕京医学流派的重要代表人物。

1. 个人生平

薛己（1487—1559），字新甫，号立斋。江苏吴县（今苏州市）人。薛己出身于医学世家，其父薛铠，字良武，精医术，治病多奇中，尤以儿科及外科见长。弘治中以明医征为太医院医士，后升为院使。薛己自幼勤奋好学，初曾习儒，后转而习医。得自家传，原为疡医，后转攻内、儿科，各科均有成就。

正德三年（1508 年），薛己 22 岁，代补其父为太医院医士。外差考核，公事居庸关。曾见覆车被伤者七人，倒地呻吟。薛己令以热童便浣洗，俱获救。

两年后，薛己参加了太医院第一次大考，因成绩突出，于正德六年（1511 年）擢升任吏目，这是他进入太医院的第三年。此年仲夏，锦衣掌堂刘廷器患腹痈，溃破出脓清稀，伴发热、口渴、腹胀、作呕、不欲食。众医多以热毒内攻为治，遍用黄芩、黄连、大黄等苦寒之剂，病愈甚。薛己视之，认为时虽仲夏，证属虚寒，当舍时从证，于是投以人参、干姜、附子等药，一剂而呕止食进，再用托里等剂而愈。正德七年（1512年），薛己 26 岁，被重车碾伤，昏瞀良久，复苏后胸满如筑，气息不通。随饮热童便一碗，胸宽气利，然小便仍作痛。同乡徐银台东濠先生视后，与复元活血汤一剂，便血数升，痛悉退，更服养血气药而痊愈。

正德九年（1514 年），薛己再考上等，擢升御医。此年七月，为明武宗侍奉汤药，因劳累过度，饮食失节，更兼情伤怒气。次年春病情加重，薛己自诊为肝脾气虚，服地黄丸及补中益气汤加黄柏、柴胡、栀子、茯苓、木通等而愈。正德十一年（1516 年），薛己 30 岁忽患恶心、大椎骨甚痒，须臾臂不能举，自谓夭疽危病。急以隔蒜灸，痒愈甚，又照灸五十余壮，痒遂止，旬日而愈。

正德十四年（1519 年），33 岁的薛己再次在太医院的考试中名列上等，升调南京太医院任正六品院判，此时，距离薛己进入太医院只有 12 年，但他已经官至太医院最高级别。薛母时年 65 岁，二月间，因饮食后偶闻外言忤意，呕吐酸水，内热作渴，饮食不进，惟饮凉水。薛己诊之，见气口脉大而无伦，面色青赤，认为乃胃中有湿热郁火，投药后入口即吐，后改用黄连一味煎汤，冷饮少许，渐加白术、茯苓等健脾之品徐徐调理，遂得痊愈。

嘉靖七年（1528年），薛己42岁，刊行《外科发挥》等4种外科学著作，以及校刊滑寿《十四经发挥》3卷。嘉靖八年（1529年），他撰成《内科摘要》2卷及《疬疡机要》3卷，并以彩色绘图校刊《敖氏伤寒金镜录》1卷。嘉靖九年（1530年），44岁的薛己毅然辞去官职，以奉正大夫太医院院使正五品致仕归里。

薛己离职之后，以"挟困起废"为己任，以"庶光济人"为目的，全身心地投入到医疗及著述工作中。他活跃于民间的临床医疗活动，不辞劳苦，对病家有求必应，悉心治疗，每获良效，因而在江浙一带享有盛名。他所撰写《外科发挥》等8种著作中，收载的近3000例病案就是他长期临床实践的积累。在坚持临床活动的同时，薛己博览群书，深究细研，常常"蓬头执卷，抽绎寻思"，孜孜不倦地广收资料，并及时加以总结，撰成各种专著。嘉靖十一年（1532年），他校注倪维德《原机启微》3卷刊行。

嘉靖二十一年（1542年），薛己56岁，时年薛母逝世，享年88岁。为痛母丧，薛己忧伤得病，齿缝作胀，夜间尤甚。服补中益气汤后，虽日间稍缓，夜间仍胀，必至次日清晨始缓，如此直至年前诸齿并肢体方得稍健。在此情况下，薛立斋仍然笔耕不辍，日夜辛劳。嘉靖二十四年（1545年），撰成《女科撮要》2卷、《外科枢要》4卷。嘉靖二十六年（1547年），校注陈自明《妇人大全良方》24卷及《外科精要》3卷刊行。嘉靖二十八年（1549年），校注王纶《明医杂著》6卷刊行。嘉靖二十九年（1550年），校注陈文中《小儿痘疹方论》1卷。嘉靖三十年（1551年），校注钱乙《小儿药证直诀》3卷。嘉靖三十四年（1555年），校注增补其父薛铠《保婴撮要》20卷刊行。

嘉靖三十八年（1559年），薛己因患疡，不治而卒，终年73岁。

2. 医学著作

薛己一生勤于写作，因而他的著述十分丰富，传世之作多达数十种，涉及内、外、妇、儿、针灸、口齿、正骨、本草等各个方面，大致可以分为两大类。一类是薛己本人撰写的著作，有《内科摘要》等，共计10种，34卷。另一类是经薛己校注、增补及校刊的著作，其中属于校注增补的大致有陈自明《妇人大全良方》24卷及《外科精要》3卷、钱乙《小儿药证直诀》3卷等近10种，且并非仅仅是随文注释，做些文字勘误及解释工作，而且附以己见、己案，以自己的临床实践来评价、说明原著长短，并借以发挥自己的学术见解。有些补原书所未备：如《保婴撮要》，前十卷为其父薛铠所作，但医案部分均为薛己所增，后十卷皆为薛己所著，故此书在校注同时，做了大量增补；又如《妇人大全良方》，薛己不仅补入大量医案，增加了《疮疡门》，并且十分注重辨证论治理论的阐述；再如《小儿药证直诀》及《明医杂著》等，则在校注的同时，提出了较多的学术见解，包括部分批评意见。他的这种校注方式，别具一格，不仅对于保存、传播古典医著做出很大贡献，而且为我们提供了他本人的重要医学思想与丰富临床经验资料。

（1）《内科摘要》

《内科摘要》2卷，刊于1529年，是我国第一次以"内科"

命名这一学科者。此书是薛氏内科杂病医案，卷上为 11 种病证及各证所用处方。卷下为 10 种病证及各证所用处方。书中以虚损病证为主，几乎每一种病证均以"某亏损"为名。书中共收录 200 余案，每案均论述病因、病机、治法、方药及预后或误治等。在这 21 证 200 余案中，直接注明与脾脏虚损相关的病证共 17 种；直接注明与肾虚相关的病证共 12 种。因此，治疗也以温补脾肾为主要手段，所用方子以补中益气汤、六味地黄丸、八味肾气丸、六君子汤及十全大补汤为主。

（2）《外科发挥》《外科心法》《外科经验方》《疬疡机要》《外科枢要》

薛己在临床上以擅长外科著称，存世著作中有很大一部分为外科学著作，现可见到的有以上 5 部。《外科发挥》刊于 1528 年，书中论述肿疡、溃疡、发背、脑疽、肺痈、肺痿、疔疮、瘰疬、痔漏、咽喉、杨梅疮等外科主要病证，凡 31 种。每病均先列脉证、治则，再列各种治法、方药及临床医案。《外科心法》与《外科经验方》大约也均刊于 1528 年。前书 7 卷，是以外科医论和医案为主的著作。卷一、卷二记录各家外科诊治大法，卷三到六多系作者治疗多种外科病证的医案，卷七收录以前各卷所用的方剂并附经验方。后书 1 卷，论述肿疡、溃疡、疔疮、乳痈、瘘疮、咽喉口齿、囊痈、下疳、痔疮、悬痈、汤火疮、小儿丹毒等病证的外科诊治经验。《疬疡机要》约刊于 1529 年，本书首先论疬疡的病因、病机、病位、治则，其次论疬疡的各类证候治法，包括本证、变证、兼证及类证的辨证治疗、验案及方药。所举的医案病例较多，论述的病候条目比较清晰。《外科枢要》公开刊行的时间可能较晚，约在 1571 年。此书前 3 卷为医论，卷一主要论述疮疡的脉证、治法、方药及针法，共 21 论，卷二、卷三以病证为纲，论述 32 种全身各部常见疮疡病证，卷四论述疮疡各证的方剂和加减用药。从以上著作中可以看到薛己丰富的外科诊治经验与其独到的学术见解。

（3）《女科撮要》及《校注妇人良方》

《女科撮要》为薛己的妇产科专著，刊于 1548 年。上卷为月经病、带下病、乳房病及前阴诸病等妇科常见病证，凡 15 种，并附各证方药；下卷为妊娠病、产时病及产后病等产科常见病证，亦为 15 种，附各证方药。每病先论述病因病机、治法方药，并列举临床病案。《校注妇人良方》为薛己对宋代医家陈自明的《妇人大全良方》的校注。薛己在校注时，不仅补入大量的注文及医案，还在《妇人大全良方》第二十四卷《拾遗方》中，增加《疮疡门》一门，补充了 14 种妇人外科疾病的诊治。

（4）《正体类要》

《正体类要》是伤科专著，刊于 1529 年。全书分 2 卷，上卷论述伤科的治疗大法 19 条，载跌仆损伤、金疮、火烫伤医案 65 则，下卷收入伤科用方 71 首。此书对伤科治疗十分重视脏腑气血辨证论治，对后世影响较大，清代《医宗金鉴·正骨心法要诀》即以本书为蓝本。

（5）《口齿类要》

《口齿类要》是口腔及五官科的专著，刊行于 1528 年，主要论述茧唇、口疮、齿痛、舌症四种口齿疾患及喉痹、喉痛等喉科疾患，并有附方 69 首及治疗验案，是现存最早的该专科著作。

（6）《保婴撮要》

《保婴撮要》刊于 1555 年，是薛铠、薛己父子共同完成的一部儿科专著，凡 20 卷。前 10 卷正文部分由薛铠原作，主要论述初生儿护养法、儿科疾病的诊断方法、五脏主病及小儿内科杂病证治。其中所有的临床医案均由薛己补入。后10卷论述的是小儿外科、伤科、皮肤科及痘疹等的证治及有关医案，均为薛己本人所作。全书共列病证221种，载方780余首。此书不仅收录的小儿病种比较全，而且附有大量的临床医案。一方面，书中采撷了十分广博的各家医论，上自《黄帝内经》，中至唐宋金元时期各家，下延明代初期医家的重要论述，多所收录，反映了中医儿科理论历史的延续与各代的发展。另一方面，在资料的选择及临床应用上，又充分体现了薛氏父子重视张洁古脏腑辨证、钱乙调补脾胃的学术观点及薛氏家传的儿科诊治经验。

（7）《本草约言》

《本草约言》约成书于1520年之前。全书4卷，卷一、卷二为《药性本草约言》，卷三、卷四为《食物本草约言》。此书乃薛己早年著作，且在编撰此书时，即以"药性"与"食物"两个方面为目标，以简明精要、便于检阅为目的。该书4卷体例统一，对所引用的医家或本草，常以"发明云""集要""丹溪云""江云"等用语一一注明出处。

《药性本草》2卷，分草部（134种）、木部（56种）、果部（18种）、菜部（12种）、米谷部（8种）、金石部（26种）、人部（5种）、禽兽部（12种）、虫鱼部（14种）等9部，共收药289种。卷首例"医学启源""药性旨要""脏气法时补泻法""各经引用""五味所用""用药各定分两""药性生熟用法""药用根梢法"短论，简要介绍药物归经、气味药性、升降沉浮、君臣佐使及药物基本炮制作用等中药基础知识。此后，按部属分类，各药首先列气味、阴阳、升降、归经、功效主治、炮炙方法及临床配伍使用等，有时也进行一些品种产地、采集时间等方面的讨论。其次引前贤对于此药的论述，有时也加一些按语，分享薛己本人的用药经验体会。总之，此书主要讨论药性、用药法及药物炮炙。

《食物本草约言》亦2卷，分水部（35种）、谷部（35种）、菜部（87种）、果部（57种）、禽部（56种）、兽部（38种）、鱼部（60种）、味部（23种）8部，共载品物385种，多为日常食品。各物品均首先注出性味功效，次引前人的论述，偶尔记载此物的形态、产地及优劣选择。

该书4卷中，前2卷因以辑录前人理论为主，只有少量薛己本人的注文，发挥不多，流传也较少。而后2卷收入大多为日用食品，几乎将人们日常所用的各类食品，悉数收入，而且文字简练，相当实用，为大多数普通人所感兴趣，成书后，托名重刊者甚多。

3. 成就与特色

薛己对于金元时期以来滥用寒凉攻下而损伤脾胃、克伐肾阳的流弊，吸取中医经典著作中的有关精华理论，如"形不足者，温之以气；精不足者，补之以味"（《素问·阴阳应象大论》）及治疗五脏虚损的原则（《难经·十四难》）等，参考金元时期医家的学术思想，结合本人多年供职御医院而所见虚证为多的特殊临床经验，逐步形成了独特的学术观点——重视脾肾、善于温补，并由此开创了明代的温补学派。

（1）脾肾并重，善用温补

《黄帝内经》中就有对脾、肾重要作用的论述。如《素问·五脏别论》云："胃者，水谷之海，六腑之大源也。五味入口，藏于胃以养五脏气。"《素问·上古天真论》云："肾者主水，受五脏六腑之精而藏之。"这里清楚地说明了脾、肾对于人体生命的重要性。薛己承袭《黄帝内经》之旨，并接受张元素、李东垣等金元时期医家的观点，将脾、胃视为人体后天生化之源，指出脾、胃在维持人体正常生命活动中的重要作用。胃主受纳，脾主运化，脾、胃化生气血精微以营养全身脏腑。若脾胃健运，五脏六腑得以滋养，人体才能元气充足，生机益然。在病理方面，薛氏很强调脾胃虚弱对其他各脏腑的影响。他认为："脾胃一虚，四脏俱无生气。"（《明医杂著·补中益气汤》）"复伤胃气，虚症蜂起。"（《明医杂著·痰饮》）肾阴、肾阳为脏腑阴阳之根本，五脏病久均能波及于肾，使肾命受损，故保全肾命也为治疗疾病的根本。薛己十分重视肾阴、肾阳的平衡。他认为："无阳则阴无以生，无阴则阳无以化。"（《保婴撮要·小便不通》）肾之阴阳互相滋生、互相制约、相辅相成，以保持平衡协调。当这种平衡关系在各种病因的作用下受到破坏，则会导致疾病的产生。"设若肾经阴精不足，阳无所化，虚火妄动……若肾经阳气燥热，阴无以生，虚火内动。"（《明医杂著·补阴丸论》）在临床实践中，薛己还常把脾肾的生理及病理联系起来分析。在生理情况下，肾精必赖脾土以滋养，脾运必仗肾阳以温煦。在病理情况下，脾胃久虚，化生无源，则可致肾虚；肾虚日久，不能温煦脾土，也可致脾运虚弱。

薛己善用温补的理论基础是治病求本。他认为："凡医者不理脾胃及养血安神，治标不治本，是不明正理也。"（《明医杂著·续医论》）而基于薛己对于脾肾二脏的认识，调治脾、肾便是其所强调的治疗疾病的根本。他注重人体阳气，治法大多以调补为主，用药大多偏温而力避寒凉，以免损伤脾、肾，如知母、黄柏等苦寒药较少出现在他的临床病案中。反之，其经常选用东垣补中益气汤等方剂以温补脾胃，选用张仲景的肾气丸及钱乙的六味地黄丸以补养肾命。脾肾同治也是他经常使用的方法。如脾肾虚寒用四神丸，脾肾虚脱用六君子汤加干姜、肉桂，如不应，则当急用地黄八味丸以补火生土。薛己将温补之法用于内、外、妇、儿、骨伤等各科，综合起来，主要有三类补法。

第一：朝夕补法。治疗中根据人体一天之中阳气消长进退，以及自然界昼夜晨昏阳气的变化规律，来决定补法的应用。他认为："若朝宽暮急，属阴虚；暮宽朝急，属阳虚；朝暮皆急，阴阳俱虚也。"（《疡疡机要·变证治法》）不同的病理情况朝暮阴阳偏虚不同，因而对于阴、阳虚证的治疗，应当采用不同的朝夕用药配合，以图达到阴阳平衡的目的。他采用的办法是："阳虚者，朝用六君子汤，夕用加减肾气丸；阴虚者，朝用四物汤加参、术，夕用加减肾气丸；真阴虚者，朝用八味地黄丸，夕用补中益气汤。"（《疡疡机要·变证治法》）气阴两虚者，朝用补中益气汤和十全大补汤以培补脾胃元气，夕用六味地黄丸或八味地黄丸以调补肾命水火。气血俱虚者，朝用补中益气汤，夕用六君子汤加当归以图气血双补。可见其朝夕补法，有着各种不同的方剂配合及使用方法，可目的大多以调补脾肾为主。

第二：急证急补。治疗危急虚证，必须立即采用作用强、见效快的方药进行急救治疗。薛己急补的常用方有八味地黄丸、独参汤及参附汤。八味地黄丸用于肾元不固之危证。或因无根虚火上炎而见发热夜重、热从脚起、口干舌燥、小便频数、淋漓作痛，用八味地黄丸引火归原、以固根本；或因火衰寒盛而见胸腹虚痞、小便不利、脘腹膨胀、手足逆冷，急用八味地黄丸以回阳救逆；或因火不生土而五更泄泻，急用八味地黄丸以补肾纳气。独参汤用于气血、津液脱失之危重症。如疮疡病久，气虚不摄，汗出不止，急用之以补气止汗。如失血过多，不论其脏、其证如何，均可急用独参汤以补气固脱。参附汤用于阳虚气脱之危重症。如疮疡病过用寒凉之剂，或犯房事，或因吐泻，损伤阳气，出现发热头痛、恶寒憎寒、扬手掷足、汗出如水、腰背反张、郑声不绝等虚阳外越之假热证，须急以参附汤温阳救脱。又如见到畏寒头痛、耳聋目蒙、玉茎短缩、冷汗时出、或厥冷身痛、或咬舌啮齿、舌根强硬等阳气虚脱之真寒证，则不论其脉、其脏，均当急以参附汤回阳救逆。

第三：偏虚纯补。临床上出现比较单纯的阴虚、阳虚、气虚、或血虚时，薛己主张区别论治，根据所虚不同，纯补阴、阳、气、血。如发热昼夜俱重之重阳无阴证，用四物汤或六味地黄丸纯补其阴；如见疮疡微肿、色暗不痛、脉大无力之纯阴无阳证，用回阳汤纯补阳气；如发热面赤而脉大虚弱之阴血不足证，用当归补血汤纯补其血；如疮疡脓多而清，或瘀肉不腐、溃而不敛、脉大无力之气血两虚证，用八珍汤双补气血。

从以上三种补法中可以看出，薛己所用的补法实际以温补脾肾阳气为主，可以说这是薛己最重要的学术特点。

（2）甘温健脾，治病求本

《内科摘要》是薛己内科杂病治疗的代表著作，其书中集中反映了薛己诊治内科疾病的三大特点。其一，是该书体现了薛己对当时临床滥用苦寒药物之时弊的批评态度。书中薛己记录了一些属脾气虚弱所致的内伤发热证例，因有的医家不辨真假、一见热象则误用寒凉，而导致了病情加重，最后经甘温健脾的治法而获效。薛己总结说："阴虚乃脾虚也，脾为至阴……反用苦寒，复伤脾血耶。若前症果属肾经阴虚，亦因肾经阳虚不能生阴耳。经云：无阳则阴无以生，无阴则阳无以化。又云：虚则补其母，当用补中益气、六味地黄以补其母，尤不宜用苦寒之药。"(《内科摘要·饮食劳倦亏损元气等症》)其二，薛己通过对各种症状各异、貌似实证的病案进行分析，指出其本在于虚而不运、虚而不化。因此提出治病求本的理论，认为脾胃乃其余四脏之化源，肾命乃一身阳气之根本，滋其化源，乃得治病之本。实际上是体现了薛己以脾、肾为核心的脏腑思想。其三，由于薛己学术的以上两个特点，即脏腑辨证以脾肾虚证为主，用药又反对滥用苦寒，因此就决定了薛己本人治疗用药方面的显著特色，即以温补脾肾为主。

薛己对于内伤发热的辨治，可以说具有非常独特的见解。薛己云：内伤发热，宜用补中益气汤；肾虚精损发热，宜用六味地黄丸。他所说的内伤发热是指劳倦伤脾所致的发热病证，一般兼有四肢困倦、懒言恶食、心烦自汗、脉大而虚、舌淡无苔等症状。法当补中益气、升举阳气，即所谓甘温除热法。此以补中益气汤为代表方，针对病情，若气血不足，或阳虚假热之证，也可选用十全大补汤等。肾虚精损发热，系房劳过度、损伤肾精、阴虚阳浮所致，一般伴有腰膝酸软、头晕眼花、舌红绛少苔或无苔、脉细数等症状。法当壮水之主以制阳光，即补肾滋阴，以六味地黄丸为代表方。若兼有阳虚内寒之证可选用八味地黄丸等。此外，对于肾阴虚阳浮发热，他还提出用穴位药敷的方法，即用附子研调贴敷涌泉穴，旨在引火归原。这些治法显示出与前代医家所不同的治疗经验，对于后世内科杂病的治疗有着极其深远的影响。

（3）外科辨证，内外合治

薛己一改以往外科疮疡治疗中以症就方的习惯，将中医基础理论引入外科临床，对于外科疾病，也在病名之下，进行辨

证论治，详审本末虚实。他十分重视外科疾病诊断中的四诊合
参，尤其重视望诊与切诊。

望诊方面，他既注意望局部表现，也注意望全身状态，因
此而将繁杂的外科病证进行纲目分类，使之条理清晰、便于审
断。如疮疡，未出脓者，谓之肿疡，有邪在表、邪在里、邪在
经络、邪气实、正气虚之不同；已溃破者谓之溃疡，有阳气虚、
阳气亡、气血虚弱、气血虚甚之不同，治疗也随之有不同。又
如天疱疮，以八纲辨，分阴、阳、虚、实四证，虚证中又分阴
虚、阳虚之不同；从脏腑辨，分胃气虚、脾气虚、脾肺气虚、
脾胃气虚及膀胱气虚、肝经阴虚之不同。再如疮疡，分本证、
兼证、变证、类证，兼证有 14 种，变证有 21 种，类证有 13
种。而其中兼证之中的头目眩晕一项，又分气虚、血虚、脾气
虚弱、肝经实热、肝经虚热、脾肺气虚、肝肾气虚等不同证候。

薛己对外科疾病局部望诊检查的见解独到又先进，如对于
乳癌诊断，薛己认为："凡势下陷者，皆曰乳岩。盖其形岩凸似
岩穴也。最毒，慎之。"（《外科发挥·乳痈》）将肿块局部皮肤
的内陷作为乳癌诊断的指标，这是现代医学公认乳腺癌的早期
特征之一。此外，如检查发背是否透膜。用薄纸贴在疮口，嘱
病人深呼吸，若纸不动，证明疮疡尚未溃穿胸膜腔。这在当时
来说，无疑是相当先进的检测手段。

在切诊方面，他既注意到外科病人的脉诊，也注意到病变
局部的切诊。一方面，薛己在临床上，一贯十分注重脉象，他
认为："脉者，人身之造化，病机之外见，医家之准绳，不可
不精究而熟察。"因此，他在《外科心法》及《外科枢要》中
均将疮疡二十六脉放在篇首的显要位置来论述。他详细论述了
疮疡专用二十六脉的脉见部位、脉来缓数、脉形、脉势及各脉

主病。他通过脉象来判断疮疡的病位、病势、虚实状态及阴阳属性，以此来确定治则、治法，并推断疮疡病的进退、良恶预后。如"洪脉之诊，似浮而大，按举之，则泛泛然满三部。其状如水之洪流，波之涌起。其主血实积热。《疮肿》论曰：脉洪大者，疮疽之病进也。如疮疽结脓未成者，宜下之；脓溃之后，脉见洪大则难治。若自利者，不可救治也。"这说明洪脉所主之疮疡病证，病位在血分，病势正进，多属阳热实证，治疗应下之。如脓溃后见到洪脉，则应引起高度重视，而若再兼有自利，则预后很差。另一方面，薛己对病变局部的切诊也很有特色。他十分注意根据疮疡局部切诊来判断疮疡病位的深浅及脓已成否，并以此来指导治疗用药："夫疮疡多端，欲辨浅深，直须得法……简而论之则疮疽概举有三：肿高而软者，发于血脉；肿下而坚者，发于筋骨；肉皮色不相辨者，发于骨髓；又曰：凡疗疮疽，以手按摇疮肿，根平而大者，深也；根小而浮者，浅也。"（《外科心法·辨疮肿浅深法》）"凡疮疽肿，大按之乃痛者，脓深也；小按之便痛者，脓浅也。按之不甚痛者，未成脓也。若按之即复者，有脓也；不复起者，无脓也……若发肿却软而不痛者，血瘤也。发肿日渐增长而不大热，时时牵痛者，气瘤也。"（《外科心法·辨脓法》）

此外，薛己还非常重视对外科疾病预后的判断，这对于及早采取预防措施十分有意义。他将陈自明在《外科精要》中提出的五善七恶症，归纳得更为明确具体，并指出每症的临床意义。他认为，辨五善七恶之证不能"只知五善并至，则善无以加矣；七恶并至，则恶之极矣。愚意裁之。凡患疮疽之时，五善之中，乍见一二善证，疮可治也；七恶之内，忽见一二恶证，宜深惧之"（《外科心法·辨疮疽善恶法》）。"五善见三则瘥，七恶见四则危"(《外科枢要·论疮疡五善七恶主治》)这种审证方法，提纲挈领，足以示人规矩，临床上很容易掌握使用。

薛己的外科治疗学内容十分丰富。一方面是建立在整体观念及辨证论治基础上的外科内治法，经由薛己的提倡，在明代得以极大的发展。另一方面是结合全身情况的多样化的局部外治，使传统外治法不仅得以进一步的发展，而且被纳入了理论指导的轨道。宋元时期的外科内治法虽已出现一些辨证思想，但大多数临床医家还是着眼于局部治疗为主。薛己强调辨证论治，并对治病求本、扶正祛邪、标本缓急、表里攻补、相因制宜等原则，做出了相当精辟的总结。他说："疮疡之作……当审其经络受证，标本缓急以治之。若病急而元气实者，先治其标；病缓而元气虚者，先治其本。若病急而元气又虚者，必先于治本而兼以治标。"(《外科枢要·论疮疡当明本末虚实》)

从治疗方法来说，他对传统的外科消、托、补内治三法有充分发挥，对疮疡治法进行十分细致的分类，将多种内科治疗手段使用于外科疮疡的治疗中，有疏通、发散、和解、补托、峻补、温补等多种方法。"假如肿痛热渴，大便秘结者，邪在内也，疏通之；焮肿作痛，寒热头疼者，邪在表也，发散之；焮肿痛甚者，邪在经络也，和解之；微肿微痛而不作脓者，气血虚也，补托之；漫肿不痛，或不作脓，或脓成不溃者，气血虚甚也，峻补之；色暗而微肿痛，或脓成不出，或腐肉不溃者，阳气虚寒也，温补之。"(《外科枢要·论疮疡未溃用败毒之药》)以上治法充分体现了薛己长于温补的特点。在以上6种治法中，补法占了3种。而实际应用中，内科八法及每一法化生出的多样治法，如活血化瘀、导湿化痰、疏肝解郁等，均可在薛己的医案中见到。但是，各法中最受重视的仍是补益胃气。他认为，胃为五脏之根本，胃气一虚，诸症悉至。"疮疡之作，由胃气不调；疮疡之溃，由胃气腐化；疮疡之敛，由胃气荣养"（《外科枢要·论疮疡用生肌之药》）。尤其是在几种特殊情况下，温补脾胃是放在第一位的。如从病人来说，"大凡怯弱之人，不必分其肿溃，惟当先补胃气"（《外科枢要·论疮疡当明本末虚实》）。从病种来说，如流注、鹤膝风、附骨疽等病，均以温补脾胃为主。从病位来说，"凡疮聚于筋骨之间，肌肉之内，皆血气虚弱，用十全大补汤，壮其脾胃，则未成自散，已成自溃"（《外科枢要·论疮疡去腐肉》）。从病情来说，凡疮疡破溃后，根据脾主肌肉的原则，"但当纯补脾胃，不宜泛敷生肌之剂"（《外科枢要·论疮疡用生肌之药》）。

值得一提的是，薛己虽以善于温补而著称，但并不完全放弃寒凉攻伐药物，他说："余尝治脉症虚弱者，用托里之药则气血壮而肉不死；脉症实热者，用清热之剂则毒气退而肉自生。"（《外科枢要·论疮疡去腐肉》）薛己治疗身体壮实而疮疡初起者，大多也用寒凉解毒药以消之。邪在内，施以攻下；邪气实，则寒凉解利。如肠痈，"脉迟紧者，未有脓也，用大黄汤下之；脉洪数者，已有脓也，用薏苡仁汤排之；小腹疼痛，小便不利，脓壅滞也，用牡丹皮散主之"（《外科枢要·肠痈》）。其大黄汤、薏苡仁汤及牡丹皮散全是寒凉攻逐的方药。但一般来说，薛己对寒凉药的使用较审慎。他明确指出："若不辨其阴证阳证之所由分，而妄敷寒凉之剂，闭塞腠理，凝滞气血，毒反内攻，而肉反死矣。况运气得寒而不健，瘀血得寒而不散，瘀肉得寒而不溃，新肉得寒而不生，治者审焉！"（《外科枢要·论疮疡围寒凉之药》）由此可见，薛己反对的是不辨病因，一见疮疡皆谓热毒，概用苦寒的做法。

外治也是薛己治疗外科疾病的重要手段，主要有四种：即针、切、灸、熨。其中针与切属于同一类，均在疮疡脓成之后，为切排之用。灸与熨属于同一类，大约在疮疡脓成之前，为催脓、拔毒之用。

首先，薛己主张疮疡脓成后，应该及时切开排脓，必要时，加以药引，使之引流通畅，务使脓液排尽，不数日即愈。他指出："若脓已成，宜急开之，否则，重者溃通脏腑，腐烂筋骨；轻者延溃良肉，难于收功，因而不敛多矣。"（《外科发挥·发脊》）他对有的患者，甚至医者，不顾体质及病情，一味惧怕针砭，强调内消，感到十分遗憾。他说："但病者多喜内消……昧者待其自穿，殊不知少壮而充实者，或能自解。若老弱之人，气血枯槁，兼或攻发太过，不行针刺，脓毒乘虚内攻，穿肠腐膜，鲜不误事。"（《外科心法·脓溃论》）为了尽可能降低针刺排脓所引起的损伤，薛己对适当掌握脓疡针刺的深度十分注重，指出："若疮深而针浅，内脓不出，外血反泄；若疮浅而针深，内脓虽出，良肉受伤；若元气虚弱，必先补而后针。其脓一出，诸症自退。"（《外科枢要·论疮疡用针宜禁》）

其次，薛己的疮疡灸法也很有独到之处。他主张将灸法用于成脓之前，而一旦脓成，则宜以针刺排之，脓去则再行调补之法。这一类灸法，大多为隔物灸。如隔蒜灸、隔豆豉饼灸、隔附子饼灸、隔香附饼灸、隔木香饼灸、隔葱灸等，既可以避免直接灸之烧灼损伤，又可借药物透达之力对疮疡局部行解毒消肿、活血行气、祛瘀生肌之功效。其与内服药同用，并能增加内服汤剂之药力。

事实上，薛己治疗各种外科病证，更多的是内外治相结合。如治疗阳虚有瘀之证，不用化瘀之品，而用接补阳气法，外以桑木火灸，内服人参、黄芪、当归、白术。他在《外科枢要》一书中，还针对疮疡各期不同表现，列举了不同的内外结合治法："设使肿痛热渴，脉滑数而有力，属纯阳，宜内用济阴丹，外用益阳散，则热毒自解，瘀滞自散。若似肿非肿，似痛非痛，似溃不溃，似赤不赤，脉洪数而无力，属半阳半阴，宜内用冲和汤，外用阴阳散，则气血自和，瘀滞自消。若微肿微痛，或色暗不痛，或坚硬不溃，脉洪大，按之微细软弱，属纯阴，宜内服回阳汤，外敷抑阴散，则脾胃自健，阳气自回。"这些经验即便是运用于当今外科临床中，依然能很好地发挥中医的特色。

（4）气血病机，七情所伤

在妇产科疾病的病因方面，薛己强调精神因素在妇产科疾病发病中的作用。对此，他不仅有提纲挈领的概述，而且深入到各个具体的病种中反复重申，尤其是重视暴怒、忧郁及恐惧与多种妇产科疾病的发生的密切联系。如月经不调，主要与肝藏血、脾统血之功能失调有关，多因恚怒伤肝，或忧思伤脾所致。他所列举的4个月经期延长的病案，一妇人因无子、因夫欲娶妾而郁怒，一妇人性急，一妇人多怒，一妇人怀抱不舒，无一例外均为情志所伤而致。又如崩漏，薛己归纳的6条病因中，怒动肝火、脾经郁结、悲伤胞络三条都是七情内伤因素。在妊娠病的论述中，关于胎动不安、胎漏、妊娠小便不通，甚至堕胎、小产，均以怒动肝火、郁结伤脾、郁怒伤肝脾作为主要病因。可以说在他的妇产科病案中，几乎每一个病种均有因情志伤身所致的案例。此外，薛己还认为正常的生活环境，和谐适度的性生活对于保持妇女健康是十分重要的。孀妇、尼姑、侍妾及高龄未嫁等缺乏和谐性生活的妇女，容易因沉思积虑或性欲抑制而发生各种月经病。因此他在所举病案中对此类人均做出专门的注明。

在病机方面，薛己不仅继承了宋元时期医家重视气血病机的特点，而且将之与脏腑病机紧密结合。他说："丹溪先生云：先期而至者，血热也；后期而至者，血虚也。愚所谓先期而至者，有因脾经血燥、有因脾经郁火、有因肝经怒火、有因血分有热、有因劳役火动。过期而至者，有因脾经血虚、有因肝经血少、有因气虚血弱。"（《〈校注妇人良方〉注释·月经不调方》）可见，他既谈气血，也谈脏腑，并将二者相互结合在一起，才出现"脾经血虚""肝经血少""脾经血燥"之类的证候。

薛己对妇产科疾病的辨证论治，重点在于肝、脾、肾，用药也仍然偏于温补。如薛己论治崩漏，尤其体现了他的这一特点。他指出：若崩漏属脾胃亏损，不能摄血归原，用六君子汤加川芎、当归、柴胡；若肝经之火而迫血妄行，用奇效四物汤，或四物汤加柴胡、栀子、茯苓、白术；若怒动肝火血沸腾，用加味逍遥散，或小柴胡汤加栀子、牡丹皮；若脾经郁结而血不归经，用归脾汤加柴胡、栀子、牡丹皮；若悲伤胞络而血下崩，用四君子汤加柴胡、栀子、升麻。

他还认为要特别注意潮热、咳嗽、脉数等症，此乃元气虚弱、假热之脉，尤宜用人参补养。苟用寒凉止血之药，复伤脾胃，反不能摄血归原。他提倡将李东垣的补中益气汤用于多种妇产科疾病，经、带、胎、产四大类病证均可用补中益气汤治疗。例如，月经病中的月经不调、闭经、痛经、崩漏；带下病；妊娠病中的胎动不安、妊娠腹痛、妊娠浮肿；产后病中的产后虚弱、产后泄泻、产后腹痛、产后血晕、产后便血、产后咳喘、产后发热等，经过辨证，均可用补中益气汤进行治疗。其中尤其值得一书的是对于子宫脱垂的治疗。宋代医家治疗此病，大多以清热解毒及收敛固涩的治法为主。薛立斋提出："阴挺下脱，当升补元气为主。若肝脾郁结，气虚下陷，用补中益气汤。"（《校注妇人良方·妇人阴挺下脱方论》）这就将补中益气汤作为治疗子宫脱垂的特效方。该观点至今常用在临床中。

薛己是一位擅长外科的医家，因此在他的妇产科著作中也显示了这一特长。他在《校注妇人良方》中特地增加了"疮疡"一门，论述妇人茧唇、流注、阴疮、乳痈、乳岩等14种病证，集中体现了他治疗妇人疮疡的经验，对原书做了外科疾病方面的补充。他在《妇科撮要》中对于乳痈与乳岩的鉴别方法十分先进。

（5）综合辨证，脏腑论治

薛己对伤科疾病的辨证，主要采取整体观念指导下气血脏腑辨证。他认为肌体遭受损伤后，可造成脏腑、气血的功能紊乱，伤后的局部肿胀、疼痛就是脏腑、气血病变的标志，正如陆师道《正体类要·序》中所言："肢体损于外则气血伤于内，营卫有所不贯，脏腑由之不和。岂可纯任手法而不求之脉理，审其虚实，以施补泻哉？"这正是薛己伤科学术思想的体现。因而，薛己主张用整体观念来指导伤科病证的诊断，应通过观察全身的证候表现来判断内在脏腑的病理变化，从脏腑损伤的程度来判断局部创伤的性质。

在辨证上，薛氏强调求脉理、审虚实、辨脏腑。如气血内伤，实证有瘀血在外之青紫肿痛，亦有瘀血在内之胸腹胀痛、大便不通、按之痛甚；虚证有食少倦怠、伤溃后溃处新肉不生，亦有出血过多、虚热烦渴、血不养筋而筋惕等症。若血热错经妄行而致诸窍出血，当属实证；脱力劳伤、脏腑亏损、伤及阴络，或脾虚不能统血而致肌肤青紫，当属虚证。

除论气血外，薛己对脏腑内伤也有明确的阐述。脏腑内伤大致也分虚实两类。如肝之内伤，实则肝火炽盛、诸窍出血，或肝经血滞、胸胁疼痛而按之更甚；虚则有肝血伤之胸胁疼痛、日晡潮热等症。胸为肺所属，胸伤必及于肺，也有虚实之分。若咳血呕血者，乃气逆，血蕴于肺，属实；若出血过多，面黑而发喘者，乃气虚，血乘于肺，属虚。胸腹部为脾胃之所在，伤胃多致呕吐，伤脾多致泄泻。脾胃伤之实则腹痛便秘，或胃火上逆而呕吐；虚则腹痛喜按，或泛恶呕吐食不下。腰为肾之府，跌腰作痛，日久不愈，面目黧黑，实为肾经虚弱。

为便于临床掌握，薛己分别列举伤科常见症状进行气血、脏腑、虚实的辨析。如疼痛一症：肌肉间作痛，属营卫气滞；筋骨作痛，属肝肾气伤；内伤下血作痛，属脾胃气虚；外伤出血作痛，属脾肺气虚。若胸腹胀痛、大便不通、喘咳吐血，瘀血停滞也。胁肋胀痛、大便通和、喘咳吐痰，肝火侮肺也。若肚腹作痛、大便不通、按之痛甚，瘀血在内也；腹痛而按之不痛，气血伤也；既下而痛不止，按之仍痛，瘀血未尽也；既下胸胁反痛，肝血虚也。凡此种种，充分显示了薛己丰富的临床经验及清晰的辨证思路。

在伤科疾病的治疗中，薛己十分重视内治，强调补血行气，调理的重点在于肝、脾、肾。在《正体类要》开篇《正体主治大法》19 条专门论述如何辨证和处方用药。关于气血的治疗，代表方有复元通气散、复元活血汤及当归导滞散。复元通气散作用主要在于行气止痛，用于跌仆伤损、气滞作痛；方中以木香调诸气，小茴香开胃下气，青皮疏肝理气，浙贝母肃肺降气，陈皮和胃畅中，配白芷辛香行气，穿山甲走窜活血，漏芦疗伤调经脉，甘草缓中和诸药，共成通气活血止痛之功。复元活血汤作用主要在于活血化瘀，用于跌仆伤损，瘀血停凝在外而作痛，方中当归、桃仁、红花、天花粉活血化瘀止痛，穿山甲、大黄行窜破瘀通腑，与以柴胡入肝为引，以舒肝开郁、顺条达之机，甘草缓急止痛和药，故为疏导瘀滞、活血止痛之剂。当归导滞散的作用主要在于破瘀通下，用于跌仆伤损、瘀血停滞在内而胸腹胀痛，大便不通，方中大黄破瘀通腑、当归活血化瘀、温酒助其活血通络之力，而获活血化瘀、导滞通腑之效。

落实到脏腑，薛己有三大治法，即理肝化瘀、壮脾健胃、温补肾命。理肝化瘀的理论基础是肝藏血，人静则血归于肝脏，人动则血运于诸经，凡跌打损伤，恶血败瘀留于体内，则不分所伤何经，皆以肝为主。肝气舒、肝血足，则诸瘀易去、恶血易清。若体壮有瘀、标本俱实者，宜清、宜下、宜通；若体虚有瘀、虚实夹杂者，宜缓则治其本，补肝血为主，急则治其标、攻补兼施。同时，必须注意肝木克土，肝火既炽，脾气必虚，故清肝之时，不可忘记补血健脾。

壮脾健胃的理论基础是脾胃为气血化生之源，内而灌注五脏六腑，外而滋养皮肉筋骨，故只有脾胃健壮、气血日益旺盛，其伤易复。若素有脾虚、气血不足、痛疾而夹杂新瘀者，宜补脾健胃、益气补血；若损伤中、后期出现脾胃气虚或气血不足者，宜壮脾健胃，使瘀血易溃、新肉易生；若损伤后使用行气下血药伤伐脾胃者，亦宜壮脾健胃，务使损伤的脾胃得以修复。薛己在伤科治疗中十分重视脾胃功能，故提出了治伤当"预补脾胃"观点。

温补肾命的理论基础是肾为先天之本、元阳之所在、人体生机之根本，必肾气充足，则人体生机旺盛，损伤也能得以较快的修复。若损伤中后期，症见肾气虚弱，如头目眩晕、发热作渴、饮食不思、杖痕肿痒，实质是肾经不足、不能摄气归原，宜用八味地黄丸温补肾命；若筋骨腰部劳伤日久，伤及肾气，腰膝酸痛，绵绵不已，此为肾精不足，宜以六味丸滋补肾精；若习惯性关节脱位，属肝肾亏损、血不荣筋、韧带松弛所致，当用六味地黄丸补益肝肾之精。在此开创了用补益法治疗关节脱位的先河。以上三大治法在实际应用，薛己常互相配合。

此外，薛己对于伤科重症的急救也很有独到之处。昏愦是伤科的危重症，相当于现代医学中的颅脑损伤、创伤性休克等症，需及时抢救。薛己强调对急危重症的抢救必根据伤情及病因病机进行。如伤后阳气暴脱之昏愦而出汗不止，"急用大剂参附汤"以回阳救逆；如大出血而汗不止，为血脱之证，用独参汤以益气固脱；如"重伤昏愦者，急灌以独参汤"固本醒神；如属于"瘀血内阻所致，急用花蕊石散，内化之"。薛己的这些急救措施在当时的医疗条件下，是很先进的。

薛己治伤不但重内治，也强调必要的外治，《正体类要》中记载砭治医案18条，其外治法大多用于瘀血停留及瘀血化脓之证。如"下血之非"条指出："凡杖疮跌仆之症，患处如有瘀血，止宜砭去，服壮元气之剂。"即使深部瘀血，薛己也主张"刺去"，否则可能引起不良后果。如"瘀血作痛"条云："有一患者，臀腿黑肿而反不破，但胀痛重坠，皆以为内无瘀血，惟敷凉药，可以止痛。余诊其尺脉涩而结，此因体肥肉厚，瘀血蓄深，刺去即愈，否则内溃，有烂筋伤骨之患。余入针四寸，漂黑血数升，肿痛遂止。"至于等瘀血化脓后再行针砭，则是不得已的补救措施，但此时行针也胜于不针。在"瘀血肿痛"条内，还记载了一例闪伤右腿，瘀血臃肿，因拒绝砭去瘀血，终致瘀血化脓而自溃、秽脓不止而殁的病案。

（6）审本察兼，分经而治

薛己诊治口腔科疾病遵循整体观念及辨证论治的原则，采取辨病与辨证相结合的方法。从辨病来说，各病均有一定的治疗原则，如唇茧，他提出"补脾气，生脾血"以滋化源的治疗原则；对口疮，他提出"上焦实热，中焦虚寒，下焦阴火，各经传变所致"，分而治之的原则；对喉痹，他提出"当辨内外表里虚实而治之"的原则。其各医案中灵活机动的遣方用药，体现了其丰富的临床经验。

首先，诊断口腔五官疾病，"大要审本症察兼症"。所谓"本症"，大致是指口腔的局部症状，这是辨病的主要依据；而所谓"兼症"，大致是指患者的全身症状，这是辨证的主要依据。只有二者相参，辨病与辨证相结合，方能做出比较准确的诊断。如本症为口舌生疮，而根据不同兼症，则可分为实热、中气虚、中气虚寒、血虚、肾水亏、火衰土虚、阴虚、无根之火等八种不同证候类型，因而采取不同的治疗方法。

其次，必须根据"各经传变所致，当分别而治之"。薛己认为口腔通过经络与五脏六腑及全身组织有着十分紧密的联系，口腔的不同部位的症状，可反映出不同脏腑、经络的病变，治疗也应该因此而有不同。舌病，多为手少阴心经、足厥阴肝经所病；唇病，多为足太阴脾经所病。如口疮，妇人每怒则口苦兼辣、头痛胁胀、乳内刺痛、为肝肺火证；若口苦胁胀、小便淋沥，为肝经之病；若口臭、牙龈赤烂、腿膝痿软、时或口咸，为肾经虚热。如齿痛，若齿恶寒等症，本手足阳明经；其动摇脱落，本足少阴经；其虫疳龈肿、出血痛秽，皆湿热胃火；或诸经错杂之邪与外邪为患。治法上，凡湿热甚而痛者，大承气汤下之，轻者，清胃散调之；大肠热而龈肿痛者，清胃散治之，重则调胃丸清之；六郁而痛者，越鞠丸解之；中气虚而痛者，补中益气汤补之；思虑伤脾而痛者，归脾汤调之；肾经虚热而痛者，六味地黄丸补之；肾经虚寒而痛者，还少丹补之，重则八味地黄丸补之；其属风热者，独活散；大寒犯脑者，白芷散；风寒入脑者，羌活附子汤。病证多端，当临证制宜。

薛己在口腔疾患的论治中，仍然体现了慎用寒凉药物的一贯学术主张。他在《口齿类要·口疮二》中提出，如若不经仔细辨证，"概用寒凉，损伤生气，为害匪轻"。他在此书中，也收录了一些因辨证不确，误用寒凉而使病情加重的医案。

（7）婴病调母，以滋化源

在婴幼儿卫生方面，《保婴撮要》提出了一些很有现实意义的见解：①初生儿除毒法。小儿初生之时，当急用棉帛擦拭口腔，以清除其中的秽液。这是唐宋时期中医儿科学著作即提出来的观点，如《千金要方》等书均有记载。而《保婴撮要》一书对之有着更为深刻的论述及更为具体、更为多样的方法："分娩之时，口含血块，啼声一出，随即咽下，而毒伏于命门。遇天行时气久热，或饮食停滞，或外感风寒、惊风发热等因，发为疮疹。须急于未啼时，用软帛裹指，挖去其血。用黄连、豆豉、朱、蜜、甘草解之，后虽出痘，亦轻矣。"并对黄连、淡豆豉、朱砂、蜂蜜、甘草、牛黄及犀角等各种不同解毒药物的使用方法及其优、缺点做了介绍与评价：黄连性寒，金石（朱砂）镇坠，犀角能伤脾胃生气，不若只以牛黄分许，蜜调与吮为佳。（《保婴撮要·卷一·初诞法》）②断脐法。中国历代儿科医家对于新生儿断脐法均相当注重。薛氏在继承前人经验的基础上，提出用纸捻烧灼断脐，虽然他的出发点并不在于灭菌消毒，而在于"使暖气入腹"，以防感冒风寒，而实际上却很好地起到了灭菌消毒的作用。此外，薛氏还汇集了17种治疗小儿脐风的内服或外用方药。③婴病调母。薛氏对于乳母与婴儿的密切关系十分重视，认为小儿初生，须令乳母慎七情六淫及厚味炙烤，方能使乳汁清宁，儿不致病。否则，阴阳偏胜，血气沸腾，乳汁败坏，必生诸症。而小儿脏腑柔嫩，若屡用药饵，则脏腑阴损，多成败证。故其提出"大抵保婴之法，未病则调治乳母，既病则审治婴儿，亦必兼治其母为善"。(《保婴撮要·卷一·护养法》) 此书对小儿200余病证的论述，充分体现了薛氏父子的这一观点。许多病证都提到可能由乳母饮食、七情、外感等因素的影响而使婴儿患病，如小儿寒吐，就可由"乳母当风取凉，或风寒客于乳房"所致。因而，其在婴儿疾病的治疗上也以调治乳母为主。如治疗小儿胎症，其提出乳母服大连翘饮，儿用浴体法，以疏通其腠理。

薛氏在小儿疾病的治疗上也体现了其注重脾胃、善用温补的学术特点。其对于小儿疾病的辨治，以钱乙的五脏辨证为依据，五脏六腑之中，尤其重视脾胃。脾胃为五脏六腑之大源，人身气血、脏腑但由胃气而生、赖胃气以养，这是薛氏一贯观点。而在小儿疾病的辨治中，他对于脾胃之气，则更是给予特殊的重视，指出"小儿虽得乳食，水谷之气未全，尤仗胃气。胃气一虚，则四脏俱失所养矣。"(《保婴撮要·卷九，胃气虚寒》) 对于多种儿科病证，他常以补中益气汤、六君子汤调治小儿脾胃为主。与此同时，薛氏父子还特别赞赏钱乙的六味地黄丸，认为："禀赋不足，肢体瘦弱……五脏齐损，凡属肾肝诸虚不足之症，宜用此以滋化源，其功不可尽述。"(《保婴撮要·卷一·肾脏》) 在同一条目中，他还说："地黄丸壮肾水以制心火，若因脾肺虚而不能生肾水者，用补中益气汤、六味地黄丸以滋化源。"薛氏以滋化源的概念比较广泛，包括健脾、补肾二法在内。在薛氏医案中，将补中益气汤与六味地黄丸合用十分常见。例如五软证：他认为"此五者皆因禀五脏之气虚弱，不能滋养充达，故骨脉不强，肢体痿弱，源其要总归于胃。盖胃水谷之海，为五脏之本，六腑之大源也，治法必先以脾胃为主，俱用补中益气汤以滋化源。头项手足三软兼服地黄丸，凡此症必须多用二药"。(《保婴撮要·卷三·五软》)此证各病案，大多朝用补中益气汤、夕用六味丸地黄为治。

　　薛己擅长外科，在他所撰著的《保婴撮要》十卷中，从理论上或治疗上均显示了他治疗小儿外科的独特风格。在病因方面，他认为有些病与胎毒、禀赋有关。如杨梅疮，他认为除了因传染而患，也有因禀赋而得。所谓禀赋而得，实际上是指小儿先天性梅毒，这种认识是十分先进的。在小儿外科疾病论治方面，他提出了一个基本原则："当分脏腑所属之因，病之虚实，调其血气，平其所胜。"他按脏腑经络对小儿外科疾病进行辨证。如口疮病，"若发热作渴饮冷，额间色赤，左寸脉洪数者，此属心经，先用导赤散清心火，次用地黄丸滋肾水；若寒热作渴，左颊青赤，左关脉弦洪者，属肝经，先用柴胡栀子散清肝火，次用六味地黄丸生肝血；若两腮黄赤，牙龈腐烂，大便酸臭，右关脉洪数，按之则缓者，属脾经，用四味肥儿丸治脾火，以五味异功散补脾气；若发热咳嗽，右腮色赤，右寸脉洪数，按之涩者，属肺经，先用清肺饮治肺火，用五味异功散补脾胃：若发热作渴，两颊黧色，左尺脉数者，属肾经不足，先用六味地黄丸以生肾水，次用补中益气汤以生肺气"(《保婴撮要·卷十一续集·诸疳口疮》)。在治疗用药中，他对于寒凉峻厉药品十分谨慎，主张调血气、平所胜。

总之，薛己父子兼收各家、独重温补，在温补理论和临证各科方面都做出了卓越的成就，是明代燕京医学流派的代表性医家，也使易水学派的影响在明代扩大深入，且在太医院内具有较大影响力。而以太医为主体的明代燕京医学流派，亦体现了这样的学术偏好。

（二）龚廷贤

龚廷贤（1538—1635），字子才，号云林山人，别号悟真子，是明代著名医家，生活于嘉靖至万历年间，他出身于御医世家，曾任太医院吏目，他的父亲、儿子、侄子也都曾在太医院任职。龚廷贤长期在北京为官行医，是明代燕京医学流派的代表人物。

1. 个人生平

龚廷贤出生于江西省金溪县，地处盱江流域，这里水陆交通便利、人口密集、文化发达，本地、外地的名医经常往来、交流经验，因此盱江流域名医众多、著作宏富。龚廷贤屡次北上行医，与家乡便利的地理条件和鼎盛的人文环境是分不开的。龚廷贤本人出身于医学世家，后来曾任太医院吏目。而其父龚信（字瑞芝，号西园），即为明代御医，精于医术，撰有《本草定衡》《古今医鉴》《增补医学源流肯綮大成》。龚廷贤的弟弟廷器、儿子懋升、侄子懋官也都曾担任过太医院医官的职务，可谓御医世家。明朝灭亡后，龚廷贤的四个儿子守国、安国、宁国、定国也均以医为业。

龚廷贤自幼聪慧过人、天赋异禀、志向远大，《济世全书·自序》中记道："不佞少年时，挥毫吊古，诵爱物济人之句，不胜神往，雅意学问，期徼一命之荣。"为了施展抱负，龚廷贤少习举子业，苦读数年，但时运不济，数年不第，最终未能取得功名、得偿所愿，于是便弃儒从医、继承家业、以"思弗克为良相，赞庙谟以寿国脉；则为良医，诊民瘼以寿苍生"自勉。在随父学医的同时，龚廷贤精研经典，勤于临证，几年之后便承家学，但他并不满足于此，仍然苦心钻研，博取诸家，《云林医圣普渡慈航·自序》载："予父西园公，授我岐黄业，因殚精敝神，究极此道，誓不如卢、扁等诸名家不已也。"此后龚廷贤云游燕、赵、梁、豫诸地，纳百家之长，博学多识，医学理论和医学临床能力都不断提升。

嘉靖甲寅（1554年），北方流行大头瘟，感染者头痛咽肿、憎寒发热、头面部焮赤肿痛，甚至昏迷不醒。时医束手无策，以古法的普济消毒饮、通圣消毒散等剂治疗，效果很差。"值疫疠肆行，连染于闾巷，时医多因循古法，治而不效。"恰在北方悬壶的龚廷贤，经过细心诊察病患、考证病情，独创出了二圣救苦丸，此方重用大黄，配以猪牙皂，简单明了，效果拔群，救活无数急危重症者，一时龚廷贤名噪中原，并立刻被尚书推荐，进入太医院任职吏目。

万历十四年（1586年），龚氏二次悬壶中州，此时他医学造诣更上一层楼，立方用药常有起死回生之效，先后治愈了徐汝阳之父与周藩海阳王的顽疾，名闻天下。万历二十一年（1591年）癸巳之冬，鲁王王妃张氏病鼓胀，侍医多方用药，均不见效。闻龚氏之名后，鲁王遣官到大梁礼聘龚廷贤，龚廷贤遂应邀出诊，他"授以良剂，对证如神，未几而妃疾瘳矣"，一举治愈了困扰王妃多年的疾病。鲁王大喜，特赐匾额"医林状元"，称赞龚廷贤为"天下医之魁首"，并又"酬以千金"，龚廷贤辞而不受。悬壶40余年后，龚廷贤倦游归乡，决心开始著书。其在《云林医圣普渡慈航·跋》中解释说：用一方痊一病，如果通过医学著作记录下来，能够造福于更多的患者。因此，他笔耕不辍，勤于著述。晚年龚廷贤深受道家"太上养神，其次养形"之说的影响，注重修养心性，培植德行，终享97岁高寿，于明代崇祯年间（1635年）溘然长逝。

龚氏身后医著等身，影响深远，其下学生如罗国望、黄卷、邓允液、黄道祉、黄道祖、戴曼公（再传弟子）等人皆承其学。而其影响，也不只于医林之内，明代文渊阁大学士张四维这样评价他："夫儒林有玉，其独步者命之曰国士。医林亦有玉，其十全者命之曰国手。龚子者，得不称为国手而当国士哉？得不称为国士而实国手哉？"龚廷贤被誉为"医林状元""回天国手"，堪称明代燕京医学流派的重要代表人物。

2. 医学著作

龚廷贤一生著作颇丰，现存其医书十八种，并续编完其父龚信的《古今医鉴》，是我国著述最多的医家之一，其书以《万病回春》和《寿世保元》流传最广。

撰于1587年的《万病回春》涉及内、外、妇、儿诸科，分述临床186种病证的病因及证治方法，辨证详明，论述精辟，治法切用，对后世中外医家影响深远。其中的雄黄败毒丸、杨梅疮秘方为文献记载世界上最早应用砷剂治疗梅毒的方剂。1610年，朝鲜医家许浚撰成医学巨著《东医宝鉴》，其中引用《万病回春》中的方剂及原文500多次。16世纪中叶，日本医界后世派创始人曲直濑道三得到了由朝鲜传入日本的《万病回春》，在晚年予以出版。1611年，后世派的第二代传人曲直濑玄朔，组织多人校对、刊刻古活字版《万病回春》，并亲自为之题跋，从而使该书成为当时日本普及最广的医书。龚氏晚年之弟子戴曼公，1653 年赴日本长崎讲学，使龚氏之作在日本江户时代再次广为流传，古方派、折衷派、考证派大部分医家均把《万病回春》当作必读书。至今，日本汉方医学都非常重视龚氏医学，如日本现代汉方医家矢数道明在其《汉方治疗百话》中就介绍了许多龚氏方剂的今日应用。

《寿世保元》约成书于万历四十三年（1615 年），全书共十卷，集龚廷贤晚年医学思想之大成，也几乎是龚廷贤论述元气的专著。书名"寿世保元"，一是寄予此书纠正时偏、助世人延年益寿的希望，所谓"如世道之在浇漓者，则用劝世歌砭而规之，使天下后世之人咸跻于仁寿之域"；二是提倡预防医学，提出要保得人身之元神、元气，才能预防外邪，即"余谬为《保元》云者，正欲保其元神，常为一身之主，保其元气，常为一身之辅，而后神固气完，百邪不能奸，百病无由作矣"。在此书的影响下，朝鲜名医李济马后来将自己所著之书也命名为《东医寿世保元》，并云："余生于医药经验五六千载后，因前人之述，偶得四象人脏腑性理，著得一书，名曰寿世保元。"

此外，龚廷贤在儿科方面也颇多著述，成书于明代万历三十二年的《小儿推拿秘旨》，是我国现存最早以推拿命名之小儿按摩专书。

龚廷贤的另外一个重要成就，是其对痘疮证治的论述。他在《万病回春》《寿世保元》中详细记载了痘疮的预防和诊治，并强调痘疹有寒有热，不可以偏概全，执一而误小儿生命，医者应"会诸家之粹，求其意而用之，实未敢据其成方也"。龚廷贤的痘疹症治法，被翁仲仁继承并推广，后来胡廷训据龚氏之书，又写成了《补遗痘疹辨疑全幼录》，再经陆道元收录入《痘疹金镜录补遗》中，从而成为痘科权威。同时，龚廷贤的弟子戴曼公将之传入日本，形成了日本的池田派痘科。

3. 成就与特色

龚廷贤的医学思想丰富而全面，在临床诊疗上有丰富的成就，其中以治疗不孕不育、孕产疾病方面和老年医学养生保健方面的成就尤为突出。

（1）治疗孕产疾病的成就

龚廷贤对人的孕育原理提出了领先于时代的观点，在他的代表作《万病回春》和《寿世保元》中，他主张人之生育本阴阳，男女媾精万物生。《万病回春》一书提出，人的生育是由男女双方自身能力决定的。在女方，其不孕的原因是"多因房事损动脏腑，或天癸不通，子宫挟寒"，或"尚有数疾，劳损身体，以致经脉不调……难以容纳阳精"。在男子，不育的原因则为"男子事狂，阳弱精少，清寒不能射，又不能济而相胜，此所以不生长"，而细观脉象，则有生理与病理的区别。龚氏在其晚年著作《寿世保元》中，引用《周易》来阐述男女相生与天地之道一致的基本原则之后，更为精辟地做了阐释，他发挥了《黄帝内经》"孤阳不生，独阴不长"的理论，提出男女交媾之"遇而不适其会"则为"独阴孤阳"。这就是说，男女配合，即交又感，亦即"即遇又会"才能成孕。否则，遇而不会、会而不遇，皆不能成孕。如何才能达到这"遇"与"会"呢？龚氏又做了进一步阐述："夫种子之道有四，一曰择地，二曰养种，三曰乘时，四曰投虚。盖地则母之血也，种则父之精也，时则精血交感之会也，虚则去旧生新之初也。"在这之后，龚氏又详细地论述了不能成孕的原因及应采取的补救方法。

这些理论在当时的医学水平下都是极为先进的。龚氏认为女子不孕首重调经，经调血养孕自成，"妇人之道，始于求子。

求子之法，莫先调经。每见妇人之无子者，其经必或前或后，或多或少，或将行而作痛，或行后而作痛，或紫或黑，或淡或凝而不调。不调则气血乖争不能成孕矣"。基于上述认识，龚氏初期以血、气二字立法处方。《万病回春》载有调经种玉汤、种子济阴丹、女金丹、百子建中丸、调经育子汤、乌鸡丸、补天育嗣丹等方。男子种玉当固本，蓄精阳遏自逢迎。肾为先天之本、藏精之所。男子不育，在于精亏而阳弱。故龚氏治疗男子不育以蓄精建阳为主。如《万病回春》《寿世保元》及《济世全书》等载有固本健阳丹、续嗣壮元丹、鲁府遇仙传种子药酒、壮阳丹、金莲种子仙方、仙茅种子方、仙灵酒、温肾散、鲁府螽斯丸等。

　　龚氏不但对孕育机理有精辟的论述，而且对早孕的诊断亦有惊人的独到之处。其在《万病回春》中提到，"经脉不行已经三月者，尺脉不止，则是胎也。"而在《寿世保元》中，除记载了"诊其妊娠脉滑疾，重以手按之散者，胎已三月也"，同时，他还提出了逐月养胎之法，有一定的现实意义。其在《济世全书》中，早孕之诊断，已经提前到妊娠初期。除此之外，龚氏还提出了药物验胎和安胎。验胎用验胎散、艾醋汤，验胎散以川芎为末，每服一钱，空心艾叶煎汤调下。觉腹内微动，则有胎也。若妇人服后一日不动，必是经闭。艾醋汤用于更为早期的检验，如凭月事难以判断是否有孕，则用好醋炙艾，服半盏后，腹中大痛，是有孕；不为痛，定无孕。

　　对于孕妇的安胎需求，龚廷贤针对不同的病因。提出治疗母体疾病和安胎气两种不同的处理方式，谓"安胎有二，有因病而胎动者，但疗母病，其胎自安；有胎不安，因触母病，但安胎气，母病自瘳"。具体临床应用上，龚氏也有十分详细的说明：安胎丸宜于妊娠常服；微有不舒用安胎饮；素常虚弱用芎归补中汤；屡惯堕胎用千金保孕丹或保生汤；妊娠恶阻用养胃汤。因子烦闷乱心神者用竹叶汤；子痫而目吊者用羚羊散；子悬而心腹胀者用紫苏和气饮；子气喘闷者用天仙散；子淋与转胞者用子淋散及冬葵散；子肿肢体肿满者用茯苓汤等；条分缕析，辨证准确，疗效可靠。

对于难产的防治，龚氏高度强调产前教育的重要性。他指出"夫产育之难者，此由产妇不曾预闻讲说生育道理，临事怆惶，用力失宜，遂有难产之患"，又提出"只要产母心怀安泰，不可轻信稳婆，妄用手法"的戒语。同时，他还指出了临产经常出现的十余种情况的处理方法："凡生产，先知此十证，庶免子母之命折于无辜也。"又感叹地说："世之救生者，少有精良妙手，多致倾命。余因伤痛而备言之。"对难产的防范，除思想教育和一般情况的处理外，龚氏还根据产前、产中孕妇的具体情况备有相应的下胎方及催产方，实属难能可贵。

（2）老年医学和养生益寿

龚廷贤对衰老机理的认识及其养生延寿的方法很有特色。他认为衰老源于人身元气之耗伤，他首先肯定《素问·上古天真论》篇关于肾对"天年"的影响的论述，其次，强调了肾间"动气"的作用，描述了肾气耗伤之后，人体的老化现象。他在《寿世保元》中专立"衰老论"："夫二五之精，妙合而凝，两肾之间，白膜之内，一点动气，大如筋头，鼓舞变化，开阖遍身，熏蒸三焦，腐化水谷，外御六淫，内当万应。"但由于人体昼夜不停地运动而消耗，使"神随物化"，导致"气逐神消，营卫告衰"，出现一系列老化症状，诸如"七窍反常，啼号无泪，笑如雨流，鼻不喷而涕，耳不声蝉鸣，吃食口干，寐则涎溢，溲不利而自遗，便不通而成泄"。其元阳（动气）一衰，必损及阴，而出现"由是真阴妄行，脉壅涩"。此"脉壅涩"是由阳衰损阴、真阴妄行所致，故为元气之衰所成。验之临床，是胸痹、真心痛，即现代医学之心脑血管疾病的直接病机，所以有"昼则对人瞌睡，夜则独卧惺惺"之症。可见，肾气虚（动气损耗）是人体衰老和某些老年病的一个主要机理。龚氏在"保生杂志"一节里又补充道："元气者，肾间动气也。右肾为命门，精神之所合。爱惜保重，则荣卫周流，神力不竭，与天地同寿。"这就是说，龚氏讲的"一点动气"，即指的是人身元气。人若能爱惜保重元气，就能达到长寿。

　　由于龚氏宗《黄帝内经》肾气之说，就特别注意肾精与衰老的关系，他尤其强调早婚早育对肾精的伤害。龚氏指出："男子破阳太早，则伤其精气；女子破阴太早，则伤其血脉。"又云："精未通而御女以通其精，则五体有不满之处，异日有难状之疾。"他在论及衰老机理时，特别强调了早婚对衰老的危害性。另外，龚氏对老年人亦提出了耗精易于衰老、日常生活应当平心静气、减少肾精损耗的忠告。

　　龚廷贤对于老年保健也有自己独特的见解，概而论之，他的基本观念是调摄养生。龚氏论述人体衰老机理之后，认为那种单纯依靠补药而颐养天年的做法是"如灯添油""芯灭人亡"，因此他强调平时摄生养性、保持健康对延缓衰老的重要作用。龚氏承袭前贤经验，提倡"熏脐"疗法，指出"凡人生育之时，脐带一落，用艾火以熏蒸即得坚固；人之中年以后……以法熏蒸其脐，岂不去恶除疾而保生也"，不失为一种简便易行的养生方法。

　　龚氏依据自身的体会，还总结有"摄生"心得，其曰："薄滋味，省思虑，节嗜欲，戒喜怒，惜元气，简言语，轻得失，破忧沮，除妄想，远好恶，收视听。"并赋诗一首以自勉，曰："惜气存精更养神，少思寡欲勿劳心。食唯半饱无兼味，酒至三分莫过频。每把戏言多取笑，常含乐意莫生嗔。炎凉变诈都休问，任我逍遥过百春。"这种摄生心得，突出了情志的作用，体现了饮食的重要性，强调了身心健康共同调适，具有很强的先进性。龚氏晚年，总结有呼吸静功及"治五脏六腑之病"的"六字气诀"（详见《寿世保元》卷四）等练功法，论述详尽，有原理，有具体方法和适应病证。在方法上，层次清晰，一读便可照做。此功，较之以往之练功法简明精炼，体现了龚氏在摄生养性方面的卓越贡献。

对于老年人，龚氏提出了六戒，并把繁杂的养生方法总结为简洁明了的"延年良箴"。其曰："四时顺摄，晨昏护持，可以延年。三光和敬，雷雨知畏，可以延年。孝友无间，礼义自闲，可以延年。谦光慈让，损己利人，可以延年。物来顺应，事过心宁，可以延年。人我两忘，勿竞炎热，可以延年。口勿妄言，意勿妄想，可以延年。勿为无益，常慎有损，可以延年。行住量力，勿为形劳，可以延年。坐卧顺时，勿令身怠，可以延年。悲哀喜乐，勿令过情，可以延年。爱憎得失，揆之以义，可以延年。寒温适体，勿侈华艳，可以延年。动止有常，言谈有节，可以延年。呼吸清和，安神闺房，可以延年。静习莲宗，敬礼孔训，可以延年。诗书悦心，山林逸兴，可以延年。儿孙孝养，僮仆顺承，可以延年。身心安逸，四大闲散，可以延年。积有善功，常存阴德，可以延年。救苦度厄，济困扶危，可以延年。"由此，我们可以看出：这些"良箴"，基本符合老年人的生理、心理特点，是我国长期以来人们经常实践着的养生之道，它们不但具有深刻的医学道理，而且也贯穿着中华民族古朴的道德观，对现代老年人的保健具有一定的参考价值。

此外，对待饮食及饮酒的态度上，龚氏主张"食惟半饱无兼味，酒至三分莫过频"。他并不是一般地反对饮酒，在"嗜酒丧身论"中指出饮酒"过则耗伤血气也……伤于形，乱于性，颠倒是非，皆此物也"。他认为过量饮酒可引起心脾痛、鼓胀、黄疸等病。

龚氏在论述衰老机理时，强调了先天元气的功能，但并没有忽视后天脾胃的作用。因此，他提出"凡年老之人，当以养元气，健脾胃为主"，在此基础上，龚氏总结出完整的饮食卫生、养护脾胃功能的方法："饮食无论四时，常令温暖，夏月伏阴，暖食尤宜；不欲苦饱，大饮则气乃暴逆；不欲食便卧及终日稳坐；食后以手摩腹数百遍，缓行数百步谓之消化；食饱不得速步走马，登高涉险；不欲夜食，不欲极饮而食，食不过饱；不欲极渴而饮，饮不过多。"脾胃为后天之本，气血生化之源，如不注意调摄脾胃、不讲饮食卫生，可能造成"筋脉横解，气乃暴逆，荣卫不行，气血凝滞"的后果，以致"气血失常，卒然不救"，而不能"以臻遐龄"。其代表方剂如人参膏、白术膏、琼玉膏等。

龚氏养生延年的特点是：无病者，以养元气为主；虚弱者，以补元气为主；有病者，以去病养元为主。但龚氏益寿延年的处方，多为健脾益肾之品，用温补之法治疗虚损为长，故以"补益"立论。龚氏喜用之方，如山药粥、延寿丹、四圣不老丹、补精膏、延寿瓮头春、八味地黄丸、八仙长寿丸、阳春白雪糕、五仁斑龙胶等，遣方用药，独具匠心，体现了他益寿养元、调理脾肾的学术思想。所附验案，理法方药浑然一体，佐证了他的学术特点。其代表著作，如《万病回春》《寿世保元》《济世全书》中，涉及老年病证四五十种。虽病证纷繁，但经其提要钩玄，一目了然，有利于后学借鉴。

龚氏名方阳春白雪糕为其补益脾胃，养元气之代表方："凡年老之人当以养元气、健脾胃为主，每日三餐，不可缺此糕也，王道之品，最益老人。药物有白茯苓（去皮）、怀山药、芡实仁、莲肉（去心皮）各四两，共为细末，陈仓米半升，糯米半升，白砂糖一斤半。上先将药、米二味用麻布袋盛放甑内，蒸极熟取出，放簸箕内，却入白砂糖，同搅极匀，揉做一块，用小木印印作饼子，晒干、收贮。男妇小儿任意取食，妙不可言。"这里，龚氏将该方主治功用、制作方法、疗效，尽皆列出，非常便于后学借鉴。

龚氏因将食养对于当时医家单纯依靠药物养生的方法视为"如灯添油"，故在防治老年病中，巧妙地将药疗与食疗结合了起来，实属独创。代表方剂，除上述阳春白雪糕以外，又如八仙糕、白玉糕、小刀圭、大刀圭、神仙粥、养元辟谷丹等。龚氏这种独创的寓药疗于食疗之中、药食结合疗法及处方，将食养与药养有机结合起来，一方面促进了药膳的发展，另一方面对于老年人的日常保健理论和实践做出了重要贡献。

（3）治未病思想及其防病措施

对于日常养生，龚廷贤主张培养健康心理，以达身心安逸。"治未病"一语出自《黄帝内经》，龚氏从其所处的时代及人们的生活状态、环境出发，认识到社会中人们的贪妄与丑恶影响到了人们的心灵，使其心理上产生障碍，虽然"未病"，却潜伏着身心之大病。故他在《种杏仙方》书末写"续劝善良规四十歌"（包括十劝、十戒、十莫、十要）之后说："医要活人，其来远矣。但世医徒知攻其已病，而不知治其未病。以余度之，与其能治于已病之后，不若预治于未病之先，乃于暇日吟成四十鄙歌，其中养生之道无弗备焉。然辞虽浅俗，俾世人见而易知，简而易从，无论通显之家，寒素之士，能预味之，则可以培养身心，而为太平考终之人矣，岂曰药石云乎哉。否则心纵灭理，而陷于殒命杀身之地，良可慨夫。余不佞，敢附此于《仙方》之末，以为不病者鉴焉。"龚氏这一思想，反映于《万病回春》有"云林暇笔凡十二条"，其中"病家十要"，可谓家庭保健、自我调理之提纲。龚氏治未病思想，体现在他重视人的身体健康（及疾病）与人之心理健康（及疾病）、社会环境的密切联系，具有一定的超前意识。

对于临床各科疾病，龚廷贤强调防病于未然、免致根深与扩散。尤其是对于传染病和儿科病的防治，龚氏颇有心得。

对于传染病，龚廷贤提倡通过各种方式预防感染。首先，是衣物、环境消毒防传染："天行瘟疫传染，凡患瘟疫之家，将初病人衣服于甑上蒸过，则一家不染。"其次，是药物涂鼻防传染。"凡入病家，须避其邪气不受染着，亦医者之惠，不可不知。以雄黄末涂鼻孔中，或以香油涂鼻孔，亦妙，然后入病家……既出自以纸条探鼻深入，喷嚏为佳。""若亲戚乡里有患瘟疫，欲去看问，先将清油抹鼻孔，任进，候出外，又将纸撚于鼻内，探取喷嚏三五个，则不染。"再次，是药物口服防传染："丰贵之家，正旦眷属会羽帐之中，饮此酒（屠苏酒）以辟瘟疫邪气。""若能岁岁饮，可代代无病。"

内科病方面，龚氏强调严重的中风可在轻微先兆的时候通过服药预防。他认为中风者俱有先兆之症。凡人如觉大拇指及次指麻木不仁，或手足少力，或肌肉蠕动者，三年内必有大风之至。当预防之法，宜朝服六味地黄丸或八味地黄丸，暮服竹沥枳术丸与搜风顺气丸。二药间服，久而久之，诸病可除。

龚廷贤对于很多儿科病，尤其是小儿传染病的早期诊断，颇有心得，主张早期诊断、早期治疗、截断病程、减少并发症。而痘疹流行期间，健康小儿应当预服药防传染。"油饮子，若遇痘疹行时，左右邻家有出者，可预服之。用真香油一斤，煎熟，逐日与儿饮尽，永不出痘。"此外，对于患儿周围环境的消毒，他提出用药酒消毒防痘。小儿未出痘疹者，在每年春秋气候剧烈变化时，服用药物防止痘疹。这些观点在今天仍然有相当的先进性。

（4）医称多术，内病外治

"医称多术"一语，出自龚氏续编其父《万病回春》一书中。这句话的意思是要根据患者的病情需要，综合采用内服和外治的多种治疗方法，口服药也要根据病情和药物的情况综合采用多种制剂。龚氏两部代表作《万病回春》及《寿世保元》中，除以汤、丸、散、膏、酒剂口服用于临床各科外，外治法亦相当丰富。

敷、贴法：以药粉或膏剂敷贴或摊贴于人体局部，以达到治病效果的方法。如：治中风口眼歪斜，以白鳝血摊绢帛上，乘热贴在病人面部，如歪向左贴右，歪向右贴左；凡湿气流注之病，痛不可忍，用金银花带叶和酒糟研烂，用净瓦罐盛于火中烘热，敷患处。

涂、擦法：用药物外涂于局部或在局部摩擦，以达到治病效果的方法。如：治牙噤不开，用乌梅肉糅和胆南星、细辛末，以中指蘸药擦牙，自开；以生姜自然汁化开苏合香丸擦牙关（另煎生姜汤少许，调药灌下），治疗男、妇中风等症。治舌大、不能言语。用青黛三分，冰片三分，硼砂二钱，牛黄三分，南薄荷叶三钱，上为细末，先以蜜水洗舌上，后以生姜汁擦之，将药蜜水调稀，搽舌上。

吹药法：以口或管状工具将药物细末吹于人体局部，如鼻腔、口腔等处以达到治疗效果的方法。如：通关散，吹入鼻内取嚏，治中风痰厥、昏迷猝倒、不省人事欲绝者；皂角刺末或半夏末吹鼻，治卒中暴厥、猝然不省人事者；过街笑为末吹鼻治闪腰痛。

熏嗅法：以药物气味施于局部，如鼻腔等，以达到治疗效果的方法。如：巴豆油纸捻作条（或加猪牙皂末尤良），烧烟熏入鼻内，治中风痰厥、昏迷猝倒、不省人事欲绝者；乳香纸卷烧烟熏鼻中，治发呃不止；硫黄、乳香酒煎（或雄黄酒煎），令人嗅之，治呃逆服药无效者。

洗浴法：以药物煎汤熏洗患部以达到治疗效果的一种方法。如：洗足方，治脚气肿痛，用川花椒一两，独活、羌活、木香各五钱，白芷三钱，荆芥二两，用水一壶，煎至半壶去渣，避风处温浴，洗后拭干，仍用川花椒炒热，绢帛包裹熨患处，盐亦可熨之；治风湿痹痛，诸风肿痛，防风、荆芥、川芎、白芷、羌活、苦参、威灵仙、何首乌，以及楮、槐、榆、柳、桑枝，煎汤洗患处。

蒸法：用气熏蒸于人体局部或全身，以达到治疗效果的方法。如：治阴寒证，用麝香、半夏、皂角刺三药研末填于脐中，用生姜切薄片贴脐上，放大艾火灸姜片上蒸；治脚痹疼痛，以川花椒、葱、盐、小麦麸、酒、醋炒热摊卧褥上，将所患腿脚就卧熏蒸。

熨法：以局部敷药，再加热，以使药物吸收，达到治疗效果的方法，多用于治疗阴寒之证。如：姜熨法，治疗一切寒结、热结、水结、食结、痞结、痰结、大小便结、胸痞气结者；熨脐法治阴寒之证。

烧药法：是用烧药成烟雾以达到消毒空间效果的方法。如：烧太仓公辟瘟丹以却瘟疫，并散邪气。

脐疗法：以药物施于脐部而达到治病效果的方法。如：木鳖子、麝香共捣置脐中，配合开噤汤（砂仁、砂糖、细茶、生姜）内服，治噤口痢。

以上内科病的外治法还具有如下特点：同一病证可用多种外治法。同一治法可用于不同的部位，如敷、贴法可贴脐部，也可贴患部；涂法既可涂手心、脚心，也可涂鼻孔。同一部位可采用不同的治法，如脐疗，有熨脐、敷脐、熏脐等。总之，只有掌握多种治疗方法，包括内治外治、汤、丸、散、膏、酒等多种药物剂型，才能应付临床万变的疾病，这正是龚氏"医称多术"思想的反映。

（5）诊断治疗成就突出

在诊断方面，龚氏一生精研脉理，并有极高的造诣。无论是《古今医鉴》《万病回春》，还是《寿世保元》《济世全书》，皆以书首，开篇精论脉理。例如《古今医鉴》，他宗其父，将24脉分为三类，曰七表、八里、九道脉之后，又设脉体捷法、诸脉相类、止脉、分人迎气口脉诀、内因脉、外因脉、不内不外因脉及死绝脉、动止脉、诸脉宜忌类、验诸死证脉等细目，以便临证应用。而《万病回春》除分七表、八里、九道脉之外，又总结出六经脉及奇经八脉之主病，同时又将左、右手之寸、关、尺脉所见，以浮、沉、迟、数、滑、涩、大、缓八脉以八要总之。而晚年之作《寿世保元》是以一位临床医家的目光审视脉学的，其体研之深，由博返约，便于实用，一般医家难以比拟。在论及诊脉时，他提出了"七表八里总归四脉"的具体分析法，即以"浮沉迟数"四脉为纲，以寸、关、尺三部为目，又以五脏所见之"浮沉迟数"为细目分析病情。又为便于记忆，他还编集"论五脏见四脉应病诗""内因脉（内应气口）""外因脉（外应人迎）""不内不外因脉""定死脉形候歌""诊杂病生死脉歌""诊暴病歌及脉辨生死""诸脉宜忌生死"等要言秘语。

除深研脉学之外，龚廷贤于望诊又有独到之处。在《寿世保元》卷一，龚氏以"扁鹊华佗察声色秘诀""诊五脏六腑气绝证候"为题，简明扼要地阐述了望诊与闻诊在临床上的运用体会，很值得今人借鉴。另外，在问诊方面，五脏六腑所主病候、五运主病、六气为病证候及脏腑、血气、脾胃诸论中所涉及的内容，皆有精到见解。

燕京医学流派重视静养、动养、食养和药养的有机结合，龚廷贤在《寿世保元》中分"延年良箴""衰老论""保生杂志"及"摄养"四专题讨论养生，也体现了静、动、食、药综合养生思想。这些思想被清代的医家们继承并发扬光大，如尤乘《寿世青编》、汪昂《勿药元诠》、徐文弼《寿世传真》、曹庭栋《老老恒言》等。

（三）徐春甫

徐春甫（1520—1596），明代医家，长期居住于北京，并成立了燕京医学流派的首个非官方医学团体，也是我国医学史上的第一个民间医学团体"一体堂宅仁医会"，是明代燕京医学流派的重要代表人物。

1. 个人生平

徐春甫，号东皋，安徽祁门人。徐氏少时饱读经书，后因多病而改学医，从师祁门名医汪宦。徐氏医术高明，嘉靖时医名甚著，曾任太医院吏目，撰有《古今医统大全》。

徐春甫习医始自何年，根据其《古今医统大全·自序》落款"嘉靖丙辰"（1556年），《古今医统大全·卷四·内经脉候·神门命门人迎辨》中自述业医问师"于兹二十余年"推算，拜汪宦为师应在1535年前。《医学捷径六书》总自序"不佞业医五十余年"、署"七十四叟"，证明其20余岁习医。

徐春甫医事活动主要在明代嘉靖、隆庆、万历年间。其在《古今医统大全》两则医话中谈及早年游学行医的时间和地域：卷五十八《腰痛门》自云"自壬子（1552年）以来，多游江湖间"，卷四十九《邪祟门》载有"戊午（1558年）秋，甫在杭城过"。此外，其在《一体堂宅仁医会会录》中自言："余初学医，志友天下。尝游吴越江湘，历濂洛关闽，抵扬徐燕冀，就有道而正焉。"初学医时立志广交天下朋友，曾经游历过江、浙、吴、越地域和长江、湘江流域，历经过四大理学家（宋代周敦颐，程颐、程颢兄弟，张载，朱熹）生活讲学之地濂溪、洛阳、关中、闽南，东抵扬州、徐州，北达河北、燕京等地，遍访高人，虚心求学。由此可见，徐春甫自1552年起游学行医，早年主要在江南地区。壮年以后，徐春甫寓居直隶省顺天府。根据其《医学指南捷径六书》记载，其在北京设有"保元堂"居药应需、业医诊病。又据《古今医统大全·沈序》中"此长安所以名徐君哉"的记载，"保元堂"当设在北京城长安街上。

徐春甫在京城组织成立"一体堂宅仁医会"的时间，可参考《一体堂宅仁医会录》序文署"隆庆二年正月上浣闽人维石高岩书"，序文中言："今岁来京师，就试南宫，偶以疾受之新安徐东皋公。间持一帙示余，曰'此某集天下之医客都下者，立成宅仁医会，是以有此录也，愿得一言惠之。'"这里明确表明隆庆二年（1568年）正月之前成立"一体堂宅仁医会"。《一体堂宅仁医会录》应当及时记录，为之作序也不可能时隔太久，因此基本可以判定"一体堂宅仁医会"成立于隆庆元年（1567年）。"一体堂宅仁医会"，参加者有各省在京太医、名医46人。该学会有会规、会款及医学箴言等明文规定，要求会员在学习中要"精而益求其精"；会员之间要"善相助，过相规，患难相济"；在医德方面要"深戒徇私谋利之弊"。这在那个时代，实属难能可贵。

《一体堂宅仁医会录》明确记载徐春甫被授予太医院吏目之职、列为"太医之官"。根据《古今医统大全·卷之三·翼医通考·大明会典医政官制》记载，太医院"洪武十四年（1381年），定为五品等衙门，更设太医院令、丞、吏目及御医，始依文职授散官。二十二年复改院令为院使，丞为院判"。其中，吏目排序位列于御医（正八品）之前，说明当时吏目地位远高于御医，当为院使、院判之下的六品或从六品医官。而且，明代永乐十九年（1421年）迁都北京后，太医院有南、北两制，北京太医院统管全国医政、医疗和教学的功能得到加强，吏目设置之初，与令（院使，正五品）、丞（院判，正六品）一样，人数是有限的，作用特殊。万历十五年（1587年）重修《大明会典》时，御医方置于吏目之前，人数同为20员。再结合徐春甫的作为来看：《古今医统大全·卷九十六·救荒本草》选编的是明代周定王朱橚（朱元璋第五子）的著作，且他于一奉议大夫（正五品）之后为之作序，明确落款自称"太医院臣"，当属高级官员，可为佐证。《古今医统大全》中徐春甫画像中其所穿官袍中的补子（鹭鸶图案）和所戴官帽亦可以作为佐证。另有《一体堂宅仁医会录》记载该会会友名单，其中虽有一位御医姓名排在3位吏目（包括徐春甫本人）之前，但其所列系"尚齿也"，是按年龄排序，与身份、地位无关。古代传统知识分子为人处世比较内敛自谦，徐春甫组织的"一体堂宅仁医会"，有南、北太医院院使、院判等4位正五品、一位从五品官员参加；其编撰的《古今医统大全》全书出版时得到38位上至一品、下至五品官员的"捐俸助梓"等言行和影响来看，徐氏当时在太医院是一位有身份、有地位、有相当影响力的医官。

徐春甫任职太医院吏目的时间，根据《一体堂宅仁医会录》记载，应为1568年之前，再根据《古今医统大全·卷九十六·救荒本草》徐序署"嘉靖甲子（1564年）孟春望日太医院臣徐春甫拜手谨序"，又可向前推至1564年以前；但肯定在1549年第一次整顿之后，因为1549年徐春甫尚未行游各地。又《古今医统大全·自序》署"嘉靖丙辰（1556年）仲冬长至日新安徐春甫序"、《古今医统大全·卷二·内经要旨·自序》署"嘉靖丁巳（1557年）仲春既望新安后学徐春甫序"、《古今医统大全·卷六·经穴发明》引文署"嘉靖丁巳秋徐春甫谨识"，此三次所署为"新安""新安后学"或径直署名，并未署"太医院"或"医官"身份。据考证，同时代的李时珍应在1564年至1572年中曾短期入职太医院，当时进太医院必考，徐春甫极为可能就是通过考试填补太医空缺而进入太医院的。可以肯定的是，1564年至1568年徐春甫在太医院吏目任上，而此期间恰逢嘉靖第一次整顿（1549年）之后和第二次整顿（1564

年）之时，进入太医院以考试为主要方式，院内升迁也重视医学能力的考核，据此可知，徐春甫的医学能力十分优秀。

2. 医学著作

《古今医统大全》的成书年代，一般据徐春甫《古今医统大全·自序》中落款"嘉靖丙辰"而推定成书于1556年，但是《古今医统大全》总序与各分卷之分序跨时数年，说明全书尤其是临床各卷的编撰于当时还在持续进行之中，直至最后直接采录他人的本草著作而集成百卷之数，方才全部完成。其在1556年前已有平素整理医籍的积累和全书的规划大纲，编辑工作一直继续到1564年方才完成，说明其自1556年的后期编撰历时约有8年之久。《古今医统大全·汤序》记有徐氏"潜心斯道殆三十年"，《古今医统大全·汤序》中还引用徐春甫"此《医统》之编所以不容已也"，强调该书编撰刻不容缓，也证明全书编撰过程历时较久。

《古今医统大全》全书共100卷、185万字，是我国现存的十大医学全书中最早问世者。卷2～5为《内经要旨》《翼医通考》《内经脉候》《运气易览》等；卷6～7为经穴针灸；卷8～92为临床各科证治，包括内、外、妇、儿、骨伤、五官科及老年病400余种，每病载有病机、脉候、治法、方药、易简诸方、灸法、导引法等项；卷93～98为经验秘方，本草性能、功用及制法，通用诸方等；卷99～100为养生余录。书中附有历代医家简明传记274人，采摭书目496种，"上下数千年间，圣儒哲匠，绝殆尽"，是一部内容丰富的医学全书。

徐春甫在习医过程中，深感古今医书典籍浩瀚，加之辗转抄刻，讹误严重，决心对前人医著进行整理。他从《黄帝内经》入手，对秦汉时期以来的230多种医学方面的重要典籍进行校正，取各家之长，分门别类归纳整理，编辑该书。根据《凡例》，该书撰取历代医源与圣贤立法制方，足为天下准绳者；取诸名医家书与文集，其学本《黄帝内经》而方法醇正者。医道以脉为先，分类病证首论病源，病机祖述《黄帝内经》与《诸病源候论》。各病宜针灸者，经穴随附本证之后。

3. 成就与特色

徐春甫深入编撰的《古今医统大全》100卷，内容源于280余部医学著作，其中绝大部分为临床各科证治，书中除列录古书外，在医理上也有很多阐发。徐春甫在学术上推崇李东垣，并且继承、发展了前人在养生学方面的经验和论述，并有诸多创新。其书对中医养生方面的见解，在《老老余编》和《养生余录》中做了大量的阐发。

徐春甫吸收了养生必须形神俱养的经验，主张精、气、神、形同是一体的关系，主张形的存在决定了神的存在。它们的关系是互相依存、互相为用、不可分割。养形不慎必然会损伤精神，因为神者乃生之本、形者乃生之具。虽然理论上形、神是一体，但是落实到具体养生步骤，他认为养生要养神，心境宽容平和，其他的养生方法才会见效。徐春甫继承了《黄帝内经》中"恬惔虚无，真气从之，精神内守，病安从来"的观点，认为拥有良好的心态是保养身体必不可少的前提条件，也因心态淡定从容，人体内部气机才能顺畅，五脏六腑气化功能才能正常运行。其在《养生余录》中也这样提道：修身之法，保身之道，因其气养精，因精养神，神不离身，乃常健。徐春甫提出养生应该从多方面进行的，应懂得调养身体在无病之先，不要治在已病之后，应防患于未然。徐春甫继承、发扬了《黄帝内经》中关于保养精神的原则，认为养神关键在于七情和顺，心态平和，则精神自健。对于保养精神的具体方法，徐氏亦有自己独到的阐发，他认为肾乃先天之本，所以特别注重保养肾精，其中强调夫妻之间要懂得适时节制房事。徐氏历来推崇《黄帝内经》中的养生宗旨，主张天元之寿精气不得耗，善养生者应懂得慎房事，要懂得惜精保肾，反对一切恣情纵欲的生活方式，专门提出欲不可绝、欲不可早、欲不可纵、欲不可强、欲有所忌、欲有所避等具体养生原则。

《老老余编·养生余录》中对四时气候变化对人体的影响有较为深刻的认识。天食人以五气，地食人以五味，也就是说人类生活在自然环境中，自然界中的一切变化是必然会直接影响到人类的生命活动。养生应顺应自然界的四季变化规律，四时调摄养生是根据四季不同气候特征、顺应四季天气不断变化对人体的影响来调整日常生活作息的养生方法。在此基础上，他也有一些自己独到的见解，比如他根据老年人特殊的体质，强调老年人养生更应该要顺应四时季节变化规律。老年人体质比较虚弱，更要懂得顺天养生的重要性。他强调"为人子者，深宜察其寒温，审其馔药，依四时摄养之方，顺五行休旺之气，恭恪奉亲，慎无懈怠"，其中，尤其重视老人家的夏季养生生活，从饮食、起卧、劳作等方面养护，都要与夏季特点相适应。总的来说，就是适时起居、应天而作。徐氏在书中还提出"旦暮避忌"。即在一天的生活中，应根据早、中、晚气候特点，调整自己的身体状态。

徐春甫在《养生余录下·摄生要义》中提出："摄生之要，莫大乎存想。"存想类似于冥想，是来源于我国古代道家养生学的一种养生修炼方法。存想养生是一个日渐积累的过程。调气是一种专注意念、平稳吐纳气息的养生方法。他在《养生余录下》中记载有存想、调气养生等具体操作过程，书中曰："凡调气之初，务要体安气和，无与意争。若不安和，且止，后和乃为之。久而弗倦则善矣。"徐春甫之养生思想建议养生者可把冥想和按摩这两种养生方法结合起来，效果颇佳。"夫存想者，以意御气之道，自内而达外者也。按摩者，开关利气之道，自外而达内者也。故医家行之，以佐宣通，而摄生者贵之，以泄壅滞"。"凡人小有不快，即须按摩按擦，令百节用力，泄其邪气"。徐春甫养生著作中的按摩养生的方法，简单可行，方便操作，可增强全身气血的流通，也有却病延年的作用。

徐春甫高度重视饮食养生，《老老余编上·饮食编》开篇提出："凡老人有患，宜先以食治，食治未愈，然后命药。此养老人大要之法也。"对于老人饮食的原则，他首先继承了《黄帝内经》中五味养人、不可过极的原则，强调饮食丰富多样，但是不可过于滋润肥腻："养老之道，食必忌杂，杂则五味相挠，食之作患，是以食取鲜之，务令简少。饮食当令节俭，若贪味伤多，老人肠胃皮薄，多则不消，膨胀短气必致霍乱。"老年人脾胃消化功能衰弱，饮食过多可能导致消化不良。同时徐氏反对春夏贪食生冷食物："夫老人所以多疾者，皆因少时春夏取凉过多，饮食太冷，故其鱼鲙、生菜生肉腥冷物，多损于人，宜当断之。"其次，他提倡老年人多吃一些温和、容易消化的食物，"惟奶酪酥蜜，常宜温而食之，此大利益老年。"同时，徐氏又反对暴饮暴食，认为应少食多餐，"食欲少而数，不欲顿而多，常欲令饱中饥、饥中饱为善尔"。

徐春甫在《老老余编下》详细记载了180多种食疗方药，简便易行，可用于治疗预防30多种老年常见病，如反胃、便秘等消化系统疾病；哮喘、咳嗽等呼吸道相关疾病；遗尿、遗精、淋病等泌尿生殖系统相关疾病；中风、胸痛等心血管相关病证；耳聋、眼花等五官科病证。老年病用药，还要注意煎药的水、火、器皿、煎服法、剂型、药物的炮制、病中和病后调理法。

粥是中国人餐桌饮食文化中最随处可见的一种食品，把它和各种养生食物药材融合在一起熬成药粥，操作方便，这些药粥温润可口，几乎没有副作用，是老年人食疗佳品。徐春甫记载的食疗方中有30多种粥，开启了明清时期食疗重粥的养生风气。此外，他在《养生余录下·果实》篇中详尽记载了大枣、梅子、生龙眼等30多种果实的食用注意禁忌。例如"柿子，寒，日干者性冷，多食腹痛，生者弥冷。红柿与蟹同食，吐红。饮酒食红柿，心痛，至死，亦易醉，不解酒毒"。柿子性寒，过度食用易导致腹痛的发生。红螃蟹也性寒，这两种食物一块食用，容易在胃中形成结石导致呕吐。他在《养生余录下·米谷》篇中，记载了粳米、稻米、秫米等的进食注意禁忌："秫米，似黍而小，亦可造酒，动风，不可常食。"在《养生余录下·菜蔬》篇中，记载了葵、韭菜、生葱等50多种菜蔬被过度食用或食用不当造成的副作用，例如"冬瓜，多食，阴湿生疮，发黄疸，九月勿食被霜瓜，向冬发血寒热及恶病"。

附　燕京医学流派与"养生"之风

孟子有较强烈的贵生思想，他既同意孔子的"仁寿"观，同时又强调要通过"守夜气""养浩然之气"的修养功夫来达到心、性、体、志同养的健身效果。此说也影响了张载、邵雍诸人，如张载说"'仁者寿'，安静而久长，寿之象也"[1]。所谓"安

---

[1]　张载.张载集［M］.北京：中华书局，1985：308.

静而久长"正是指孟子的持静功夫，这种功夫在《黄帝内经》
中得到了较为详尽、具体的论述，成为中国古代医疗保健活动
中的一个专项，被称作导引、行气、气功等。这也许就是张、
邵等人医命并论的原因。张载还在《经学理窟·义理》中将
《黄帝内经》等医书与"四书""五经"同称为"圣人存此"[①]，
可见他也如孟子一样，将生命与道德视为不可分割的共同体。

理学创始人之一的邵雍精于养生术，其诗集《伊川击壤集》
中有较多养生寿老方面的内容，如《击壤集·百病吟》云："百
病起于情，情轻病亦轻。可能无系累，却是有依凭。秋月千山
静，春华万木荣。若论真事业，人力莫经营。"这指出疾病与情
感的关系，奉劝人们不要为情所困，从中也可看出邵雍受到孟
子"养心莫善于寡欲"思想的影响。理学奠基人之一、关学领
袖张载也颇通医道。《邵氏闻见录》卷十五记载有张载为邵雍诊
病之事："子厚知医，亦喜谈命，诊康节脉曰：'先生之疾无虑。'
又曰：'颇信命否？'康节曰：'天命某自知之，世俗所谓命，某
不知也。'子厚曰：'先生知天命矣，尚何言。'"[②]知医与谈命相
结合正是宋代儒者特有的情趣。关于"命"，张载指出："天授
予人则为命，人受于天则为性。"[③]邵雍关于性命的认识基本与
张载同，所以两人时常在一起切磋，十分投机。

将性、命与天联系在一起的观点，如溯其源也当寻至《孟
子》。《孟子·尽心上》说："尽其心者，知其性也。知其性，则
知天矣。存其心，养其性，所以事天也。夭寿不贰，修身以俟

---

① 张载 . 张载集［M］. 北京：中华书局，1985：278.

② 邵伯温 . 邵氏闻见录［M］. 北京：中华书局，1983：160.

③ 张载 . 张载集［M］. 北京：中华书局，1985：324.

之，所以立命也。"① 存心、养性、修身，都是为了事天。立命，就是顺应天命。孟子此说被宋代儒者反复阐发。在诸种医药学知识中，二程对于精神卫生知识似乎更为熟谙，这显然与孔、孟以来儒家注重道德修养的传统有关。他们认为人之所以无病自疑，是因为"疑病者，未有事至时，先有疑端在心"②。对于视物皆狮子的幻觉，患者"以见即直前捕执之，无物也，久之疑疾遂愈"③。又如，对于恐惧情感，他们认为，内心的恐惧只因不明了事物的性质和道理，提出"明理可以治惧"④的一般性治疗方法。

　　"怒"是人类情感中最易发作和最难控制者，过度之怒对人体危害甚大，如何制怒自古以来便是儒家修身中的重要课题，二程提出以理制怒的方法，说："人之情易发而难制者，惟怒为甚。能以方怒之时，遽忘怒心，而观理之是非，亦可见外诱之不足恶，而于道亦思过半矣。"⑤这就是说将要发怒时，需要有一个调整，即以"理"来观察一下其中的是非曲直，即会消去怒的诱因，回到心平气和的中庸状态。这显然不失为一种具有可操作性的心理疗法。二程主张人应当时时处处浸润在"乐"的情感当中，这种"乐"是恬淡闲适、从容自得之乐，显然有着养生学方面的价值。

　　"宋初三先生"之一的胡瑗有一弟子某先生就学京师汴梁，将从家中所带钱财挥霍一空，且患重病于旅舍，"适其父

① 杨伯峻.孟子译注［M］.北京：中华书局，1981：302.
② 程颢，程颐.二程集［M］.北京：中华书局，1981：65.
③ 程颢，程颐.二程集［M］.北京：中华书局，1981：415.
④ 程颢，程颐.二程集［M］.北京：中华书局，1981：12.
⑤ 程颢，程颐.二程集［M］.北京：中华书局，1981：461.

至，悯而不责，携之谒安定（胡瑗），告其故。曰：'是宜先警其心，而后教谕之以道也。'乃取一帙书曰：'汝读是，可以知养生之术。知养生，而后可学矣。'视之，乃《素问》也。读未竟，惴惴然惧伐性之过，自痛悔责。安定知已悟，召而诲之曰：'知爱身，则可修身。自今以始，其洗心向道，取圣贤书次第读之。既通其义，然后为文章，则汝可以成名。圣人不贵无过，而贵改过。勉勤事业！'先生锐颖善学，取上第而归"①。胡瑗这里关于身、心、性、命的议论，明显是受到孔、孟的影响。孔子不讲心、性问题，至孟子方重视存养功夫的"内圣"之学。修身养性之说在《孟子》一书中处处"可得而闻"，如"先立乎其大""养浩然之气""求其放心""存其心，养其性""不动心""夜气""集义""持敬""反身而诚""养心莫善于寡欲"等。而作为医典的《素问》在很多地方汲取了先秦时期儒家包括孟子等的心性修养之说，因此，胡瑗以此书警策其弟子，可以看出医、儒之间的内在联系。

理学家很重视"生"，落实在行动上就是重视养生，并认为养生先要养德，而养德首务为"遏欲存理"。从宋代以后，大凡一谈养生，即先谈养德。金元时期的朱丹溪构筑其"相火论"，提出一个"寡欲养生"的思想理论根源即在于此。

明代燕京医学流派的医家大都重视养生保健，不仅自己亲身实践，而且积极整理和探讨健康向上的养生方法，推出不少对后世影响较大的养生专篇。如张介宾、李时珍、徐春甫、杨继洲、龚廷贤等医家在他们的著作中都列出专著论及养生。明代燕京医学流派在养生保健方面的论述有如下几个特点。第一，

---

① 黄宗羲．宋元学案［M］．北京：中华书局，1986：59.

反对落后的养生观念。在这方面，李时珍表现得十分坚定。他对世宗皇帝信仰修道炼丹、梦想服丹成仙引起世人信方士、不信医生的风气十分不满，并列举事实，告诉大众服食丹药的害处。在否定服丹成仙后，他进一步否定长期以来服食白蝙蝠和人肉可延年的陋俗，曰："唐陈子真得蝙蝠大如鸦，服之，一夕大泄而死。又宋刘亮得白蝙蝠白蟾蛤仙丹，服之立死。"他以事实警告世人没有不死之药。在谈到割股疗亲时，他说这违背"身体发肤受之父母，不敢毁伤"的儒家道德，实"乃愚昧之徒一时激发，务为诡异以惊世骇俗，希求旌表，规避徭役"的手段。第二，主张调心神。明代养生著作《霞外杂俎》主张调摄心神，指出摄生之要在于"每日只服一剂快活无忧散"，药方内容为"除烦恼，断妄想"，或遇事不如意，加服一剂"和气汤"，配方为"忍""忘"二字。高濂撰《遵生八笺》，把调养心神作为第一笺，指出心神时刻影响着机体活动，"人心思火则体热，思水则体寒""怒则发竖，惊则汗滴"。龚廷贤在《种杏仙方》中提出《劝善良规四十歌》，这四十歌要求人们通过调整情志、平衡心理、修养心神，养年益寿。

在养生实践中，燕京医学流派强调重视静养、神养的作用，如徐春甫论"存想"，清代医家尤其继承了这一点。尤乘在《寿世青编·却病十要》中特别讲到，"要静坐观空，万缘放下，当知四大原从假合，勿认此身为久安长住之所……要常将不如我者，巧自宽解，勿以不适生嗔……要深信因果，或者夙业难逃，却欢喜领受，勿生嗟怨"。马齐在《陆地仙经》中指出"昔陈烈苦质钝，静坐百日，顿开记性，遂一览无遗……《坐忘篇》曰心者身之主，神之帅也，静则生慧，动则生昏，信然……人疾病必好静，好静必思修养，而澡心求进，即为脱苦成仙之基"。

在重静养、神养的同时，徐春甫多次强调注意食养的配合作用，清代医家将这一点发扬光大。程国彭在《医学心悟》中提出"保生四要"，一曰节饮食，二曰慎风寒，三曰惜精神，四曰戒嗔怒，强调药补不如食补，食补不如精补，精补不如神补。曹庭栋乾隆年间著《老老恒言》提出老年人养生要重视日常起居寝食、生活情志。他据老年人脾胃功能配制数种粥方，分上、中、下三等，既养生又除疾。

另外，明代传入我国的烟草、鸦片对人体健康危害巨大，燕京医学流派的很多医家都发现了这一点，并对之深恶痛绝、大力抨击揭露。张景岳指出，如果把鸦片当作却病之物，犹如进狼以驱虎，不可从之，"鸦片系罂粟苞浆，性本涩肠敛肺，夷人和以毒物，煎成烟膏，惟久泻久嗽滑脱之症，及肝病不犯上焦者，吸之颇为全效，然病未除而瘾已成，犹进野狼以驱虎。而服之无效者，反添吸烟之患，且治病果愈，全资烟力，久之气血亏损。嗽泻肝病，一旦复发，必然加重，烟亦无效，并非他药之所能至而必死之症也"。王孟英在《潜斋医话》中抨击鸦片之害："京师称曰大烟，所以别于寻常烟草也。温台人称曰烟酒，言其能如酒之醉人也。俗谓之挜骗烟，不仅谐声也，盖彼外国法禁甚严，无一人敢吸此烟者，专挜卖于中国而骗银易土，蛊惑愚人。缘此烟吸入，顷刻能遍一身，诸药无其迅速，气主宣升，精神随以上涌，升提日久，根蒂日虚，烟瘾日深，银钱日少，必至倾家废业，绝嗣丧身而后已……人所共闻，王子寿所谓挟无形之酖毒，烁九州之膏血。"吴澄著《不居集》指出："今时之烟，为患更甚于酒。酒虽沉湎，不能携瓶随身、啜饮不歇，而烟则终日熏灼，无分昼夜，无论富贵贫贱，男女老幼""若无病之人，频频熏灼，津涸液枯，暗损天年。"他认为，烟酒"二物并行，贪嗜无厌，脏腑不为之焦坏乎！养生者当细思治之"，对烟的揭露更为深刻。这些认识，都体现出燕京医学流派对于烟、酒、鸦片等物的警惕与反对，对健康养生意识的强调。

（四）杨继洲

杨继洲（1522—1620），名济时，明代针灸学家，经嘉靖、隆庆、万历三朝，历任楚王府侍医和太医院御医，居住在京城玉河坊一带，编撰了针灸学集大成之作《针灸大成》，是燕京医学流派的重要代表人物。

1. 个人生平

杨继洲，名济时，浙江衢州府人，明代针灸学家，祖先在唐代迁居今衢江区南乡六都杨村。据《中国医籍考》卷二十二载：杨继洲祖父名杨益，曾任太医院御医，著《集验医方》一书刊行于世。杨继洲父亦以医为业，家中所藏秘方、验方与医学典籍极丰富。

杨继洲科举失意后，潜心攻读医书，钻研医术，行医数年。杨氏于明世宗嘉靖年间，经选试至京城，任侍御医。隆庆二年（1568年），杨继洲任职圣济殿太医院医官。经嘉靖、隆庆、万历三朝，他历任楚王府侍医和太医院御医，居住在京城玉河坊一带。杨氏行医颇有效验，医名盛于一时。

目前看到的资料中，最早有关杨继洲行医经历的记载是嘉靖三十四年（1555年），杨继洲游历至建宁，滕柯山母患手臂不举、背恶寒而体倦困，杨继洲为之针肺俞、曲池、三里穴，"是日即觉身轻手举"。关于杨继洲担任御医的时间，据《卫生针灸玄机秘要》王国光序中记载得知："杨氏于明世宗时被选为侍医，功绩懋著，声名籍甚。"明世宗年号嘉靖，在位时间为1521年—1566年。所以，杨继洲开始在太医院供职的时间下限不会晚于1566年。再看《针灸大成·医案杨氏》记载：嘉靖"戊午（1558年）春，为鸿胪吕小山治疗结核在臂"。鸿胪寺是明、清两代掌管朝会、筵席、祭祀赞相礼仪的机构，是年杨继洲为京城内官员治病，很可能已经在太医院供职。

杨继洲医术高明，精于医理。他治愈了很多病情危急和屡治不效的疑难杂症。如熊可山患痢兼吐血、咳嗽、绕脐痛，脉气将危绝，众医云不可治矣。而杨继洲予以针气海，并灸之五十壮痛即止。随之，痢疾、吐血、咳嗽等症状一一痊愈。又如，张少泉的夫人患痫证二十余年，曾经数十名医生诊治无效，杨继洲取其鸠尾、中脘、肩髃、曲池针刺，第二天症状即消失。杨继洲医德高尚、虚怀若谷。其为大尹夏梅源治病时，正值考绩，但因同情病人在远方客邸，且为官清苦，故而不辞往返之劳，竭精殚思为之治疗而愈。又如杨继洲为观政田春野之父治疗脾胃之疾，其父养病天坛，至杨宅数里，田春野每次都亲自去请，杨氏感其诚心尽孝，不惮其远出朝必趋视。

由于杨氏在太医院做御医，接触的上层人物比较多，结识的病人也有很多官场中人。就现有资料总结，杨继洲为其或其家人治过病的官员有：太子太保、吏部尚书王疏庵、工部尚书郭黄崖、工部尚书李义河、尚书王西、尚书毛介川；吏部观政李邃麓、户部正郎夏梅源、工部郎许鸿宇、兵科给事中田春野、鸿胪吕小山、都尉蔡某；吏部官员许敬庵、户部官员王缙庵、刑部官员王念颐、文官李渐庵、武官王会泉；巡按山西监察御史赵文炳、御史桑南皋、扬州府太守虞绍东等。认可杨继洲医术，并为之推荐过病人的官员有戎政王、工部正郎隗月潭、宝源局官员王某等。从其患者的分布上看，杨继洲虽然自嘉靖至万历年间一直在京城做医官，但他一生足迹遍及全国的多个省份，曾到过福建建宁（今建瓯市）、河北磁州（今磁县）、山东汶上、河南汤阴、江苏扬州、山西平阳（今临汾市）。

　　在明代，一部书往往要借助于王公大臣或社会名流为其题跋作序才能广发刊行传世，为杨继洲家传书籍《卫生针灸玄机秘要》作序的赐进士第、太子太保、吏部尚书王国光即是一位高官。"赐进士第"说明王国光高中一甲，也就是同科进士中的前三名，是进士中的佼佼者。吏部尚书和太子太保的官衔说明其在朝中地位卓然。王国光在杨继洲壬申年（1572年）为其治愈"痰火"时为户部尚书，万历五年（1577年）十月任吏部尚书，万历七年（1579年）十二月加太子太保（太子太保是皇储太子的老师，只有知识渊博、德高望重的朝廷重臣才能担此重任）。而王国光从户部尚书调任吏部尚书，又荣任太子的老师，可见在当时是受朝廷器重的高官，杨继洲显然也意识到了这一点，所以邀请王国光为书作序。杨继洲审时度势，善于为传播自己的学术思想创造有利条件。为《针灸大成》作序之赵文炳，其官职为巡按监察御史。序言中，赵氏提到"于都门延名针杨继洲者，至则三针而愈，随出家传《秘要》以观"，可见杨继洲是接受了赵文炳的邀请之后，才以古稀之年从京城远赴山西专程为赵文炳治病。杨继洲此次去当时出版业比较发达的山西省，似乎也是为了试图寻求再次刊书的机会。有了前面这些铺垫，赵文炳为了答谢杨氏而为其出资刊刻家传书籍《卫生针灸玄机秘要》，又"犹以诸家未备，复广求群书"，加以增辑而成为《针灸大成》。

2. 医学著作

《针灸大成》首刊于明代万历二十九年，即 1601 年，该书共计十卷 207 篇，是一部对后世影响较大的汇编型综合类针灸文献。在《针灸大成》巡按山西监察御史赵文炳序中记载：赵文炳因患"痿痹之疾，医人接踵，日试丸剂，莫能奏功。乃于都门延名针杨继洲者，至则三针而愈，随出家传秘要以观，乃知术有所本也"。作为对杨继洲治愈疾病的答谢，赵文炳为杨氏出资刊印《卫生针灸玄机秘要》一书。将付梓之时，发现"犹以诸家未备"，于是委托靳贤"广求群书"，补辑重编为十卷，名曰《针灸大成》。可见《针灸大成》并非完全由杨继洲著述，而是在杨继洲的指导和授意下，靳贤在杨氏所著《卫生针灸玄机秘要》一书的基础上增辑校正，之后由赵文炳出资出版。虽有多人参与本书的编辑出版，但是本书的初衷是为了传播杨继洲对中医针灸的理论认识和丰富的临证经验，该书充分体现了杨氏的学术成就和学术观点，记载了杨继洲作为一代针灸名家的高超医术和宝贵经验。

《针灸大成》全书正文共 10 卷。卷一，开卷首先是"仰人周身总穴图""伏人周身总穴图"两幅穴位分布图，共记载了全身 353 个腧穴的名称和位置；其次是《针道源流》，简明扼要地交代了《针灸大成》所引诸书的书目名称，并对各书做了简要的述评；再次是摘录《黄帝内经》《难经》有关针灸的经文，并加以注释，这部分作为针灸的理论基础，是全书的理论重心。

卷二，收集历代有关针灸的著名诗赋，分别是《周身经穴赋》《百症赋》《标幽赋》《席弘赋》《金针赋》《玉龙赋》《通玄指要赋》《灵光赋》《兰江赋》《流注指微赋》。其中《标幽赋》原载于《针经指南》，是金元时期针灸大家窦汉卿所著，内容涉及经络、特定穴、针刺补泻、子午流注、标本论治、禁针、禁灸穴等方面，是针灸歌赋中最重要的著作之一；《金针赋》首载于《针灸大全》一书，相传为明代泉石心据先师所传特效针法而著，是第一部针刺手法专著，是关于针刺手法的重要经典文献；《通玄指要赋》首载于元代罗天益《卫生宝鉴》，后收入窦汉卿针书《针经指南》，该赋体现了窦汉卿临证选穴的经验总结；《玉龙赋》原载于《针灸聚英》，为宋代杨氏所著，后元代王国瑞编辑的《扁鹊神应针灸玉龙经》收录之，本赋是总辑《玉龙歌》的要旨而成。杨继洲均结合自己的临床经验，对以上歌赋做了详尽的注解，体现了杨氏的学术主张。

卷三，汇集历代有关针灸的著名歌诀 20 首，分别是《五运主病歌》《六气为病歌》《百穴法歌》《十二经脉歌》《玉龙歌》《胜玉歌》《杂病穴法歌》《杂病十一穴歌》《长桑君天星秘诀歌》《马丹阳天星十二穴治杂病歌》《四总穴歌》《肘后歌》《回阳九针歌》《针内障秘歌》《针内障要歌》《补泻雪心歌》《行针总要歌》《行针指要歌》《刺法启玄歌》《针法歌》。在古代的针灸专书中，《针灸大成》辑录的针灸歌赋数量是最多的。其中，《胜玉歌》是杨继洲自编的，全文 532 字，涉及 51 种病证、66 个常用穴位。另有杨继洲所做策论 4 篇，分别是《诸家得失策》《头不多灸策》《穴有奇正策》《针有深浅策》，集中体现了杨继洲的临床经验和体会。

卷四，主要汇集历代医家有关取穴法、针具、各种针刺补泻手法和禁针禁灸穴等的认识。其中用大量篇幅记述针刺补泻手法，多辑自《黄帝内经》《难经》《神应经》《医学入门》《针灸聚英》等书。该卷也有杨氏自编的《三衢杨氏补泻》和《经络迎随设为问答》，详细地论述了针刺的各种手法，提出了针刺

"十二字分次第手法"和"下手八法"等操作要点，至今仍被广泛应用。

卷五，主要介绍十二经井、荥、输、经、合穴，及子午流注、灵龟八法、八穴八法等时间针法等内容。其中的《十二经井穴》详细介绍井穴的名称、位置、生理作用和主治功能，丰富了井穴的应用。

卷六、卷七，内容为脏腑、经络、腧穴；主要辑自高武的《针灸聚英》，论述了手足阴阳流注，并附有经穴歌诀，以及手足阴阳各穴的部位、主治、针灸法；还论述了奇经八脉、十五络脉、十二经筋、五脏募穴、治病要穴和经外奇穴等。

卷八，主要内容抄自明代针灸专书《神应经》有关腧穴和针灸证治的内容。首先，其列举头面、肩背、胸腹部和十二经脉经穴定位、针灸操作方法等内容，以及简易取穴法，并附以取穴图。其次，其分门别类列举了23门临床各科病证的针灸治法。卷末又以《续增治法》收集《针灸聚英》《针灸大全》《乾坤生意》有关针灸治疗方面的记载。

卷九，主要内容是《治症总要》《东垣针法》《名医治法》《医案杨氏》及灸法相关内容。其中，灸法内容记载了灸法的操作、证治和若干传统特色灸法，以及灸治注意事项和灸后调摄，首次规范了灸法操作程序，为后人提供了典范；《杨氏医案》记录了杨继洲临证治疗的医案实例33则，证候表现和治则、治法兼有，治疗方案详备，体现了杨氏临证治疗特色。

卷十，主要内容直接抄录已佚古籍《小儿按摩经》。本书收录的内容主要有小儿按摩疗法和小儿诸病的诊治，为中医儿科提供了宝贵的资料，也为《小儿按摩经》一书的辑佚工作提供了宝贵的资料。另有高武的《附辨》及靳贤所写《请益》，所以，卷十应该是全书的附录部分。

3. 成就与特色

（1）汇聚资料，文献集成《针灸大成》

《针灸大成》是我国古典针灸医籍中内容丰富、资料全面、流传广泛、影响最大的一部针灸学专著。该书汇集了自《黄帝内经》《难经》到明代以来针灸学的重要成就，是继《黄帝内经》和《针灸甲乙经》之后针灸学文献的又一次大总结，堪称中国古代针灸学百科全书。它不但收集了当时影响较大的针灸学专书中的内容，还辑录了医学经典著作、综合性医书中的针灸内容和方书、推拿方面的资料。书中内容囊括《黄帝内经》《难经》经文、针灸歌赋、经络循行、腧穴定位主治、腧穴操作方法、针具、刺法、灸法、针刺补泻、针灸临床治疗、小儿按摩等多个方面，全面丰富、条理清晰，可谓历代文献资料集大成者。同时，它辑录了杨继洲补泻手法、医案和考卷，这些内容是杨氏在现有医家基础上对针灸学术的发挥，是杨氏自己的学术见解。

在汇编前代针灸文献资料的同时，他穿插自己的论著，亦是对前代文献资料的进一步诠释。首载于该书卷十中小儿按摩的内容，大都来自《小儿按摩经》。这本书有文字、有图片，对小儿按摩的理论和实践认识都有一定见地，学术价值较高，但是，现代目录学未见著录，未见传世本，是《针灸大成》一书使《小儿按摩经》所载资料得以保存下来。又如《针灸大成·卷一·针灸直指》中《刺法论》属于《素问》遗篇，明代以前医书所引《素问》遗篇多只有正文，而无注文，现存《素问》遗篇也多未载注文，而《针灸大成》既记载正文，又记载了注文。虽然前人研究结论认为该书中《刺法论》内容不是

《素问》原文，但是这仍然为后人研究《刺法论》的流传和演变提供了线索，具有较高的文献价值和学术价值。

（2）图文并茂，整理发挥

黄龙祥将针灸源头文献分为四大分支。第一分支是《黄帝明堂经》，其来源主要是汉代以前的针灸治疗方。第二支为唐宋时期以前以针灸名家甄权《明堂人形图》为主的诸家"明堂"，所载腧穴主治多偏重临床实践。第三支为金元时期针灸大家窦汉卿《针经指南》，所载经穴主治也主要出自临床经验的总结。第四支为明代针灸医家高武所著《针灸聚英》，而《针灸聚英》的腧穴内容主要辑自《针灸资生经》和《铜人腧穴针灸图经》的节选本《针经节要》。《铜人腧穴针灸图经》又继承了《黄帝明堂经》和甄权《明堂人形图》两部分的内容。可见，《针灸聚英》集合古代腧穴著作较全面，是继北宋之后对针灸腧穴文献最全面的整理，而《针灸大成》将其很好地发扬光大，对后世针灸有着深远影响。《针灸大成》在引用《针灸聚英》内容时，进行了勘定整理，做了诸多改动。

以《针灸大成》五脏六腑图与《针灸聚英》五脏六腑铜人图比较，可以发现诸多不同。如膈的形态、位置不一致：《针灸大成》中膈位于肝胆系统的下方，形态不规则；《针灸聚英》中膈位于肝胆系统上方，形态近似椭圆。肝胆系统的形态和相对位置不一致：《针灸大成》中肝脏位于左上腹部，分七叶（右四叶，左三页），胆囊起始于肝中部，整体位置亦靠近肝脏中部；《针灸聚英》中肝脏位于左上腹部，分二叶（右一叶，左一叶），胆囊起始于肝中部，整体位置靠近肝脏下端。《针灸大成》中小肠在上、管径细，大肠在下、管径粗，两者迂曲盘旋在腹部；《针灸聚英》图中，小肠在上，大肠在下，小肠和大肠的管状结构均不明显，两者呈不规则的囊状位于腹部。两幅五脏六腑图相比，《针灸大成》比《针灸聚英》的描绘更清晰、具体，也更接近于现代生物医学人体解剖结构形态。也可以说，《针灸大成》在继承前人对解剖结构认识和理解的同时，有了一定的发挥，使中医对人体解剖的认识前进了一步。

《针灸大成》与《针灸聚英》两书中的十四经经穴分布图上也存在多处差异。《针灸大成》的手阳明大肠经的禾髎、迎香穴位于经脉循行线上，和该经其他腧穴共同连成一条连贯的经脉循行线；而《针灸聚英》的禾髎、迎香穴独立分布，没有连在手阳明大肠经经脉循行线上。这种区别应该是杨氏或靳贤在编书时对《针灸聚英》一书所做的改动，是对大肠经腧穴认识的进一步完善。《针灸大成》的足阳明胃经在头面部走行至颊车穴处折返向上连接承泣、四白、巨髎、地仓，再向下到颈项部，连接大迎穴，经脉走行是连续的一条线；《针灸聚英》的不同之处在于颊车穴处直接向下到颈项部，连接大迎穴。承泣、四白、巨髎、地仓 4 个腧穴于经脉循行主线之外独立分布，4 穴以一条短线连接。《针灸大成》颧髎穴到听宫穴的连线是一条直线；《针灸聚英》经过颧髎穴的经脉循行线先到目外眦，再折返到听宫穴。

两书中足太阳膀胱经经脉循行图的差别主要有：《针灸大成》插图中位于头部的通天、络却、玉枕等穴的定位比《针灸聚英》插图中绘制得更清晰；《针灸大成》插图增加了眉冲、督俞、气海俞、关元俞 4 个穴位，而且定位明确；《针灸大成》插图增加了上髎、次髎、中髎、下髎 4 个穴位的绘制，上述四穴在《针灸聚英》插图中没有体现；《针灸大成》插图中，位于下肢的"承扶 – 殷门 – 浮郄 – 委阳 – 委中"5 个腧穴连线的经络循行线呈"N"字形,与"秩边 – 委中"连线所在的经脉循行线分别作为分支在委中穴交汇;而在《针灸聚英》插图中"承扶 – 殷门"所在的经络循行线呈直线型,作为一条分支与作为另一条分支"秩边 – 浮郄 – 委阳"所在的经络循行线在委中穴交汇。

两书中足少阴肾经经脉循行图的差别主要有:《针灸大成》插图在胸部标明"注胸络心"字;而《针灸聚英》插图中则标注为"注肺络心";《针灸大成》插图中在腹部增加"属肾络膀胱"字,而在《针灸聚英》插图中未见到标注;《针灸大成》插图没有指示太溪、大钟、水泉、照海、复溜、交信几个穴位的定位,只是将穴名列于足部下方,而《针灸聚英》插图则明确指示出上述各穴位的大体位置。

可以看出,《针灸大成》在《针灸聚英》一书的基础上对十四经穴循行图做了诸多改动,涉及手阳明大肠经、足阳明胃经、手太阳小肠经、足太阳膀胱经、足少阴肾经、手少阳三焦经、足少阳胆经、足厥阴肝经、督脉、任脉 10 条经脉,其中改动较多的经脉是足阳明胃经、足太阳膀胱经、手少阳三焦经、足少阳胆经。《针灸大成》的改动主要集中在经脉循行路线中的穴位连线、插图中腧穴指示方法、腧穴错误的排列顺序、腧穴数目等方面,其中针对经脉循行路线中的穴位连线所做改动最多。通过《针灸大成》的整理、改动,修正了《针灸聚英》存在的若干明显错误,改善了《针灸聚英》对经脉循行和穴位定位的绘图质量,给后世提供了更好的学习资料。

《针灸大成》腧穴部分的内容和文字,虽然多直接录自明代高武的《针灸聚英》,但是经过比较,《针灸大成》在收录腧穴数目、排列顺序、腧穴定位、腧穴操作等方面均与《针灸聚英》有明显的不同，呈现出独有的鲜明特征。《针灸大成》较《针灸聚英》腧穴数目多出 5 穴，使得十四经穴由 354 个达到 359 个。在《针灸大成》多出的腧穴中，眉冲穴穴名首见于《脉经》，部位、主治病证、刺灸法的系统记载见于《太平圣惠方》，明代李梴《医学入门》将此穴归入足太阳经穴。督俞、气海俞、关元俞均出自《太平圣惠方》，风市出自《肘后备急方》。由此可见，《针灸大成》对《针灸聚英》腧穴数目所做的修订是依据更早的医籍，并非原创。《针灸大成》中足阳明胃经、足太阳膀胱经、足少阴肾经、手少阳三焦经上的腧穴排列次序也与《针灸聚英》存在明显差异。据书中标明的文献出处，这部分内容均出自"杨氏集"，说明杨继洲结合自己对经络腧穴的认识，做了一定的改进。两书中共有 46 个腧穴出现定位差异，涉及10 条经脉，分别是足少阴经 14 个、足太阳经 7 个、足少阳经 7个、足阳明经 6 个、足太阴经 4 个、任脉 3 个、足厥阴经 2 个、手厥阴、手少阳、手阳明经各 1 个。从分布的部位看，他对胸腹部和头面部的经脉循行线和腧穴定位，以及腹部腧穴距肢体中线的距离和部分头面部腧穴的间距做了改动，这些改动是对《针灸聚英》腧穴内容的补充和完善。《针灸大成》与《针灸聚英》两书有 31 个腧穴的针法操作的记载存在差异，有 30 个腧穴的灸法操作的记载存在差异。这些改动，不是随意而为，而是杨继洲实践经验的总结。

（3）广集针法，理论创新

针刺手法是针灸医学最主要的操作方法之一，是针灸医学的精华所在。历代针灸医家均重视针法操作，到了明代，针灸手法常常冠以复杂名称，烦琐神秘，使学者难以掌握。杨继洲根据自己的实践经验，结合《黄帝内经》《难经》及《针灸聚英》等相关学说，对前世针刺手法文献资料做了一次全面的整理、总结，并提出新见解，创立了"十二字分次第手法"等操作方法，规范了针刺操作要点，归纳出简单易学、便于操作的针刺手法。

杨继洲主张："宁失其时，勿失其气。""若得气来速，则病易痊，而效亦速也。气若来迟，则病难愈，而有不治之忧。""只以得气为度，如此而终不至者，不可治也。"可见，杨继洲在临床上十分重视得气。杨氏的得气手法按照操作顺序可以分为候气、取气、置气、行气三种，这些手法在《针灸大成·卷四·经络迎随设为问答》篇有详细阐述。杨氏创造十二字分次第手法，并在《针灸大成·卷四·三衢杨氏补泻》中详细阐述，又总结一首歌诀："针法玄机口诀多，手法虽多亦不过，切穴持针温口内，进针循摄退针搓，指捻泻气针留豆，摇令穴大拔如梭，医师穴法叮咛说，记此便为十二歌。"上述内容出自杨继洲的《卫生针灸玄机秘要》，是杨氏本人临床实施针刺操作的程序，乃杨继洲总结前人针刺补泻的基本操作手法、结合临床实际而得之。在今天看来，除了"口温"一项外，其他手法仍然是一套行之有效的方法，是一套完整的施针程序。杨继洲把各种重要手法融入行针程序之中，强调补泻时应针头转向病所，强调双手配合。

杨氏针法源于《素问》《难经》，并在杨氏总结自身经验的基础上有所发展，如"指留"法，祛邪养正，为杨氏经验的总结，至今仍值得我们学习。杨继洲所述"下手八法"乃单式针刺操作手法，是针刺手法中最基本的施术方法，是刺穴常用之法，可单独使用，也可相互配合使用，至今仍广泛应用于临床。这些手法分别施用于针刺施术过程的不同阶段，有不同的作用和目的。其中，"揣""爪"可用于针刺前准确取穴；"循"不仅可用于针前（同"揣""爪"），还可以和"搓""弹""摇""捻"同用于针刺入后，有待气、催气、促进经气向一定方同传导的作用，也用于出针时。除"揣""爪"外，其他六法配合提、插手法等，分别具有补和泻的意义。这些手法大部分见于窦汉卿提出的手指补泻十四法——"动、摇、进、退、搓、盘、弹、捻、循、扪、摄、按、爪、切"。只有"揣"法是杨氏提出的，在窦汉卿十四法中没有见到，应该是"切"法的深化。补、泻手法，是在得气基础上施行的两种不同手法，属于针法的重要部分，能收到补虚、泻实两种不同的效果。凡通过针刺、施行一定手法后，能使人体内各种机能恢复和旺盛的办法，谓之补；而通过针刺、运用一定的手法之后，能疏泄病邪、使其恢复正常生理状态的方法，谓之泻。历代医家著作中，凡涉及针刺补泻手法的内容，各具特色，均是来自临床的实践总结，均以调节阴阳气血、补虚泻实为要。

杨继洲在《针灸大成·卷四·经络迎随设为问答》篇以一问一答的形式阐述了 36 个问题。这些问题涉及对经络理论的认识和针刺操作手法等方面，是杨氏临床经验总结，也是杨氏在针刺补泻手法方面的精华论述。杨继洲记载的二十四个手法，均为针刺复式补泻手法。杨继洲在《针灸大全》《针灸聚英》《针灸问对》等医籍记载的刺法基础上，详细说明了此类手法具体操作步骤、手法的用途和注意事项。其中，有些手法是杨继洲借鉴其他医家的手法，有的是杨继洲独创的。如烧山火、透天凉、阴中隐阳、阳中隐阴、留气法、子午捣臼等手法，在《金针赋》中就有论述，杨氏在阐述时做了一定的补充和发挥。如运气法、中气法、五脏交经、通关交经、膈角交经、关节交经、进火补、进水泻等手法，均是杨氏独创。二十四个手法对后世医家影响较大。

杨继洲提出"刺有大小"的理论，将针刺补泻手法根据刺有大小分为"平补平泻"和"大补大泻"两种，开手法定量之先河，使前人补泻手法操作更趋于完善和成熟。杨氏在元代王国瑞《扁鹊神应针灸玉龙经》基础上，对透针疗法做了较多发挥，并使之发展成为一种理论。在《玉龙歌》和杨继洲注解中有多处关于透针疗法的记载。此外，杨继洲在注解时还提到横斜刺法，如头维透额角，睛明向鼻中，少泽沿皮向后，风门沿皮向外，复溜沿皮向骨下，百劳、身柱、至阳针刺俱沿皮等。《循经考穴编》也记述了13个一针二穴法和113个穴的横斜刺法，对完善透针针法理论做出了较大的贡献。

（4）整理灸法，规范操作

杨氏所收集的历代灸法文献资料丰富全面，采集编排次序合理。同时，杨继洲在全面继承的基础上对灸法加以创新，有独到的见解。他追溯源流，广集各家灸法论述和验案，《针灸大成》有关各家灸法论述和治疗验案的内容多集中选录在卷八和卷九。在孙思邈《备急千金要方》用灸方法的基础上，杨继洲结合自己的临床经验，对施灸的选穴、体位、顺序先后、艾炷大小、壮数多少、发灸疮法等技术问题进行了系统的整理，使之形成了操作规范。

《针灸大成·卷九·灸法》提到施灸前应先确定穴位所在部位、再根据穴位所在的部位让病人选择合适的体位等问题，指出施灸过程中要保持固定的体位，以防止灼伤。施灸的先后顺序是先灸上部、后灸下部；先灸背腰部等属阳部位，后灸胸腹部属阴部位；施灸的刺激量应当先少后渐多，依次增加。艾炷大小，应依据患者年龄、施灸部位、疾病性质而定。他引录了《千金要方》《黄帝明堂经》《铜人腧穴针灸图经》《小品方》等对施灸壮数的记载，提出"不可泥一说"，即是应根据病情、体质、施灸部位等灵活选用施灸壮数。杨氏还强调施灸不可太过，提出"头不多灸"的观点，指出由于头与全身经脉均有联系，若施灸过多，容易导致气阻血滞，形成头目眩晕、视物不明等不良后果。

杨继洲结合自己的临床经验，总结了艾灸治疗的临床操作技术规范，并反复强调，临床上应该辨证、辨病、辨部位而施治，不可拘泥。《针灸大成》灸法资料收集全面，理论与实践结合，论述详尽，阐释问题系统性强，有非常高的临床实用价值，便于研习者学习、应用。《针灸大成》成书以来，一直受针灸学习者关注，被广为流传。

（5）首重阴阳，谨察病机

杨继洲认为阴阳是指导临床治疗的基本核心思想，在他的《针灸大成·卷三·诸家得失策》中云："天地之道，阴阳而已矣。夫人之身，亦阴阳而已矣。阴阳者，造化之枢纽，人类之根抵也，惟阴阳得其理则气和，气和则形亦以之和矣。如其拂而戾焉，则赞助调摄之功，自不容已矣。"造化是指自然界创造、化育万物的内在力量，即自然的创造力、自然规律。他把阴阳视为顺应自然规律的关键、视为人类生存的根本。杨氏的这种体会并不是仅仅停留在理论认识层面上，而是成为他临床实践的指导思想。杨氏《针灸大成·卷三·针有深浅策》云："惟阴而根乎阳也，则往来不穷，而化生有体；惟阳而根乎阴也，则显藏有本，而化生有用。"他精辟论述了阴阳之间的阴阳互根互用关系，并在此基础上阐述先寒后热、阳隐于阴；先热后寒、阴隐于阳证的症状、病机，并分别施以阳中隐阴、阴中隐阳的具体针法。他将理论认识与临床运用有效结合，使理论有了具体应用，又为临床操作找到合理的理论依据。

杨继洲深知脉象诊治机理，治病擅长从脉理中推测疾病的本质，通过脉象探究病源，把脉诊用为审病因、察病机、定治则、用针药的重要依据，每每取得满意疗效。在治疗滕柯山之母患手臂不举、背恶寒而体倦困之症时，诸医均以虚寒证治之，但杨继洲察其脉象沉滑，辨证为"痰在经络"，针肺俞、曲池、三里穴，再投除湿化痰之剂而病愈、诸疾不发。再如杨氏诊治张靖宸公夫人崩不止、身热骨痛、烦躁病笃之症，诊得六脉数而止，辨证为"外感"、误用凉药，与羌活汤热退，后灸膏肓、三里而愈。杨氏在分析治疗方案时认为："凡医之用药，须凭脉理，若外感误作内伤，实实虚虚，损不足而益有余，其不夭灭人生也，几希？"杨氏注重脉象，此类治例比比皆是。以上均是杨氏诊脉而察病机、定诊疗的典型病例。

杨继洲将辨经络作为临床诊察病证的主要方法之一，如杨氏在《针灸大成·卷三·头不多灸策》中云："人之一身，内而五脏六腑，外而四体百形，表里相应，脉络相通，其所以生息不穷，而肖形于天地者，宁无所纲维统纪于其间耶！"杨继洲将经络认为是"所纲维统纪于其间"者，是人体阴阳气血运行其间的通道，并且提出在临床辨证时"欲知脏腑之虚实，必先诊其脉之盛衰，既知脉之盛衰，又必辨其经脉之上下"。杨继洲将调整经络之气作为临床治疗病证的主要方法之一，强调应该循经取穴，临证治疗时应该先分析病变所在经络，继而在此基础上选取施术穴位，只有这样，才能取得理想的疗效。杨氏在《针灸大成·卷三·标幽赋》的杨氏注解中做了精辟的总结"宁失其穴，勿失其经"，这一论述作为一个重要的针灸临床操作规范沿用至今。

杨继洲提倡用灸在活，要做到随灸变通。他认为对于艾灸的刺激量，应根据穴位所在部位肌肤厚薄浅深，结合病情随机变化。他指出井穴、面部穴和督脉经穴不宜多灸；腹、背、四肢部穴，则宜多灸。这种以肌肉厚薄定艾灸壮数多少的理论是合理的，尤其是古代的灸法，动辄百壮，对肌肉单薄的部位是不适宜的，这是对孙思邈灸之生熟的具体运用和发展。

杨继洲认为发灸疮的意义与针刺得气同等重要，明确提出经络气血影响"气至"，而"气至"是发灸疮的决定因素。发灸疮的快慢，与病人体质有关，医生要遵循经络理论，审病求因，并且可以采取多种方法令灸疮发之。杨继洲广泛收集前人发灸疮的方法，在《针灸大成》中提到的有李东垣、徐秋夫等人和《针灸甲乙经》《卫生宝鉴》《腧穴铜人针灸图经》《玉枢》等书。杨继洲结合前人经验，在《针灸大成》中提出发疮的方法有4种：①增加灸法刺激量。灸壮过少不发者，如"观东垣灸三里七壮不发，而复灸以五壮即发"。②用热熨或烘干赤葱熨灸处，如"秋夫灸中脘九壮不发，而渍以露水，熨以热履，熁以赤葱，即万无不发之理"。③药物辅助发灸疮，"以生麻油渍之而发，亦有用皂角煎汤，候冷频点之而亦有恐血气衰不发，服四物汤滋养血气"。④食热炙之物，如烧鱼、煎豆腐、羊肉之类。杨继洲认为接受灸法治疗后，病人须静心休养、宜忌饮食、调畅情志、审慎起居，以更好地巩固疗效。杨氏对灸法的独到认识和运用特色，对当今临床仍有较大的指导意义。

（6）精选腧穴，重视输会

纵观《针灸大成》全书，大多都是一证一方，所记载的针灸处方中的选穴数目以少居多，计算选穴数目小于等于 5 穴的针灸处方 1548 则，约占全书针灸处方的 83.6%。其中，单穴处方 534 则，约占全书所载针灸处方的 28.8%，在全部处方中所占比例最高。选穴少而精，这与重视辨经审病、深谙经络腧穴功效有紧密关系。《针灸大成》一书中米自《卫生针灸玄机秘要》的针灸处方直接体现杨继洲的针灸处方选穴情况。杨继洲临床处方时，选穴数目以少居多，选穴数目小于等于 5 穴的针灸处方数合计为 277 则，约占该部所有针灸处方的 86%，其中单穴处方 150 则，约占该部所有针灸处方的 46.6%，比例远远超过了全书中的单穴处方比，可见杨继洲在临床中重视精准选穴。比如《针灸大成·卷三·头不多灸策》云："执简可以御繁，观会可以得要，而按经治疾之余，尚何疾之有不愈。"

纵观全书的单穴处方和杨继洲的单穴处方，可以发现在用穴规律的多个方面是吻合的。比如，临证多取十四经穴位，经外奇穴作为有效补充；再如，临证多取特定穴，尤其是五输穴和多经交会穴。另外，在使用频率较高的十二三个穴位中，都有 4 个穴位，分别是内关、合谷、肾俞、足三里。可见，杨氏的用穴特点和古代医家整体的选穴规律是相符合的。

杨继洲在周身腧穴中，非常重视特定穴，尤其是五输穴。五输穴是十二经脉分布在肘、膝关节以下的 5 个特定腧穴，即"井、荥、输、经、合"穴，共称为"五输穴"，是临床上常用的重点腧穴。杨继洲在编辑《针灸大成》时，分别从《针灸聚英》《医经小学》辑录内容，专门论述五输穴的名称、歌诀、主治功用及历代医家对五输穴的论述，内容详细、全面。这些资料均收录在《针灸大成》卷五部分。杨继洲亦非常重视会穴。他认为"不观其会，则散漫靡要"，杨继洲以自然界中天地、山川类比，以突出会穴的重要作用。会穴是多条经络经气交会的部位，杨氏认为掌握了会穴，"则执简可以御繁，观会可以得要"。临床中，很多常用的要穴、大穴都是会穴。它们或是阴经、阳经交会之处，或是经气会集的气冲，可以治疗多经、多脏腑的疾病。我们只有深刻把握经络循行所过、络脉别处，理解穴性，熟悉部位，融会贯通，才能找出准确的会穴，在临床取得疗效。《针灸大成》中取穴时重视特定穴和会穴，善于应用身兼数职的关键穴，选用腧穴少而又有理想的治疗效果，堪当取穴少而精的盛誉。

杨继洲在《针灸大成》卷五开篇专设《十二经井穴图》一节讨论井穴，对井穴的论述别具见地。此节按照十二经脉气血流注次序论述各经井穴，先是手太阴肺经井穴少商，最后为足厥阴肝经井穴大敦，内容包括主治症状、定位、常用操作方法，并绘有十二幅井穴图。在论述腧穴时，只为井穴单独配图，这种论述井穴的方式，在其他针灸专著中很少见，可见杨氏以此突出和强调井穴在全身腧穴中的重要地位。杨继洲提出井穴治络病，这是对井穴应用的发挥。这一内容涉及除了手太阴脾经和手少阴心经以外的 10 条经脉的井穴条文。杨氏所谓络病，是指经脉先病引起脏腑功能失调所导致的各种症状，这是对《灵枢》中"病在脏者取之井"观点的发展和创新，扩大了井穴的适用证，是对《内经》内脏、体表相关思想的肯定，强调了井穴对脏腑功能的重要调节作用。杨氏丰富了井穴的配穴方法和刺灸特点。杨氏在阐述十二井穴应用时，介绍了单侧取穴、两侧取穴或者与其他腧穴配伍这 3 种使用情况。针刺井穴的进针深度有分寸不等，也可以不拘深度；各个井穴的操作，以泻法、缪刺法为主，穴位处可灸、可放血。由是，杨继洲在前人的基础上，将井穴作用具体化，强调了井穴在全身穴位中的作用，是现存对井穴论述最全面的针灸典籍。

（7）注重手法，量化补泻

杨继洲传承《内经》刺法，博采明代以前诸家针法，同时以其自身丰富的临证经验和深厚的理论基础，在针刺手法和针法理论上独具创造，有所突破，形成自己鲜明的特色。杨继洲结合自己的临床心得体会，总结、归纳针刺补泻的理论，将历代医家论述的繁多的针刺手法整理、归纳，总结出一套系统的针刺手法操作规程，论述详细，方法全面，分类清晰，其中有许多独到之处。杨氏反对当时针刺手法复杂化、神秘化的风气，主张将针刺手法公开传人。《针灸大成·卷四·经络迎随设为问答》篇为杨氏在针刺手法方面的经验之谈和精华所在，如在"迎随之法"中，完整地记叙了进针、得气、补泻的全过程；在"问刺有大小"中，提出针刺有平补平泻、大补大泻之分，还提出刺有营卫、经脉之分；刺有纠阴阳易居之用。杨继洲十分重视针刺手法训练和操作，正如他在《针灸大成·卷二通玄指要赋》的注文中所言："夫用针之法，要在识其通变，捷而能明，自然于迎随之间，而得施为之妙也。"针刺手法操作的优劣直接影响临床疗效，杨继洲深刻地认识到这一点，并在临床上身体力行，注重施术时规范手法的运用。有关针刺手法的论述，在《针灸大成》中比比皆是。杨继洲临床极其注重体味针下感受，如其在注解《标幽赋》时云："轻浮、滑虚、慢迟，入针之后值此三者，乃真气之未到；沉重、涩滞、紧实，入针之后值此三者，是正气之已来。"杨氏强调医者为主导，非反复呼问患者酸兮痛兮，或启发或暗示，力求少问贵"闻"。患者临证有所感觉，必有所表示，医者留神观之、体会之，即可悠悠"闻"于手下、"闻"于针下。

燕京医学流派诸名家中，杨继洲是唯一的针灸专家。他对明代针灸知识的汇总整理，体现出燕京医派包容并蓄的特色。

（五）王肯堂

王肯堂（1549—1613），出身于官宦之家，万历十七年中进士，选庶吉士，授检讨，博览群书，颇有名声。万历二十年壬辰倭乱时他主张出兵，不得允，愤而辞官，从事医疗活动。王肯堂是江苏人，但他中举后和仕宦期间多年在京，深受北京地区医学氛围影响，是燕京医学流派的重要代表人物。

1. 个人生平

王肯堂，字宇泰，一字损仲，又字损庵，号念西居士，又号郁冈斋主。明代金坛（今江苏省常州市金坛区）人。生于明代嘉靖二十八年己酉（1549 年），卒于明代万历四十一年癸丑（1613 年），享年 64 岁。

王肯堂为王樵之子，出身于官宦之家。王樵，字明远，明代嘉靖进士，历任刑部员外郎、右都御史等职，卒赠太子少保，谥恭简，《明史》有传。但与其子肯堂不同，他专心政务政事，曾以行医妨碍举业禁止肯堂行医治病。王肯堂则自幼医儒相兼，不曾偏废。在《证治准绳·序》中王肯堂说自己从束发时期就"闻长老道说范文正公未达时祷于神，以不得为良相，愿为良医，因叹古君子之存心济物，如此其切也。当是颛蒙无所知顾，读岐黄家言，辄心开意解"，对医学的兴趣和学习起源于年轻时期。

根据其个人记载，王肯堂于嘉靖四十五年（1566 年）17 岁时，因其母生病，见到当时医生水平低劣，于是开始发奋学习医学，万历七年（1579 年），30 岁时中举；万历十七年（1589年），40 岁时中进士，从此步入宦途，选庶吉士，授检讨，博览群书，颇有名声。万历二十年（1592 年），日本侵略朝鲜，丰臣秀吉扬言出兵中国。明代大司马仓皇招兵买马，但不予训练。43 岁的王肯堂讥其无能，乃疏陈十议，愿辞去本职，假御史名义练兵海上，不料受到"浮躁从事"的批评，愤而称病，辞官归里，从事医疗。万历三十四年（1606 年），57 岁时吏部侍郎杨时乔保荐，补南京行人司副。万历四十年（1612 年），63 岁时改迁福建布政司右参政。万历四十一年（1613 年）告老回乡，八月初八逝世。王肯堂虽为官多年，但大部分时间从事医学活动，既重视文献整理研究、编纂书籍，又重视临床实践、不断总结经验。正如《明史》所说：肯堂"好读书，尤精于医。"

2. 医学著作

王肯堂自撰著作颇多，而题名为王肯堂所著者更多，有些是托名的，有些是改写、删补的，有些以讹传误的，个人自撰医学著作除《证治准绳》无异议外，其他著作有个人所撰的，亦有他人整理编纂的。具体有《证治准绳》《医镜》《医辨》《医论》《灵兰要览》《胤产全书》《胎产证治》《郁冈斋医学笔尘》《医学穷源集》。

（1）《证治准绳》

《证治准绳》又称《六科证治证绳》，包括《杂病证治准绳》《杂病证治类方》《伤寒证治准绳》《疡医证治准绳》《幼科证治准绳》和《女科证治准绳》，所述病证皆以证治为主，涉及各科病种，很为广泛，每一病证先以综述历代医家治验，然后阐明自己见解，采录资料十分丰富，论述颇为精审，治法极为详备，选订诸方大多切于实用，故有"博而不杂，详而有要"

的特点，为后世医家所推崇。

《杂病证治准绳》8卷，成书于明代万历三十年（1602年），1～6卷为内科杂病，分为《诸中》《诸伤》《寒热》等12门，131种病证；7～8卷为五官、咽喉、毛发、筋骨、皮肤、蛊虫等19种病证，详论证、脉、治，而不附方药。《杂病证治类方》8卷，亦成书于明代万历三十年（1602年），为《杂病证治准绳》的方药编。共列128种病证，收载类方，每多注明出处。

《伤寒证治准绳》8卷，成书于明代万历三十二年（1604年），系王氏积30年精研伤寒之心得。内容讨论伤寒各证，有方有论，书中除仲景原文外，广集各家之说，并且标注出处，如标注"赵"为赵嗣真，"张"为张兼善，"黄"为黄仲理，"活"为朱肱《活人书》，"庞"为庞安时，"许"为许叔微，"本"为许叔微《普济本事方》，"韩"为韩祗和，"孙"为孙兆，"洁"为张洁古，"垣"为李东垣，"丹"为朱丹溪，"海"为王海藏，"王"为王履，"罗"为罗天益，"戴"为戴元礼，"楼"为楼全善，"吴"为吴绶，"陶"为陶华等。卷首叙入门辨证诀，论述发热外感、内伤辨与伤寒、类伤寒辨；1卷为伤寒总例；2～7卷为六经病证及金匮病证、妇人、小儿伤寒；8卷为脉法和药性。

《疡医证治准绳》6卷，成书于明代万历三十六年（1608年）。1卷首叙痈疽之源、痈疽之别、脉法、分经络及内外治法；2卷为溃疡、漏疮、痈疽所兼诸等；3卷为头、脑、面、耳、口、项、肩、臂、手、胸部之疮疡、痈疽等；4卷为胁、腹、前后阴、股、膝、胫、足部之疮疡、痈疽等；5卷为诸肿、石痈、石疽、瘰疬、多骨疽、时毒、杨梅疮、丹毒、疥癣等；6卷为跌仆伤损、金疮、箭头入肉、竹木刺及针入肉、杖伤等。每证先论后方，某些方论有注明出处。

《幼科证治准绳》9卷，成书于明代万历三十五年（1607年）。1卷为初生门，列证治通论及初生儿各种疾病；2卷为肝脏部，包括急惊、慢惊、痫、中风、天钓、眼目、淋、疝等；3～6卷为心脏部，包括发热、注夏、弄舌、吐血、衄血、便血、语迟、自汗、盗汗、疮疡、痘疮、麻疹等；7～8卷为脾脏部，包括不乳食、吐泻、痢、虫痛、疳证、黄疸、二便不通等；9卷为肺脏部和肾脏部，包括咳嗽、喘、悲哭、鼻疾、龟胸、龟背、解颅、囟陷、行迟、齿迟、发迟、五软等。全书列证详细，有论有方，论方兼备。

《女科证治准绳》5卷，成书于万历三十五年（1607年）。本书是根据陈自明《妇人大全良方》及薛己的注释，并采辍各家诸说，结合王氏自己经验而编成。1卷为治法通论，列通治妇人诸疾各方等；2～3卷为妇人杂证门，列虚劳、中风、惊悸、眩晕、头痛、痰饮、咳嗽、积聚、癥瘕等；4卷为胎前门，列求子、候胎、养胎法、恶阻、胎动不安等；5卷为产后门，列产后将调法、胞衣不下、血晕等。每门病证，有论有方，且注明出处。

（2）《医镜》

《医镜》共4卷，刊行于明代崇祯辛巳（1641年）。本书为王肯堂所撰，后经张玄瞆、蒋仪用校订刊行，全书包括多科，有内科、外科、妇科、儿科及五官科，每病先立论说理，后列药例治疗，简明扼要，突出重点。1～2卷以内科为主，3卷并列口、眼、咽喉疾病和外科疾病。内科包括伤寒、内伤、中风、中湿、中暑、痢疾、泄泻、脾胃、虫症、黄疸、鼓胀、噎膈、呕吐、霍乱、心痛、疝气、诸气、诸血、咳嗽等；口、眼、喉科，包括眼疾、喉痹、齿痛、口舌等；外科包括痈疽、疔毒、广疮、疥癣、湿阴疮等。4卷为妇科和儿科疾病，妇科包括经闭、月事不调、血鼓、血癥、血风、崩淋、带下、热入血室、胎前诸症、临产诸症、产后诸症等；儿科包括胎热、胎寒、脐风撮口、重舌鹅口、丹毒、夜啼、惊风、疳症、痘疹等。

（3）《医辨》

《医辨》又称《王宇泰医辨》，共3卷，王肯堂撰。从序中来看，该书是经后人整理、编纂而成，原书无目录。该书以内科病证的介绍为主，其论证简明扼要，治法与方药详细，且以验案为佐证，颇合临床实用。

（4）《医论》

《医论》又称《肯堂医论》，共3卷，王肯堂撰。其中有医论、有医话、有治验：上卷主要论述儿科两种病证，列痘疹发微和惊风；中卷以论望色、察脉及论两种药物等，列论望色、论克脉、论人参、论犀角和杂记，而杂记中又有医论、医话、验方、医案等；下卷为治验和验方，主要是妇科验方，既引他人经验，又述个人治验，不限妇科，亦夹杂内科疾病。

（5）《灵兰要览》

《灵兰要览》共2卷，王肯堂撰，顾金寿评订。本书为王氏一生读书所得者，发而为议论，其间奥旨微言是与王氏所刊各书互有发明也，传布极少。上卷为内科杂病，列中风、卒中、疟、痰、喘、泻、水肿、鼓胀、膜胀、脾胃、伤食、积聚、诸气、诸血证、出血不止、呕血、眩晕、头痛、脑痛、牙痛、心痛等21种病证；下卷以内科为主，兼论外科等病，列目痛、口糜、身重、胁痛、腰痛、虚损、劳瘵、梦遗、不得卧、妄见、发热、渴、盗汗、白浊、淋、小便不通、大便不通、疝、附骨疽、乳痈及痔论、子嗣。每病论述颇为精当，重点突出治法，用药多奇特。

（6）《胤产全书》

《胤产全书》又称《妇人胤产良方》，共4卷，王肯堂编著。该书《凡例》说："是编宇泰先生考古证今，耳闻目睹，汇集手录，非盖测所能及者。"卷首编列妇人脉法和提纲。1卷，以求子、调经为主，列求子类、男子聚精、调经类；2卷，以胎前病为主；3卷，以胎产病为主；4卷，以产后病为主。每类病证先以阐明其理，随后选方遣药、辨证施治，颇为实用。

（7）《胎产证治》

《胎产证治》共1卷，为王肯堂所著，岳昌源重订。卷首列怀胎总论；次列月经总论；三列胎前总论；四列临产总论；最后列杂效方。书中除怀胎总论无药治外，其余各类病证，先以论理，后以证治，辨证精细，用药恰当，简明扼要，易于掌握。

（8）《郁冈斋医学笔尘》

《郁冈斋医学笔尘》共2卷，为王肯堂所著，秦伯未、钱季寅选辑。本书选辑于《郁冈斋笔尘》。编者秦伯未曾评价说："《郁冈斋笔尘》，《四库全书》采藏之，其书目提要复甚称之。书凡十二卷，论医学者占十之三四，当是辑《准绳》时有所发挥而另存者，则更可与《准绳》相互证。"《郁冈斋医学笔尘》以医论、医话形式介绍有关特殊证治、特殊用药和验方等。上卷，分列种痘秘方、寒热因用、读本草法、药误、痰火、中风、痰、头痛、补精忌凉、渴由血虚、脾虚补肾、口糜、身重宜补、五积、阴维病、气疾求肾、小便不利、大便不通、脑病、淋浊、小便黄赤、遗尿、疝有补法、溃疡、青霞散方；下卷，分列发热、胁痛、白淫、治法有五、目翳、腹胀、口糜用干姜、阳病见阴脉、相火、天有二火，相火君火、五味补泻、治肝补脾、鹰脐等。每证说理清楚，颇耐玩味。

（9）《医学穷源集》

《医学穷源集》共6卷，为王肯堂所撰。此书是医案专著，以运气流年对医案进行分类，独具一格。1～2卷为图说，《医学穷源集·凡例》曰："首二卷诸图，有与诸家相同者，有与诸家小异者，有诸家并未言及，而先生从经旨参会而出者，有《内经》并无明文，而先生从他书摘出以补《内经》之阙者。"其中1卷列太虚图、太虚图论、阴阳图象论、五行论、元会运世论、洛书三元九宫图、三元运气论、五运图；2卷列九宫八风图，太乙移宫说、九宫九星图、天地左右升降图、天地五星图、五运失守三年化疫图、运气总论、六气方月图、方月图说、脉法部位、脉说、六气本标中图、六气本标中从化解、十二经脏腑图、十二经脏腑表里图、六气十二经相病说、经络相交、奇经八脉略、药说等。3～6卷均为医案。3卷列木运年（壬子、丁巳、壬戌）；4卷列火运年（癸丑、戊午、癸亥）；5卷列土运年（甲寅、己未）和金运年（乙卯、庚申）；6卷列水运年（辛亥、丙辰、辛酉）和水运续编（丙寅）。每则医案，多为正叙体，详于方药，并记载疗效，颇反映肯堂临床辨证施治的经验。

3．成就与特色

王肯堂生活于明代嘉靖后期和万历之时，为明代昌盛之时期，医学发展较快，医学著作甚富，除王肯堂著作外，闻名于世界的李时珍《本草纲目》刊行于万历二十四年，著名方剂专著吴昆的《医方考》刊行于万历十二年，马莳的《黄帝内经素问注证发微》与《黄帝内经灵枢注证发微》成书于万历十四年，后者是现存最早的《灵枢》全注本，颇有影响。此外，还有方有执《伤寒论条辨》、陈实功的《外科正宗》、万密斋的《幼科发挥》、薛己的《薛氏医案》、李梴的《医学入门》、孙一奎的《赤水玄珠全集》、张三锡的《医学六要》、聂尚恒的《医学汇函》、方隅的《医林绳墨》、龚廷贤的《万病回春》与《寿世保元》、杨继洲的《针灸大成》、龚云林的《小儿推拿秘旨》等，均为这一时期成书或刊行。明代万历年间，可称是我国历史上的一个盛世，社会发展，科技文化进步，医药也随之迅速发展，王肯堂处在这一时期，必然受其影响，发奋学医，为民治病，著书立说。

王氏治学甚严，讲究实用，重视临床，不陷于门户之见，主张中道不偏，力辟或崇温补，或尚寒凉，徒事寒热水火之争，致力于医学研究，历时十余年，撰成皇皇巨著《证治准绳》。自《内经》《难经》、仲景之论以来，将《巢氏病源》《千金要方》《外台秘要》《太平惠民和剂局方》、王冰、钱乙、陈言、陈自明、许叔微、严用和、朱肱、张洁古、刘河间、张从正、李杲、朱丹溪、王好古、罗谦甫、王履、王硕、虞抟、薛己等历代名医实用论述和经验，无不采撷，集为大成。故《四库全书总目提要》说："其书采撷繁富，而参验脉证，辨别异同，条理分明，具有端委。故博而不杂，详而有要，于寒温攻补，无所偏主。"

（1）精研伤寒，丰富类证

王肯堂精研伤寒 30 年，造诣甚深，既广采先贤之论述，又有其自己独特见解。从其《伤寒证治准绳》（以下简称《伤寒准绳》）、《医镜·伤寒》等来分析，其释论公允，发前人之未备，分类详明，丰富类证方法，从其研究来看，主要重视证候研探，以揭示病变本质；注重补亡研究，以完善辨证施治；注重传变规律，以动态认识疾病。其研究方法颇为实际，既为详明，又有要领，故为后世医家所推崇。

汇众家精旨，注疏《伤寒论》，发前人所未发，是《伤寒证治准绳》重要特点之一。王氏精心选择30余家之说，尤其是成无己、朱肱、王海藏、吴绶、张兼善、赵嗣真、云岐子、戴元礼、李东垣、朱丹溪等治《伤寒论》有成者，引用次数更为频繁。凡论述精辟者，王氏则大篇引用。如王履《医经溯洄集》《张仲景伤寒立法考》《伤寒温病热病说》两篇，论寒温异同、仲景立法旨趣公允。肯堂大为赞许，全文采录。又如《伤寒准绳·发热》篇，收辑了"宋元诸贤表证发热治例"，详列张洁古、王海藏、吴绶、韩祗和等关于表证发热之论述、治法、方药等。尤为可贵的是，《伤寒准绳》中保留了一些已亡佚的资料，如韩祗和的《伤寒微旨论》原书已佚，而《伤寒准绳》引自该书资料有八处，尤以"韩祗和氏和解因时法"收录最为详尽。又如张兼善《伤寒发明》、黄仲理《伤寒类证》等，《伤寒准绳》均有节录。王肯堂广搜博采，遴善而从，使仲景奥旨彰明于诸贤论述中，为研究明代及明代以前的《伤寒论》研究状况提供了便利。

王氏注释《伤寒论》，大抵是以义训方法为主，采用串解原文大意的方式。他一般是先列仲景原文，次采后贤注疏中义较胜者并加以串解，遇有他人注语尚不能明白，或有舛误者，则附以自己的评论。王氏释论多能切中肯綮、发前人之未备。如《伤寒论》第93条原文说："太阳病，先下而不愈，因复发汗。以此表里俱虚，其人因致冒，冒家汗出自愈……"成无己注："冒者，郁也"王肯堂不赞同成，注："成氏以郁训冒，疑未合。按《说文》冒字从曰从目。冒即小儿及蛮夷头衣也。此致冒者，谓若物蒙蔽其目也，是昏迷之义。今以冒为郁，不惟失六书之本旨，且失病情及仲景之义也。"王氏离析字形，以形索义，释义贴切。又如 176 条原文说："伤寒脉浮滑，此以表有热，里有寒，白虎汤主之。""里有寒"显然与白虎汤义不符，现多径改"寒"为"热"。王氏阐释颇有见地："前篇云：热结在里，表里俱热者，白虎汤主之。又云：其表不解，不可与白虎汤。此云脉浮滑，表有热，里有寒者，必表里字差矣。"王氏在这里结合林亿校语，正确运用了本校和理校的方法，对原文的注释十分合理。

《伤寒准绳》在条文分类上颇具特点，而《医镜·伤寒》则串讲六经，类证详明，条理清楚。这些详细的分类，丰富了《伤寒论》的类证研究方法。王氏认为，王叔和编次《伤寒论》，立三阳、三阴篇，颇为合理。三阳篇中，凡仲景曰太阳病者入太阳篇，曰阳明病者入阳明篇，曰少阳病者入少阳篇。三阴篇中，亦三阳之例，如太阴、少阴、厥阴之名各入其篇。凡仲景不称三阳三阴之名，但曰伤寒某病，用某方主之，而难分其篇者，则病属阳证，为发热、结胸、痞气、蓄血之类，皆归入太阳篇；病属阴证，如厥逆、下利、呕吐之类，皆归厥阴篇。惟燥屎及屎硬、不大便、大便难等症，虽不称名也独入阳明篇。后人不悟是理，误将太阳篇中不称名者亦属太阳，而乱太阳之真；厥阴篇中不称名者误属厥阴，而乱厥阴之真。此外，仲景曰太阳病者，皆谓脉浮、头项强痛而恶寒；凡曰阳明病者，皆谓胃家实；凡曰少阳病者，皆谓口苦、咽干、目眩，诸如此类，皆省略文法。故曰少阴病，反发热、脉沉、用麻黄附子细辛者，是谓脉沉细、但欲寐，而又反发热者用之，绝不可不察"少阴病"三字，但见发热、脉沉便用麻黄附子细辛汤，如此便大失仲景之法。

因而，王氏辑录《伤寒论》原文时，打乱了成注本和宋代本的条文顺序，悉用楼英《医学纲目·伤寒部》之编次方法，列六经正病于前，而次合病并病、汗、吐、下后诸坏病于后，又次之以四时感异区而变者及妇婴伤寒。每经之中，他以主症统概之。如太阳病篇以发热、恶寒、恶风、头痛、项强、身体痛条析有关原文，阳明病分胃实不大便、不得卧、自汗、潮热、谵语、狂乱、循衣摸床、渴、呕九类，太阴病分腹满、腹痛、发黄三类，少阴病分但欲寐嗜卧、口燥咽干、咽痛、吐、吐利、下利六类等。每类之中，他先备列仲景原文，再附以后贤续法或肯堂注疏，既概括百家，又不相淆杂。所以，《伤寒准绳》在一定程度上丰富了类证研究方法。

　　王肯堂在分析症状、揭示病变本质方面也有很杰出的贡献。《伤寒论》最大贡献是创立了六经辨证。《伤寒准绳》对症状分析研究十分重视，其研究方法，大都从六经、八纲角度进行。如以六经分析症状，《伤寒准绳》对《伤寒论》87种症状进行分析、研究，按各经的不同性质把症状分成主症、兼症、变症三种。主症是各经的必备症状，如太阳病是外邪侵入表分，导致营卫功能失常的证候，故立发热、恶寒、恶风、头痛、项强、体痛为主症。太阴病是脾虚夹湿为主要病机，故立腹痛、腹满、发黄为主症。兼症是各经的或然症状，主症与其他症状合参才能确定其病位和病性。如发热是太阳病的主症，又是阳明病，少阳病兼症，发热在汗出不恶寒反恶热的症状存在的情况下，可确定为阳明经病；发热有头痛、咽干、脉弦之症状伴随下，才是少阳病。变症是误治导致的症状，如战栗、筋惕肉瞤、叉手冒心、惊悸等，故王氏说："夫惊，坏病也。由误下、火逆、温针所致。"

　　王氏认为《伤寒论》中有些症状，用六经不能有效反映其真谛，而用八纲能揭示其实质。故《伤寒准绳》中说："腹满俗云腹胀，有属热者，有属寒者。阳热则腹满咽干，或大小便秘涩，或潮热谵语等症；阴寒则腹满，吐食不下，自利益甚，时腹自痛。虽然腹满为里证，又有浅深之别，经曰表已解，内不消，非大满，犹生寒热，则病不除是未全入府，邪犹浅也；若大满大实，坚有燥屎，邪已深也。腹满固可下，又有虚实之殊，经曰腹满不减为实，可下去之；若腹满时减为虚，则不可下。"同时，还须指出，六经和八纲虽然各有优点，但也各有一定的局限性，故王氏把六经、八纲二者有机结合起来研究《伤寒论》之复杂症状。如腹痛是太阴病的主症，又是阳明病的兼症，"阳明腹满急而痛，此为里实""太阴经腹满而痛，其症有二：有实痛，有虚痛。肠鸣泄利而痛者，虚痛也……腹满，便秘，按之痛者，实痛也"。王氏立足从症状研究《伤寒论》，以期揭示病变的本质。《伤寒论》症状研究始见于成无己《伤寒明理论》，但成氏仅从症状定义探讨，而王氏以六经、八纲研究，可谓成氏发其凡，王氏畅其义也。

王氏对《伤寒论》中的温热病部分，在疾病和病证等方面多有注缺补亡，完善了辨证施治的体系。他以《素问·热论》"今夫热病者，皆伤寒之类也"为基础，从辨证施治的基本内容衡量，认为现存的版本尚有许多缺漏，尚须补亡拾遗。

疾病方面，《伤寒论》是叙述以风寒为主的外感病，对四时外感病论述尚有不足，故王氏对外感疾病的种类有所补亡。《伤寒准绳》立《四时伤寒不同》篇，收录下列六种外感病。①温病：从立春后、天暖、阳气疏泄之时，壮热者为温病。②暑病：夏以暑病为多，以脉虚、身热、恶寒为中暑。③湿温：长夏以湿温为多，常以胫冷、腹满、头痛、渴而无热为见症。④晚发：

冬伤于寒、至夏而变为热病者，为邪自内达表之病。⑤湿疟：夏伤于暑、至秋脉阴阳俱盛而重于阴之谓。⑥时行疫病：天气乖乱，春应暖反寒，夏应热反凉，秋应凉反热，冬应寒反温，非其时而病、长幼病状相似之谓。这种论述虽非完美，但对温病学说的形成、发展有一定的贡献。

　　症状方面，《伤寒论》是临床条文的札记，该书记载159种症状，从临证实践分析还未周全，故王氏在《伤寒准绳》中补充了50多种症状。立足辨证、补亡症状，对指导临床有很大作用。

　　诊法方面，《伤寒论》详于症状而略于诊法，故王氏在《伤寒准绳》中补察五色、察目、察鼻、察口唇、察耳、察舌、察身七章。特别是舌苔在诊断外感病中占有重要地位，王氏对此有确切、精细的论述，尝曰"凡舌鲜红者吉，青为冷，青而紫者为阴为寒也，赤而紫者为阳为热也，黑者亢极为难治。凡舌上苔白而滑者表有寒也……苔黄而燥渴者热盛也，苔黑而燥渴者热甚而亢极也。若不燥渴，舌上黑苔而滑者，为寒为阴也。舌卷而焦黑而燥者，阳毒热极也。舌青而苔滑者，阴毒冷极也。凡舌肿胀、舌上燥裂、舌生芒刺皆热甚也。凡舌硬、舌强、舌短缩，神气昏乱，语言不清者死也"。他从舌质、舌苔、舌形态三方面进行论述，对后世影响颇大，吴坤安《伤寒指掌》、叶天士《外感温热篇》论舌苔之内容，实由此发展而成。

　　方剂方面，《伤寒准绳》还拾遗了274首方剂，以补亡汗、下、温剂为多。如解表剂，《伤寒论》以麻黄汤、桂枝汤为代表，但四时感冒以风、寒、湿邪合侵为多，王氏立清解散（苍术、荆芥、甘草、麻黄）治疗四时感冒、风、寒、湿邪外侵之表证。

　　补亡研究《伤寒论》始见于朱肱《类证活人书》、郭雍

《伤寒补亡论》，但尚属简略，王氏则立足补亡未完整辨证施治，较为实际，从疾病、症状、诊法、方剂四方面补亡，堪称精当全面。

王氏《伤寒准绳》十分重视对疾病传变规律的探讨，重视情志因素，强调动态认识疾病。故王氏认为症状变化是疾病证变的基本方式。如手足热、四肢不温、厥逆是三种症状，他从动态的角度进行研究，故说："夫邪在三阳，则手足热，传到太阴则手足温，至少阴则逆而不温，至厥阴则为之厥。"这表示症状从手足温到四肢不温至厥逆，是疾病在进展；反之，则表示疾病逐渐减轻。同时，《伤寒准绳》还研究了伤寒病传变的基本途径，认为伤寒病的传变，不能囿于《素问·热论》一日太阳、二日阳明之说，其传变途径与证候的不同性质有关。具体内容可分两类：一是传经，即外邪侵入，先有太阳经发病，后传至其他五经，以热证为多；二是直中，即外邪不从太阳经侵入，或外邪从太阳经侵入后，太阳经不发病而传至他经，以寒证为主。直中之证候按其部位可分表、里二种：一种为直中各经之表，即外邪侵入后，可产生各经表证；另一种为直中各经之里，即外邪侵入脏腑产生的里证。虽传经、直中之说非王氏首创，但王氏能结合自己临证实践，其论贴切中肯，足资后世借鉴。此外，《伤寒准绳》还研究了伤寒病传变的主要因素，认为伤寒病传变由许多因素支配，而正气虚弱为其主要因素。太阳经营卫功能不足，腠理开阖失常，易致外邪侵入。假若患者素体中气不足、脾阳不振，太阳经之邪易陷入太阴经，或外邪易直中太阴经。假若患者肾气虚弱、真阳、真阴不足，太阳经之邪易陷入少阴经，或外邪易直中少阴经。

总之，王氏从动态的角度揭示伤寒病的传变规律，他既重视传变规律的症状变迁，又注重寒、热证候传变不同途径之传经、直中，更强调伤寒病传变主要因素为正气虚弱。他从这三方面研究，揭示了传变的现象、本质。

（2）精于辨证，灵活运用

王肯堂对内科杂病颇有研究，临床经验十分丰富，其杂病著作除《杂病证治准绳》（以下简称《杂病准绳》）外，还有《医辨》《医镜》《灵兰要览》及《郁冈斋医学笔尘》等，而《杂病准绳》偏重于理论研究，其他几部书籍则侧重实践总结。如《灵兰要览》为王肯堂手书秘本，清人顾金寿求得此秘本，"欲广济宇内，不秘帐中"，于道光庚辰年间重订刊行于世。书中以证立议，一病一议，以内科杂病为主，亦有少量外科病证，议论中穿插临床验案加以论证。此书言简意赅，且与《杂病准绳》有相得益彰之妙。肯堂治病颇有特色，不但审证求因、治病求本，还不拘泥于成方成法，多自制方药，灵活运用。

王肯堂治病精于辨证，立法奇特，如治头痛之疾，认为高巅之上，惟风可达，治风先治血，血行风自灭，但有血虚头痛者，则又不可不辨。"患痛人血必不活，而风药最能燥血，故有愈治愈甚者，此其要尤在养血，不可不审。"肯堂自制一方，用当归、川芎、连翘、熟地黄各二钱，水煎六分，去渣，以冰片、薄荷各二钱置碗底，将药乘滚冲下，鼻吸其气，俟温再服碗中汤药。其法与药物雾化吸入有同功异曲之妙。又如口内糜烂、口舌生疮、口中秽臭，大多为胃经有热所致，药用清热寒凉之剂，但亦有用之不效者，肯堂对此辨证精细，用药独特。王肯堂认为口糜乃膀胱移热于小肠、膈肠不便、上为口糜，或少阳之火气内发、热上为口糜，治宜清凉之剂利小便或苦寒之剂治郁热，如不效，则加炮姜之类反佐。故曰"服凉药不愈者，此酒食过度，劳役不睡，舌上光滑无皮，或因忧思损伤中气，虚火泛上无制，用理中汤治之，甚者加附子、官桂噙之"（以上见于《灵兰要览》《郁冈斋医学笔尘》等书）。

此外，肯堂对癫、狂、痫颇有研究，辨治独具匠心，提出癫、狂、痫为三个独立病证，并对其临床表现进行了详细辨析，最早做出了对此三证的明确区分："癫者或狂或愚，或歌或笑，或悲或泣，如醉如痴，言语有头无尾，秽洁不知，积年累月不愈，俗呼心风。此志愿高而不遂所欲者多有之。狂者病之发时，猖狂刚暴，如伤寒阳明大实发狂，骂詈不避亲疏，甚则登高而歌，弃衣而走，逾垣上屋，非力所能，或与人语未尝见之事，如有邪依附者是也。痫病发则昏不知人，眩仆倒地，不省高下，甚而瘛疭抽掣，目上视，或口作六畜之声。"在三证治疗上，王肯堂也详细辨证施治，尤其是三证的鉴别诊断被后世医家普遍接受，成为指导三证辨治的原则。

王肯堂治疗内伤杂病，尤重脾、肾。脾为后天之本、气血生化之源、气机升降之枢纽，而脾虚之疾，补脾不应，当补其肾。又如气滞之证，常求之于骨。气滞为病，多因体内元气运行不畅，于某一部位产生阻滞的病理状态，临床常见以局部胀满或疼痛为主，历来论及气滞病变，常责之于肝、肺、脾、胃、肠等脏腑，治疗方药也大多从治肝入手，兼及其他脏腑，而肯堂认为：气机郁滞也有因肾精亏虚不足所致者，肾精不足，气无管束，遂生郁滞。王肯堂主张对腹胀而兼痰多发喘、小便不利患者，施用济生肾气丸，疗效卓著。腹胀亦多见气虚不敛，故他又喜用人参、白芍、五味子、益智仁等。肯堂所论此种气滞腹胀，实质上是一种气虚气滞证，肾气对全身气机运动具有推动作用，因此气虚气滞之胀满等症，适宜运用温肾益气之法。

痰火本指无形之火与有形之痰煎熬胶结、贮积于肺的病变。王肯堂认为痰火之治，其法甚众，关键取决于临证详察细辨，同气相求。如"痰火上壅，喘嗽发热，足反冷者"证属肾已亏损，若"服消痰降火药必死"，果断主张以"量其轻重而用人参，多至一两，少则三五钱，佐以桂、附，煎浓汤候冷饮之，立愈"。人参、附子、肉桂皆温热之品，缘何可用于痰火？王肯堂认为：此证实由肾中真水不足、火不受制而上炎，肉桂、附子火类也，下咽之初，得真冷性，暂解其郁，及至下焦，热性始发，温补肾气。并强调此治法是"同气相求，火必自降，自然之理也"。王肯堂治痰并非一法概其余者，而认为"应变不穷，尤为治痰之要法。在圆机之士，熟察而妙用之，不可一途而取也"。清热、豁痰、利湿、温肺等法，亦皆可随证而择用之，但若"虚症有痰，勿理其痰，但治其虚"，尤当切记。故肯堂治痰分为四法，即澄、摄、复、坠四种方法。痰稠不清用"澄"法，如用白矾以澄浊流。散而不收用"摄"法，如用益智仁以安三焦、调诸气、摄涎唾、固脱滑。肾间真气不能上升，则水火不交，水火不交则气不通而津液不注于肾、败浊而为痰，宜用八味地黄丸以"复"之。痰留胸膈之间，为嗽喘、噎膈、眩晕、大便时闭而不通，用养正丹、灵砂丹以"坠"之。

（3）辨析病原，内外兼治

王肯堂虽精于内科杂病和《伤寒论》的研究，但对外科亦十分重视，其外科著作主要为《疡医证治准绳》，此外《医镜》《灵兰要览》等亦有外科内容。

辨痈、疽，明晰病源：痈与疽，其状不同。王肯堂指出痈和疽的临床表现有明显的区分认为：痈之痛只在皮肤之上，其发如火焚茅，初如黍米大，三两日如掌面大，五七日如碗面大，即易治。如肿冷，发渴，发逆，治之难愈。疽发或如小疖，触则彻心痛，四边微起如橘皮孔，色红赤不全变，脓水不甚出，至七八日疼闷喘急不止。若始发肿高，五七日忽平陷者，此内攻之候也。指出痈和疽的临床表现有明显的区分。痈疽的发生原因，历代医家认为有五种因素，一为天行时气，二为七情内郁，三为体虚外感，四为身热搏于风冷，五为食炙物、饮法酒、服丹石等热毒。而肯堂则以三因学说来分析，认为外因应以运气来解释，运气痈疽有四：一曰火热助心为疮，二曰寒邪伤心为疮疡，三曰燥邪伤肝为疮疡，四曰湿邪疮疡。此四条，属于天行时气范围。其内因者，肯堂认为：不论痈疽、瘰疬，不问虚实寒热，皆由气郁而成，治之以远志酒、独胜散，兼以五志相胜之理，如怒胜思之类是也。不内、外因者，肯堂则认为过食肥甘厚味，荣气不从，逆于肉理，以上所说既不离《黄帝内经》和历代医家观点，又有自己独特见解。

疗外疡内外兼治：王肯堂认为，治痈疽外疡，必须内外兼治，故立内消、内托为内治法，立灸法、针烙、敷贴等为外治法。内消法适用于外疡初期，如痈、疽之证，发无定处，欲令内消，于初起红肿结聚之际，施行气活血、解毒消肿药。同时，肯堂又指出：当审浅深大小，经络处所，形脉虚实，如发于脑、背、腰、项、臀、腨者，皆太阳经，宜黄连、羌活。背连胁处，为近少阳，宜柴胡，并宜败毒散、仙方活命饮。形实脉实，宜漏芦汤、内疏黄连汤、追毒丸等疏利之。气虚者人参、黄芪为主，血虚者川芎、当归为主，佐以消毒之药，随分辅以引经药，行至病所。

总之，痈疽当察经之传受，病之表里，人之虚实而攻补之。假如肿痛热温、大便秘结，邪在内以疏通之。肿作痛、寒热头疼，邪在表发散之。肿痛甚，邪在经络和解之。内托法适用于痈疽已成，气血虚弱。如微肿微痛，而不作脓者，为气血俱虚，以补托治之。漫肿不痛，或不作脓，或脓成不溃者，为气血虚甚，以峻补治之。色暗而微肿痛，或脓成不出，或腐肉不溃者，为阳气虚寒，以温补治之。凡痈疽不能突起，亦难溃脓；或破后脓少，坚硬不软；或虽得脓，而根脚红肿开大；或毒气不出、疮口不合、聚肿不赤、结核无脓者，皆为气血虚弱。气血既虚，兼以六淫之邪而变诸证，必用内托，令其毒热出于肌表，则可愈也。凡内托之药，以补药为主，活血祛邪药为臣。或以芳香之药行其郁滞，或加温热之药御其风寒。

关于外治法之灸法，王肯堂认为疮疡自外而入者不宜灸，自内而出者宜灸。凡初觉发背，欲结未结，赤热肿痛，先以湿纸覆其上，立视候之，其纸先干处，即是结痈头，取大蒜切成片，如当三钱厚薄，安于头上，用大艾炷灸之三壮，即换一蒜片，痛者灸至不痛，不痛灸至痛时方住。其针烙法，大多适用于痈疽初、中期；敷贴法，为外科应用较为广泛，不论初、中、后期均可使用。

王肯堂治疗外疡肿毒，辨证详细，用药精当，善于调补气血，扶正于内，托毒于外，使危转安。他不但应用清热解毒、活血和血之法，更重视扶正以祛邪，大补气血，正气充沛，则邪毒自出，疮疡自然而愈。

（4）重视诊察，首重脾胃

王肯堂儿科著作有《幼科证治准绳》和《医镜》中《小儿》专篇等。他论"麻痘"较详，故在《幼科证治准绳·自序》中说："吾辑为是编，而麻痘一门尤加详焉。"他对儿科诊法、惊风、疳证颇有研究，并有独特见解。

儿科诊法注重指纹三关：王肯堂认为，小儿气血未定，诊断难于大人。只有诊察虎口之脉，可以为验。其脉在食指外侧，每一节为一关，三节为三关。男视其左，女视其右。其色紫为风，红则为寒，青则为惊，白则为疳，黄则为脾困，青黑则为慢惊，入掌则为内吊，若过三关，为病重之候。同时，我们还必须结合望诊。此外，如小儿腮上有赤脉、囟肿或陷，为危重症之一；鱼口气粗、啮齿咬人，为危重症之二；冷汗如雨、痰热不退，为危重症之三；脐风撮口、锁肚吊肠，为危重症之四；风攻颐额、唇项肿硬，为危重症之五；鼻有黑色，为危重症之六；咳喘喉痛、身热不扬者，为危重症之七；四肢虚肿不退，为危重症之八；胸高而突，为危重难治症之九；五软五硬，为危重难治症之十。以上所述，简明扼要，既重视诊察指纹三关，又不忽视其他望诊，对临床应用颇有意义。

急、慢惊风，为儿科常见病证，王肯堂认为：风在大人则为中风，在小儿则为惊风。惊风有急惊、慢惊之分，急惊多属阳证病在表；慢惊多为阴证病在里。所以，惊风辨证必须抓住阴、阳、表、里。急惊的临床表现：其身常热、其眼常开、手足跳跃、头项强直、痰涎壅盛、啼叫哭泣、烦躁不宁等。慢惊的临床表现：身多不热、其眼半开、手足微瘈、精神倦怠、形若木呆、大便或泻等。此外，还有慢脾惊风，其临床表现，常为手足不动、遍身皆冷、两眼常合、不能啼哭等，此属慢惊之重症。急惊风治疗以凉泻为主，以茯神为君，佐以麦冬、石菖蒲、远志、灯心草之类以安心神；用青皮、芍药、黄连之类以泻肝气；用羌活、柴胡、薄荷、防风、荆芥之类以疏风；再用半夏、胆南星、生姜汁、竹沥之类以治痰。慢惊多由急惊过用寒凉，或吐利不止，或气虚暴吐暴泻，或久痢气脱等所致；治疗以温补为主，药用川乌、木香、人参、白术等。慢脾风多由慢惊之后、吐泻损脾等所致；其治疗常用温热大补之药，以附子为君，佐以川乌、干姜、炙甘草之类温其里，更用人参、白术补其虚，或用姜半夏、姜制胆南星治其痰。其所论概念清楚，条理分明，切合实用，诚可供临床借鉴。

疳证是儿科临床常见的多发病，王肯堂认为：小儿疳证，大抵多是过食甘甜胶腻，停积于脾胃不能消化，久则变而为疳；其临床表现，身体常热、形容黄瘦、肚腹膨胀、小便如泔、毛发黄织、脸多白印、恶心欲吐，或头、面、颈上多生痒疮。疳证皆为脾病，脾先受病，传于他脏。王肯堂治疗疳证，以脾胃为核心，兼顾其他四脏，消补兼施，寒热温凉同用，符合疳证的病理变化，可法可用。

（5）善治崩漏，审因辨证

王肯堂妇科著作有《女科证治准绳》《胤产全书》《胎产证治》，以及《医镜》中有妇科专篇。其中，《女科证治准绳》主要引申历代医家之论述，为总结前人经验的著作。而《胤产全书》《胎产证治》等，多为肯堂自己的心得体会，脉证互参，审因辨证，兼备各法，方药甚详。

月经为女子生理现象，王肯堂认为：冲任二脉流通，经血应时，谓之月水。常于三旬一见，似月盈亏，不失常度。如外为六气所干，内为七情所郁，可发生月经病。其主要抓住寒、热、虚、实四纲，气、血、痰、湿四证，进行辨证施治，所论简明扼要，方药切合实用。

王肯堂《女科证治准绳》中《血崩》篇，对崩漏各类证型叙述颇详，其治法既不离塞流、澄源、复旧之宗，又别有特色，可概为温、补、凉、消法。温法：血崩的发生原因，有多种多样，因虚或因热者居多，究之于寒者则较少。王肯堂精研各家，善用温剂治血崩，在《血崩》篇中运用温剂者约占半数，计有22方。补法：此法虽为治疗血崩常法之一，而肯堂不但能采用先贤之法，且能加以发挥，灵活运用。肯堂自制补益之剂，十分重视脾胃，选方遣药，多偏甘温补气，忌用寒凉，以加味补中益气汤、归脾汤、胶艾汤、当归芍药汤、升阳益胃汤等为主。如兼有表证者，他酌用柴胡调经汤或独圣散；若夹湿者，怠惰嗜卧，困倦乏力，则用升阳除湿汤等，随证施治，不离补虚。凉法：热迫血则妄行，宜寒凉则血止。王肯堂通权达变，又不避寒凉，活用其法，善遣方药，灵活进退，如运用大剂黄连解毒汤治疗崩漏。在具体治疗上，他常用金华散、奇效四物汤等清热凉血，亦有用单味黄芩清热凉血治崩漏；亦有用逍遥散加龙胆、栀子清肝泻火治崩漏。此外，肯堂十分注意顾护脾胃和增强止血作用，所以将龙胆、栀子、黄芩、黄连等药炒黑用，使苦寒不伤脾气。消法：王肯堂认为："逐败血，安新血，自然百病不生也。"故他在治疗崩漏中，不仅立有专门消法，而且在其他方药中，每佐活血消瘀之品。

此外，除温、补、凉、消诸法外，肯堂善用收敛固涩药，以增强止血作用，《血崩》篇止涩方剂，有30余首，此亦是肯堂治疗血崩特色之一。

王肯堂认为带下病主要由于肾虚和带脉不举所致，所以治疗带下以补肾强腰为主，佐以四物汤补营血，佐以四君子汤补脾气，再以黄柏泻火利湿。此为治法大纲，但在具体治疗上，肯堂则十分周详地进行辨证施治，如有湿热者，用清热化湿法；若夹七情所伤，可加黄连、香附、白术、白芷；如阴血不足、津液枯涸，用滋润养营法；如阴虚火旺，用滋阴降火法；如冲任虚寒、带脉不举，用温肾祛寒法。以上所述，颇合临床实际。

王肯堂在医学著述和各科临证方面都取得了卓著的成就，是燕京医学流派的特色代表人物。

（六）吴昆

吴昆（1552—1620）字山甫，号鹤皋山人，因其洞参岐黄奥旨，人称"参黄子"，安徽歙县人，曾任太医院医学教授，并将任职期间课程讲稿集成《素问》注释的著作，是明代燕京医学流派的代表人物。

1. 个人生平

吴昆的祖父吴正伦，为明代隆庆至万历间名医，曾治愈神宗朱翊钧的疾病，以及穆宗朱载垕贵妃之疾而名闻朝野，后来遭太医妒忌，饮毒酒而亡。伯父吴元昌，父亲吴文韬皆修德隐居，家中藏书丰富，对《内经》颇多研究。吴昆自幼聪明好学，习举业之余，常浏览医书，15 岁时，已通读《素问》《灵枢经》《难经》《针灸甲乙经》《脉经》《伤寒论》等经典，精晓河间、东垣、丹溪等诸贤医籍，为其日后行医、著书打下了良好的基础。25 岁时，举业不第，乡里长者劝其专心于岐黄医事。拜师余养正（午亭）门下学医，三年后游学于江浙、湖北、河南、河北等地，负笈万里，就"有道者为师"，故称有"七十二师"。

33 岁时，开馆收徒，有著名徒弟方元振、汪跃德、汪拭及侄孙吴子湛数人，并著成《医方考》六卷。起因于"世医昧于上古经论，不达于中古之方"，不明方义与方证关系，不明药物升、降、浮、沉之性，以及宣、通、补、泻、轻、重、滑、涩、燥、湿之法，反、正、类、从之理，而盲目执方用药疗病，危害性极大，于是他选取古今良医之方七百余首，"揆之于经，酌以己见，订之于证，发其微义"。同年，他又将所读过有关诊病切脉的医书要点，摘抄为语录，重点注释或述之师传心得，著成《脉语》二篇。

43岁时，吴昆对《素问》进行全文注释，著成《黄帝内经素问吴注》24卷。从该书整理者有太学生8人，太医院医生1人，儒生3人，礼部备选生3人，庠生6人，居士1人，共计22人。据此推知，此时期吴昆应该在太医院里教授《素问》，此书可能是吴氏授课讲稿，由众人收集整理而成。吴昆在序言中谈起著述的动机，是为了继承隋代全元起，唐代王冰，宋代林亿等人对《内经》的考据注释之功，在王冰二十四卷本基础上，参考宋臣林亿《新校正语》、师传心得，发挥自己对文字音训、释义的特长，进行整理注释，使《素问》读起来通畅，文义明白，转难为易。从写序时间上看，吴昆对此书研究很早，原因有二：一是祖父擅长《内经》研究，有家学庭训的治学传统；二是《医方考》对病证机理、方药注释，均显示他对《内经》研究功力。

67岁时，吴昆已经有生徒23人（包括侄孙吴象先），并将自己在针灸方面的研究心得，结合历代经典论述、医家歌赋，写成《针方六集》六卷，旨在羽翼明代书刊《铜人腧穴针灸图经》的学习使用。在编纂此书之前，吴氏订校滑寿《明堂图》四幅。据今人马继兴先生考证，此图重刻在万历五年（1577年）。它不同于《铜人腧穴针灸图经》《针灸大成》之铜人图，而是一种经络、腧穴在人体具体分布的图谱。

此外，吴氏一生读书勤奋，纵横正史、野史、笔记小说、易学、数术、运气，以宏观角度审视医学现象，以《易经》水火既济、九六阴阳解释《内经》阴阳，以《尚论》释五行原委，以《史记》《北齐书》《三国志·魏志》《南唐书》《太平御览》《泊宅编》《遁斋闲览》《内则》等文史著作中的医学内容充实到《医方考》里，增添了文章雅趣。

2. 医学著作

吴昆的著作，自明代万历年以来，距今已五百余年，影响较大、流传较广的著作主要有《黄帝内经素问吴注》《医方考》《脉语》《针方六集》四部，其余著作流传较少。

（1）《黄帝内经素问吴注》

该书采用全文通注的方式，在重视医理阐述的前提下，又重文理顺畅，注文简明。吴注对《素问》二十四卷本改字100余处：有据文意改，卷十一《举痛论》篇中"岐伯再拜稽首对曰"原文字累赘，改作"岐伯曰"，与本篇首"黄帝问曰"相对应。又如"病生之变"改为"病之生变"，更切合近人用语。有据医理改，卷二十二《至真要大论》中"（岐伯）不治五味属也"改为"不味王，味属也"，理由为"以五味治其王，谓之味王，五味各入其所属，渭之味属"与前句"帝曰：不治王而然者何也"相应。有据《新校正》语改，卷二十二《气交变大论》，原文"甚则腹大胫肿，喘咳，寝汗出，憎风"，此句后吴昆补入"藏气盛，长气失政"七字，《新校正》语"今独亡者，阙文也"，故据此补文。有据《黄帝内经太素》改：卷二十三《示从容论》原文"子别试通"，改作"子别诚通"，考《黄帝内经太素》卷十六《脉论》作"子试别通，试作诚"。以上可知，吴氏注释，删改、增补，均有一定的客观依据。

（2）《医方考》

该书对古代方剂的编辑、整理，具有目录学的特点；按病证分为72门类，每门前设有小叙，提要本门要点，病名所出。

每个方证后面引经据典。这种体例，有拟于《汉书》十志的古制，条理清楚，不乱章法，易学易记。

（3）《脉语》

该书是一部诊断专著。编辑方式为摘要历代名著名篇语录，介绍诊脉的理论。如"三部九候""七诊""肺朝百脉"皆为《素问》篇章内容。再如《难经》独取寸口、《脉经》二十八动脉、仲景脉法、东垣脉法、运气脉法等，荟萃当时各种脉书的脉法内容。再如引用今已失传《手检图脉法》部分内容，具有文献参考价值。

（4）《针方六集》

该书以作者对针灸学的全面认识，分为六个专题:《神照集》《开蒙集》《尊经集》《旁通集》《纷署集》《兼罗集》，即书之六卷内容。各集独立成章，然而又是作者对针灸学全面认识的具体表现。该书以文献引录为框架。如《神照集》，强调《灵枢经》骨度、《针灸甲乙经》腧穴、《铜人腧穴针灸图经》明堂图等，为文献主流。《尊经集》《开蒙集》《纷署集》，以摘录《素问》《灵枢经》、窦氏八法、《标幽赋》、历代医家针灸歌赋原文加注释，阐发己说。如对《标幽赋》《玉龙歌赋》重点注释，对窦氏八法，用"揆""训"方式阐发己见。《旁通集》重点体现吴氏主张，尽述针药并重、针药一理、针药审气、针药保元、以气为主的针灸论治思想。该书保留明代早期"明堂经穴总图"正伏两幅图谱。它是研究明代以来至清代针灸图谱沿革的重要文献。

3. 成就与特色

吴昆的医学成就在理论方面主要有从《内经》原典出发、理论联系实际、对膻中的认识、对气血的认识，脏腑、经络结合的病机学说，以及配伍结合论治的方剂方论。

（1）根植原典，多有创见

吴昆对经典的注释或诠释，在不违背经文大旨的前提下，总是能理论联系实际，很好地体现经典指导临证的作用。

联系实际解释《素问》关于气机升降出入的理论:《素问·阴阳应象大论》指出"清阳出上窍，浊阴出下窍""阴阳反作，病之逆从也"。吴昆在《医方考》中风门，稀涎散条，进一步解释病机为:"清阳在上，浊阴在下，则天冠地履无暴仆也。若浊邪风涌而上，则清阳失位而倒置矣，故令人暴仆。"又如泄泻门，补中益气汤去当归条，释方义为:"《内经》曰:清气在下，则生飧泄，浊气在上，则生膜胀。病由中气不足，而不能升清降浊故耳……有柴胡、升麻所以升举陷下之阳，清阳升则浊阴自降，浊降则痞闷自除。"《素问·六微旨大论》云:"出入废则神机化灭，升降息则气立孤危。""升降出入，无器不有。"吴注:"根于中者，命曰神机……血气之属皆是也。""血气之属，废其出入呼吸，则神机化灭。委形之类，息其升降上下，则气立孤危。"人是有血有形之类，吴氏利用这个观点解释"小便不通"的病因、机理，指出"溲溺不通……期朝不通，便令人呕，名曰关格""非小疾，可成死证"，原因在于人体升降出入之神机出现疾病，"膀胱者州都之官，津液藏焉，气化则能出矣，然化气之道，莫妙于升降"，故于本门疾病选用倒换散，治疗内热火郁，以荆芥升其阳，以大黄降其阴，清阳既出上窍，则浊阴归下窍，而小便随泄。又炒盐熨脐，脐为人身之枢机，为"有生之系"，故能理气化滞。

对于《素问》壮火、少火理论，解释其生理与病理状况，《素问·阴阳应象大论》云:"壮火之气衰，少火之气壮，壮火食气，气食少火，壮火散气，少火生气。"吴注"火之壮者，壮已必衰，火之少者，少已必壮；壮少衰盛，若循环焉"，指出壮少火之消长，盛衰循环之理，又注"气生壮火，故壮火食气，少火滋气，故气食少火"，指出气与二火关系为"气得壮火则耗散，少火益气，故气得少火则生长"，告诫人们要保持冲和之气、避免过多耗散。他在《医方考》用三补丸治疗三焦有火、二便秘涩、咽干，认为此证是："壮火食气是也，故少火宜升，壮火宜降，今以三物（黄芩、黄连、黄柏）降其三焦之壮火，则气得其生，血得其养，而三焦皆受益矣，故曰三补。"

《素问·至真要大论》云："诸厥固泄，皆属于下。"吴注解释该句的病机原理，"固，禁固，溲便不通也。泄，溲便泄出不禁也。下，谓肾也，肾属五脏下，兼水火之司，水曰阴精，火曰命门，阴精衰，则火独治而有热厥"，指出"肾主开窍于二阴，肾家水衰火实则为固，火衰水实则为泄"。《医方考》八味地黄丸主治肾间水火俱虚、小便不调者。方释为"肾具水火，主二便，而司开阖，肾间之水竭，则火独治，能阖而不能开，令人病小便不出。肾间之火熄，则水独治，能开而不能阖，令人小便不禁。此方以肉桂、附子益其火，熟地黄、山茱萸壮其水。火实以牡丹皮、泽泻酸咸收泻，水实则茯苓、山药以淡渗，总之以水火既济，则开阖正常。

对于《素问》中的治则，提出临床运用具体方法。《素问·五运行大论》云："寒暑燥湿风火，在人合之奈何？"吴注根据人体脏腑之间生克关系，结合平调脏腑的理论，提出"治肝治心，过则平以西方金令""治心补脾，过则平以北方水令""治脾补肺，过则平以东方木令""治肺保肾，过则平以南方火令""治肾补肝，过则平以中央土令"。他通过脏腑辨证，对脏腑采用平、抑、治、保、生、补治疗原则，对临床远期及综合治疗具有一定的指导价值。

《素问·六元正纪大论》云："用寒远寒，用凉远凉，用温远温，用热远热，食宜同法，有假者反之。"吴注"言用药物之寒者，须远岁气大寒；用药物之凉者，须远岁气之凉；温热亦然。食宜同法者，食，谓饮食。宜，则兼居处衣服而言，其寒凉温热，皆当远夫岁气也"。所谓时不可违也。他用药结合天时，通过分析病人起居特点，然后与辨证有机结合，认为疾病产生的根源在于违背天时。他在《医方考》用冷香饮子主治霍乱，结合病人暑天过食冰冷之物，伤于寒，"填塞至阴"，虽为暑热之天而采用辛温草果、辛热附子"散沉寒气然此药必冷服""假其冷以从治"，取意"有假者反之"。热药冷服，不违天时。

《素问·至真要大论》云："塞因塞用，通因通用。"吴氏运用此法则，解释六君子汤治疗脾虚微胀、溏泄者的机理，认为"脾病则三阴之气不行，故令鼓胀……溏泄者，土弱不能制湿""经曰：塞因塞用。故用补剂以治胀满，初服则胀，久服则通"。又如桃仁承气汤治疗痢疾初起、体质壮者，方解取义《内经》通因通用法则，"用大黄、芒硝之咸寒，以荡涤邪热，用桃仁之苦以逐败血，甘草之甘以调胃气"。

对膻中的认识：《素问·灵兰秘典论》提到"膻中者，臣使之官，喜乐出焉"。吴注："两乳之间名膻中，主化气而承治节，宣神明者也，是行君相之令，故曰臣使。""膻中气化，则阳气舒而令人喜乐，气不化则阳气不舒，而令人悲愁，是为喜乐之所从出也。"他考证了膻中的位置与功能，特别是注文指明膻中与心君、肺相二脏关系，这种医理发挥，为我们认识人体气化过程，提供了新思考、新理解。《素问·阴阳应象大论》云：

"浊气在上，则生䐜胀。"吴注"浊气在上，则浊邪实于膻中，膻中不能化气，是为䐜胀"，将膻中的主化气的生理与病理相结合，体现出吴昆注释《素问》的学术特色。

对气血的认识：《医方考·气门》提道："气血，人身之二仪也，气为主血为配，故曰气化即物生，气变即物易，气盛即物壮，气弱即物衰，气正即物和，气乱即物病，气绝即物死，是气之当养也明矣。"这揭示了气化、气变、气盛、气弱、气正、气乱、气绝，犹如物之生、长、壮、老，人之生、老、病、死的自然规律，故当保养之，以延缓这种过程。然而气盛、气弱、气乱、气绝，可视为对人体之气病理的认识，故要调补理气。在《血证门》的独参汤、八珍汤条方解又提出气血之间的关系："血者气之守，气者血之卫，相偶而不相离。""气者百骸之父，血者百骸之母，不可使其失养。"这些气血论述，能够指导人们对疾病形成机理的认识，同时，对气脱危证、脱血、失血证、虚劳证、痰证、喘咳证等的临症治疗有着一定的指导意义。如《医方考》以六君子汤治疗气虚、痰气不利者，吴氏认为"气壮足以行其痰，若中气一虚则不足以运痰，而痰证见"，确有道理。

脏腑与经络相结合的病机说：吴昆以奇经八脉、十二经脉循行，结合脏腑功能，阐发疾病机理，使医理顺畅而合理，如《医方考》六味地黄丸加黄柏、知母，主治肾热腰不举，骨枯而髓减之骨痿。吴昆解释其理："肾主督脉，督脉者，行于脊里，肾坏则督脉虚，故令腰脊不举。"他通过症状分析，将肾脏与奇经之督脉相联系，提出"肾主督脉""肾坏则督脉虚"的病机理论。

配伍结合论治的方论：《医方考》对七百余方剂方论的研究，是建立在对疾病的病因病机正确分析，及审因论治后，分述药物性味的升、降、浮、沉，以找出君、臣、佐、使的配伍关系，药证相应。这些方论，是一种在传统中医药理论指导下，对方剂药理作用理论研究的丰富遗产。

（2）注释《内经》，博采众长

在吴昆著作中，不乏征引历代医家医著内容，如仲景《伤寒论》、葛洪《肘后备急方》、孙思邈《千金要方》、许叔微《本事方》、王璆《是斋百一选方》等医书治验病案，或方药逸文。他十分重视《内经》王冰注，以及金元时期刘、张、李、朱等人的医学理论，旨在发扬学术、引发己说，或师言之秘。这既展现了丰富的学识，又体现他治学谦虚客观而能兼容他人之长的作风。

对王冰注的运用：《医方考》用六味地黄丸加黄柏、知母，主治肾劳、背难俯仰、小便不利有余沥、囊湿生疮、小腹里急、便黄赤者。其释病机为"骨髓日枯矣，故背难俯仰""肾气怯，则欲便而不利，既便而有余沥""肾者水脏，传化失宜，则水气留之"，故令囊湿生疮。小腹里急者，"真水枯而真火无制，真水枯，则命门之相火无所畏，真水无制，故灼膀胱少腹之筋膜而作里急"，本方用甘淡渗湿、咸寒润下去热、苦润滋阴济火，以服龙雷之相火，取意王冰之"壮水之主、以制阳光"。同理，其又以此文训释大补丸用药机理。《针方六集·尊经集》中"热病五十九俞"摘自《素问·水热穴论》，然原文未注明五十九穴具体穴位，乃自王冰注补入。吴氏在此节文摘中，全文录入《素问》王冰注腧穴内容。

对金元时期医家观点的运用：①刘完素。《医方考》对刘氏长于治火的观点持肯定态度，如评价防风通圣散方为"风热壅盛，表里三焦皆实者，此方主之"。防风、麻黄共解表，"风热之在皮肤者，得之由汗而泄；荆芥、薄荷，清上药也。风热之在颠顶者，得之由鼻而泄"。大黄、芒硝，"风热之在肠胃者，得之由后而泄"。滑石、栀子，"风热之在决渎者，得之由溺而泄"，石膏、桔梗，"清肺胃也"，连翘、黄芩，"祛诸经之游火"。川芎、当归、白芍以"和肝血"，甘草、白术，"和胃气而健脾"，结论"刘守真氏长于治火，此方之旨，详且悉哉"。②张元素。《医方考·瘟疾门》，选用九味羌活汤主治触冒四时不正之气，而成时气病者。吴氏对此方药解为："药之为性辛者，得天地之金气，于人则为义，故能匡正而黜邪，羌、防、苍、细、芎、芷，皆辛物也，分经而主治……防风者又诸药之卒徒。"③李东垣。东垣脾胃升降学说对吴氏影响最大。《医方考》选用东垣升阳方剂、补益方剂十余首，并结合《素问》升降理论，专设《脾胃门》，确凿其说。如补中益气汤，主治饥困劳倦、中气虚弱者。方解："复用升麻、柴胡者，升清阳之气于地道也，盖天地之气一升，则万物皆生，天地之气一降，则万物皆死。观乎天地之升降，而用升麻、柴胡之意从可知矣。"此后，吴氏阐发己意，"东垣以脾胃为肺之母故耳，余以脾胃为众体之母，凡五脏六腑、百骸九窍，莫不受其气而母之，是发东垣之未发，而广其意耳"。吴氏将此证又延伸至《针方六集·旁通集》，以此药理比喻针理。④朱丹溪。朱氏对内科杂病认识，尤长于"气证"的研究，在"阳常有余，阴常不足"立论指导下，创制虎潜丸等，在《医方考》中，吴氏引用最为普遍。对气证、六郁的证治，他选用越鞠丸为诸郁通治方。方义：香附理气郁，苍术开湿郁，川芎调血郁，栀子治火郁，神曲疗食郁。总结此病用药以理气为主，临证有痰、热加减变化，结合时令加减变化，制方完善。吴氏结合《内经》五郁治法，选用盐汤探吐木郁，火郁汤治火郁，大承气汤治土郁，麻黄葛根汤治金郁，大补丸治水郁，从而更加丰富六郁治疗方剂。当然，吴氏对朱丹溪只注重东垣药物证治，而放弃其针法之举，持否定态度，在《针方六集》中强调针、药并用时，对此提出异议。

（3）临证手法多样

吴昆医学著作的临床价值，主要表现在对病证机理认识透彻，治疗手段多样（或探吐，或外敷，或汤液），针灸取穴注意体位，取穴少而精。结合《医方考》72种病证论治，以及《针方六集》有关针灸治疗内容，对于内科哮喘病论治，吴氏提出"肺者，至清之脏，纤芥不容"，而哮喘病机在于"膈有胶固之痰"，即肺分有顽痰结气贮积，诱因则为"外有非时之感"，即包括六淫、异气、饮食寒凉等作为外邪侵入机体。痰遮气道，气道壅塞，令人哮喘。吴氏对此病论治提出，"声粗者为哮，外感有余之疾也，宜用表药。气促者为喘，肺虚不足之证也，宜用里药""久喘者，肺分有顽痰结气"，宜用破气攻痰之剂。本证"痰"是关键，故吴氏又提出"痰不自动也，因气而动，故气上则痰上，气下则痰下，气行则痰行，气滞则痰滞""气壮则痰行，气虚则痰滞"，因此，"气利痰行"是治疗大法，通过辨证可选用汗法（麻黄汤类）、吐法（瓜蒂散类）、温法（三子养亲汤类）。吴氏对哮喘病机的认识符合现代医学定义，即慢性气道高反应炎症，病理基础是支气管收缩、管壁水肿，长期慢性炎症引起黏液栓形成，致使气管壁重塑，气流通过受阻。这一认识体现出很强的先进性。

吴氏对外科的认识十分先进，并将痔漏进行综述归类：①枯痔止血法：单方内服侧柏叶灰、蜂房灰等，外用熏、洗、坐药等。止血用枯龙骨、鹿角霜。②清热祛风法：内服汤液，药物可选防风、秦艽、皂角仁、荆芥，去脏中风热；芒硝、大黄、枳实、槟榔，泄肠中实热；胡黄连、苦参、莲子肉、马钱子，以清内热。有瘀血者，用桃仁、蒲黄、苏木；肠燥者，用杏仁、火麻仁、黄柏。③手术治疗：插药、挂线以去腐烂肌。

吴昆在针灸临床治疗方面也有卓著的成就，在吴氏《针方六集》中，对取穴体位颇为讲究。如听会穴，"在耳珠前陷中，开口得穴，口含尺，方可下针"。人中穴，"口含水凸珠上是穴"。中封穴，"仰足取大筋内宛宛中"。肩井穴，"用手按肩柱骨，第三指到处是穴"。劳宫穴，"屈无名指点到处是穴"。在疾病诊疗上，主张取穴少而精，选用一针两穴（透穴法），共汇集 12 对透穴：风池－风府，颊车－地仓，头维－悬颅，攒竹－鱼腰，膝关－膝眼，昆仑－太溪，阴陵泉－阳陵泉，支沟－间使，外关－内关，液门－阳池，列缺－太渊，光明－蠡沟。他还注意针刺治疗特殊疾病的记载。如足临泣，治水肿病，方法："针入三分，可以出一身之水。用香油抹穴道，则针穴不闭。"他还提出通过后溪、申脉四穴并刺，可以治疗督脉、足太阳、手太阳、阳跷脉四经的疾病。其中涉及的症状有腰、项、背僵紧，头痛，手、足麻，类似于西医学肩周病、颈椎病，通过结合经络、脏腑辨证论治，选用四穴并刺，疏通经脉，能够明显改善上述症状。

在《脉语》一书中，吴昆提倡医生认真书写病案，"脉案格式"包括：主诉、病史（既往史、现病史）、辨证论治、诊断（定病名）、治则、处方、签名七个部分。吴氏认为病案的书写既是医家自重与否的体现，也是客观考察医生"工拙"与否的依据。病案书写规范化是规范医家医事活动、提高医生素质的有效措施。

吴昆《医方考》《脉语》《黄帝内经素问吴注》对明清时期

医家影响较大，东渡日本后，引起日本医家瞩目，多有相关研究、讨论性著作问世。《黄帝内经素问吴注》是继马莳《素问注证发微》后，又一部全文注释《素问》的力作。其注释简明易懂、切合实用、观点新颖，对张介宾有一定影响。明末清初的医家汪昂的《医方集解》也受到吴昆著作的很大影响。该书凡例中高度赞扬"吴鹤皋之《医方考》分病列方，词旨明爽，海内盛行"，肯定了吴昆《医方考》方剂学贡献。《医宗金鉴》是乾隆朝编辑的医学专著。其中，《删补名医方论》之序言，综述汉唐时期以来名方整理的沿革史，提出"《伤寒杂病论》始立众方，公之天下"，然"方论始于成无己，近代则有吴昆、李中梓、柯琴、汪昂诸家"，确立了吴昆在方剂学发展史上的地位。

（七）张介宾

张介宾（1563—1640）是明代著名的医学家，13岁开始游学北京，拜名医金英为师学医，后在北京地区为官，行医近50年，游历北方燕、赵、冀多地。按后世分析，张景岳根据北方地区的气候与疾病情况，提出人身之阳既非有余，而真阴亦常不足的理论，以胃、脾、肾与命门共论元气，完善了温补理论，是燕京医学流派的重要代表人物。

1. 个人生平

张景岳，名介宾，字会卿，号景岳，别号通一子，山阴会稽县（今浙江绍兴）人。因晚年编成《景岳全书》一百数十万言，名闻遐迩，后人多称其号。

张景岳祖籍四川绵竹县，先世在明代初期以军功显赫而世授绍兴卫指挥，此后便定居于会稽（今浙江绍兴）城东。张景岳生于明代嘉靖四十二年（1563年），其父为定西侯客。张景岳从小就抱负非凡，读书不屑于章句，喜好钻研孙子、岐黄之学。当时天下太平，侯门聚集了不少奇才异士，张景岳"遍交其长者"，学到了很多知识。据记载，景岳年幼时就十分聪明，酷爱读书，"自六经以及诸子百家，无不考镜"。13岁时随父去北京游学，拜当时的名医金英（金梦石）为师，深受其师的喜爱，不几年就尽得其传。据史料记载，金英擅长大补元气之法，张景岳重视补肾之法，可能与金英的影响密切相关。

张景岳性情豪爽，好游任侠，曾在各地旅行，阅历极为丰富。其外孙林日蔚在《景岳全书》的跋中有这样的叙述："（张介宾）壮岁游燕冀间，从戎幕府，出榆关，履碣石，经凤城，渡鸭绿。居数年，无所就，亲益老，家益贫，翻然而归。"张景岳南返约在1620年，因当时家境欠佳，于是嗣后尽弃所学兵法、章句，专心从事医学，对岐黄典籍的研究，更是条分缕析，因其独有神悟，遂于行医之余，分门注疏，于1624年刊行《类经》。此时，张景岳医术大进，医名日彰，求治者日盈其门，时人比之以张仲景与李东垣。余姚的大文学家黄宗羲曾说，张景岳"为人治病，沉思病原，单方重剂，莫不应手霍然。一时谒病者，辐辏其门，沿边大帅，皆遣金币致之。其所著《类经》，综合百家，剖析微义，凡数十万言，历四十年而后成，西安叶秉敬谓之海内奇书"。可见张景岳当时的医学水平，无论在理论还是在临床方面，都比较成熟，有很强的社会影响。

张景岳博学多才，"于医之外，象数、星纬、堪舆、律吕，皆能究其底蕴"。黄宗羲在纂写《张景岳传》时曾提到："在辽阳道中，闻御马者歌声聒耳，介宾曰：此恶声也，不出五年，辽其亡矣。已而言验。所亲问以近事，介宾曰：我夜观乾象，宫车殆将晏驾，天下从此亦乱矣。未几，神宗崩。"这说明景岳在与中医相关的天文、音律等方面，都有很深的涉猎。

张景岳在编写《类经》之后，又将其平生经验编写成《景岳全书》，至晚年又纂写《质疑录》一书。张景岳在书中依据《内经》《伤寒论》等古典医籍，对刘完素、张从正、李杲、朱丹溪等名家的某些学术观点进行了批评，"取先圣之经，以辨前贤之误"，并对自己早年的一些看法做了修正。

明代崇祯十三年（1640 年），张景岳 78 岁。后世医家对张景岳都给予了极高的评价，人多誉之为"医门之柱石"。

按后世分析，张景岳可说是广义的易水学派的重要人物。（注：有的学者将易水学派分为易水学派和温补学派两派，若按这种划分，张景岳应为温补学派的代表性人物）易水学派始于张元素，张元素对于五运六气极有研究，他以运气的盛衰变化来分析病理反应，研究治疗方法，以脏腑的寒热虚实来分析疾病的发生和演变。他的思想是继《金匮要略》《华氏中藏经》之后，又受到钱乙五脏辨证学说的影响而成。李东垣师承张元素，受张元素脏腑虚实议病的启示，阐发《内经》土生万物之理论，形成补土派，他认为人体的正气应以脾胃之元气为主，所以他主张"人以胃土为本""百病皆由脾胃衰而生也"，故治疗各种疾病，均应以补脾胃之气为主。到明代，薛己私淑于东垣，兼及钱乙，最擅长使用东垣的补脾、钱乙的益肾之法，脾肾并重，而以脾胃为主。《四库提要》曾有"然己治病，务求本原，用八味丸、六味丸直补真阳真阴，以资化源，实自己发之，其治病多用古方，而出入加减，具有自理，多在一两味间见神妙变化之巧"。有的学者称其为温补派的先驱，据有关专家考证张景岳的学术渊源，认为其首先对王冰的水火有无之说有深刻的研究，其次参考张元素之说，出入于李东垣、薛己之间，其师金英是否曾私淑李东垣、薛己尚有待考证，然张景岳提出人身之阳既非有余，而真阴亦常不足的理论，以胃、脾、肾与命门共论元气，不仅对于东垣的《脾胃论》有所补充，对于朱丹溪的真阴不足之说亦大有发展。

张景岳是燕京医派在明代医学成就集大成并创新理论的重要代表人物。

2. 医学著作

张景岳博学多才，凡天文、音律、象数、兵法无不知晓，且可灵活应用于医学之中，从其在《景岳全书》中所列古方八阵、新方八阵中可看到一点端倪。他对于脉学、本草、方剂、针灸及临床各科均有深刻的研究和独到的发明创造，一生著述颇丰，现存于世的主要有以下著作。

（1）《类经》

《类经》共 32 卷，刊行于明代天启四年（1624 年）。该书将《素问》《灵枢经》的原文分类编排，并加以注解、改编而成，其注解综覆百家、剖析疑义、颇有发明，体现了张景岳对《内经》广泛而深入的研究成果。该书分为摄生、阴阳、藏象、脉色、经络、标本、气味、论治、疾病、针刺、会通等 12 类，每类又分为若干小类，内容以类相从，条理井然，易于寻览，深为后世研究《内经》者称便，是学习和研究《内经》的重要参考书之一。

（2）《类经附翼》

《类经附翼》共 4 卷，刊行于明代天启四年（1624 年）。本书为《类经》的补充，阐发了张景岳相关的研究心得和独特见解。卷一医易，将《周易》的有关理论与医学理论相联系；卷二律原，将古音律理论与医理相联系；卷三求正录，着重发挥了张景岳所倡导的补肾理论；卷四为针灸赋，编辑前贤多种针灸歌赋，颇具参考价值。

（3）《类经图翼》

《类经图翼》11 卷，刊行于明代天启四年（1624 年）。本书用图解的方式将《内经》中意义较深且在《类经》的注解中言而不能尽义的部分加以说明，主要包括运气和针灸两部分，前者为有关五运六气学说的图表和论述，后者首论经络腧穴，次载针灸要穴歌及诸证灸法要穴等，并附有大量的针灸经络图。

（4）《景岳全书》

《景岳全书》64 卷，凡一百数十万言，编成于张景岳的晚年，于清代康熙三十九年（1700 年）刊行。该书首为《传忠录》3 卷，统论阴阳及前人得失，次为《脉神章》详论诊断，以测病情；再为《伤寒典》《杂病谟》《妇人规》《小儿则》《痘疹诠》《外科钤》等 41 卷，论述有关临床治疗的各种问题；又有《本草正》2 卷，取中药 300 味，以人参、附子、熟地黄、大黄为药中四维，人参、熟地黄为良相，附子、大黄为良将；又有《古方八阵》9 卷，《新方八阵》2 卷，将方剂分为补、和、寒、热、因、固、攻、散八阵，新方大都为张景岳所创，临床多有良效；为补不足，其又别辑妇人、小儿、痘疹、外科方 4 卷。该书集中体现了张景岳的学术思想和治疗经验，具有较高的学术水平和应用价值。

（5）《质疑录》

《质疑录》于清康熙二十七年（1688 年）刊行，为张景岳晚年之作。本书收医论 45 篇，重在讨论前人医学的得失，对金元时期诸家论医的偏执之处以理辨之，"以正其失"，全书重点论述多种病证的治则，进一步发挥了温补学说，对张景岳本人早年著作中立言未当之处，也做了辨析和纠正，颇有参考价值。

3．成就与特色

（1）引《易》入医，精研太极

张景岳对《内经》《周易》造诣颇深，其探求哲理在于"撷易理精义，用资医学变通"，他曾说"学医不学易，必谓医学无难，如斯而已"，主张学医必须学易，不学易就不能深入研究医学。他认为"易者，易也，具阴阳动静之妙；医者，意也，合阴阳消长之机。虽阴阳已备于《内经》，而变化莫大于《周易》"。他从"医易同源"的角度出发，用阴阳学说来探讨医学原理。《景岳全书》开宗明义第一篇就是《明理》，所谓明理就是要明医学的根本道理，也就是要明确中医学的指导思想——阴阳学说，因此，他主张"不知一，不足以知万，不知万，不足以言医。理气阴阳之学，实医道开卷第一义"（《类经图翼·太极图论》）。张景岳所说的明理实际是指要弄通医学的基础理论，弄通阴阳学说。

他在《类经图翼》中制三圆太极图，述天地一体。这张太极图由大小不等的三个同心圆组成，由外向内我们分别称其为第一圆、第二圆、第三圆。最小的第三圆以垂直线分为两半，左黑右白；第二圆同样以垂直线分为两半，但为右黑左白，恰与第三圆相对应；第一圆则为纯白色。关于此图，张景岳引用了《素问·阴阳应象大论》之"阴阳者，天地之道也，万物之纲纪，变化之父母，生杀之本始，神明之府也"，作为说明。张景岳太极图来源于宋代周敦颐的"太极图"。张景岳太极图的形象，是天地二气的统一体。张景岳所谓"化生于一"，就是化生在这个天地二气的统一体上。其次，无论是天气或地气，还是阴阳二气对立而又统一的"一"，都是一个圆。

张景岳倡阴阳一体论，力主一分为二，他在《类经·阴阳类》中明确提出"阴阳者一分为二"，认为阴阳是一个事物的两个方面。他特别强调阴阳一体的思想，并阐发了"阴阳互根"的原理，他指出"阴阳之理，原自互根，彼此相须，缺一不可"，并举精气互生为例加以说明，气为阳，精为阴，阳必生于阴，阴必生于阳，"精之与气，本自互生""以精气分阴阳，则阴阳不可离"。他强调阴阳学说在医学领域的应用，强调阴阳学说对中医学的指导作用。他认为如果阴阳互根、精气互生的生理机制受到破坏，人就会发生疾病。人体的阴阳精气经常处在不足状态，如摄生不慎，每可造成虚损，进一步发展，或阴损及阳，或阳损及阴，最后导致阴阳俱损，或因气伤及精，或因精伤及气，最后导致气精两伤。根据"阴阳互根""精气互生"的原理，他对阴阳、精气虚损的治疗提出了精辟的见解："善补阳者，必于阴中求阳，则阳得阴助而生化无穷；善补阴者，必于阳中求阴，则阴得阳升而泉源不竭。"

张景岳阴阳学说的核心是尊水重阳。他从自然界的宏观角度出发，阐释阴阳对立双方以阳为主导的道理，主张阴阳对立双方的矛盾运动的发展方向是由阳气一方所决定的。阳气的盛衰决定了事物的盛衰。张景岳的这一思想来源于《素问·生气通天论》，但他结合人体阴阳的相对平衡，对此做了深刻的阐释和发明："天之大宝，只此一丸红日，人之大宝，只此一息真阳。凡阳气不充，则生意不广。故阳惟畏其衰，阴惟畏其盛，非阴能自盛也，阳衰则阴盛矣。凡万物之生由乎阳，万物之死亦由乎阳，非阳能死万物，阳来则生，阳去则死矣。"(《类经附翼·求正录，大宝论》) 这里所说的阳，应是指人的正气而言，包括人体正常的生理机能、对外界环境的适应能力、抗御外邪的能力及康复能力等，正气旺盛则人体的机能活动可以正常进行，正气衰败则人病，严重时可导致死亡。

张景岳融阴阳、五行于一体，主张水、火为人身之根。在五行中，张景岳对水、火十分重视，他说："夫水为造化之源，万物之生，其初皆水，而五行之中，一无水之不可也。""火为阳生之本……凡属气化之物，非火不足以生。"他认为水、火关乎万物之化生，五行之中水、火尤为重要。水广泛存在于自然界，"惟是水中之火，人多不知，而油能生火，酒能生火，雨大生雷，湿多成热，皆是也"。五行在人体为五脏，阴、阳为五行之源，阴、阳即水、火，水、火在人体即是元阴、元阳。我们在治疗中应重视水、火，即应重视元阴、元阳。这一思想也是其以补肾为主的温补论的哲学基础。

张景岳有关"动与静"的论述，主要见于《类经附翼》。他认为"动"与"静"是一切事物发生、发展、变化的根源与形式，因此，他在临床上非常强调"动与静"的关系，明确指出"动与静"分属于天阳和地阴，其中"静"是"动"的物质基础，"动"是"静"的功能表现，两者是人体生理功能活动的两个方面，相互制约、协调平衡以维持人体的正常生理功能活动，一旦这种平衡被破坏，就会导致阴阳失调、百病由生。所以，人们要保持这种动态平衡，就必须"谨察阴阳所在而调之，以平为期"。抓住疾病反应状态的主要矛盾，运用动态平衡理论，采用"动极者镇之以静，阴亢者胜之以阳"的方法。

（2）深研经典，多有创见

对《内经》的深入研究是张景岳一大贡献。《类经》一书将《内经》之文融会贯通，并追溯源流，汇集诸说，纲目分明，条理井然，学术精华彰明于世。张景岳将《素问》《灵枢经》全部分为十二大类，计有摄生、阴阳、藏象、脉色、经络、标本、气味、论治、疾病、针刺、运气、会通，共三百九十篇，这种分类较为合理地奠定了中医基础理论的基本框架。张景岳的十二类划分法，与现在中医基础理论体系的阴阳五行、脏腑经络、病因病机、四诊八纲、治则治法等部分的内容基本一致。其"摄生"相当于现在的养生预防，其"阴阳"即阴阳五行的内容，其"藏象、经络"即指脏腑、经络，其"脉色"即四诊（相当于现代中医诊断学的内容），其"标本、论治"属于治则治法范围，充分反映了张景岳对《内经》的分类执简驭繁、提纲挈领。

张景岳的《景岳全书》在《脉神章》之后有《伤寒典》二卷。对张仲景的《伤寒论》做了比较深入的探讨。上卷从"经义"起，至"病宜速治"，共三十二论，通过阐释《内经》的经旨，以正伤寒之名，并阐述《伤寒论》的理论，着眼于总体的病因、辨证、治法。下卷从"温病暑病"起，至"伤寒治例"，共二十六论，主要阐述《伤寒论》的主要证候及各个证候的论治。张景岳用发微标幽的角度编次《伤寒论》，他从病因、传变、八纲辨证等三方面来阐明仲景著书立说的深刻内涵。《伤寒典》在编次上以论为主，略参《伤寒论》条文，不落于逐条注疏之旧套。这种阐幽发微的做法，在伤寒学派中比较少见。

《伤寒论》是以论述外感病为主的典籍，张景岳认为要阐发其精髓，首先要阐明《伤寒论》的病因学说。风、寒两邪是伤寒的致病之因，风、寒两邪有分有合，此说与方有执《伤寒论条辨》所论及的"三纲学说"相比：前者从发微之角度，在"无"字处发挥伤寒之病因；后者在条文中注疏，在"有"字处阐明伤寒之病因，可互为媲美。

张景岳还立足实践，从病因学角度创立了"劳力感寒"说，强调体质素强而感染风寒之邪发病仅是伤寒病的一种类型，此外尚有劳力形倦之人、劳心神倦之人感受风寒而成病者，是伤寒病的又一种类型。劳力形倦之人当用扶正祛邪法治之，劳心神倦之体当用培补正气、使邪自去之法。这种从内伤病因角度探求伤寒病之论治的观点，不但丰富了仲景的病因学说，还把外感、内伤有机结合起来，对临床无疑有很大的帮助。

对两感病的研究，历代医家多从理论上套用旧说，随文演绎，其义欠清。张景岳从病因立论，认为两感是表里同病，一般是外感与内伤相合为病，少阴与太阳两感者以纵情恣欲者为多，太阴与阳明两感者以劳倦、饮食不调者为多，厥阴与少阳两感者以七情不调、筋疲血亏者为多，这是立足病因、强调临床实践而得出的结论，对临床活用《伤寒论》理论大有裨益。

此外，张景岳在强调外邪的同时，十分注重体质、境遇、气候在伤寒发病学中的地位。他指出伤寒为病一般发生于冬令严寒、最多杀厉之气、水冻地裂之时，易患于贫困、野外之地，这对于全面认识伤寒病的病因学说颇有启发。

从伤寒的传变规律看，明代以前医家大多限于日数传递之说，张景岳对此大为反对，竭力主张按证辨治。张景岳认为"伤寒传变不可以日数为拘，亦不可以次序为拘"，他赞同陶节庵的传变之说，认为风寒之邪中人，本无定体，或先入于阳，或先入于阴，并非一定是始太阳终厥阴，亦非是太阳始日传一经，六日至厥阴，邪气衰不传而愈，邪气不衰而再传太阳。伤寒的传变规律大体可分为传经和直中两类。

张景岳的传变学说是立足于辨证，传经、直中之交化是从辨别证候而后得出的结论。《景岳全书·伤寒典》的辨证尤重于

脉象，从脉象的浮紧、沉紧来审定传经、直中之别。值得推崇
的是，合病、并病是伤寒病的复杂证候，历代学者均从六经阐
明其义，而张景岳从临床实际出发，认为"今时之病则皆合病、
并病"，并从辨证角度进行论述。《景岳全书·伤寒典》用极大
的篇幅阐明了仲景的辨证实质，张景岳认为《伤寒论》一书最
大的贡献，就是创立了外感病的八纲辨证原则，八纲辨证既指
明了疾病的性质，又提示疾病的部位。他不主张单纯使用六经
来辨别证候，用《伤寒论》原文之日数、六经传变来套治今病；
强调用八纲辨证分析六经辨证，更能反映仲景的辨证心法。用
阴阳来总括《伤寒论》证候，虽非张景岳首创，但细析其中阴
阳，堪称独到，用寒热来归纳《伤寒论》之证候，揭示仲景辨
证之心法，确有提要钩玄之妙。

　　表里是疾病的位置，亦是《伤寒论》辨证的基本内容之一。
张景岳常将其与阴阳、寒热相合而论，在《景岳全书·伤寒典》
中立"轩中亦能散表""伤寒无补法辨"二篇，前篇以示扶正祛
邪之义，后篇以纠伤寒无补法之论断。张景岳还用虚实之纲来
阐明《伤寒论》之证候。这种用虚实归纳《伤寒论》之证候、
特别强调虚证之辨证的方法，对于完善张仲景的学术思想有一
定的贡献。不拘泥于六经学说，而试图以八纲辨证将其完善，
是一个非常有意义的创举。

　　（3）尊水重阳，提倡温补

　　张景岳是温补派的主要代表人物，他的温补学说受薛立斋、
李东垣、许叔微等人的影响较大。明代疫情频繁，治疗疫病多
用苦寒药物，病后亦多因余毒未清，而有阴虚低热缠绵不去，
故当时刘河间的"六气皆从火化"和朱丹溪"阳常有余，阴常
不足"等学说盛行一时。但很多医生没有很好地理解刘、朱学

说的精神实质，在临床上忽略寒热虚实的辨证，动辄以寒凉攻伐，就连治疗内科杂病的虚证也不顾正气，恣用寒凉，致流弊迭出。张景岳有鉴于此，认为纠正时弊应从理论上辨明各家得失，然后才能吸取各家之长而防止偏差，为了扭转时弊，他在《景岳全书·传忠录》中专设"辨河间""辨丹溪"两节对两家的观点大加驳斥，树立起温补派的大旗。

他首先指出，刘河间"六气皆从火化"的观点是违反"六气胜复"之理的，六气有盛衰，病有虚实，临床辨证，贵在"有者求之，无者求之"，应从病人的实际情况出发，不能都以实火言病。即便是火证，也有实火、虚火之分，实火可畏，虚火尤其可畏，治疗应本着"盛者泻之，虚者补之，令其条达而致和平"的原则进行，不可妄用寒凉攻伐。须知虚火最忌寒凉，一旦误用，伐人生气，为害最甚。他还结合吐酸、泻痢、肿胀等症，逐条分析各症有寒、有热、有虚、有实，不能同归于火热。

张景岳认为"时医受病之源，实河间创之，丹溪成之"，并认为"阳有余，阴不足"论为偏执一隅，有失阴阳变化的至理。他认为"阴阳二气，最不宜偏，不偏则气和而生物，偏则气乖而杀物"，朱丹溪的"阳道实，阴道虚"之说是"但见阴阳之一窍，而未见阴阳之全体"，并引《内经》"凡阴阳之要，阳密乃固"之说，提出阴阳之中以阳为主的论点，指出临床上决不能以为"阳常有余"而滥用苦寒之药、伐人阳气、动人根本，应该重视温补，以维护阳气，而固人有生之气。

景岳学说的中心思想就是尊水重阳，他认为人体生命活动能否维持，全在于元阳（真气、元气）的作用。没有元阳，人的生命活动就不能存在。这种以阳气为主的思想，反映在临床上，便是重视元气、重用温补。

　　张景岳针对朱丹溪的"阳常有余，阴常不足"的论点，提出"阳常不足，阴本无余"的观点，他为了反对"阳常有余"之说，写出《大宝论》和《阳不足再辨》等以说明阳非有余，强调阳气在人体的重要性。从形气上看，阴阳相根，阳非有余；从寒热上看，四季变化，阴阳相衡；从水火上看，天一生水，阴阳不离。根据丰富的临床经验，他体会到阳气在生命活动中占有主导地位，同时，阳气性动，最易亡失，凡大汗、大吐、大下及过服寒凉，都可导致亡阳。阳气一旦损伤，最难恢复。朱丹溪认为"天癸"的至与去可说明精血之难成而易亏，张景岳则认为系阳气之所为，不能以此作为"阳常有余，阴常不足"的根据。他还针对朱丹溪"气有余便是火"的理论，提出"气不足便是寒"的观点，他首先分析了气与火的不同，认为不能笼统地说"气有余便是火"，应当具体问题具体分析。他在《景岳全书·新方八阵》中指出："丹溪曰，气有余便是火，余续之曰，气不足便是寒。夫今人之气有余者，能十中之几？其有或因禀受、或因丧败，以致阳气不足者，多见寒从中生，而阳衰之病，无所不致。第其由来者渐，形见者微，当其未觉也，孰为之意？及其既甚也，始知难治。"

　　时代不同，地域、气候特点有异，接触的患者群也有所差异，可能是二位学者所见不同的原因之一。朱丹溪活动地域始终以江南为主，所见外因"六气之中，温热为病，十居八九"（《格致余论·生气通天论病因章句辨》），内因"五性厥阳之火相扇则妄动矣，火起于妄，变化莫测，无时不有，煎熬真阴，阴虚则病，阴绝则死"（《格致余论·相火论》），故力主以苦寒的知母、黄柏等泻火以补阴。张景岳13岁开始在北京学医，20岁前即已开始临床治病，大部分时间是在北方活动，将近60岁时才返回南方。故张景岳所见"阳气不足者多见""第今人之虚者多，实者少，故真寒假热之病为极多，而真热假寒之病则仅见耳"。

其次，朱丹溪主张寒凉治病的部分因素在于纠正当时《太平惠民和剂局方》用药偏温、偏热的流弊，用词未免过激，其实他本人在临证时，也往往使用补阳益气的方法；张景岳则主温补，反对朱丹溪偏寒偏凉的主张，他说："第在丹溪之言火多者，谓热药能杀人；而余察其为寒多者，则但见寒药之杀人耳。"以偏纠偏，难免各执一端。寒热虚实的病机是客观存在的，张景岳在长期的临床实践中认识到，属实属热的病变来势多急，病变比较明显，容易引起人们的重视，而属虚属寒的病变来势多缓，初期阶段往往隐而不显，容易忽略。到后期，虚寒之象毕露，正气已大伤，即使使用大剂量的人参、黄芪，也恐难以挽回危局。张景岳强调阳气不足，也主要是为了启示后学"见微知著"、防患于未然。

从两人学术论点的内涵来看，朱丹溪所虑的阴不足之"阴"系指人身之真阴，景岳所担心的阳不足之"阳"是指人身之真阳；朱丹溪所称的"阳常有余""气有余"的"阳"与"气"实际是指人身的邪火，张景岳所惧怕的有余的"阴盛"是指危害人体的阴寒之邪。两人所说的概念内涵不同，从文字来看，两家意见背道而驰，而实质上却是殊途同归，真阴真阳均为人体的正气，都可能出现不足，不过是朱丹溪重视阴的不足，张景岳重视阳的不足，二者的侧重点不同。

论邪气，朱丹溪强调火邪有余、气有余便是火，张景岳则强调寒邪有余，以邪气言，阳常有余，阴也常有余，两人所指邪气的性质不同，各唱各的调，并没有根本的分歧。张景岳并没有全面否定朱丹溪的观点，只是认为他的说法不够全面。"气有余便是火"和"气不足便是寒"实际上是一个事物的两个方面，二者都是正确的，只有结合起来，才能完整地反映阳气为病的全貌。

对朱丹溪所说的阴不足的观点，张景岳也并没有全盘否定，他曾在《类经附翼·真阴论》中反复强调真阴的重要性，认为无精则无气、无阴则无阳。阳常不足的，阴也常不足。真阴是命门火的基础，命门火养于阴水之中才能尽其水、火的作用，"凡水火之动，缺一不可"。他认为阴成精、精成形，外在的形体由内在的阴精所化生。阴虚则精虚，精虚则气无所附，生化机能衰退，外在形肉消脱，故不论命门之水亏或命门之火衰，都是不足的病变，水亏其源，则阴虚之病迭出。张景岳曾说："今人之病阴虚者，十常八九……虚火为病者，十中尝见六七……虚火者，真阴之亏也。"从重视真阴的角度看，二人也没有根本的矛盾。尤在泾曾在《医学读书记·通一子杂论辨》中评论说："丹溪之所谓阳有余、阴不足者，就血与气言之也；景岳之所谓阳不足、阴有余者，就形与神言之也；形神切于摄养，气血切于治要，各成一说而已矣。"

景岳之所以对朱丹溪的观点提出强烈的批评意见，除了强调温补阳气之外，主要是反对朱丹溪用黄柏、知母等苦寒之品泻火以补真阴的治疗原则，认为泻火足以伤阳、不足以补阴。他指出："其所立补阴等方，谓其能补阴也，然知柏止堪降火，安能补阴？若任用之，则戕伐生气，而阴以愈亡，以此补阴，谬亦甚矣。"朱丹溪泻火以存阴，意在驱邪以扶正，着眼于邪。景岳补水以治真阴不足，养阴而祛虚火，着眼于正，两种方法在临床上均有用武之地，总在辨证施治。对于虚火不甚的病人，单纯养阴即可，不必泻火。而阴虚火盛的病人，则辅以泻火更能取得较好效果。

李东垣曾提出："相火为元气之贼""火与元气不两立"。张景岳对此持有不同意见。他根据《素问·天元纪大论》"君火以明，相火以位"的论述，提出了"相火为体，君火为用，体用合一"的主张，认为君火和相火是体与用的关系，君火是在相火的基础上产生的。相火的温煦长养，要通过君火的神明，才能发挥作用。但命门之火为生命的根本，能温养蒸发各个脏腑的功能活动，人非此火不能温分肉、充皮肤、化精微、蒸津液。元气即为相火所化，因此必须区别情欲妄动而起的邪火和相火的不同。他说："其不可混者，以阳为元气之大主，火为病气之变见""夫情欲之动，邪念也，邪念之火为邪气；君相之火，正气也，正气之蓄为元气"。"凡火之贼伤人者，非君相之真火，无论在内在外，皆邪火耳。邪火可言贼，相火不可言贼也"，即邪火损害生机，伤残人体，相火是化生元气的，是生命的源泉，"相火不可言贼"。因此，不能说"火与元气不两立"。

事实上，李东垣所言的"元气之贼"是指阴虚火动，平素亏虚之体，稍有操劳或精神波动，即可出现发热、头痛、口干、心烦等火热之证，日久形体渐衰，元气渐伤。李东垣将这种"火热"之邪，称为相火，由于其损伤元气，故为元气之贼。张景岳所指的"相火"是藏于命门的真阳，属于正气的范畴，也不存在损伤正气的问题，当然也不能称为"元气之贼"。

两家争论的关键，在于对"相火"概念理解上的不同。"相火"一词出自《素问·天元纪大论》之"君火以明，相火以位"。相火系与君火相对而言。《格致余论》曾有"以位而言……守位禀命，因其动而可见，故谓之相"，即相火有动的一面。《内经》中有"相火之下，水气承之"的论述，"承乃制，制则生化"，相火动得其正，动而不亢，这个相火就是少火，就是人体正气的组成部分。如果真水枯竭，不能相承，或因情志等因素所伤，相火偏亢，亢则害，害则败乱，即所谓"相火动而不得其正""动而太过"，就成为邪气，就是元气之贼了。张景岳从相火的本质出发，论相火不可言贼；李东垣从相火的妄动而言，谈相火为元气之贼。二者看问题的角度不同，结论有异，并没有绝对的对错可分。

张景岳的命门学说是阴阳五行、精气学说和命门理论的有机结合。"命门"一词，首见于《内经》，认为命门是指眼睛。后来《难经·三十九难》提出肾有两脏，其左为肾，右为命门。命门是机体生命的原动力之所在，与人的生殖机能密切相关。这以后直到明代以前，虽偶有医家论及，但皆不够深入，到明代，伴随着温补理论的兴起，医家们对命门有了较深入的讨论。

明代的虞抟反对《难经》的左肾右命门说。孙一奎提出命门为肾间动气说，认为命门不是有形质的脏器，而是位于两肾中间的一种动气，这种动气是生生不息之气，是人身先天之太极、阴阳之根蒂、脏腑之本、生命之源，但不能只认为是火。张景岳对命门的认识受赵献可的影响很大，赵献可认为，命门独立于两肾之外，位于两肾之间。张景岳根据《内经》"太虚寥廓，肇基化元"的论述，认为太虚即《周易》之太极，并根据太极动而生阳、静而生阴的理论，阐释"道生阴阳，原同一气"。张景岳把命门比作人身的太极，并认为命门的元阴、元阳是先天无形的阴、阳。元阳有生和化的作用，即所谓"神机"，代表生命的机能；元阴有长和立的作用，也就是"天癸"。人的脏腑、气血、津液等后天有形的阴阳，是由先天无形的阴阳所化生。张景岳认为命门既为生命之源，则应与繁衍生殖相关，故其位置当与胞宫、精室相关，其位置"居两肾之中而不偏右"，为先、后天"立命之门户"。此说系取道家、《脉经》、杨玄操注解之意会通而成，试图使命门的位置能符合《难经》。其所论先天的元阴、元阳禀受于父母，藏于命门，即为真阴不仅来自先天，而且必须有赖于后天的滋养壮盛，也就是五脏六腑之阴归之于肾，而肾又藏精于命门之故。肾精为元阴所化，肾气为元气所生。因此，张景岳又有"命门与肾本同一气""命门总主乎两肾，而两肾皆属于命门"，肾与命门有着不可分割的关系。

张景岳认为真阴是人体生命最基础的物质，命门为真阴之脏，命门所藏的元精为"阴中之水"，元精所化的元气为"阴中之火"，因此命门藏精化气，兼具水火。张景岳把精血形质都看作真阴之象，并认为命门的元精、元气为化生脏腑精气的根本，他在《难经》论述命门作用的基础上进一步提出："命门者，为水火之腑，为阴阳之宅，为精气之海，为死生之窦。若命门亏损，则五脏六腑皆失所恃，而阴阳病变，无所不至，为其故也。"命门水火是脏腑的化源，命门元阴、元阳的亏损是脏腑阴阳病变的根本。命门亏损虽与先天不足有关，但更重要的是后天精气衰弱所致。张景岳还认为命门是人身阴阳消长之枢纽，命门"火衰其本则阳虚之证迭出""水亏其源则阴虚之证迭出"，阳虚则阴胜于下，阴虚则阳旺于标，"无水无火，皆在命门，总曰真阴之病"。

虽然张景岳认为无水无火，皆责诸命门，但"肾与命门本同一气，故治水治火，皆从肾气，此正重在命门"，实际上还是通过治肾来解决命门的问题。王冰曾有"益火之源以消阴翳，壮水之主以制阳光"的论述，景岳认为所谓"益火之源"就是温养阳气，即用甘温益火之品补阳以配阴；所谓"壮水之主"
就是填补真阴，即用纯甘壮水之剂补阴以配阳。为此，张景岳
还制定了左归丸、右归丸等方，用来治疗真阴肾水不足或元阳
不足之证。

张景岳命门学说与阴阳学说密切相关，他除了继承赵献可
有关命门的认识之外，强调命门兼具水火，将阴阳互根、精气
互生之理贯彻于命门学说之中，丰富和发展了命门学说。当张
景岳将命门置入人体生命运动的体系中，与古代传统文化的天
道观相比较时，就使其具有了在临床应用的可能性。

（4）辨证明确，治贵精专

虽然张景岳属于温补派，在理论上重视元阴元阳，在治疗
上重视虚证，用药上偏温补，重视滋阴，但他并没有忽视辨证
论治的重要性，并有很多独特的见解。张景岳认为疾病的发生
是错综复杂、变化多端的，治病的方法也是多种多样的，关键
在于辨证明确，能分清寒热虚实，抓住疾病的本质，有针对性
地用药，做到治病求本，那么消除病人的症状也就不难办到。
要真正达到补虚祛实的目的，就必须辨证明确，按疾病发生发
展的规律，立法处方用药，做到方证相对、精一不乱。辨证不
明、用药庞杂、不论攻补，都很难收到理想的效果。在准确辨
证的基础上，用药精专，方能达到治疗目的。药贵精专，使用
的种类不必太多，使用的每味药都应达到一定的数量标准，否
则难以取效。

张景岳非常重视形体的治疗，《景岳全书·传忠录》专有一
节论述治形理论。张景岳对于气血病机有较深的造诣，他认为
各种疾病归根到底都与气机不调有关，他对出血也有透彻的论
述，他把出血的病机概括为火盛与气虚两大类。各安其气，则

无病不除，他把调气的方法看成重中之重。体质因素直接影响着人体的生理活动，决定个体对某种致病因子是否具有易感性，以及产生病机变化的倾向性、对治疗的敏感性和耐受性，具有重要的理论和临床实践意义。体质学说是在中医长期临床实践的基础上总结形成的。张景岳十分重视体质因素的影响，他指出人"脏器各有强弱，禀赋各有阴阳"，但是他也看到人的体质类型不是固定不变的，可因多种因素发生改变，主要决定于后天的培养与锻炼。医生要注意病人的体质变化，因人制宜，不得以"一隙之偏见，而应无穷之变机"。

同时，他也重视精血的盛衰，他认为，无论水亏、火衰，都有关真阴的亏损，而精血形质可反映真阴的盛衰。故他在临证时，十分注意精血受损的程度，把治疗的重点放在"治形"上，而治形又必须以精血为先。在这一思想指导下，张景岳主张不论阴精不足，还是阳气虚耗，都应以治疗形体为主，填补真阴，滋养精血。在临床实践中，他重视使用熟地黄、当归、枸杞子等补益精血的药物补虚治形，尤以对熟地黄的运用颇有独到之处。由于善用熟地黄，故后世医家有时称其为"张熟地"。

张景岳重视扶正，虽为温补派的代表人物，但对于补阴也十分重视，主张不论外感、内伤、各种疾病，凡有虚证，即应重视补阴。在治疗水亏、火衰的伤寒患者时，张景岳分别制作了补阴益气煎及大温中饮，使邪从补血而散；对于肺、脾、肾三脏气虚的水肿，他推崇加减肾气汤，使气生于精而水饮得解；治真阴大亏、虚阳浮越的戴阳证，他采用理阴煎、右归饮等填补真阴、引火归原；治肾不纳气、呼吸喘促，或余气外泄、虚里跳动等证，他运用贞元饮补阴以配阳。从阴阳互根的思想出发，他反对采用苦寒之剂补阴，主张补阴除了使用滋阴养液的药物之外，还可以通过补阳来解决阴虚的问题。

对于运用补泻温凉之法，张景岳主张审证而行，不可固执己见。对于"补必兼温，泻必兼凉"之说，亦应灵活掌握，他在临床实践中体会到，对那些慢性虚损性疾病的患者，虽当用甘凉之剂，且必须积渐邀功，然而，多服又必损脾胃，故不得已易以甘平，倘甘平未效，则惟有甘温一法，尚有望其成功。治疗虚损之证，是根据病机变化灵活掌握用甘平、甘凉、甘温等补剂，既要考虑到证，又要考虑到人。张景岳虽然每多主张用温、用补，但是他明确提出用补的前提是"无实证可据"，用温的前提是"无热证可据"，对于火热炽盛的病证，他反对"误认虚寒，轻用温补"，始终把辨证论治的原则贯穿于他的医疗实践之中。

张景岳认为："万事皆有本，而治病之法，尤惟求本为首务。"痰饮既是脏腑功能失调的病理产物，又是重要的发病因素之一。医家对饮的认识始于《内经》，《金匮要略》中虽然谈到痰饮，但实际上是指水饮，并非是现在我们所说的痰。隋唐时期以后医家才在饮的基础上补充了痰，直至宋代杨仁斋的《仁斋直指方》才明确将痰饮做了区分。金元时期四大家在痰方面做了较大的发挥，到了明清时期，对痰的论述，日趋完整。痰饮学说在明末十分流行，张景岳对痰的认识十分明确，在举世皆曰攻痰的形势下，他指出，"痰必因病而生"，治痰必求病本。尤为难能可贵的创见是，他提出针对痰饮应重在预防。对于预防医学，张景岳非常重视，他曾在《传忠录·京师水火说》中详细分析了煤气中毒的原因，并提出了预防措施。这在当时是一个很大的进步。"京师之煤气性犹烈，故每熏火致死，岁岁有之。而人不能避者无他，亦以用之不得法耳。夫京师地寒，房屋用纸密糊，人睡火炕，煤多热于室内，惟其房之最小而最密者最善害人……但于顶阁开留一窍，或于窗纸揭开数楞，则其自透去不能下满，乃可无虑矣。"

（5）精于脉诊，多有创见

张景岳非常重视中医诊断，对于望诊、问诊、脉诊等都有着独到的见解。在《类经》中有《脉色类》2卷阐述有关诊断的问题，《景岳全书》中首列《传忠录》，在《明理》和《阴阳》之后，先讨论八纲，次论问诊，在《传忠录》之后又专列《脉神章》3卷专门对脉诊加以研讨。

张景岳取前人之长，深入研究，由博返约，提出了一套比较容易体会和掌握的脉诊方法。他主张诊脉贵在察神，得其神方是高手。张景岳深入领会了前贤有关脉神的论述，他提出脉神不只是有力，还应具有和缓的特性，和缓有力是脉中有神的表现。和缓为脉中有神的标准之一，得到了后世医家的认同。同时，张景岳还认为察脉象不光是察神，还要考察脉象的机理，即何证出现何脉、何脉出现何证、是证何以出现是脉、是脉何以出现是证，不论脉证相符或是相左，均能知其所以然，何者为真，何者为假，自然不会搞错。诊脉察神，要谨守机理，脉证相参。

诊脉须知胃气，此为死生之大本：脉有胃气一说，始见于《内经》，具体何谓脉象的胃气，前贤说法不一。张景岳继承前人的经验，认为"凡诊脉者，无论浮沉迟数，虽值诸病叠见，而但于邪脉中得兼软滑徐和之象，便是五脏中俱有胃气，病必无害也"。即凡脉中有软滑徐和之象，均可认作有胃气之脉。他强调诊脉时要重视胃气，观察疾病进退吉凶，要以胃气为主。胃气不仅指胃的功能活动，同时也是五脏之气的综合表现，脉应四时而动，即脉对自然的适应能力，脉随着季节气候而发生变化，就是有胃气的表现，即春微弦，夏微洪，秋微浮，冬微沉，凡是这一变化不及或太过，均为疾病的表现，也反映胃气的盛衰。

正人迎、气口之位：人迎、气口（亦称为寸口、脉口）的对比诊脉法，早在《灵枢经》中即有记载，王叔和之后，左手关前一分为人迎，辨外感风寒；右手关前一分为气口，辨内伤饮食之说，遂成定论。张景岳根据《内经》的有关论述，否定了王叔和的看法，他首先为气口定位，其次又对人迎、气口说的谬误之处做了透彻的分析，"详人迎本足阳明经脉，在结喉两旁；气口乃手太阴经脉，在两手寸口。人迎为腑脉，所以候表；气口为脏脉，所以候里，故曰气口独为五脏主，此《内经》之旨也"。

张景岳认为辨证最重要的是辨别虚实，诊脉最重要的也是要分清脉的虚实，脉的虚实反映着机体的盛衰。他强调分辨虚实，最好的方法就是脉诊。在决定脉证从舍的时候，张景岳认为辨别虚实最为重要，而一旦出现虚实真假，则大多属虚。大凡脉证不合者，中必有情，必先察其虚实，这点在临床上有重要的意义。

张景岳从实践中总结出了诊脉"知独"的理论。他反对"按部以索脏，按脏以索病"的旧说，认为诊脉不能机械地固守古人之说，要从整体出发全面考虑，因为人体是一个通过各器官有机联系而构成的整体结构，局部的病变可以反映到全体，全体的病变亦可表现于局部。张景岳具体指出，理解独的含义应注意三个方面：一是部位之独，二是脏气之独，三是脉体之独，一切疾病的形成，不外是"气血逆乱""阴阳失调""脏腑虚实"。脉诊与其他三诊的辩证关系是既相互对应，又不可相互取代，并有着相互依赖的统一性。张景岳认为诊脉要有诊断的反馈过程，通过脉诊来验证其他三诊所得的结果，通过对望、闻、问诊所得资料的分析，医生必然在病机上已有一定的见解，也可推测可能出现的脉象，故对实际出现的脉象表现要注重研究其机理，其他三诊所得要与脉诊相印证。如脉与病相合者，应知胃气、邪气的盛衰如何，如果脉与病左，则应从机理上弄清其相左的原因，是舍证从脉还是舍脉从证，要在慎察谨析后方能确定。张景岳的脉诊，有一个再思考、再验证的过程，是往一个更高层次上的飞跃，与其他三诊有着不可分割的内在联系。

脉诊有着悠久的历史，脉象种类的增多说明了脉象研究的深入和医家经验的丰富，但同时也使学习和运用的难度加大。张景岳有感于脉象种类过多，临床掌握不便，便由博返约，设正脉16部，作为应掌握的重点。他删除了复合脉象，去除了一些平时并不多见、临床意义有限的脉象和一些有争议的脉象，并将一些相近的脉象做了归纳。他在整理脉象、说明脉象的时候，使用了从脉辨病机的方法，弥补了前人的不足。张景岳还在以病为主、结合脉象分析病情上进行了深入研究。

张景岳十分重视小儿脉诊，他认为小儿指纹法没有诊脉重要："凡小儿形体既具，经脉已全，所以初脱胞胎，便有脉息可辨。"一再强调，"凡诊小儿，既其言语不通，尤当以脉为主。"他认为，小儿脉象比较单纯，临床上比较容易掌握，是诊断时的重要指征。

（6）以阵喻方，好用熟地

《景岳全书》专列《本草正》以论药，设《古方八阵》以述古方之运用，设《新方八阵》阐释其所创的方剂。他主张用药须识别药性的阴阳属性。在补阴方面，他不仅创立了完整的治形理论，还在所拟新方和方药运用中推陈出新、别具一格。在方药的运用上，他重肾命，主用填精补血之品，主张真阴具有决生死的重要意义。

张景岳在论述药性、药味时，确立阴阳为药性的总纲，结合药物的多种性能，综合剖析药性。

在阴阳理论的运用方面，他还强调须知常达变，要认识药性的复杂性，认识到药性因阳动阴静的过程而出现阴中有阳、阳中有阴。《本草正》中他将药物做了详细的阴阳分类，如麻黄、川芎为阳药，人参、黄芪为阳中微阴，柴胡、白术为阳中有阴，麦冬、半夏、胆南星为阳中之阴药，附子、肉桂则为阳中之阳药；白芍、天冬为阴药，黄芩、黄连、红花、茜草为阴中微阳，当归、熟地黄为阴中有阳，威灵仙、牡丹皮为阴中阳药，大黄为阴中阴药。

五味是中药的基本药性，张景岳对五味的阐发颇具新意，如对苦味药的论述，他将苦味分成"苦之阳"与"苦之阴"两类，并按功效分为"苦发、苦燥、苦温、苦坚、苦泄、苦下"六种，如麻黄、白芷、升麻、柴胡为苦发，苍术、白术、木香、补骨脂为苦燥，人参、附子、干姜、肉桂为苦温，地榆、续断、五味子、诃子为苦坚，栀子、黄芩、黄连、木通、龙胆为苦泄，大黄、芒硝为苦下。他拓宽了有关中药五味理论研究的思路，突破了苦味燥湿的狭隘局限，为中药五味学说的研究做了开创性的工作。

张景岳主张人之形体以阴言，真阴精血之盛衰与生命存在与否休戚相关，所以治疗上倡用熟地黄、当归二药，一补精，一补血。在景岳自创的 185 张新方中，运用最多、最广的补阴血药首推熟地黄、当归二药，新方补阵 29 方中，含熟地黄者 22 方，约占 73.86%，未用熟地黄者仅 7 方，而这 7 方中仍有 3 方在加减项中使用了熟地黄。含当归者 14 方，约占 48.28%。除攻阵以外，其他方阵都或多或少地运用了二药。据统计，新方中运用熟地黄的方剂共有 49 首，而运用当归的方剂则多至 59 首；如按新方内服方剂 161 方计算，则二药分别占新方的 30.43% 和 36.65%。张景岳在《景岳全书·本草正》中，详细记述熟地黄、当归二药的功效和具体运用，对熟地黄尤为推崇，认为"诸经之阴血虚者，非熟地黄不可"，不但论述了熟地黄大补精血的显著功效，还强调熟地黄配伍他药后的独特之功。他还常常将熟地黄与人参配伍应用，新方八阵中补阵的 29 首方剂中，人参与熟地黄同用的有 8 首，如大补元煎、五福饮、七福饮、三阴煎、五阴煎等。此外，熟地黄如经炮制则更有其妙用，如"姜汁拌炒者"，可治"中寒兼呕"；"用砂仁制者"可治"胀满不行"；"用酒拌炒者"则可治"经络壅滞"。

当归一药为"血中之圣药"，张景岳谓其"专能补血""又能行血"，具有"养营养血，补气生精，安五脏，强形体，益神志"的功效，故"凡有形虚损之病无所不宜"。因熟地黄主精，当归主血，故张景岳尤有心得地将二药合用取效于临床，精血同补，共培真阴之基。在补阵新方 29 方中，以此方为基础的有 12 方，占 41.4%，其他方阵中含有熟地黄、当归配伍的方剂也不少。张景岳还十分喜用枸杞子、山茱萸、淮山药等药，因为这些药物具有补精、添精作用。其实，这些性温柔润之品正具备填精养阳的特点。补阴多以填精补血为主，此正是其重在肾命的表现。

　　张景岳认为"甘能滋阴"，而"阴性柔缓"，真火者即真阳之气也，最畏苦寒之克伐，因此反对丹溪以知母、黄柏泻火坚阴之法，而主张以纯甘壮水，柔润濡养之品温补真阴精血。纵观新方补阵所有方剂，大多数偏于甘温、甘平补阴，如调治阴阳虚损的代表方剂左归丸、右归丸、饮四方，组方均偏甘温。新方补阵 18 味补阴血药中，偏甘温的占一半之多，古方八阵其补阵中共载方 166 首，也可见甘温、甘平补阴药与甘寒、咸寒之药在选用频数上存在显著差异。由于甘温、甘平之品既可滋养阴液又不会克伐阳气，故张景岳用之以着重治疗精血形质虚而无明显热象的病证，对阴虚又兼热象者，则又常以甘寒、甘凉为法，可见张景岳虽为顾护阳气而主以甘温、甘平补虚，然于甘寒、甘凉之药并不偏废，前者重在补益精血，后者则旨在保津清热，二法相辅相成。

　　张景岳对药性刚柔论理理解透彻，他认为刚急之性可治急暴之病，柔和之药以调节机能、补养正气为功，进一步阐发利用药性刚急祛邪之余，必须防止刚燥之药对人的副作用，刚柔相济才是临床用药的最佳选择。刚燥药因性峻猛，其效维持时间较为短暂，阴柔性缓之药其效发挥较为缓慢，然而在体内维持时间较长。金代张洁古所创归经理论为后世医家所常用，张景岳继承归经理论又进一步指出运用归经理论当与药物轻重厚薄性能相结合，洞察药物内在性能，以免把某些对机体有广泛作用的药物，局限于某一经及某一脏腑之中。

　　临证施治时，疾病分轻重，药性有缓急，张景岳对药性轻重缓急认识很有见地，在《景岳全书·本草正》中论及药物，亦先载药物气味厚薄，阴阳升降，次述功效应用，再论药性机理，张景岳虽以温补著称，然而运用补泻温凉审证而行，彼此相应，绝不偏执。他论述药物颇有特长，将"人参、熟地、附子、大黄"称为药中之四维，比喻"人参、熟地"为"治世之良相"，"附子、大黄"为"乱世之良将"，且又指出："兵不可久用，故良将用于暂乱不可妄治，故良相不可缺。"他认为病情笃重，绝非一般药物所能救治，必用良相良将方可收效。

此外，张景岳相当重视药物炮制与其作用的关系，故《景岳全书》本草正所载药物许多条下附述了炮制一项。以附子为例，他突出附子药性刚急而热，认为"制用失宜、难云无毒"，故在附项下，立有"制法""辨害"等详加说明。

张景岳早年从戎，精于韬略。他把治病立法比作战略战术，把立方选药喻为选兵布阵，借鉴古代军事战术中的布阵规律，设"八略"专论治则治法，设"八阵"分列方药以主诸病之治疗。"新方八略"，分补略、和略、攻略、散略、寒略、热略、固略和因略八个方面讨论治疗法则。根据"八略"分列"八阵"，八阵又分"古方八阵"与"新方八阵"。古方八阵中选录历代名方、效方1516张，并另附长集、春集4卷，载妇人、小儿、痘疹、外科等古方922张。"新方八阵"是张景岳自己创造的方剂，共185张，亦分八类。新方八阵每一方后都附辨证加减法，其中有不少是至今还常用的名方，如左归丸、右归丸、金水六君煎、玉女煎、理阴煎等。新方的立方用意和常用药物可以反映出张景岳的学术思想。

从新方八阵所立的方剂来看，张景岳立方用药极精专，绝大部分为丸散膏丹之类。其组方用药在5味以下的有67方，约占36.2%；6～8味的85方，约占45.9%；9～10味的21方，约占11.4%；可见其用药精专、立方简约。张景岳善用补法，在新方八阵中首列补阵，制新方29首，并以大补元煎、左归饮、右归饮、左归丸、右归丸为群方之首，他认为运用时应根据具体情况，区别对待。"善补阳者，必于阴中求阳，则阳得阴助而生化无穷；善补阴者，必于阳中求阴，则阴得阳升而泉源不竭。"这一治疗原则至今是调补阴阳的准则，新方八阵中滋阴剂多于温养剂。

和阵列新方20首，以行气为基础，根据病人之兼虚、兼滞、兼寒、兼热，而在和之的同时兼用补、行、温、凉等法，大体可分为养血理气化痰、健脾理气化痰、和胃理气化痰、健脾利水化痰、温中和胃降逆、行气消滞、降气消滞、利水消滞、行气解郁、温散理气、润肺化痰等，多为寒热同用、补泻兼施、升降相因，力求寒不伤阳、温不助火、补而不滞、滋而不腻、苦燥不伤阴、滑利不劫精。同时，他又指出，用和剂之时尤当知宜知忌，才不致顾此失彼，反失其和。

张景岳偏重补剂，但亦不忽视攻法。他认为："用攻之法，所以除凶剪暴也，亦犹乱世之兵，必不可无。""邪固疾深，势如强寇，速宜伐之，不可缓也，故方有攻阵。"他认为用攻法必须辨邪之虚实。确诊属于邪实甚者，可专与攻药，不必杂以补剂，但是非不得已，他不主张轻易用攻，攻阵新方最少，这是因为"古法既多，不必更为添足"（古方攻阵收选113方）。

张景岳在新方八略、新方八阵和古方八阵中，详论治则，广收古方，自创新方，可为后世医家取法。有的方剂仅以食物为药，为丰富食物疗法的内容做出了贡献。部分新方往往温补之品偏多，而缺少行气健脾以疏通的药物，陈修园曾批评其为"温补之品太多，药板实而功反缓"，一语中的。

（7）固摄先天，培养后天的养生观

张景岳在所著《景岳全书》《类经》《类经附翼》中，对生命本源、衰老规律、摄生及老年病防治等各方面，都从自身的具体经验出发，进行了较为详细的论述。在基础理论和具体治疗思想方面都做出了卓越的贡献。

阳强则寿、阳衰则夭，养生首当顾惜阳气：在养生学和老年病学方面，张景岳重视先天因素对人的影响，不仅认为命门之元阴元阳对生命的形成及生长发育起着极为重要的作用，还提出了人的寿命长短在很大程度上亦取决于先天命门的禀赋。因此，注重命门水火在摄生延年中的作用、注重调理命门水火便成为张景岳老年病学术思想的一个主要方面。人衰老开始的早晚、衰老速度的快慢及寿命的长短都与阳气的强弱密切相关。所以，欲求延年，首当调摄阳气，宜从日常生活之起居、饮食及情志的调摄着手。饮食有节，尤不宜过食生冷，起居有常，尤应注意固护阳气。故凡素体薄弱及中年以后血气渐衰者，邪必易犯。但知慎护此处，或昼坐则令微暖，或夜卧则以衣帛之类密护其处，勿使微凉，则可免于终身伤风咳嗽之患。这体现了张景岳时时固护阳气的摄生思想。

他十分强调重振元气，认为元气得复则衰者可复壮，以期延缓衰老，预防老年病。老年疾病虚证迭出，尤以阳虚表现多见，所以他治疗注重扶阳，善用温阳益火之品，创制了右归丸、右归饮、大补元煎等温补肾命元阳的名方。这些药方迄今仍被广泛采用，对慢性衰退性虚寒病证、却病延年起着重要作用。

阴阳互根是阴阳学说的主要内容之一，张景岳的摄生延年思想充分体现了这一观点，他提出"阳非有余，阴亦不足"是导致衰老的重要机理。较之朱丹溪单言肾水，赵献可独重命火，其学说更为完整。在摄生防病上，张景岳不仅重视阳气，也重视真阴的调养。形体精血，即是真阴之象。精血是维持生命活动的物质基础。不仅人体自然衰退是由于真阴的消耗而致，而且真阴的耗损，也是所有虚损疾病的最后转归，故培补真阴是治疗各种虚损疾病的一大法则，他善用甘凉醇静之品，精血并补，自创左归丸、左归饮、滋阴八味丸、固阴煎等培壮肾命真水诸方，如此阴精得壮，则精化为气，阴生阳长，可望重振生机，延年益寿。与注重命门水火相行不悖的是，他亦倡言培养后天脾胃在摄生延年中的作用。首先，先天之元精元气，必须得到后天水谷精微的不断滋养培益，即使先天不足的人，也可通过后天的培养而强壮，得以尽享天年；其次，脾胃为仓廪之官、水谷之海、气血生化之源，人体生长发育及维持生命的一切物质，都靠脾胃供给。若脾胃虚衰，供给减少，则生命活动就要受到影响，脾胃为养生之根本，所以，养生当以脾胃为先。

在饮食调养防治脾胃病方面，张景岳有许多具体的经验。他指出，从病因上看，脾胃之伤于劳倦情志者，比伤于饮食寒暑者更为常见；在饮食调摄及用药上，根据脾胃属土，惟火能生，其性喜暖恶寒，他提出"饮食宜忌生冷，用药宜慎寒凉之物"，调补后天亦成为张景岳摄生延年思想的另一方面。

张景岳在摄生延年思想上，形成了"固摄先天，培养后天"的学术观点。人体的强壮与长寿，正是先天肾命水火与后天脾胃之气相生相滋的结果。所谓"两天俱得其全者，耆艾无疑也"。培补肾命及调养脾胃诸方，不仅可用以养生，更为老年慢性虚损疾病广泛采用。张景岳摄生延年的理论、具体经验的总结，以及其补益诸方都对老年病学有所贡献。

精血是人体生命的基本物质，肝肾精血充盈则生命呈现蓬勃生机，反之，肝肾精血不足，则衰老疲惫之象接踵而至。张景岳解释说，人体衰老不仅与阳气有关，与肝肾精血关系也极为密切。故人若能注重摄生、保养精血，就能有效地保养身体、预防衰老。张景岳深得《内经》要旨，在《景岳全书·传忠录》的《天年论》《先天后天论》《治形论》《中兴论》诸篇中，反复论述了护养精血对防止衰老的意义。他分析人之天年主要取决于两方面因素：其一，取决于元气之强弱；其二，取决于后天调摄养生。他还依据《内经》"年四十，而阴气自半"的观点，提出了"中年修振"的卓越思想，认为人于中年左右当大为修理一番，则再振根基，调养精血，以复形体之衰；振根基者，即巩固肝肾之脏。"中年修振"是对养生防老理论的进一步阐发。至于如何滋补精血，除摄生护养之外，张景岳认为还可应用药物培补。张景岳的中年修理、补益精血、重振根基、以防衰老的观点，以及其所制方剂、所采药物，不仅是对《内经》精血理论的重大发挥，同时亦具有重要的临床意义。

张景岳在有关中医基础理论、临床治疗等诸方面，均以《内经》及本人的临床经验为据，旗帜鲜明地阐发自己的学术观点，树起了"温补派"的大旗，有时言辞难免过于偏颇，也招来了不少非议，其争议的中心主要集中在其所倡导的"阳不足论"。张景岳将刘、朱二人比做"轩岐之魔"，景岳与刘、朱之争，自有不少独到的真知灼见，他采用"矫枉过正"的手法，在当时也确是有一定意义的，可谓瑕不掩瑜。张景岳面对丹溪"阳常有余，阴常不足"和"气有余便是火"等论点，针对性地提出"阳非有余，真阴不足""气不足便是寒"，抓住"相火不是邪火"之说以反对丹溪泻火的观点是事出有因，后世对此也同样有所评论，《四库全书总目》也赞扬张景岳"颇足以纠卤莽灭裂之弊，于医术不为无功"。

三、明代燕京医学流派的特点

在经历过金朝的初创和元代的发展后，明代的燕京医学流派进入了多元化发展的时期。优秀医家辈出、医学成就卓著，是这个时期燕京医学流派的重要特色。这些著名的医家们，在学术渊源、学术风气、治学特色和临床成就方面都体现出一些共性，这些也是燕京医学流派发源以来，比较明显的特点。

（一）学有渊源，引儒入医

明代燕京医学流派的著名医家们，几乎全都出身于书香之家，拥有较好的学术传承背景，他们能够从父祖辈的家学传承中得到良好的医学教养，其中还出现了龚氏父子、薛氏父子这样父子相继为太医的传世佳话。此外，教育背景也决定了他们大都拥有良好的儒学修养。因此，他们学有渊源，并且会将儒学的学术研究方式、研究旨趣引入医学。

龚廷贤早岁业举子，在"数奇不第"之后，很快走上了悬壶业医的道路，这与其父龚信不无关系。龚信，字瑞芝，号西园，为明代御医，曾任职于太医院，以医名于当世。龚廷贤自幼即常到其父之医寓，即所谓"裘业从家大人医寓中"，听其教诲，这就为其学医创造了良好的条件。以至于龚氏"乃只其父西园君意，取《素问》《灵枢》读之"（《古今医鉴·自序》），"余因省焉，遂弃儒就学，绍岐黄仓越之心传……与家君相为渊源，盖有年矣"（《古今医鉴·自序》）。龚氏在《济世全书·自序》中也说："取父书读之，且莫不辍，三年间，尽得其要领，少试之乡邑，乡邑赖之以为有父风，而予之意犹未尽也……悉不伎，平生之履历，老父之商榷，每有所获，则随录之，积数十年，然后神理凑合，随试辄效。"可见，龚氏家学传承，学医于其父，而且是在经常与其父切磋医术的过程中成长的。

龚廷贤早年就有"达则为良相，不达则为良医"之志。但因"为时所厄""数奇不第"之后，投身医学并对经典著作深入研读，他致力于将儒学的研究方法引入医学，并对汉唐宋元以来著名医家的著作深入研习，各取其长。他对《内经》刻意研精之后，认为"《内经》犹儒道之六经，无所不备"，而研习仲景、东垣、河间、丹溪四子之说后，认为这些医家经典如同四书在儒学中的地位一般重要，是"犹学、庸、语、孟为六经之阶梯，不可缺者也"，并认为："《素问》论病之因，《本草》著药之性，《脉诀》详证之原，《运气》法天之候，一以贯之于《内经》。故他将《内经》比作"斯医道之大成，乃千古不易之定论，实为万世之师法也。"就龚氏几部代表性著作言，《万病回春》在卷一之首以《万金一统论》为题，概括地论述了天地人之三才，阴阳五行之运化，脏腑功能之医理、主病脉证之运用等基础理论问题，皆未离开《内经》之奥旨。又如《寿世保元》，在卷一总论中除指出《内经》为医道之大成，其书中《脏腑论》《血气论》《脾胃论》《五运六气论（含五运主病、六气为病、亢则害承乃制体用说）》等篇章，均依《内经》宏旨而阐发。《济世全书》则以"察视"为篇侧重于《内经》望诊的阐发。此外，《济世全书》还以"总论歌、诊脉口诀、论绝脉、太过不及脉"等为题，阐发了"许学士伤寒脉法"。《古今医鉴》，设《病机》一篇（含杂病赋、病机赋、病机抄略），以《内经》阴阳互根之说而发挥，用于病机分析，借丹溪"阳常有余，阴常不足"论，结合李东垣的观点而提出"胃气弱则百病生，脾阴足则万邪息，调理脾胃为医中王道，节戒饮食乃却病之良方"，运用于临证，并主张"医称多术"。

薛己善用温补的理论基础是治病求本。他认为："凡医者不理脾胃及养血安神，治标不治本，是不明正理也。"在温补理论中，他提倡治疗中根据人体一天之中阳气消长进退，以及自然界昼夜晨昏阳气的变化规律，来决定补法的应用。这种治病求本的基本思路，是理学中追究本源之理、天地之理的思想对中医影响的重要表现。

王肯堂精研伤寒 30 年，造诣甚深，既广采先贤之论述，又有其独特见解，汇众家精旨，注疏《伤寒论》，发前人所未发，是《伤寒证治准绳》重要特点之一。王氏注释《伤寒论》，大抵是以义训方法为主，采用串解原文大意方式。一般是先列仲景原文，次采后贤注疏中义较胜者，加以串解。这种注释方式明显受到儒学经典注疏之学的深刻影响。

吴昆对《素问》进行全文注释，著成《素问吴注》24 卷。吴昆在序言中谈起著述的动机，是为了继承隋代全元起，唐代王冰，宋代林亿等人对《内经》的考据、注释之功，在王冰二十四卷本基础上，参考宋臣林亿《新校正语》、师传心得，发挥自己对文字音训、释义的特长，进行整理、注释，使《素问》读起来通畅、文义明白，转难为易。从写序时间上看，吴昆对此书研究很早就开始了，原因有二：一是祖父擅长《内经》研究，有家学庭训的治学传统；二是《医方考》对病证机理、方药注释，均显示他对《内经》研究功力。

张景岳对《内经》《周易》造诣颇深，其探求哲理在于"撷易理精义，用资医学变通"，他曾说："学医不学易，必谓医学无难，如斯而已"，主张学医必须学易，不学易就不能深入研究医学。他认为"易者，易也，具阴阳动静之妙；医者，意也，合阴阳消长之机。虽阴阳已备于《内经》，而变化莫大于《周易》"。他从"医易同源"的角度出发，用阴阳学说来探讨医学原理。《景岳全书》开宗明义第一篇就是《明理》，所谓明理就是要明医学的根本道理，也就是要明确中医学的指导思想——阴阳学说，因此，他主张"不知一，不足以知万，不知万，不足以言医。理气阴阳之学，实医道开卷第一义"（《类经图翼·太极图论》）。张景岳所说的明理实际是指要弄通医学的基础理论、弄通阴阳学说。

杨继洲运用儒家的概念来界定经典在医学中的地位，他推崇《内经》《难经》为针灸理论渊源，在《针灸大成》卷三《诸家得失策》中，他引用《孟子》之语："离娄之明，不以规矩，不能成方圆；师旷之聪，不以六律，不能正五音。"即学者要研究诸家著作，都要以一定的"规矩""六律"为标准来评判优劣，因而，"若古之方书，固离娄之规矩，师旷之六律也。故不溯其源，则无以得古人立法之意，不穷其流，则何以知后世变法之弊"。继而"溯而言之，则惟《素》《难》为最要。盖《素》《难》者，医家之鼻祖，济生之心法，垂之万世而无弊者也。夫既由《素》《难》以溯其源，又由诸家以穷其流"。他提倡以儒学的方式进行医学研究，取得事半功倍的效果。

（二）尊崇经典，博采众长

明代燕京医学流派的著名医家们学有渊源，除了偏重于将儒学的方法和旨趣引入医学研究外，他们共同的特色是非常尊重医学经典，可以说，"四大经典"在中医学术界不可动摇的地位，就是在明清时期形成的。这一时期，除了出现模仿儒学研究"经注疏笺"基本结构对中医的经典著作进行系统注释的学术风气外，医家们还热衷于将临床的成就归因于熟悉经典，金元时期以来各家学说异彩纷呈，燕京医学流派的代表性医家们无一例外地通过深入经典来解释和判断各家学说的合理性，并通过这一过程建构了经典著作在中医学术体系中不可动摇的地位。

龚廷贤尊《内经》为"医道之大成，乃千古不易之定论，实为万世之师法""犹儒道之六经，无所不备"，认为仲景、东垣、河间、丹溪之说是"犹学、庸、语、孟为六经之阶梯"。在治病原则上，他主张"外感法仲景，内伤法东垣，热病用河间，杂病用丹溪"，其他名家，凡临证切用者，皆学而从之。龚氏尊《内经》、宗"阴阳互根"之说，用于病机的分析。在尊重经典的前提下，龚廷贤师古而不泥古，融继承与发扬为一体，他法《内经》"开鬼门，洁净府"，创净府汤，不是用于洁膀胱之腑以利小便，而是用于洁净肠胃之腑以消积滞、癖块等，在龚氏的几部代表作中不胜枚举。

王肯堂精研伤寒30年，造诣甚深，既广采先贤之论述，又有其自己独特见解：从其《伤寒证治准绳》（以下简称《伤寒准绳》）、《医镜·伤寒》等来分析，释论公允，发前人之未备，分类详明，丰富类证方法；从其研究来看，主要重视证候研探，以揭示病变本质，注重补亡研究，以完善辨证施治，注重传变规律，以动态认识疾病，研究方法颇为实际，既为详明，又有要领，故为后世医家所推崇。

在吴昆注释内经的著作中，不乏征引历代医家医著内容，如仲景《伤寒论》，葛洪《肘后备急方》、孙思邈《千金要方》、许叔微《本事方》、王璆《是斋百一选方》等医书治验病案，或方药逸文。其十分重视《内经》王冰注，以及金元时期刘、张、李、朱等人的医学理论，旨在发扬学术、引发己说，或师言之秘。这既展现了他丰富的学识，又体现他治学谦虚客观而能兼容他人之长的作风。

张景岳治学态度严谨，他在深究古典医籍、参考大量资料的基础上，结合自己的临床经验，实际观察，勇于进行独立思考并提出独特的见解，体现了一种"学古不泥古，辨疑不苟同"的科学的治学态度，他曾说："凡读书稽古之士，宜加精究，勿谓古人之法如此，便可执而混用。"张景岳对《伤寒论》一书研究多年，也备极推崇，但他并不是全盘接受，尊古不等于泥古，他在论述"古法变通"时曾说"凡用药处方，最宜通变，不可执滞"，在当时崇古尊经的风气下，能对人们视作经典之作的《伤寒论》提出这样的看法，确实是难能可贵的。此外，张景岳还运用八纲辨证的方法对《伤寒论》进行研究，开创了《伤寒论》研究的新途径。张景岳重视博与专的统一，对天文地理都有很深的研究，对《周易》、五运六气都有透彻的了解，这些在其著作中有所体现，也是其成功的基础。在博学的基础上，他在"元气惟阳为主"的主导思想下，全面发展了温补学说，成为温补派中最具影响力的代表性人物。

张景岳是温补派的主要代表人物，他的温补学说受薛立斋、李东垣、许叔微等人的影响较大。明代疫情频繁，治疗疫病多用苦寒药物，病后亦多因余毒未清，而有阴虚低热缠绵不去，故当时刘河间的"六气皆从火化"和朱丹溪"阳常有余，阴常不足"等学说盛行一时。但很多医生没有很好地理解刘、朱学说的精神实质，在临床上忽略寒热虚实的辨证，动辄以寒凉攻伐，就连治疗内科杂病的虚证也不顾正气，恣用寒凉，致流弊叠出。景岳学说的中心思想就是尊水重阳，他认为人体生命活动能否维持，全在于元阳（真气、元气）的作用。没有元阳，人的生命活动就不能存在。这种以阳气为主的思想，反映在临床上，便是重视元气、重用温补。

杨继洲学医，有其家世渊源。他的祖父做过太医，有著作，还留下很多医家抄本，杨氏钻研了这些书籍，在医学上得以有了较深的造诣。杨继洲接触医学之始，主要是博览家藏医学典籍、掌握理论知识，同时其祖父为太医，医学世家出身、继承家学经验也对杨继洲学术思想形成起重要作用。杨继洲边学习，边从事临床实践。他在实践中学习，有选择地撷取各家之精华，进而穷流溯源诸家；在学习中实践，有效地指导临床，实现了理论与实践的结合。杨继洲重视中医学术源流，以《内经》《难经》为针灸之源，最为重要。因此，《针灸大成》一书的内容编排，以其家传《卫生针灸玄机秘要》为基础，首先收载《内经》《难经》之文，收录有关针灸理论论述达30余篇之多，内容涉及脏腑经络、营卫、表里、考究穴位和手法、循经审病、辨证施穴。其次，汇集历代医家之说，参合指归，汇同考异，结合自己临床实践，集成《针灸大成》这一传世经典巨著。

（三）精于临床，成就卓著

明朝燕京医学流派的医家们，都是经过国家最高医学机构的教育和考试选拔出来的优秀医家。他们普遍在临床上有卓著的成就，这也是燕京医学流派作为首都地区的医学流派，所体现出来的强大的吸引力和汇聚特色。这些优秀的医家不但是燕京医学流派的代表人物，同时也是当时医学的最高成就代表。

龚廷贤的大医之名缘由其高超的医术，而医术则来自40余年的医疗实践积累。龚氏悬壶之初，以医会友，就家学施证于临床，名达吴楚，但他并不满足于此，遂寻师访贤以充实提高自己。根据《古今医鉴》龚氏自序，他在跟随父亲学医之后，曾经四处游历，北至燕赵，南到江浙，并游历河南、山东等，广谒名师以提升自己的临床能力。一方面积累临床经验，一方面求教于各地名医，充分汲取医学经验。龚廷贤在河南地区还遇到了疫病的爆发，"尝游于开封，值疫疠肆行，连染于闾巷，时医多因循古法，治而不效，廷贤察其症状，以己意立方，获佳效，全活者甚众，名噪中州"。他因为治疗疫病疗效显著，在河南开封地区名噪一时。后来，因为优秀的临床能力，他在河北地区、北京地区都声名鹊起。《万病回春》所谓"已而，阅历益久，术益神。盖几于见垣一方，而搦髓、摱荒、爪幕浣肠者"。《济世全书·云林子传》载："徜徉周鲁……辖者生随其染避而补泻之，每试辄效，杯辕所至，驹不得前悬壶而市，更十余载，而成寓焉。"鲁王仰慕其名，从大梁请龚廷贤来为其妃治病。龚氏一生从医六七十载，悬壶云游亦有 40 余年，先在江浙一带，后游河南，转到河北，又到北京、山东等地。他的踪迹遍历大江南北，曾两次在黄河流域地区长期停留，医名盛极一时。在精研医理的基础上，数十年的临床实践使其成为一代名医。

薛己在临床上强调辨证论治，以及治病求本、扶正祛邪、标本缓急、表里攻补、相因制宜等原则，虽以善于温补而著称，但并不完全放弃寒凉攻伐药物，留下了内、外、妇、儿各科大量的医学理论著作和医案。

王肯堂临床经验十分丰富，其杂病著作除《杂病证治准绳》外，还有《医辨》《医镜》《灵兰要览》及《郁冈斋医学笔尘》等，而《杂病准绳》偏重于理论研究，其他几部书籍则侧重实践总结。王肯堂治病颇有特色，不但审证求因、治病求本，还不拘泥于成方成法，多自制方药，灵活运用。

吴昆对经典的注释或诠释，在不违背经文大旨的前提下，总是能理论联系实际，很好地体现经典指导临证的作用。他联系实际解释《素问》关于气机升降出入的理论，对于《素问》壮火、少火理论，联系临床解释其生理与病理状况，解释《素问》"诸厥固泄，皆属于下"的病机原理，对于《素问》中的治则，提出临床运用具体方法，体现出他理论联系实际、经世致用的思想。吴昆的临床医学成就，主要表现在对病证机理认识透彻、治疗手段多样性（或探吐，或外敷，或汤液）、针灸取穴注意体位、取穴少而精，结合《医方考》72种病证论治，以及《针方六集》有关针灸治疗内容，吴昆在针灸临床治疗方面也有卓著的成就，对取穴体位颇为讲究。

张景岳的求实精神、务实态度和踏实作风在其医疗活动中表现最为突出。他生在南方，南方气候炎热，伤阴的患者颇多，因此朱丹溪的阳有余而阴不足论很受重视，更由于朱丹溪在理论上有所建树、医名很大，张景岳早年亦曾尊崇丹溪之说。其学术思想的改变是在其北上以后，所到之处，皆冰天雪地之域，天寒地冻，寒气当令，他见到当地之人感受寒邪为多，寒为阴邪，易伤阳气，阳虚之人颇多，遂对朱丹溪阳有余而阴不足之说逐渐产生疑惑，所以形成了"凡临证治病，不必问其有虚证无虚证，但无实证可据而为病者，便当兼补，以调荣卫精血之气。亦不必论其有火证无火证，但无热证可据而为病者，便当兼温，以培命门、脾胃之气"的重阳主补的思想。这也从另一个侧面反映了张景岳重视实事求是的治学精神。

杨继洲治病，师古而不泥古，通权达变，以求速效。杨氏很恰当地将医生诊病比喻为老将用兵："譬如老将用兵，运筹攻守，坐作进退，皆运一心之神以为之。而凡鸟占云祲、金版六韬之书，其所具载方略，咸有所不拘焉。则兵惟不动，动必克敌；医惟不施，施必疗疾。"并进一步启发读者，要想成功地做到灵活变通，应该"能旁通其数法之原，冥会其奇正之奥，时可以针而针，时可以灸而灸，时可以补而补，时可以泻而泻，或针灸可并举，则并举之，或补泻可并行，则并行之，治法因乎人，不因乎数，变通随乎症，不随乎法，定穴主乎心，不主乎奇正之陈迹"。

杨继洲刻苦学习，勇于实践，在继承了前人的宝贵临床经验的基础上推陈出新，形成了自己独特的思想：崇尚经典，勤求古训，以《黄帝内经》《难经》为理论渊源；临床详细诊视，重视辨证，灵活施治；重视经络腧穴理论指导临床实践；重视针刺补泻，强调手法操作；倡导针、灸、药并重，合力奏效，医术全面；治病求本，重视脾胃。《针灸大成》对明代以前的针灸学术成就做了全面的系统总结，并融进了杨继洲自己的临床经验与家传技艺。由于杨继洲不仅具有很高的中医针灸理论素养，同时，还是一位经验丰富的中医针灸临床家，从而使得《针灸大成》一书带有鲜明的临床气息。

（四）治病先防，注重养生

燕京医学流派的医家大都服务于太医院，因此，他们的诊治对象主要是国家最高统治者皇帝及其家庭，还有王公贵族、高级官僚。这些患者都具有较好的生活条件，享受着全国最好的医疗资源。因此，他们对于健康养生的需求也更加明显。为其服务的医家们，大都在健康养生、预防疾病方面形成了自己的特色理论和具体方法。

龚廷贤对衰老机理的认识及其养生延寿的方法很有特色。

他认为衰老源于人身元气之耗伤，他的基本观念是调摄养生。龚氏指出那种单纯依靠补药而颐养天年的做法是"如灯添油""芯夭人亡"，因此他强调平时摄生养性、保持健康对延缓衰老的重要作用。龚氏依据自身的体会，还总结有"摄生"心得，对于老年人，龚氏提出了六戒，并把繁杂的养生方法总结为简洁明了的"延年良箴"，这些"良箴"，基本符合老年人的生理、心理特点，是我国长期以来人们经常实践着的养生之道，它们不但具有深刻的医学道理，而且也贯穿着中华民族古朴的道德观，对现代老年人的保健具有一定的参考价值。在防治老年病中，他巧妙地将药疗与食疗结合了起来，实属独创。代表方剂有阳春白雪糕、八仙糕、白玉糕、小刀圭、大刀圭、神仙粥、养元辟谷丹等。龚氏这种独创的寓药疗于食疗之中、药食结合疗法及处方，将食养与药养有机结合起来，一方面促进了药膳的发展，另一方面对于老年人的日常保健理论和实践做出了重要贡献。

对于日常养生，龚廷贤主张培养健康心理，以达身心安逸。"治未病"一语出自《内经》，龚氏从其所处的时代及人们的生活状态、环境出发，认识到社会中人们的贪妄与丑恶影响到了人们的心灵，使其心理上产生障碍，虽然"未病"，却潜伏着身心之大病。对于临床各科疾病，龚廷贤强调防病于未然，免致根深与扩散。尤其是对于传染病和儿科病的防治，龚氏颇有心得。

张景岳在所著《景岳全书》《类经》《类经附翼》中，对生命本源、衰老规律、摄生及老年病防治等各方面，都从自身的具体经验出发，进行了较为详细的论述，在基础理论和具体治疗思想方面都做出了卓越的贡献。在养生学和老年病学方面，张景岳重视先天因素对人的影响，不仅认为命门之元阴元阳对生命的形成及生长发育起着极为重要的作用，还提出了人的寿命在很大程度上亦取决于先天命门的禀赋。因此，注重命门水火在摄生延年中的作用、注重调理命门水火，便成为张景岳老年病学术思想的一个主要方面。他十分强调重振元气，认为元气得复则衰者可复壮，以期延缓衰老、预防老年病。老年疾病虚证迭出，尤以阳虚表现多见，所以他治疗注重扶阳，善用温阳益火之品，创制了右归丸、右归饮、大补元煎等温补肾命元阳的名方。这些方药迄今仍被广泛采用。

徐春甫深入编撰的《古今医统大全》100卷。内容源于280余部医学著作，其中，绝大部分为临床各科证治，书中除列录古书外，在医理上也有很多阐发。徐春甫在学术上推崇李东垣，继承发展了前人在养生学方面的经验和论述，并有诸多创新。

（五）各科皆精，综合发展

明朝燕京医学流派的医家们，都是经过国家最高医学机构的教育和考试选拔出来的优秀医家，代表了当时医学的最高成就。因此，这些医家普遍体现出很强的综合性，他们大都有理论建树，同时在临床上对内、外、妇、儿等各科疾病都有所涉猎，并非专精一病，治疗上也是各种疗法全面发展，具有很强的综合素质。

龚廷贤不仅精通临床各科知识，而且能有效地用于临床，以应万变之病证。龚氏对于内科病，有着精深的研究，论述一个病证，更是精微细致，思虑周全，辨证严密。对于临床，他以脉引证，分清脏腑虚实，联系阴阳五行之变，主治方药齐备，灵活加减变通，以起数十年顽疾。对于妇科知识，他更是心领神会，经带胎产，无所不通。对孕育之理，他探研尤精，有独到之处，以致对男女不孕育之症，有很好的疗效，并积累了很多经验及方药。对于内科疾病，他重视预防，并有可行之措施。对外科之病，他论治甚详，杨梅大疮之治疗，开创了应用砷剂和汞剂的世界最早记录，明确提出了梅毒具有传染性，且由男女性生活太过、阴火内起所致；其病名，见于龚氏早期著作《种杏仙方》，其中有以轻粉为主治疗的记录，较《霉疮秘录》早了近半个世纪。龚廷贤两部代表作《万病回春》及《寿世保元》中，除以汤、丸、散、膏、酒剂口服用于临床各科外，外治法亦相当丰富。他主张根据患者的病情需要，综合采用内服和外治的多种治疗方法，口服药也要根据病情和药物的情况综合采用多种制剂。同一病证可用多种外治法，同一治法可用于不同的部位，如敷贴法可贴脐部，也可贴患部；涂法既可涂手心、脚心，也可涂鼻孔。同一部位可采用不同的治法，如脐疗，有熨脐、敷脐、熏脐等。总之，医家只有掌握多种治疗方法（包括内治、外治），汤、丸、散、膏、酒等多种药物剂型，才能应付临床万变的疾病。

薛己一生勤于写作，因而他的著述十分丰富，传世之作多达数十种，涉及内、外、妇、儿、针灸、口齿、正骨、本草等各个方面，薛己在内科上主张温补脾肾，创立了温补学派；在治疗各种外科病证中，多提倡内外治相结合。如治疗阳虚有瘀之证，不用化瘀之品，而用接补阳气法，外以桑木火灸，内服人参、黄芪、当归、白术。在妇产科疾病的病因方面，薛己强调精神因素在妇产科疾病发病中的作用。对此，他不仅有提纲挈领的概述，而且深入到各个具体的病种中反复重申，尤其是重视暴怒、忧郁及恐惧，与多种妇产科疾病的发生的密切联系。薛己对伤科疾病的辨证，主要采取整体观念指导下的气血脏腑辨证。他认为肌体遭受损伤后，可造成脏腑、气血的功能紊乱，伤后的局部肿胀、疼痛就是脏腑、气血病变的标志，因而薛己主张用整体观念来指导伤科病证的诊断，通过观察全身的证候表现来判断内在脏腑的病理变化，从脏腑损伤的程度来判断局部创伤的性质。在婴幼儿卫生方面，《保婴撮要》提出了一些很有现实意义的见解；对于小儿疾病的辨治，他以钱乙的五脏辨证为依据，五脏之中，尤其重视脾胃。

王肯堂对内科杂病颇有研究，临床经验十分丰富，其杂病著作除《杂病证治准绳》外，还有《医辨》《医镜》《灵兰要览》及《郁冈斋医学笔尘》等，而《杂病准绳》偏重于理论研究，其他几部书籍则侧重实践总结。王肯堂虽精于内科杂病和《伤寒论》的研究，但对外科亦十分重视，其外科著作主要为《疡医证治准绳》，此外《医镜》《灵兰要览》等亦有外科内容。王肯堂治疗外疡肿毒，辨证详细，用药精当，善于调补气血，扶正于内，托毒于外，使危转安。他不但应用清热解毒、活血和血之法，更重视扶正以祛邪，大补气血，正气充沛，则邪毒自出，疮疡自然而愈。王肯堂儿科著作有《幼科证治准绳》和《医镜》中"小儿"专篇等。他论"麻痘"较详，故在《幼科证治准绳·自序》中说："吾辑为是编，而麻痘一门尤加详焉。"他对儿科诊法、惊风、疳证颇有研究，并有独特见解。王肯堂妇科著作有《女科证治准绳》《胤产全书》《胎产证治》，以及《医镜》中亦有妇科专篇。其中，《女科证治准绳》主要引申历代医家之论述，为总结前人经验的著作。而《胤产全书》《胎产证治》等，多为肯堂自己的心得体会，脉证互参，审因辨证，兼备各法，方药甚详。

张景岳博学多才，凡天文、音律、象数、兵法无不知晓，且可灵活应用于医学之中，从其在《景岳全书》中所列古方八阵、新方八阵中可看到一点端倪。他对于脉学、本草、方剂、针灸及临床各科均有深刻的研究和独到的发明创造，一生著述颇丰。

杨继洲认为一位合格的医生必须掌握全面的技术。他在《针灸大成》一书中多处透露了杨氏的针、灸并重思想，如他在《策杨氏考卷·诸家得失策》中云："然而疾在肠胃，非药饵不能以济；在血脉，非针刺不能以及；在腠理，非熨焫不能以达，是针灸药者，医家之不可缺一者也。"杨氏提出由于发病的病因、病位不同，治疗时针、灸、药三者缺一不可的学术观点。这一观点不只是停留在理论探讨上，杨继洲还在自己临证中身体力行之。杨继洲最擅长用针灸治病，但在《针灸大成》却记载了其根据病人情况针、灸、药并用的具体病例。如卷九《杨氏医案》记载医案 30 余例，几乎每例都用过针术，其中应用灸法的有 15 例，应用药物的有 11 例，有时同一病人针、灸、药三者并用。《针灸大成》较以前的针灸著作相比，有一个特点，即具有鲜明的临床特色。明代以前的针灸著作大多详细记载经络、腧穴，临床治疗方面的内容仅限于歌赋中某穴治某症，很少有系统的临床治疗的内容，不能体现著者的临床思维和具体的因人、因地、因时制宜的经验。但是，《针灸大成》一书明确地体现了针灸治疗中的辨证求因、审因论治，在论述中详细记载了辨证论治。

（六）由博返约，以利后学

燕京医学流派作为首都的地域性医学流派，除了体现出高超的临床水平，领先全国的理论水平之外，对于当时的医学教育也做出了重大贡献，其最主要的体现是在培养医学人才方面的系统化构建和启蒙著作编制上。优秀的医家们对于医学的理论、诊断、方药等各方面的著作和观点进行整理归纳，尝试为初学者编制初级入门书，并且使之具有分门别类、逐步深入的基本特点，这也是明朝燕京医学流派的代表医家们共同的特色。

龚廷贤宗刘复真"浮沉迟数四脉为宗"之说，将繁杂的脉学知识先以浮沉迟数为纲，再以寸、关、尺三关为目，又以五脏所见之浮沉迟数为细技，确能起到纲举目张、清晰明了的效果，非常有利于临证学习与应用。其他如药性歌、脉法歌等都是他将医学知识通俗化、便于医者学习使用的贡献。

吴昆《医方考》《脉语》《黄帝内经素问吴注》对明清时期医家影响较大，东渡日本后，引起日本医家瞩目，多有相关研究、讨论性著作问世。《黄帝内经素问吴注》是继马莳《素问注证发微》后，又一部全文注释《素问》的力作。其注释简明易懂，切合实用，观点新颖，对张介宾有一定影响。明末清初的医家汪昂的《医方集解》也受到吴昆著作的很大影响。该书凡例高度赞扬"吴鹤皋之《医方考》分病列方，词旨明爽，海内盛行"，肯定了吴昆《医方考》的方剂学贡献。《医宗金鉴》是乾隆朝编辑的医学专著。其中，《删补名医方论》序言，综述汉唐时期以来名方整理的沿革史，提出"《伤寒杂病论》始立众方，公之天下"，然"方论始于成无己，近代则有吴昆、李中梓、柯琴、汪昂诸家"，确立了吴昆在方剂学发展史上的地位。

张景岳是中医内科的学术大家，对内科的多种疾病均有独到的认识，对前人的学说多有发明，对前贤的治疗方法也多根据《内经》或其本人的临床经验加以评论说明，扬其长、纠其误，颇有建树。张景岳有关辨证论治的理论不仅为中医内科的治疗打下了基础，而且也为儿科应用八纲辨证指出了规范。他在《景岳全书》中专设《小儿则》二卷。张景岳对妇科疾病亦颇有研究，《景岳全书》专设《妇人规》二卷，讨论有关妇科疾病的问题，其内容精简扼要，较有系统，且切合临床实际。张景岳不仅精于方药，对针灸也颇有研究，尤其擅长使用灸法，对一些难治疾病，如中风（张景岳称之为非风）等的治疗中，往往用灸法配合方药。他在《类经》中以 4 卷的篇幅整理了《内经》中有关针刺方面的论述，在《类经图翼》中绘制了大量有关针刺经络的图表，在《类经附翼》中专设一卷，记载有关针灸的歌赋，在《景岳全书》中对很多疾病的针灸治疗都做了阐述。

　　杨继洲《针灸大成》堪当取穴少而精的盛誉，取穴时重视特定穴和会穴，善于应用身兼数职的关键穴，选用腧穴少而又有理想的治疗效果。在保证疗效的前提下，尽量减少施术腧穴数目，这样才能最大限度地减轻病人痛苦，他为医生学习、掌握实用的针灸知识提供很大便利。因此，该书深受广大学习者欢迎，得以广为流传。杨继洲结合自己的临床心得体会，总结、归纳针刺补泻的理论，将历代医家论述的繁多的针刺手法整理、归纳，总结出一套系统的针刺手法操作规程，包括"爪切、指持、口温、进针、指循、爪摄、针退、指搓、指捻、指留、针摇、指拔"十二字分次第手法，后又精简为揣、爪、搓、弹、摇、扣、循、捻 8 法，另有复式手法 24 种，论述详细，方法全面，分类清晰，其中有许多独到之处。杨氏反对当时针刺手法复杂化、神秘化的风气，主张将针刺手法公开传人。

　　《针灸大成》的问世，是中国针灸学发展的一个里程碑，是我国针灸学的一次重要总结。本书不仅有杨氏家学之粹，而且集明代针灸文献之精华，资料丰富而珍贵，理论与实践并重，名医与家承兼蓄，既便于初学入门，又不乏深入研究的资料，对针灸学的继承和弘扬，功绩巨大，影响深远，经久不衰，一直被奉为针灸学者必备之书，也是自明代以来流传最广的针灸学著作，是一部蜚声针坛的历史名著。自明代万历年间刊行以来，该书翻刻次数很多，不只受到国内学术界的重视，在国外影响也很大，至今已有多种版本，并有日、德、法多种译本。

杨继洲的刺法灸法操作对后世也产生较深远的影响。杨继洲遍览医籍，在广集前人手法的基础上，结合自己多年行医实践的体会，总结出一套系统的针刺操作规范和灸法操作规范。杨继洲的论述常常被后世抄录、学习，杨氏的学术主张常常被后人引用、探讨。由清政府组织编写、吴谦担任总编的《医宗金鉴》一书，是一部大型医学丛书，清代广为流传，作为医学教科书，其中《刺灸心法要诀》中的"行针次第手法歌"基本上沿用杨继洲《针灸大成》的"十二字分次第手法"，该部分的行文特点是正文均为歌诀，注文多直接抄录他书；另外，《刺灸心法要诀》中附有很多针灸图也是取材于《针灸大成》或据《针灸大成》的内容重新绘制。

总之，随着明代医户制度的确立，北京太医院的建立、太医考选制度的不断发展和完善，燕京医学流派代表性医家不断增多，医学成就和理论贡献不断丰富，临床各科都取得了极大的进展。燕京医学流派学有渊源、尊崇经典、兼容并蓄、精于临床、注重养生、重视教学等学术特色也逐渐形成。燕京医学流派在这一时期取得了巨大的发展，逐渐走向繁盛和多元。

第六章　清代——燕京医学流派的兴盛

　　清朝是我国最后一个封建王朝，从清军入关（1644年）至辛亥革命（1912年），这一历史时期是燕京医学流派在清代统治者的支持下制度日趋健全、学术兴盛发展的阶段。清帝王和政府对中医药的发展高度重视，帝王个人对医学的学术兴趣、大力推进文化事业、医学管理与教育制度的完善等，都促进了这一时期医学的发展。北京地区作为清代首都和皇宫所在地，在汇聚全国医学人才、医药成就等方面，都体现出了很强的时代特色，燕京医学流派迎来了前所未有的发展机遇。

　　清代的太医院除了医政管理外还负责医学教育，皇帝平时及出巡时的保健，诸王府、公主、文武内大臣的派医视疾，军队及监狱医官差派等项工作。在这期间，由于最高统治者的支持和理解，中医、中药很快在清代贵族中被广泛使用。清政府先后建立了太医院、御药房等一系列医药机构，制订了一套较为完整的医官升迁制度和医学知识传习与考核办法。这是清代燕京医学流派兴盛的制度基础。

　　清代比较重视医籍的整理及大型类书、丛书的编纂工作。康熙二十四年（1685年）诏令："医官博采医林载籍，勒成一书。"在最高统治者的重视和支持下，由陈梦雷、蒋廷锡编纂的大型类书《古今图书集成·医部全录》问世。乾隆年间，又成立纂修医书馆，主持编纂医书。乾隆八年（1743年）四月，"纂修《医宗金鉴》书成，总修以下官议叙有差"。乾隆中期，又编修了我国规模最大的传世丛书《四库全书》，其中子部医家类对秦汉以来的传世医学典籍进行了整理和汇总。这些文化事业的成就，对于清代医学发展促进极大，燕京医学流派也在这一过程中走向繁盛。清代燕京医学流派著名医家吴鞠通，就是通过抄写、校对四库中的医书，萌发了编著温病学集大成之作《温病条辨》的想法并付诸实施。

清代帝王后妃重视养生，身体力行养生之法。据高阳对上自汉高祖下至宣统、正统、偏安等共221位皇帝进行考证后认为：清朝乾隆皇帝创下了年纪最大（89岁）、在位最久（64年）、身体最健康、足迹最远、知识最广泛等十项纪录。《中国宫廷医学》将其养生方法归纳为：豁达心境、起居调养、行围健身、巡游畅志、爱好广博和药食保健等六个方面，认为"乾隆帝成功地将心理卫生、运动健身、饮食调理与药饵补益巧妙地结合起来，达到了养生学的很高境界"。[①]最高统治者对养生的重视与践行，促进了清代燕京医学流派在养生方面的显著成就。

对天花等疫病的防治，是清代燕京医学流派的重大事件。在人类传染病史上，天花是一种蔓延极广、危害极重、流行时间漫长的烈性传染病。据《清史稿》记载："满州兵初入关，畏痘，有染辄死。京师民有痘者，令移居出城，杜传染，有司行之急，婴稚辄弃掷。（赵）开心疏请四郊各定一村，移居者与屋宇聚处。"可见，清初宫廷对天花并无有效的控制办法。到了

---

① 陈可冀，李春生．中国宫廷医学［M］．北京：中国青年出版社，2003：606.

康熙二十年（1681 年），清圣祖搜求民间种痘名医朱纯暇、陈添祥等，调取入京，供职太医院，并在皇室成员和贵族中推广人痘接种。《庭训格言》中，康熙十分得意地说："国初人多畏出痘，至朕得种痘方，诸子女及尔等子女皆以种痘得无恙。今边外四十九旗及喀尔喀诸藩，俱命种痘，凡所种皆得善愈。尝记初种痘时，年老人尚以为怪，朕坚意为之，遂全此千万人之生者，岂偶然耶？"至乾隆朝编撰《医宗金鉴》则专列"幼科种痘心法要旨"一卷，对接种人痘术做了更详细的介绍。中国的人痘接种术先后流传到日本、朝鲜、俄罗斯、土耳其、英国等地。这是清代燕京医学流派的辉煌成就，也是中医对全人类医疗事业的重大贡献。

一、清代医政：燕京医学流派兴盛的制度保障

（一）清初医学的发展

清军入关前，国家初创，战乱频繁，对于医生的需求量很大，但是女真族作为一个落后的民族，其当时的生产力水平较低，医疗水平也相对较低，尚无先进的医疗手段来为族人治病。他们往往会依靠迷信的方式，将治病救人的希望寄托于神明，而能够与神明沟通的萨满便成了部落中最重要的医生。这种萨满信仰以氏族为单位，通过举行巫术仪式为人治病，仪式后还会借助一些草本植物辅助治疗。如《全辽备考》中就曾记载，一次努尔哈赤生病，向其已经故去的祖父觉昌安、父亲塔克世祈祷曰："皇考，儿汗因身染疾，恳乞皇考天之灵，佑儿速愈，何物可佑？俟儿痊愈，屠二牛，焚纸钱尊皇考前以祭之，再祭

列祖列宗，保佑速愈。"① 这里，能够和皇考天之灵沟通的人即是萨满巫医，因其能神奇地治好人的疾病，当然就会被族人奉为神明一般，所以萨满巫医在族中地位极高。这一时期女真部落中萨满巫师权力极大，是所有族人的精神偶像。

努尔哈赤统一女真各部之后，随着社会生产力的提高，各部落开始由奴隶制向封建制过渡，萨满巫师也顺应时代潮流慢慢进行一些转变。最明显的改变就是治疗疾病药材品种的增多。女真族生活在东北，很多东北特产，诸如东珠、鹿茸、人参等均可作为药材使用。《满文老档》中载有额尔德尼向努尔哈赤讨要东珠治疗牙病的记录："因我子有齿疾，故乞索之以研敷患处，所给之东珠。"② 同之前使用的那些简单草药相比，东珠等名贵药材疗效更好。可以说，正是通过使用这些药材，女真族的医学渐渐脱离了具有神秘色彩的萨满，而开始有了早期简单的医疗手段。

皇太极时期，官方开始做出一些推进医疗现代化的决定。如天聪六年（1632 年）颁布上谕："凡巫觋及星士妄言吉凶、蛊惑妇女、诱取财物者，必杀无赦。"③ 这就从官方角度禁止了迷信活动，萨满巫师的跳神活动也在其列。但是，作为满族传统的萨满祭祀活动并不能完全禁止，于是统治者顺应族人的需要，将萨满祭祀活动加以改造。崇德元年（1636 年）六月，皇太极宣布："先前以国小，未谙典礼，祭堂子、祭神时，并不斋戒，不限次数，率行往祭。今蒙天眷，帝业克成，故仿古大典，始行祭天。伏思天者，上帝也。祭天祭神，亦无异也。祭天祭神，

---

① 林佶撰 . 全辽备考［M］. 北京：广文书局，1968.

② 中国国第一历史档案馆 . 满文老档［M］. 北京：中华书局，1990：473.

③ 托津 . 大清会典事例［M］. 台湾：文海出版社，1992.

倘不斋戒，不限次数，率行往祭，实属不宜。嗣后，每月固山贝子以上各家，各出一人斋戒一日，于次早初一日，遣彼诣堂子神位前，供献饼酒，悬挂纸钱。……此外，妄行祭祀，永行禁止。"①从这段史料看出，崇德元年（1636年）六月朝廷明确禁止了非官方的祭祀活动，同时公布了祭祀的具体典章制度，在祭祀次数和祭祀过程上更加规范化了。从此，满族的萨满祈祷方式越来越规范化，祭祀活动中跳神祷告的次数也越来越少。据《清史稿》记载："跳神之举，清初盛行，其诵祝辞者曰萨满，迄嘉庆时，罕用萨满跳神者，然其祭固未尝废也"②。渐渐的，满族的医学从萨满信仰中独立出来。

随着萨满巫师职责的变化，满族人开始拥有了专职医生，因为当时战争频繁，伤科医生数量众多。如天聪三年（1629年），《清太宗实录·卷九》载："正黄旗苏鲁迈，面中枪，不退，上遣医视创，赐号巴图鲁"。再如天聪五年（1631年）的一场战役中，"总兵官额驸佟养性部下卒一人攻台中炮，折足。上闻之，遣医往治。因日久不能疗，创愈甚"。但最终此人仍因伤重死亡，皇太极因此责怪佟养性及诸臣曰："若此者，尔等将亲视医疗。如不能治，何不早奏于朕，遣医治之。"（《清太宗实录·卷四十三》）从这两段史料可以看出，当时已经有随军的医生了，并主要负责治疗外伤。出现专为皇室服务的医生当早于崇德三年（1638年）。据《清太宗实录·卷五十三》记载，当年"九月庚申朔，授医生武振恒为牛录章京，以其治和硕郑亲王济尔哈朗、和硕豫亲王多铎目疾全愈也"。这位叫作武振恒的

①　中国国第一历史档案馆.满文老档［M］.北京：中华书局，1990：1514.

②　赵尔巽.清史稿（卷八五）［M］.北京：中华书局，1977.

医生因为医治好了和硕郑亲王济尔哈朗、和硕豫亲王多铎的眼疾而受封为牛录章京，可见，在皇太极时期，清廷已经有了专门服务于皇室的医生，而且医术水平也比较高。

这一时期，满族的医术也和周边诸国发生了交流。如崇德五年（1640 年）四月，硕詹从朝鲜归来，带来朝鲜国王李宗的奏疏，其中提到"至于使臣马福塔、通事道礼同病殁，京中（盛京）诸医言受慢毒"。（《清太宗实录·卷三十四》）此中所提及的"诸医"当是皇太极身旁御医群体。《清太宗实录·卷八》记载入质清朝的朝鲜国王诸子及大臣诸子家口数目中有"随从官四员，医生四名"。当时朝鲜国王的长子李注、次子李淏被作为人质留在盛京，随行的官员里有四名医生，他们在盛京待了十多年，其间必然会与皇太极的御医进行交流。由此可以推断，此时满族的医疗水平已和过去单纯依靠萨满巫医有所不同，非但专职医生出现，并且通过与朝鲜医生的交流，互通有无，提高了医术水平。

顺治元年（1644 年）八月，清军刚刚进入北京城 3 个月，为安慰在京文武百官、稳定京城治安与物价，当时主政的睿亲王多尔衮"定在京文武官员支给俸禄柴直，仍照故明旧例"，其中有关医疗行业的规定是"太医院院使、院判额柴薪银各四十八两，御医、吏目各二十四两"。（《世祖章皇帝实录·卷八》）这实际上也等于宣布清人已经掌管了此前明王朝的北京太医院。一个月后，即同年九月，当时顺治皇帝正带领清朝的文武百官、百姓臣民行走在由盛京迁往北京的路上，多尔衮又以顺治皇帝的名义任命"太医院右院判韦尽性为左院判，御医傅允祖为右院判"。（《世祖章皇帝实录·卷八》）因为史料的原因，我们今天已不清楚明崇祯朝最后一任左院判是何许人，但我们非常明晰地知道，韦尽性与傅允祖均为汉人，可见此时清统治者已经开始任用汉人来掌管太医院的日常事务了。以此为标志，清代的中央医政体系机构正式确立，燕京医学流派也进入了清朝时期。直到清末，太医院的御医群体大多为医术精湛的汉人医生，也有一定数量的蒙古族、回族等民族医生在太医院供职，他们为燕京医学流派提供了多元化的民族医疗色彩。

　　至迟在顺治元年（1644年），清朝的全国最高医疗卫生机构——太医院，及其内部人员官职、职能的划分已经正式的确立了。顺治时期，太医院调整了明制的医学分科，分大方脉、小方脉、伤寒科、妇人科、痘疹科、疮疡科、针灸科、眼科、咽喉科、口齿科等十一科，后又将明制的小方脉一分为二，增加痘疹一科，以应对天花疫情。细致化的分科带来了更加科学化、精准化的治疗方式。顺治十年（1653年），孝庄太后圣体违和，满族医生雷鸣德与汉族医官方文英、刘国栋、张希皋等一起诊治其疾，经过一段时间的治疗后，孝庄太后"圣体康宁，中外欢庆"（《世祖章皇帝实录·卷八》），雷鸣德因此加封三等阿达哈哈番。可见入关后，实现了医疗方面的满汉交流，满族御医们不断吸收汉族医学技术，达到了较高水平。这一时期汉族医学中对于治疗疾病应注重调养的观念也开始在满洲贵族中传播。如顺治十一年（1654年），顺治帝在谒陵前患了胃病，大学士冯铨建议其"调饮食，慎起居，谨医药，颐养元和"。[①]注重饮食起居，谨慎使用药物这些都是中医学所提倡的，自然被日益接受汉文化的年轻皇帝所喜欢。

---

① 陈可冀.清宫医案研究［M］.北京：中医古籍出版社，2006：2194.

（二）清代的太医院制度

清代太医院的医学分科在大体上承袭明制的基础上逐步加以合并，至同治五年（1866年）精简成五科。清朝初期，医学分为大方脉、小方脉、伤寒、妇人、痘疹、疮疡、眼科、口齿、咽喉、针灸及正骨十一科，与明代中后期别无二致，只是将外科又改称疮疡而已。痘疹一科在明代中后期已出现，说明当时天花一类的传染性疾病已经较为严重，史载庄敬太子朱载壑就曾患痘，受方士陶仲文为其祝祷而愈。清初则较明代更为重视痘疹科，主要是因为清军入关之后，天花、麻疹等流行疫病大肆传播，满人又对天花缺乏免疫力，致使满清贵族谈"痘"色变。顺治八年（1651年）十二月上谕："近日痘疹甚多，朕避处净地。凡满汉蒙古官民有被冤控告者，内而赴各该衙门，外而赴各该地方官告理。此时奏告之人概行禁止，如有违旨奏告者，按律治罪。"（《清世祖实录·卷六一》）满清统治者还将京中患痘之人挪出城外集中居住，并在宫中设立避痘所，《癸巳存稿》有载："国初有查痘章京，理旗人痘疹及内城人民痘疹迁移之政令。"当时还命令没有出过痘的王公大臣不准入朝，可见满清贵族对痘疹的警惕。康熙二十年，康熙帝命内务府广储司郎中徐定弼求痘医，朱纯瑕、陈添祥二人因试种痘术有效，遂进入大内，为皇亲们治痘也卓有成效，又至蒙古科尔沁为巴德马亲王治痘，至鄂尔多斯为根都世希牙布贝子治疗，此后种痘术受到清廷的大力推行，人痘接种术被收入官方医书，并在太医院单独设立痘疹科。英国人琴纳（Jenner）据此在1796年发明了牛痘接种法，可以说，清代太医院对人痘接种的重视为人类医学发展作出了巨大贡献。

　　清朝太医院沿袭明制取消祝由科，一方面是担心民间借助宗教力量反抗中央政府，另一方面与其讲求实效的医政思想有关。清政府三令五申，严禁利用邪教行医，因为利用宗教行医，不仅会骗取百姓钱财、危害社会治安，而且很有可能成为聚众起事的祸源。如雍正元年，江西巡抚裴幰度奏请捕治邪教："医卜星相往往假其术以惑民……亦当以时严惩。"① 雍正皇帝深以为然。此外，清朝皇帝也严厉禁止大臣信奉祝由。嘉庆十九年（1814年），工部侍郎英绶延请祝由科医生张咏宁为其父吮治目疾，兼用符咒等术。嘉庆得知后，认为张咏宁"吸气吮疮，术涉异端，必应驱逐远方，以正首善风俗"（《清仁宗实录·卷二九三》），英绶也受到降三级调用的惩罚。由于祝由科在中央医学中遭到取缔，利用禁咒治病的方法在官方医疗机构中濒临失传，清代名医徐大椿《医学源流论·卷下·祝由科论》说："（祝由）古法今已不传。近所传符咒之术，间有小效，而病之大者，全不见功。"② 清代在官方医学教育中取消了祝由科，推动了医学的健康发展。

　　嘉庆二年（1797年），痘疹划归小方脉科，口齿与咽喉合为一科，共计九科。嘉庆六年（1801年），正骨科划归上驷院，由蒙古医生充任。上驷院最初是宫廷养马之处，康熙十六年（1677年）年更名为上驷院，满洲人与蒙古人都是马上民族，长期依靠放牧和狩猎为生，生活习性相近，跌打摔伤等现象经常发生，因此相较其他族人有较为丰富的骨伤治疗经验。清旧制，挑选上三旗蒙古士卒之明骨法者，每旗十人，隶属上驷院，

---

①　赵尔巽.清史稿（卷二九二）［M］.北京：中华书局，1977：10313.

②　徐大椿.医学源流论［M］.北京：中国中医药出版社，2008：89.

称"蒙古医生"。凡是禁庭执事人员有跌损者，都交其诊治，若伤者没有在规定的时间内痊愈，则给予惩罚。蒙古医生正骨手法独到，疗效很好。嘉庆年间著名的蒙古医生德寿田就有一套特别的摸骨疗法，他要求学生"则骨之截断、碎断、斜断，筋之驰、纵、卷、翻、转、离、合，虽在肉里，以手扪之，自悉其情"，"法之所施，使患者不知其苦"①。蒙古医生的正骨疗法多靠口述和手术实践的直接传授，少有专著，因此，要得到真传必须拜师。

道光二年（1822年），道光帝上谕："针刺火灸，究非奉君之所宜。"（清·任锡庚，《太医院志·职掌》）当时认为针灸需祖露肉体，难登大雅，着令永久取消太医院针灸一科。针灸疗法作为中医学的重要组成部分，一直深受大众信赖，包括历代的统治者们。宋、元、明三代都曾单独设科，就是在清代前中期，针灸科也一直作为一门独立学科而存在，政府主持编纂的《医宗金鉴》一书，涉及针灸心法的内容也是非常丰富的。为何到道光年间会一反常态，执意取消针灸学科呢？据道光皇帝自己解释，是因为针灸诊疗时"针刺火灸"，不宜奉君，透过这简单的一句话，再结合嘉庆、道光年间的政治形势，可以对这一事件的深层原因探得一二。

清朝中期以后，全国各地起义不断，嘉庆八年（1803年）发生了陈德行刺事件；嘉庆十八年（1813年）更是有天理教教民在一众内宦的接应下，经西华门攻入禁城，嘉庆第二子旻宁（即后来的道光帝）闻讯赶来，阻止了几名起义军闯入养心殿，后来清军禁卫陆续赶到，就在旻宁的带领下把起义军镇压了下

---

① 吴谦.医宗金鉴（卷八七）[M].北京：中国中医药出版社，1994：1005.

来。这场事变就是嘉庆朝举国震惊的"禁门之变"。作为这次事变的亲历者，道光自然心有余悸，时刻关注自身安危，并且对内宦始终怀有严重的防范心理；再结合道光朝对太医院的其他变动，即除了禁针灸之外，还下旨令太医院的生药库交由内务府管理，就连药材的调配、烹制，也一概交内务府负责。从药材的采购、贮存到使用，皆由皇帝的私属机构——内务府控制。另外，太医院虽然分设满、汉官，但汉人医官毕竟占多数，结合汉民多次起义的事实，道光帝不得不在"针灸非奉君之所宜"的借口掩饰下，下令永禁针灸科于宫廷之中。可以说，这也是他保护自身及皇室安全的一项特殊举措。鸦片战争后，清政府陷于内忧外患之中，太医院教习厅也随之荒废。

同治五年，御史胡庆源上奏，请求整顿医学，限于经费短缺，经礼部会同太医院议定："勉就该院已圮教习厅略加修葺，暂立五科，即大方脉、小方脉、外科、眼科、口齿科是也。"（清·任锡庚，《太医院志·职掌》）可见，清代太医院医学分科在近三百年间呈不断合并与衰减的趋势。

清代太医院最高长官为院使，副长官分别为左、右院判，下辖御医、吏目、医士及医生等属员。在清代，太医院医官的人数和品级并不是一成不变的，而是随着不同时代具体需要的变化而不断变化的。"太医院俱汉缺属于礼部，正官院使一员，左、右院判各一员，属官御医十员，首领官吏目三十员"。[①] 院使是太医院行政及医疗事务的主管官员，左、右院判是该院的副主管官员。无论院使、院判，抑或御医、吏目，均属入流官员，对于上述医官通称太医或御医。

---

①　任锡庚.太医院志［M］.上海：上海古籍出版社，2000：387.

清代太医院的员额从未有过整齐而划一的编制，各个时期都有增减，是一个不断变化的过程。如"嘉道时间，有派二员管院者。雍正元年（1723年），添设御医五员。道光二十三年（1843年），裁御医二员。顺治六年（1649年），设预授吏目十员，十八年（1661年），裁吏目二十员。康熙九年（1670年），复增吏目二十员，十四年裁吏目十员。雍正八年，奉旨以实授吏目为八品吏目，以预授吏目为九品吏目，定额各十五员。道光二十三年，裁八品吏目二员，九品吏目二员。顺治九年，礼部奏定医士四十名。道光二十三年，裁医士十名。宣统元年（1909年），定为医士三十二员。顺治九年，奏定粮生二十名。雍正八年，奉旨添粮生十名，改粮生曰恩粮生。道光二十三年，裁恩粮生十名。顺治九年，定切造医生二十名。乾隆三十五年（1770年），裁切造医生三名。"

清朝初期，满汉官员的品级是不相同的。至康熙年间，全国各地的武装反清起义逐渐被镇压，中央政权已经稳固，为了安抚汉人的民族情绪、消除对满清政权的敌视心理，清朝统治者开始标榜满汉一体，令"太医院官无分满汉，执掌皆同。其宗室觉罗各项旗人均随入，汉员一律任用，职专诊视疾病，修和药饵"（《太医院志·职掌》）。具体来说，康熙九年规定，太医院仍设院使一名作为最高长官，秩正五品，掌医之政令，率其属以供医事。设左、右院判各一名，作为副职协助院使工作，秩正六品。御医正八品，吏目从九品。康熙十年（1671年），准许御医服用六品冠带，仍按原品支俸。雍正七年（1729年），将御医定为正七品，许服六品冠带，并准其服用貂皮、挂数珠。雍正八年，以实授吏目为八品吏目，以预授吏目为九品吏目，经吏部议定分别为从八品、从九品。除此以外，还有医士、食粮医生、切造医生等未入流官员。食粮医生又称恩粮生、粮生，主要负担缮写等工作，切造医生承担药物的炮炙与调制工作。医士原本只是学位，自顺治年间屡有特简入直者，给予八品冠带，雍正八年许服九品官服，与实缺官一起加级给封。于是从雍正八年起，医士也成为入流官员。

清初，太医院医生章服视国子监生员而定，医士视举人。顺治四年（1647年），特简医士入直，给予八品笔帖式冠带。康熙九年题准："考满已停之御医、吏目升转无期，可服用六品冠带。"乾隆三年（1738年）下旨："凡进内当差之医官著一体挂数珠并准戴貂帽，其余顶戴衔翎、衣服、坐褥与各京官制同。"（《太医院志·章服》）

明代太医院的概貌，据光绪朝《顺天府志》记载，位于礼部之后，西向。大堂外左南厅，右北厅，后面是先医庙，外门叫作棂星门，内门叫咸济门，正殿曰景惠殿，供奉着三皇像，殿旁为省牲房。先医庙外北向者为药王庙，庙内有铜人像。清太医院在明代旧址的基础上重新加以修葺，大院有朝西而开的三对大门，对门有照壁，朱色立额上用墨漆书写"太医院"三字。大堂五间，堂中悬挂清圣祖御赐院判黄运的诗句："神圣岂能在，调方最近情，存诚慎药性，仁术尽平生。"地板为乾隆时特赐。大堂左侧有南厅三间，面朝西，为御医们办公所在。大堂右侧有北厅三间，西向，为吏目办公之处，壁上悬挂八幅纸屏，每幅绘有八匹马，乃吏目陶起麟之作。南廊房为医士厅、恩粮厅、效力厅，北廊房为首领厅、教习厅。北厅之北为藏书处，承接大堂之过厅为二堂，后面有三堂五间。纯庙御书堂上匾额题曰"诚慎堂"，为本院堂上官办公之所，堂前种竹数百竿。南有茶房、厨房，北有庙公所，诚慎堂之南为板库。三堂后的栅门内为先医庙，先医庙正门曰咸济门，门之极南有焚帛炉，北向东有打牲亭。咸济门北接正殿平台，正殿为景惠殿，殿内有清圣祖御笔书写的"永济群生"匾额，殿前松柏高耸入云，东西两庑各三间，西北有门。焚帛炉之后有药王庙，供奉着碧霞元君及各圣母像。再东侧为生药库，库中有库神堂、土地殿。

明清时期的太医院既要负责宫廷医疗保健，又要管理全国医政，具有双重职责。

首先，作为中央医疗机关，太医院要负责皇帝、后妃、皇子和皇亲国戚的身体健康和日常保健，这也是太医院的核心职能。在清代，太医院的这一职责更加细化，自院使而下至医士，依据所业专科分班侍直。"给事宫中者，曰宫直；给事外廷者，曰六直"（《大清会典·内务府》），宫直的值班地点在内药房及宫外班房，专为帝后、妃嫔等人看病；六直主要负责宁寿宫、慈宁宫、乾清宫、钟粹宫、寿康宫、寿安宫的医疗卫生工作，到了道光末年，六直的工作变为专司总管太监、御前内宦、宫中嬷嬷及女子、祭神房女官、升平署太监等人的医疗卫生工作。皇帝、后妃染恙，通常派御药房太监传召太医院医官，院官入宫，须先行叩拜之礼，然后跪地请脉。在请脉过程中，不准医官抬头审视患者面色，更不允许看舌，请脉结束后，医官再行叩拜大礼，方准离开。皇帝、后妃在身体安好时，也可以传唤太医院医官请脉，称之为"请平安脉"。请脉后根据节气、时令寒暖、饮食起居等具体情况，斟酌开具药方，用于皇族们的日常保健。

清代皇帝外出巡幸，也要配备大批医务人员，"凡随扈圣驾行幸，有奉旨点派者，有堂官奏派者，有按班轮值者"（《太医院志·随扈》），并且俱要支给车马、账房等物，除往返途中外，每日都可在光禄寺领取米、肉、柴、炭等物资，从而保证更好地完成随驾任务。皇帝驻跸皇家园林或是前往坛庙时，太医院医官也要随行，"凡遇圣驾驻跸园庭"，遵照宫中之例，一律入直。此外坛庙各差，若皇帝宿在坛中，由太医院堂官一员、办公官一员，随往直宿；若不宿于坛，只要院使、院判随班迎送即可。

其次，太医院还负责向全国各处差派医务人员，外宾等人患病也常由太医院选派良医前往诊视。清代太医院也要承担各种差派任务，分为特派差务、奏派差务、咨派差务三种类别。特派差务主要是太医院奉旨诊治满清亲王、贝勒、公主、额驸等皇亲勋贵，以及为军队将领、军官等诊病的制度。旧制："王、贝勒、公主、额驸及文武内大臣请医视疾，本院奉旨差官前往，其治疗可否，皆具本覆奏。外藩、公主、额驸及台吉大臣有疾请医，亦奉旨差官前往。"（《太医院志·特派差务》）如康熙二十三年（1684 年），奋威将军、平凉提督王进宝以病乞休，皇帝命其子"驰驿同御医前往诊视"（《清圣祖实录·卷一一五》）。直到乾隆后期，乾隆皇帝以"奏请视疾为渎"为由，令在京王公、公主、额驸等患病时可自行聘请医生诊治，而由皇帝派遣医官为这些王公贵戚们诊病，则可视为皇帝对臣子的"特恩"。虽然外藩王公可以照旧奏请皇帝遣医延治，然而从此以后，蒙古王公等若不是病情十分严重且正在京城参加朝觐时，也不敢轻易请医。到了道光末年，经理藩院查明确系患病的外藩王公可以获批免于上京朝觐，这样一来，本来就稀有的几次请医机会更加所剩无几了，请医制度自此不复见矣。出征将领还可以随时奏请皇帝差派太医院医官。康熙二十年（1681

年）八月，清军赴云南讨伐吴三桂，康熙听闻当地官兵"疾疫者甚多"且"苦无良医"，遂晓谕礼部，令太医院医官胡养龙、王元佐驰驿前往调治。（《清圣祖实录·卷九七》）因为随军从医条件艰苦，很多医官不愿受差便私自雇人代役，为制止这种现象，清政府明文规定："其随征医人，私以庸医充代者，罪之。"（《大清会典·内务府》）

奏派差务是在京师附近出现疫病时，由太医院派遣医务人员前往施药。康熙十九年（1680年）四月，大量饥民滞留京城。大学士会同六部、都察院商议之后，着令太医院遣员管理，同年六月，又派遣太医院医生三十员，"分治五城抱病饥民，以全活之"（《清圣祖实录·卷九〇》）。康熙二十年，经五城御史奏准，设厂十五处，由太医院奏派，每厂医官、医生各一人。康熙二十一年（1682年）改设东、西、南、北四厂，仍照旧派遣，引为常例。乾隆五十八年（1793年）裁撤。

咨派差务是指各衙门直接向太医院行文，要求其提供医疗保障。文武会试时，由礼部、兵部咨行太医院，文科场派医官二员、武科场派医官一员，嘉庆丙辰科以后，要求专派医士。刑部监狱也有医官常驻，顺治八年（1651年），刑部设"常差医士一名"，六年差满，可升任预授吏目。若太医院对差派医士有急需，可"随时咨取回署"，然后另外委派医官接任。康熙二十三年，刑部奏准增添医士一员。因"此差医治病犯"，医疗环境艰苦，医士们"多不乐为往返"，所以太医院在与刑部协商之后，便以级别较低的医生执行此差。直至光绪年间，或许是医生医疗水平不够，刑部请求仍派医士前往，"三年期满以九品吏目即补"（《太医院志·咨派差务》）。

太医院作为宫廷医疗保健机构，拥有最专业的医员、最先进的医疗设备及最珍贵的药材，这些基本上都是为皇帝的家庭和家族服务的。此外，奉皇帝旨意，太医院还为王公大臣、外国君长、军队等提供服务，有时也象征性地对民间开展医疗活动。

（三）清代太医的考选

在太医院供职的医官，除一部分是由民间访取而来的，还有一部分是经本院自行培养，逐级升任的。明清两代的太医院作为国家最高医务机关，身负多项职责，但其最核心的功能无疑是为以皇帝为首的统治阶层提供医疗保障服务，为了更好地实现这一功能，明清两代对本院所驻医师的培养倾注了极大心血，从选任、教学、考核升迁等方面确立了一套相当完备的制度，确保能为皇帝提供全国最优秀的医药人才。

清代虽然没有严格的职业世袭规定，但是行医世家可以向太医院推荐、输送人才，院内很多医师都具有医家背景。如浙江乌程人凌一凤，为明代著名针灸家凌汉章后裔，先祖针法绝妙，"治疾无不效"[1]。凌一凤继承祖上针灸之术，应召入都，累升太医院判。康熙、雍正朝外科大夫祁嘉钊，也是系出名门。其父祁坤乃当世名医，著有《外科大成》四卷，康熙初年官至太医院院判。祁嘉钊得其父真传，从康熙三十六年（1697 年）起在内廷供奉，历事康雍二朝，深得皇帝信任。

清代太医院的医人来源多为保送，医官子弟保送入学的程序较为简单，普通满汉百姓的入学手续则较为复杂。汉人需由六品以上的同乡官员出具印结，满人由所在旗的旗管出具图结，并且均要有太医院官员一人作为保荐，之后还要证实该人

---

① 张廷玉. 明史［M］. 北京：中华书局，1974：7651.

身家清白、粗通医书、通晓京语，方能推荐给太医院，接着交由堂官面加考试，准其在院候试，挨次顶补。也就是说，面试通过者只是获得了排队等候的机会，还不能马上进入太医院学习，按名次排队传唤到院，方能正式入学，这些人统称为"肄业生"。肄业生作为太医院的储备力量，要经过一段时间的医学培训，在学期间每年要参加四季考试，从《黄帝内经》《难经》《脉经》《神农本草经》等各科重要方书中出题作论，考试成绩上报礼部注册在案，分别等第。学习三年期满后，由礼部堂官到院主持考试，合格者被录为医士；术业荒怠未经录取的照常肄业，"发教习厅课读，下届考试仍准入场"。肄业一年以上，且季考三次，皆名列一等者，"遇有粮生缺出，签掣申明礼部充补；遇有医士缺出，即以粮生掣签申明礼部充补，不复考取"（清·张廷玉等，《明史·卷二九九》）。

清政府还在太医院内建立了专门的教学机构——教习厅（同治年间更名医学馆），用以培养为宫廷服务的优秀医药人才。教习厅有内教习与外教习之分，各设教习两名，在御医、吏目内选取学问渊博、品行端正者担任。所谓内教习，设于东药房，"教习御药房太监读医书"，主要是教授御药房的宦官学习初级医术，更便于为宫廷内府服务，乾隆二年（1737年）下旨裁撤。外教习主要是教授医官子弟，教师常驻太医院，"教习肄业诸生并批阅未授职医士月课"（《太医院志·考试》）。

清代太医院教习厅的授课内容与明代相差无几，都是以《黄帝内经》《难经》，《脉经》《神农本草经》《伤寒论》等重要方书作为基本教材，要求学生重点研读。太医院院判吴谦、刘裕铎等人奉旨编著的《医宗金鉴》一书在乾隆十四年（1749年）刊行后，随即也被列为太医院的必修书目。《医宗金鉴》全书共 90 卷，15 个分册，即伤寒 17 卷、金匮 8 卷、名医方论 8 卷、四诊 1 卷、运气 1 卷、伤寒心法 3 卷、杂病心法 5 卷、妇科心法 6 卷、幼科心法 6 卷、痘疹心法 4 卷、种痘心法 1 卷、外科心法 16 卷、眼科心法 2 卷、针灸心法 8 卷、正骨心法 4 卷。该书收集了上自春秋战国、下迄明清的历代医学著作之精华，图、说、方、论俱全，还有歌诀辅助理解记忆；内容简明扼要、切合实际，自刊行之后，一直作为广大医师学习中医的必读书籍。

清代太医院所设医官中，除院使、院判和内廷侍值的御医以外，其余八九品吏目、医士需会同恩粮生、肄业生等参加医学会考。考卷、阅卷均由收掌官批阅，由教习评定等第，再由本院堂官封送礼部复勘，并由文吏部注册备案。医官的晋升降革，除考察差务勤惰、医理是否精通、疗疾是否有效外，会考成绩也是重要凭据。遇有应升之缺，便由吏部查验会考成绩及有无处分记录等项奏咨升补。历届考试均由本院堂上官拟题，考试内容首先出自《黄帝内经》《神农本草经》《脉诀》等基本医书，再根据所从事专科的不同从要籍中命题。清代太医院的试卷形式与宋代有诸多相似，宋代试题类型共六种：一，墨义，令考生笔答经义；二，脉义，考察色切脉；三，大义，用来考查考生对人体解剖、肺腑之源等理论的掌握情况；四，论方，用以考查考生对古代医方的配制及君、臣、佐、使的理论和方法的掌握情况；五，假令，即假拟某种病证的症候，令考生作出诊断；六，运气，主要考查一年四季气候变化规律及其对人体之影响，考试内容兼顾理论与临床实践两方面。清代医学试题沿袭了这一做法，每份试卷分正、副两题，正题以论述为主，常以症候命题，考查学生对医学理论的掌握状况；副题以理论联系实际，先假令某种症候，然后提问"属哪种病证？当以何药医治？"。试题答案以《医宗金鉴》为准，以学术观点正确与否、论述的深度广度及文学水平高低为评判标准。考试成绩分为三等，每一等级再列具体名次。

清代的医学会考作为太医院最隆重的考试，自然受到十分的重视，考试章程相当严格，对出题、阅卷、考生答题都有明确的规定：首先，考试题目应该明白了然，不得割裂经文、断章取义，批语应简洁明了。其次，试卷也有规定格式，不得长短不齐。卷面上印"太医院"字样，中央填写班次，下边粘有浮签。所有考生需在考试当日黎明集合，点名之后按号入座，临点不到者则取消考试资格。入座后由稽查官一一查验，签、座不符者立即遣出。题纸按顺序分号，粘悬明白，大书，使诸生一览无遗。一概不准离座抄题。限日落时交卷，一概不准超时。答题需规范，字句不得错落，字迹不得潦草，涂抹不得超过百字，不得越幅、曳白，还需保持卷面整洁。教习阅卷只许句圈句点，不许浓圈密点。收掌均分，呈堂批定。从考章中可以看出，清代医学考试管理十分严格，从出题到答题乃至评卷都有相应的规章可循。尽管如此，还是有一些冒名顶替、徇私舞弊之事发生。康熙二十一年以后规定：凡太医院有应考之生员，俱令该院具题移送礼部，交到以后准其考试。此项举措加强了对考生的监督，使考试更加严格。

至于御医以上的院官考核，则一律遵从京官考课之例。清代考满制度作为一种普遍性的官员考核制度，只在天聪八年（1634年）至康熙四年（1665年）流行，之后便成为考课制度的一种补充形式。清代对官员的考核侧重定期考察，将考察在京文官称为京察、考察外省文官称大计、考察内外武官称军政。

顺治十三年（1656年）议准，太医院官与其他在京官员一样，"不论现任、升迁、公差、丁忧、告病、养亲、给假、降调及行察未结者"，都要参与京察，其时限原为六年一次，后改为三年一次。太医院院使作为正五品京官，待考察之时需由吏部、都察院填注考语。乾隆十五年（1750年），规定四、五品京堂交由王大臣验看，分别等第，"及应留应去，具奏引见"。嘉庆五年（1800年），令四、五品京堂遵照三品京官之例，一体带领引见，不必再由王大臣验看。自院判而下的太医院医官，皆由本院自行考察，考察结果则由堂官移送吏部、都察院。雍正元年议准："在京各衙门官员该堂官于三月十五日内详加考核，填注考语，送吏部、都察院等衙门。"考察标准为"考以四格，纠以八法……是故以四格叙其功劳，以八法行其处分者，京察是也"。所谓"四格"，是指才能、操守、政绩、年力四项。堂官根据属官这四个方面的表现，填注评语之后送部考察。守、才、政、年四方面考核之后，堂官还需要对下属进行整体考评，出具评语。如雍正十三年（1735年），太医院御医傅大业四格分别为"中、勤、平、壮"，考语为"眼科精明，认证妥当"。乾隆十八年（1753年）以"此等官员与各部院衙门办理案件者不同"为由，规定只考察太医院官员医理是否通晓，"其守、政、才、年等字，不必填入"。此后，太医院医官的考核结果只有考语，不注四格，根据考语分别为称职、勤职、供职，定一、二、三等，照旧当差。清代京察八法为"贪、酷、罢软无为、不谨、年老、有疾、浮躁、才力不及"。被评为八法的不称职官员，要受到革职、降级及强制致仕的处罚。嘉庆年间，"八法"中的贪、酷两项被取消，仅余"六法"。

为了满足统治阶级对医学人才的各种需要，太医院往往会从民间征调优秀的医生，弥补自身培养的不足。有清一代，朝廷更是经常向各地下令，征调民间通医之人入宫效力。康熙四十七年（1708 年），由于太医院差多人少，实不敷用。鉴于此，朝廷决定："于直省民医暨举、贡、生、监有职衔人内，择精通医理、情愿效力者，酌增二十名。"（《大清会典则例·太医院》）无职衔者可赴太医院具呈申领；有职衔者，由当地地方官给予行医执照，也可到太医院呈文申领，以待遴选。此外，雍正元年还曾下谕，若有精通医理、疗疾有效者，可将其子弟授予经历、吏目等微职，以示鼓励。还令大学士们拟旨，让在朝官员及各省督抚，"各举灼知之年老医生，该地方官资以路费，护送到京，报礼部交院试用。果能医理精通，疗疾有效，即奏明照例在院授职外，仍听其报出子弟一人，如系见任官，以应升之缺即用；补选者以应得之职即用；贡监生员以经历即用，布衣以吏目、典史即用"（《大清会典则例·太医院》）。又敦促各省巡抚严加考察所属医者，有精通《类经注释》《本草纲目》《伤寒论》之人，指名题请为医学教授，每省设立一员，食俸三年。如果勤慎端方，可以贡入太医院授为御医。各省所辖州、县中的习医之人也要查访清楚，若有造诣高者，"呈报巡抚，给资赴院考试，上者授以吏目、医士等官"（《大清会典则例·太医院》）。雍正七年冬，雍正皇帝身体抱恙，到了次年病势加重，以致间发寒热、不思饮食、夜不能寐。这种情形下，他向心腹田文镜、李卫、鄂尔泰等下达谕旨，令他们"留心访问，有内外科好医生与深达修养性命之人……一面奏闻，一面着人优待送至京师……除本地外，如有闻他省之人，可速将其姓名、来历密奏以闻，朕再传谕该督抚访查"（《宫中档雍正朝奏折》第17 辑）。

清代太医院的医学思想体现出对各种医学流派兼收并蓄的特色。一些流传于民间的中医学术思想也对太医院的医学体系产生了渗透和影响。宋、金时期以前，伤寒派各善其长而无争鸣，明代方有执首次提出《伤寒论》错简之说，开伤寒各派学术争鸣之端，至清代各显其说、百家争鸣，有错简重订派、维护旧论派和辨证论治派。错简重订派医家黄元御曾在乾隆年间考授御医，乾隆皇帝南巡时，奉诏侍从，他著有《伤寒悬解》一书，详细叙述了错简派的理论，从六气角度解释伤寒论。辨证论治派的代表医家徐大椿，曾于乾隆二十四年（1759年）应诏入京为大学士蒋溥治病，"大椿奏溥病不可治，上嘉其朴诚，命入太医院供奉。寻乞归，后二十年复诏徵"[①]。明清时期产生温病学派，经过叶天士、薛雪、余霖、吴瑭等众多医家的不断充实，温病学说日臻完善。此间，薛雪晚年曾以山林隐逸徵入京师，将民间创新的温病学说传入北京地区，而吴瑭更是在北京参与《四库全书》医家类书记抄写校对的时候，进一步发展并完善了温病学说。这是燕京医学流派在清代的一大理论贡献。

（四）清代帝王对医学的推崇

康熙是中国历史上少有的一位学贯中西的帝王，同时他也是一位非常重视医学的皇帝。原因主要有如下两个方面。

一是其自幼便熟读各种古代医家著作，对医学具有浓厚兴趣。他曾说过："朕自幼所见医书颇多，洞彻其原故，后世托古人之名，而作者必能辨也。今之医生所学既浅而专图利，立心不善，何以医人？如诸药之性，人何由知之？皆古圣人之所指

① 赵尔巽等.清史稿（卷五〇二）[M].北京：中华书局，1977：13877.

示者也。是故，朕凡所试之药与治人病愈之方，必晓谕广众，或各处所得之方，必告尔等共记者，惟冀有益于多人也。"① 康熙帝认为其自幼熟读医书，那些假冒古人所著的医书一眼便能识破。而且他还批评了当时的医生医德不高，为了让平民百姓也能用上好方子，他决定将用过的药方推广于众，以拯救更多的病人。可以看出康熙不但对医书非常精通，而且还使用过相当多的药方来亲自为人治病，由此可见其对医学的重视。

二是康熙帝身体一直不是很好，久病成医。在康熙帝 36 岁时，便因为眼疾没法写小字了，只要病一发作就需要用灼艾辅助治疗才能缓解病痛。最严重的一年是在康熙三十二年（1693年），时年 40 岁的康熙帝得了一场威胁生命的疟疾，其对这场病有过专门的描述："朕自初八日始患汗病，十三日始疟疾，隔一日来一次，甚重，二十七日疟疾痊愈。"② 虽然康熙帝对这场病的描述只有"甚重"二字，但在外国传教士洪若翰的笔下，康熙这回是命悬一线，连宫中御医的药都不起作用，幸亏服用了白晋的法国药粉才得以转危为安。洪若翰的信中记载："他当时已患的病从一开始就发高烧……在得知索额图与另三位重臣都安然无恙后，他就毫不犹豫地喝下了金鸡纳霜。那天下午三时，他等待高烧再起，但是并没有发烧，一天一夜平安地过去了……皇帝继续每天服用金鸡纳霜，病情日益好转。"③ 这次重病对康熙帝触动极大，他开始信任起西洋药品，不仅自己爱用

---

① 圣祖仁皇帝庭训格言［M］.台北：世界书局，1988：637.

② 第一历史档案馆.康熙朝满文朱批奏折全译［M］.北京：中国社会科学出版社，1996：43.

③ 杜赫德.耶稣会士中国书简集－中国回忆录［M］.郑德弟，朱静，译.郑州：大象出版社，2001：288–290.

西洋药，也经常赏赐给亲近大臣使用。

康熙五十一年（1712 年），其心腹之臣曹寅得了疟疾，康熙帝推荐他使用金鸡纳霜，并在朱批中详细说明了此药的服用方法："用二钱米酒调服……若不是疟疾，此药用不得。须要认真。万嘱！万嘱！"[①] 可以说，康熙时期是西洋医术与传统中医互相交流的时期，宫中出现了大批洋大夫，太医院医官开出的药方经常中药和西药同时服用。这对中医与西医的结合起到了促进作用。康熙四十七年（1708 年），55 岁的康熙帝因废黜太子之事患上了心跳加剧、气血不足的心脑血管疾病，60 岁时病情已经严重到需要人搀扶了。因此，晚年的康熙帝饱受病痛折磨而心情一直不好。他曾说道："至今朕体未见甚好，行走需人搀扶，甚虚弱，何言万安，一安亦无！"[②] 所以他便对一些治而无效的中医进行了批评，"朕观医书与儒书不同，儒者之书皆言五伦之理，作文者据以发挥，虽文之优劣各由乎人，然其理总不出五伦之外。若医书开一方于前，又列数方于后，米此一方尽善，则彼数方者又何用乎？以此揆之，彼着医书之人，已自不能无疑也。至服补药竟属无益，药性宜于心者，不宜于脾；宜于肺者，不宜于肾。朕尝谕人勿服补药。好服补药者，犹人之喜逢迎者也。天下岂有喜逢迎而能受益者乎？先年满洲老人多不服药而皆强壮，朕亦从不服药。至使人推摩，亦非所宜。推摩则伤气。朕从不用此法，朕之调摄，惟饮食有节，起居有

① 中国第一历史档案馆．康熙朝汉文朱批奏折汇编［M］．北京：档案出版社，1985：326.

② 中国第一历史档案馆．康熙朝满文朱批奏折全译［M］．北京：中国社会科学出版社，1996：1190.

常，如是而已。"①可见，康熙帝对中医的疗效抱有怀疑态度。他说自己从不服药，只通过调节饮食来恢复身体健康，这其实是跟前文提到的其所患疟疾最终由西医治好有关。

康熙朝御医群体中，从民族来说有满人、有汉人，但是汉族医官的比例极高，几乎占了99%。而且全国最高的医疗机构——太医院中的院使均由汉族医官担任，如祁嘉钊、张睿、刘声芳等名医都曾担任此职。从籍贯来说，这一时期皇宫中的御医大都来自南方，这与当时医学重心南移是分不开的。清代取消了医户制度，想当御医必须需要经过层层的考试，难度很大，而且御医责任重大，所以民间就出现了许多世代从医家族，反而太医院的世医家族越来越少，造成很多有能力的医生都在民间的现象。当时江南地区经济发达，民间的医术高超的医生众多。

从医科来说，康熙朝太医院中设有大方脉、妇人科、眼科、针灸科、疹痘科及外科等不同分科。其中以大方脉御医数量众多，占了70%。大方脉是中国古代医学分科之一。专门治疗成年人疾病，相当于如今的内科。此科的设立始自北宋嘉祐年间（1056年—1063年），清代太医院承袭之。康熙朝还设了专门的妇人科。这一时期有很多外科御医，此时的外科即为明代的疮疡科，是专门医治体表化脓疾病的分科。太医院院使孙之鼎是著名的外科大夫，康熙四十三年（1704年）七月他曾为正白旗二等侍卫拉布图看病，并诊断其"系内脏毒之症，肛门腐烂黑色，时流臭水，神昏自汗，喘息舌强，水不下咽，六脉散大

---

① 圣祖仁皇帝实录［M］.北京：中华书局，1985：7.

无根，尤真阴亏损，肝脾两败。其病十分重大，难以挽回"。^①此外朱批中还有孙之鼎和马谦一同为广储司员外郎华色看病的记录"大夫孙之鼎、马谦等诊视华色病后陈：华色生疮六七日后才求医，疮恶变六寸余，甚为重大，讨用德里鸦噶，贴敷巴西里冈，尽力勤治等语。从此渐重，二十二日亡故。朱批：与其孙之鼎、马谦等治死，不如令于世美救治"。^②康熙四十九年（1710年）十月，正黄旗内大臣公颇尔盆痔疮复发，腹泻不止，又是由孙之鼎看视，并为其开出了扶元益胃汤，因为疗效不好，孙之鼎被康熙斥作庸医。

有一位御医叫凌一凤，是"凌氏针法"的传人，明代御医凌汉章的后裔，据史料记载："绘画西洋人聂云龙右肩疼痛，请派针灸大夫等诊视……凌一凤、尹德诊视毕，言必针灸，而聂云龙又不欲针灸……朱批：知道了。西洋人既不欲针灸，则听其便，勿得强迫。"^①虽然西洋人没有接受凌一凤的针灸治疗，但是能被派去治疗西洋人，说明他的针灸技术很高，且针灸在宫廷中的运用也很广泛。

顺治时期，天花在北方是一种具有极强致死率的传染病，在北京城内尤为猖獗，来自关外苦寒之地的满族臣民因缺乏治疗手段更加束手无策，甚至连宗室皇族也不可避免。曾有学者研究认为"顺治三年至十八年的16年中，皇室、宗室内的亲王、郡王去世者竟达20人之多"，其中12位亲、郡王死因不明，考虑到当年痘疹盛行的情况，这一现象"很可能与痘疹密

① 中国第一历史档案馆.康熙朝满文朱批奏折全译［M］.北京：中国社会科学出版社，1996：331.
② 中国第一历史档案馆.康熙朝满文朱批奏折全译［M］.北京：中国社会科学出版社，1996：677.

切相关。"①但是对于如此严重的问题，顺治一筹莫展，只能躲避。据顺治八年（1651年）《世祖实录》记载，这年的十二月顺治下谕旨给内三院：因"痘疹甚多，朕避处净地。凡满汉蒙古官民，有被冤控告者，内而赴各该衙门，外而赴各该地方官干理。"②顺治帝为了避免被痘疹传染，不得不离开京城，由此也许可以推测：代表国家最高医疗水平的清宫御医们还没有掌握有效防治天花的手段。明末清初的史学家谈迁当时正在北京，也看到了这一现象。"满人不出疹，自入长安，多出疹而殂，始谓汉人染之也。于是民间以疹闻，立逐出都城二十里……自摄政王没，其令稍弛，疹家报兵马司，即引绳度邻二十里右八十步。绳以内，官吏俱不许入署，都民始安"。③

由此可见，至少在顺治时期，无论是宫中，还是民间，防治天花的措施还是非常消极的，即便在宫中也没有医官掌握汉人的种痘法。其实明朝末年，在江西地区的民间就有很成熟的种痘技术了，只是清军刚刚入主中原，种痘术也没能在北京和北方地区推广开来，最终顺治帝也年纪轻轻就因感染天花而亡。

人痘接种法在康熙时期得到了广泛宣传和推广。这是燕京医学流派对人类医疗成就的重大贡献。康熙时期，宫廷中开始引进民间种痘技术，当时江西省的种痘技术很高，所以很多著名的痘疹科御医来自于此，陈天祥就是其中一位。据内务府总管巴图等奏报的蒙古女择日种痘折中记载："户部送来入关之蒙古女索宁十七岁，嘎禄所买之蒙古女努苏特十四岁，因未见有疮痂，故未种痘。现任镶红旗扎布佐领下笔帖式福保之女出痘，

---

① 许鲲.清初皇室与痘疹防治［J］.故宫博物院院刊，1994（03）.

② 清太宗实录［M］.北京：中华书局，1985.

③ 谈迁.北游录［M］.北京：中华书局，1997：355.

陈天祥等看后称善，结痂，陈天祥择日，以为本月初三日种痘为宜，故将两蒙古女一同种痘。据陈天祥称：自本月初十日开始出痘发热，十二日见苗，等语。前奉谕旨：着大夫甄国乃亦一同看视。"① 从这段史料可以看出，来自江西的陈天祥种痘水平非常高，在他的医治下，三位蒙古少女均成功出痘。而来自民间的陈天祥被康熙帝启用为皇家服务，可以说向普通大众普及了种痘的重要性，同时也提升了种痘科在医学上的地位。康熙二十年，康熙皇帝在《庭训格言》中明示："国初人多畏出痘，至朕得种痘方，诸子女及尔等子女，皆以种痘得无恙，今边外四十九旗及喀尔喀诸藩，俱命种痘，凡所种皆得善愈。"②

康熙十七年十二月二十五日，皇太子出痘痊愈，康熙帝大悦，医官甄国鼎获得了候选知县的殊荣。乾隆时颁布的《医宗金鉴》更详载了人痘接种法，天花猖獗于欧、非各州而未能爆发于中国，人痘接种术的普遍推广为其重要因素。人痘接种法在国外的传播，不仅时间上较为早期，传播范围也很广泛。康熙二十七年（1688 年），"俄罗斯遣人至中国学痘医，由撒纳特衙门移会理藩院衙门，在京城肄业"③。这是国外派遣留学生到中国专门学习人痘接种术的最早记载。法国启蒙思想家伏尔泰（Voltaire，1694—1778）在《哲学笔记·谈种痘》中曾指出西尔加希亚妇女掌握了人痘接种术。相关学者认为，这些地处北高加索的西尔加希亚妇女之所以掌握种痘术，有可能是经由丝绸之路即传自中国，也有可能是从俄罗斯学习的。土耳其人

---

① 中国第一历史档案馆.康熙朝满文朱批奏折全译［M］.北京：中国社会科学出版社，1996：1539.

② 康熙.庭训格言［M］.郑州：中州古籍出版社，2010：43.

③ 俞正燮.癸巳存稿［M］.上海：商务印书馆，1935：250.

学会人痘接种术，可能就是在 1721 年俄土战争期间或战前由俄国，抑或是西尔加希亚传去的。后来英国驻土耳其公使夫人将此术由土耳其带回英国，英国来华传教士德贞在《牛痘考》一文中指出："自康熙五十六年，有英国钦使曾驻土耳其国京，有国医中种天花于其使之夫人，嗣后英使夫人遂传其术于本国，于是其术倡行于欧洲。"苏联彼得洛夫指出，早在 18 世纪初，英国航海家就从中国把人痘接种术传入欧洲。同时他还认为人痘接种术是由中国和西欧两种途径传入俄国的，爱加太利那二世还曾从英国聘请人痘接种医生去俄国种痘。人痘接种术还逐渐由英国传至许多欧洲国家，随着黑奴贩运兴起，人痘接种由欧洲经由突尼斯传至全非，并由此传至美国和印度。乾隆九年，人痘接种术传入日本，之后大行于世，很多人以种痘成名，其中著名者如芳陵英伯、江户之桑田玄真、桑田立斋等。种痘术在朝鲜的传播晚于日本，乾隆二十八年（1763 年），朝鲜大国手李慕庵的信札中提到了关于种痘之事，后来义州府尹李基让曾得郑氏《种痘方》一书，乾隆五十五年（1790 年），朝鲜使者朴齐家、朴菱洋来到北京，归国时携带回《医宗金鉴》一部。后来朴齐家命人按该书中"种痘心法要旨"所传旱苗法做试验，获得成功后传与医者李钟仁。朝鲜医学家丁若镛在其所撰的《麻科会通》中提道"全以时苗种四五传，遂如方书所言""入京城，得儿稚俱种，法遂得行。此东国种痘之始也"。[1]

　　雍正帝是清朝第五位皇帝，康熙帝第四子。康熙帝晚年，诸皇子为谋求储位，各结私党，钩心斗角极为激烈，身为和硕雍亲王的雍正帝也身处其中。因在夺嫡期间，不少御医参与其

---

① 　马伯英 . 中外医学文化交流史［M］. 上海：文汇出版社，1993：33.

中，所以雍正帝对御医的态度与其父完全不同。康熙认为服用补药于身体无益，生老病死乃人之常理，雍正则认为通过服用道家的丹药可以延年益寿。正是受到道教修炼理论的影响，雍正长期服用丹药，并把丹药既济丹赏赐给宠臣田文镜，他认为："既济丹朕现今日服无间，考其性，不涉寒热温凉，征其效，亦不在攻治疾病，惟补益元气是乃专功，卿服食将完时，具折奏请，更当续赐。"① 由此可见，雍正服用既济丹，并不是为了治疗某种疾病，而是为了增补元气，最终达到长寿的功效。雍正七年（1729 年）冬季，雍正帝得了一场大病，为了恢复健康，他对大臣说道："可留心访问，有内外科好医生与深达修养性命之人，或道士、或讲道之儒士俗家，倘遇缘访得时，必委曲开导，令其乐从方好，不可迫之以势，厚赠以安其家，一面奏闻，一面着人优待，送至京城，朕有用处。"（中国第一历史档案馆，《清世宗朱谕》）由这段史料可以看出，皇帝的健康状况决定着他对御医的选择。《活计档》中的史料证明，雍正八年（1730 年）雍正帝开始在圆明园炼制丹药，主持此项活动的是太医院院使刘声芳。御医参与炼丹这一活动说明，此时宫廷医学开始受到道教思想的影响。

　　雍正帝还认为，御医在内廷行走，这一特殊身份有可能被进行政治斗争的双方利用，针对一问题他曾说道："从前阿其那、允禩、允禵等结党营私，每好造言生事。凡僧道喇嘛、医卜星相，甚至优人贱隶及西洋人、大臣官员之家奴俱留心施恩，相与来往，以备其用。若欲排陷何人，即捏造无影响之言，使

---

① 中国第一历史档案馆.雍正朝汉文朱批奏折汇编［M］.南京：江苏古籍出版社，1990.

此等人传播，以簧惑无识见之辈。"① 可见在雍正帝心中，医生和优人贱隶、家奴等下等人属同一阶层，是需要防备的危险人物。他还认为康熙时期的储位之争，一些御医成为阿其那等的同伙，他们"共为党羽，包藏祸心，将不守本分诡随之人，百计千方引诱交结。又将生事乱凶喇嘛、僧道、医卜、辊徒、优人之属，种种贪利小人留心收揽，重利贿买，各致死命。且在各处称扬伊等美名，串通内外奸伪之人，希图大位。"① 事实上，在康熙朝，包括胤禛在内的诸皇子都曾指派过御医为患者治病，都有利用御医传递情报的可能。所以雍正帝对御医的态度如此激烈，和当时储位之争时的经历不无关系。正是由于雍正帝对御医群体的成见，造成了雍正朝御医群体的职业生涯完全受皇帝个人意志所左右，即使是享尽荣宠的御医刘声芳，只要失去了皇帝的信任，也会受到严惩。

雍正朝御医群体中，从民族来说有回族人、有汉人，但是汉族医官的比例仍然很高，几乎占了90%。这一时期回族医官开始在宫廷中崭露头角，能找寻到医迹的两位回族医官分别是赵士英、刘裕铎，他们都担任过太医院院使，这是康熙朝没有出现过的状况。从籍贯来说，这一时期皇宫中的御医大部分来自南方，同康熙朝相同，这与清代医学重心南移是分不开的。其中来自浙江、江苏、安徽的林鸿勋、刘声芳、吴谦都当上了太医院院判或院使，可见出身南方的医生不仅医术好，而且在宫中的地位也较高。

从医科来说，雍正朝太医院中设有大方脉、眼科、疹痘科及外科等不同分科。其中以大方脉御医数量众多，约占70%。

---

① 世宗宪皇帝实录［M］.北京：中华书局，1985：646.

这表明雍正朝传统中医的治疗手段与康熙朝相同，仍占据着主流地位。这一时期著名的大方脉医官是曾任太医院院使的钱斗保，其医迹记载多是为雍正帝提供各类良方，例如香薷丸方、聪耳棉等。雍正十一年（1733年），总管李英传旨问其治疗上茧唇的药方，钱斗保立即回答道："辰砂益元散一钱，蜂蜜二钱，调搽。"① 可见他熟知各种经验良方。乾隆四年（1739年），吴谦奉旨编纂《医宗金鉴》，时任太医院院使的钱斗保也有参与，并"发内府藏书，并征集天下家藏秘籍"。②

此时另一医官吴谦，历事雍乾二朝，是《医宗金鉴》的总修官，雍正六年（1728年）因为"从前在大阿哥允禔处行走，招摇撞骗种种不法，及允禔获罪之后，伊又在允禔处行走，肆意妄为"，从而被雍正帝责罚，称其"光棍行动总不悔改，甚属可恶。着内务府总管将吴谦上九条锁，拿交刑部定拟具奏。其所有家产资财，皆伊平日招摇撞骗之所得，着交予九门提督阿齐图抄没，赏给太医院人等"。③ 同年，吴谦被判"从宽免死，着永在监会同医官医治监犯，倘有意伤人，仍照伊原罪即行正法"。④ 但是到了乾隆朝，他被乾隆帝重用，最后官至太医院右院判。

乾隆作为我国清代满族出身的皇帝，他的思想会受到本民族文化的熏陶；同时，他作为一代统治者，出于政治统治的需要，在皇室的培养下亦对于我国的传统文化，即儒、释、道三教达到精深的掌握与运用。正是他所具有的这种文化背景，使

---

① 陈可冀.清宫医案研究［M］.北京：中医古籍出版社，2006：34.

② 赵尔巽等.清史稿［M］.北京：中华书局，1977.

③ 世宗宪皇帝朱批谕旨［M］.西安：三秦出版社，2008.

④ 中国第一历史档案馆.雍正朝起居注册［M］.北京：中华书局，1993.

得他在中医学术与书籍的集大成方面做出了重要的贡献。同时，他对养生的热衷，也体现出独特的医学认识。乾隆皇帝一生法祖，效法祖父康熙，尝言"以皇祖之心为心，以皇祖之事为事"。

实际上他的养生之道甚过祖父康熙。乾隆平日注重活动和出游，他沿袭祖父定制的"秋狝"之制，连年北巡狩猎习武；他效法祖父六下江南，高宗重桃北巡，却是乘秉盛之威，"豫游盘乐"成分居多。他又五幸五台山，三登泰山。其中丁丑二十二年那一次下江南，他正月动身，一路游玩，直到九月才回到北京。他的出巡以"游历江左佳丽之地"为主要目的，巡游怡情悦性的成分居多，亦有利于他自身的健康。乾隆对于冰嬉这一民族传统运动更是情有独钟，视为"国俗"，他把当时的滑冰运动提升到国家活动的战略地位，规定每年举行冰上运动大会，世称"冰嬉大典"，坚持数十年，乾隆冬日在北京坐冰床四处观赏风光亦是常行之事。从养生角度讲，通过武功、郊游、冰嬉等活动，可以达到强健筋骨、畅通经络、调理气血、协调阴阳、增强脏腑功能、培本固元的目的。

作为一代帝王，乾隆深谙儒家文化精髓，深刻认识到修德从善对人健康的重要性。首先作为统治者，乾隆用仁政建立起宽松的政治环境。其父雍正统治期间，实行铁腕政治，政令峻急，刑法苛严，社会和官场弥漫着紧张气氛和不满情绪。乾隆执政后，一改其父的执政方式，对雍正的政策做了较大的改变和调整：对一些重要案件和罪犯，大多从宽发落；雍正由于争夺帝位和宗室兄弟有过的残酷斗争，对宗室兄弟的处置比较残忍。乾隆执政时对其宗室均实行宽大处理，进一步避免了政治动荡，树立了新皇帝仁慈宽厚的美好形象。正是由于乾隆的仁政，乾隆初政时，即缓和了紧张的政治气氛，调节了矛盾，改善了各方面的关系。实行宽大政策的效果是良好的，缓和了紧张关系，减轻了民间负担，使人们的心情较为舒畅。对此成果乾隆自己也一样的心情舒畅，他说："从前奉行不善，间有一二苛细者，渐次改除，民情颇觉顺适。"由于他的仁政，也为自己的身心健康创造了必要的外部环境条件。

乾隆极重视养生是确定无疑的。其他不说，从他极其重视烹茶之水就可以看出一斑。乾隆在他的诗文集中曾写道："水以轻为贵，尝制银斗较之。玉泉水斗重一两，惟塞上伊逊水尚可相埒；济南珍珠、扬子中泠皆较重二三厘，惠山虎跑山泉则更重；轻于玉泉者惟雪水及荷露云。"对于皇帝的健康，太医院的大夫们不仅从饮食、药补方面给予精心的调理，还对按摩、导引、吐纳等传统运动给予适当的谏言。

从他极重养生这一点上，可以看到，对于我国传统养生文化，乾隆不仅十分了解，而且身体力行。"吐纳脏腑，活动筋骨，十常四勿，适时进补"是乾隆养生十六字。其中的"十常"就是齿常叩、津常咽、耳常弹、鼻常揉、睛常运、面常搓、足常摩、腹常旋、肢常伸、肛常提。

齿常叩可以有效地促进齿槽、齿龈和牙周膜内的血液循环，预防龋齿，坚固牙齿。津常咽指通过巧"搭鹊桥"（即舌抵上腭），将叩、漱、鼓漱、搅海所产生的唾液及时咽下的保健方法，其目的在于保津益气、壮中补元。耳常弹是通过常弹耳朵达到通脏腑、调气血的目的，起到防病、治病、健身的作用。鼻常揉指擦摩迎香、鼻通到睛明等穴。这样有助于畅通肺经、大肠经；并可以预热和湿润鼻腔，预防寒邪和毒邪（细菌）的侵入，以起到预防感冒等呼吸疾病的目的。睛常运指按摩眼睛周围的穴位，如攒竹、丝竹空、四白、睛明、太阳、风池等穴位。其按摩原理是，改善眼球和眼部周围的血液循环，疏通经络，以防治眼疾和提高视力。面常搓指用全掌充分按摩面部，将两掌搓热后浴面。搓面时从承浆，经地仓，过迎香、攒竹到神庭等穴；再从头维、耳门，经颊车等穴回到承浆，使面部发热。这样可以疏通面部经络，加快血液循环，起到醒脑、明目、养面、美容、降压和抗衰的作用。腹常旋、肛常提，是我国古代流传的一种保健方法，乾隆也非常推崇这种方法，故将其归入他的养生歌诀。足常摩，主要是用拇指指腹点揉对侧脚心的涌泉穴。肢常伸，是指要经常有规律地做一些伸展性的肢体练习。

乾隆养生十六字中的"四勿"包括：食勿言、卧勿语、饮勿醉、色勿迷。食勿言是指进餐时不说或少说话。卧勿语是指卧床休息时不过多说话。饮勿醉、色勿迷是指沉迷于酒色的危害性。乾隆养生十六字中将"饮勿醉、色勿迷"作为保健养生专项是以提醒人们要做到饮要有度，勿迷于色。

乾隆也注意适时适当的进补。他常服食的补益和增寿方药有六种以上，其中最主要的当属龟龄集和松龄太平春酒。乾隆常关心药房中龟龄集的存量，且亲自过问制备龟龄集有关事宜。另外，他还经常饮用奶茶和参茶，这也有助于养血补钙、益气延寿。不仅如此，乾隆的起居饮食也很有规律，正如史书所载："上每晨起必须卯刻，若在长夏时天已向明，至冬月才五更尽也。"良好的起居习惯对乾隆皇帝的身体健康起到了不可忽视的作用。他早晨起床洗漱后先用早膳。上午处理政务，和大臣们议事，午后游览休息。晚饭后，看书习字，作文赋诗，然后就寝。他的膳食以新鲜蔬菜为主，少佐肉类，并且从不过饱。乾隆皇帝的饮食结构不同于其他皇帝，他更重视营养均衡，讲究食品质量：菜品有荤有素，以素为主；有精有粗，粗细搭配；重补益，重营养，以豆类为主。乾隆从不抽烟，但喜欢饮茶。

在乾隆的诗文中也体现出乾隆对静修的认识，他有"宁静斋"诗云："青山本是常宁体，绿水原来至静心。著箇闲斋山水窟，神宁气静得资深。"另有"题静室"云："到逢三伏犹无暑，况是清和雨后来。半晌不妨聊止息，一心何处惹尘埃……"乾隆对炼气养神有一定的认识，他曾作诗道："左日右月为两目，春茸秋花参四禅。仙人炼气不炼肉，形若槁木神乃全。"乾隆写有一首"吹嘘"的诗云："嘘出气口虚，吹吐气唇麐；一丹田阳类，一肺腑阴属。阴故急为寒，阳故缓而燠；开阖别乾坤，义经谁不读。至理在人身，反诚乐莫淑……"此种种诗句足以言明乾隆对我国传统养生文化的理解，以及对导引气功的实践认识。

乾隆的养生实践既充分体现出对中医养生的认识，又身体力行地诠释了我国传统儒、道、释养生文化。他的养生实践显现出他的养生观是主张保养精神、适应自然、动静结合，这也正符合了我国传统养生文化的基本原则。

（五）医书撰集和官方刊刻

御医除治病救人之外，大都长于著书立说，以总结其毕生所学。御医在著述的过程中，具有其得天独厚的优势，他们查阅资料十分便捷，可以充分利用朝廷的官方藏书，获取大量的资料，同时在京为官能够结识很多王公大臣，而这些官员的藏书也是比较丰富的，这样也可以间接地获取些医学资料，在医书的写作当中，这是至关重要的。当时清代中央政府藏书比较丰富，除了继承前朝所留之外，在政府组织的大型综合类书籍的编撰过程中，也向民间征集了大量图书，这里不乏众多医学著作，就当时情况而言，御医是最有条件阅读这些图书的。此外，御药房丰富的药材，也为御医写作提供了很好的素材，这些都是御医撰写医书的便利条件。在《清史稿》所收录的由御医撰写的医学著作中，黄元御的成就是比较大的。

黄元御是康乾时期著名医家，他来到北京考选御医后，以精湛的医术得到乾隆皇帝表彰，曾跟随乾隆皇帝巡游江南并提供医疗服务，深得乾隆肯定。在京行医多年，是燕京医学流派的重要人物。

黄元御（1705—1758），名玉路，元御是其字，一字坤载，号研农，别号玉楸子，山东昌邑县人。黄元御出身于书香门第的家庭中，是明代名臣黄福（1363—1440）的十一世孙。黄元御自幼聪明过人，而且非常有才华，怀着兼济天下的理想抱负，少攻举业，同时又博览群书，致力于学术研究，"博极群书，尤邃于《易》，诸子百家，靡不精熟"。据《清史稿》记载，在黄元御30岁的时候，突然得了眼疾，在就医的过程中，"因庸医误药损目，仕途断绝，遂发愤学医"。于是便走上了弃儒从医的道路，开始刻苦攻读《黄帝内经》《难经》《伤寒杂病论》等经典著作，力求追根溯源。黄氏通过多年的寒窗苦读，掌握了丰富医学理论知识并结合自己的行医实践，终于成为一代名医。黄元御在他45岁时人生发生转变，那一年他"北游帝城，考授御医"。由于黄元御精湛的医术，很快就博得了乾隆帝的青睐，乾隆皇帝"亲题'妙悟岐黄'四字匾额，悬挂太医院门首"，以示褒奖。这一年是乾隆十五年（1750年），黄元御从此开始了御医生涯。在乾隆十六年辛未（1751年）二月，乾隆帝首次南巡的时候，黄元御就随驾南行，足可见黄元御高超的医术水平。

黄元御以其深厚渊博的理论知识，高超的医学成就，能够在当时医林中纵横捭阖。结合其多年的临床经验，写出了多本传世之作。黄元御一生在医学方面著述丰厚，较为流行的有十一种，《清史稿》都全部著录。其著作主要有《素问悬解》《灵枢悬解》《难经悬解》《金匮悬解》《伤寒悬解》《伤寒说意》《长沙药解》《四圣心源》《四圣悬枢》《素灵微蕴》《玉楸药解》。这些著作主要是以祖述中医经典古籍的旨意为主，涉及《素问》《灵枢》《难经》等著作。这些著作在具体的医学内容上是非常庞杂的，涉及了伤寒、外科、医案、妇科、温病等很多个门类，相当齐全。这些著作都是具有独特见解的传世之作，影响极其深远，具有很大的医学价值。从这 11 本著作的成书时间上可以看出，有 9 本著作是在乾隆十五年（1750 年）之后完成的，也就是说这 9 本著作都是黄元御在太医院任职之后撰写的。所以从这 9 本书的完成时间上，我们就可以看出这与黄元御就职于太医院的优势条件是分不开的。

在清代，由于有着比较充足的经费支撑，藏书的数量比较丰富，其中包括了大量的经典医籍，藏书的质量较高，一定程度上促进了文化的传播和发展。在这些官方藏书中，官员具有优先阅读权，正因为此，这些官方藏书为官员撰写医学著作提供了丰富的资料来源，在官员撰写医学著作时起到了至关重要的作用。例如《医宗金鉴》在编写过程中，资料来源方面势必受益于官方的特殊条件。除官员阅读外，一些民间的医家也可以通过官方的藏书机构获取大量的医学知识，为其习医提供一定的支持。

陈念祖（1753—1823），字良友、修园，号慎修，是福建省长乐县江田乡溪眉村人，先后在河北地方任知县等职。陈修园很小就随祖父陈居廊学读经史，兼习医学，他天性聪明，喜爱读书，包括医学在内的各个学科，都有兴趣钻研。童年时期便崭露头角，20 岁时为补诸生。35 岁肄业于福州鳌峰书院，随山长孟超然学习经史，后曾从名医蔡宗玉学医，得其师传。乾隆五十七年（1792 年）中举人，《南阳陈氏族谱·历代题名录》载："念祖公乾隆壬子（1792 年）举人。"后会试不第，寄寓京师。恰巧当时正值时任刑部郎中伊朝栋患中风，手足瘫痪，有十多日没有食用任何食物，当时京城的医生都认为这病已经不可能治愈了。陈修园得知后，只用了两帖大剂便将此病治愈，因而陈修园便名声大噪。《福建通志》载："念祖曾旅居都门，适汀州伊朝栋患中风，已不省人。念祖再剂而愈，由是名噪都下。"后来他用"黄芪五物汤"和自拟补肝肾的丸药，又治愈了直隶总督熊谦的手足麻木、两臂及手腕痛症。这些都足以体现出陈修园高超的医术。

在著述方面，陈修园一生的著作累计有 23 种。其中《清史稿》著录 16 种。这 16 种书是《医学实在易》《时方歌括》《医学从众录》《金匮要略浅注》《女科要旨》《伤寒论浅注》《伤寒真方歌括》《伤寒医诀串解》《神农本草经读》《十药神书注解》《霍乱论》《时方妙用》《灵枢素问节要浅注》《金匮方歌括》《长沙方歌括》《景岳新方砭》，他的大部分医著都是在任职期间撰写的。陈修园的著作比较通俗易懂，能够深入浅出地介绍中医知识，方便普通民众获取医学知识，促进了医学的普及和传播，足可称为古今中医普及工作的功臣。

综上可以看出，陈氏的著书特点与他的官员经历有着一定的关系，他在任期间深感医学的重要性，而在中国的传统社会里普通民众大多知识匮乏，识字者甚少，能看懂医书的更是寥寥无几。即便是民间医生，也很少能够看懂古奥难读的医籍，他们多凭经验医病。也正因此，陈修园一生都致力于医学的普及和传播。从《时方歌括》的成书背景上就能充分体现陈氏这一著书特点。在嘉庆六年（1801年），陈修园通过大挑就任河北威县知县，时值盛夏，瘟疫流行。陈氏在治病过程中，他看到很多误治的病例，深切感到医学普及的重要，于是选择有效时方一百首，编成歌诀，名为《时方歌括》，按方施治，很有效验。"晚年，于嘉庆二十四年（1819年）告老还乡，在长乐嵩山的"井上草堂"招收弟子，讲授中医学知识，培养了不少优秀的医生。

清代很多医学文献在撰写完成之后是通过官方传播方式流传下来的。这类传播方式主要以官修丛书的收录和官方刻印机构的刊刻出版两种方式为主，还有一些医学著作是由官员出资帮助刊印出版的。清代的官刻机构主要分为中央刻印机构和地方刻印机构两种，官员在清代社会中是一个特殊的阶层，掌握着包括财力、物力、人力在内的充足的社会资源，在一些医学书籍的刊印上确实得到了官员的帮助和支持。

清代的医学文献在流传上除了单行本以外，有很大部分书籍也收录在大型的丛书中，丛书在保存这些医学文献方面确实起到了很大的作用。所谓丛书，就是将很多独立的图书汇集成编而冠以总名的一种书，主要分为综合性和专门性两种。丛书在中华典籍中占有相当重要的地位，为推动人类文化，保存我国古代文化遗产，起到了一定的积极作用。清代是我国古籍丛书编撰的--个黄金时期，刊刻丛书的种类、质量、规模都有很大进步。这一时期的丛书特点有图书种类庞杂、刻印精美、勘校精慎、卷帙浩大等。清代的丛书因为数量大、类型多，所以在分类上也不尽相同，各有特点。清代的一些丛书中收录了大量的清代医学文献，使一些单行本已经消失了的医学书籍得以保存并流传至今。

清代丛书大致可分为官修丛书和私修丛书两大类。官修丛书由于编撰主体是政府，所以在人力、物力、财力方面都具有得天独厚的优势，一般情况下官修丛书都具有刊印精美、保存完好等特点。在官修的丛书当中，众人皆知的《四库全书》是最具有代表性的。《四库全书》共收录乾隆以前医学书籍107本。《四库全书》是一本综合性丛书，是乾隆皇帝接受安徽学政朱筠的建议，下诏征集天下遗书进行全面整理。编修的工作从乾隆三十七年（1772年）开始，到乾隆四十七年（1782年）结束，历时十年才完成。全书主要分为经、史、子、集四大部四十四类六十六属，故名四库。共收书三千五百零三种，七万九千余卷，是中国历史上现存最大的一部丛书，基本上汇聚了清代乾隆以前的中国历史文献精品。修成之后，陆续抄写七部，分别藏于文渊阁、文源阁、文津阁、文溯阁、文宗阁、文汇阁和文澜阁。《四库全书》的编撰，对弘扬民族文化作出了重要的贡献。虽然在汗牛充栋的医学文献中，《四库全书》所代表的官修丛书收录的只是一小部分，但是官修丛书具有刊印精美、流传久远等优点，所以在一定程度上促进了医学文献的保存和流传。

此外，还有专门性质的丛书。例如《医宗金鉴》就是一部是大型中医学丛书，是由时任太医院院判的吴谦奉敕于乾隆七年（1742年）编撰完成，并于乾隆十四年（1749年）由武英殿刊印出版的。该书汇辑了自《黄帝内经》开始一直到至清代初期的诸家医学著作，将这些医书分门别类著录，以汲取医书的精粹。全书九十卷，分为十三部分。内容为"《订正仲景全书》

二十五卷（包括《伤寒论注》《金匮要略注》），《删补名医方论》八卷，《四诊心法要诀》一卷，《运气要诀》一卷，《伤寒心法要诀》三卷，《杂病心法要诀》五卷，《妇科心法要诀》六卷，《幼科杂病心法要诀》六卷，《痘疹心法要诀》四卷，《幼科种痘心法要旨》一卷，《外科心法要诀》十六卷，《刺灸心法要诀》十卷，《正骨心法要旨》四卷。"清代文化繁荣，出版业发达，主要有官刻、坊刻、家刻，共同承担着刊刻传统文献及传承文化遗产的重任。清代的官刻机构主要包括中央的内务府和武英殿及地方的官书局等。刊印医学文献的官刻本主要有武英殿本、太医院等中央官刻本和一些著名的地方书局本。武英殿本、太医院等中央官刻本可以说是对燕京医学流派在这一时期的发展影响最大的。

清代中央官刻原本极盛，尤以武英殿刻书闻名天下，"但嘉道以降，刻书渐少，近代以来，由于人才、资金缺乏，管理不善，版片日损，同治八年（1869年）又遭大火，武英殿基本上无力刻书"。在《中医图书联合目录》中能够查到的清代中央刻本中，最著名的是武英殿于乾隆十四年（1749年）刊刻吴谦等编撰的《医宗金鉴》本和太医院于光绪五年（1879年）刊刻张志聪及门人编撰的《黄帝内经素问集注》本。这主要是由于清代官刻医书在选择上是有一定局限的，多以经典为主，遗漏了很多并非经典，但具有一定医学价值的著作。但是他们所选的医学文献多为经典，或险毁于战火的，且刊印之后流传还是比较广泛的。所以，官方的传播方式在清代医学典籍的流传方面还是起到了很大的作用。由此可见，官方政府在清代医学著述主体中起到了不可替代的作用。

医学著述主体中所体现出来的"官方现象"及其一些制度

化的存在，在我国古代医学著述主体中始终占据着重要的地位。这种医学著述主体中的"官方现象"有着深刻的历史原因，诸多方面的表现和巨大的影响。从本质上看，这种"官方现象"不仅体现在清代的医学著述主体中，更贯穿于以清代为代表的中国古代社会医学著述主体的始终。只是清代作为古代社会的最后一个朝代，这一特征表现得更为明显。人类社会发展过程中的任何"现象"的产生都有一定的必然性，医学著述主体中的"官方现象"就是在中国古代社会政治、经济、文化等多方面因素相互作用下产生并发展的，是以清代为代表的中国古代社会医学发展过程中的一种必然产物。同时，这种官方特色明显的医书也是清代燕京医学流派的重要成就和贡献。

（六）清代民族特色医疗对燕京医学流派的贡献

清军入关前，女真各部长期生活于高寒地区，以游牧骑射为生，饮食习惯和生活方式都与关内不同。清军入关后，自然环境及生活方式的变化使得清军官兵出现水土不服的健康问题，中原地区的汉族医生也成为医治清兵疾患的重要力量。清代御医群体是在一定的政治、军事背景下产生和发展的。为了实现全国政权的统一，大规模和高频率的军事战争迫切需要医生提供医疗救援。同时，清政府推行的满蒙联姻、大兴黄教等民族政策，稳定了清政府与其他民族的政治、军事关系，促进了蒙古医生、藏族医生与中原地区汉族医生之间的医术交流，燕京医学流派也由此得以从各民族医学中取长补短，不断发展。

万历四十四年（1616年），清太祖努尔哈赤凭借其卓越的军事才能及其族人的英勇善战，建立后金政权，拉开了后金（清）王朝的统治序幕。因与明朝积怨已深，遂挥师伐明。努尔哈赤于宁远之役为袁崇焕所败，这次失败对其造成了极大的精神打击，据史书记载："帝自二十五岁征伐以来，战无不胜，攻无不克，唯宁远一城不下，遂大怀愤恨而回。"① 心怀大恨的努尔哈赤于同年的八月去世，其四子皇太极即位，是为清太宗皇帝。皇太极继续奉行努尔哈赤的政策，稳定与女真各部的联系，积极推行满蒙联姻政策，获取蒙古部族政治与军事力量的支持，为打击明朝入主中原营造有利的政治、军事环境。

顺治元年（1644 年）九月，清军入关。面对农民军的残余势力，清军先后派兵进军陕西、四川、江苏、湖广等地，战争跨越西北、西南、东南地区，硝烟战火，连绵不断，军民死伤不计其数。随军医生为频繁的战争提供了医疗保障。康熙帝继位后，虽出现全国统一局面，但军事斗争仍旧此起彼伏。康熙帝对内铲除鳌拜，加强中央集权，先后平三藩、收台湾、亲征噶尔丹；对外进行雅克萨之战，驱逐沙俄侵略者，保护领土和主权完整。这一时期，战争范围广，作战气候与地形复杂，作战形式水陆兼备，医生随军而行，为受伤的清朝作战将士提供及时、有效的医疗救治，为水土不服的将士进行适当调养。清军入关以来的政治和军事情况为这一时期的燕京医学流派的迅速发展提供了政治和军事条件。雍正时期，用兵西北，随军医生成为军队作战重要的后勤医疗保障队伍，为燕京医学流派的进一步发展打下基础。

频繁的军事战争刺激了对外、伤科医生的数量及医术要求。作为游牧民族的蒙古族人擅长骑射，蒙古医生精通正骨术，可以在极短的时间内处理好受伤的士兵和战马，是战争中不可或

---

① 潘喆等.清太祖武皇帝实录［M］.北京：中国人民大学出版社，1986.

缺的医疗保障力量。自努尔哈赤时期，女真各部就与蒙古各部保持密切联系。长达近三百年的满蒙联姻政策将蒙古部族与清朝统治政权紧密相连。努尔哈赤时期，有"墨尔根绰尔济，蒙古人，精医术，国初天命年间率先归附。时有正白旗先锋鄂硕与敌战，中流矢，命在须臾间，绰尔济为拔镞傅以药，遂愈。又都统武拜交战时，身被三十余矢，已昏绝，绰尔济令剖白驼腹，置拜其中，遂苏"①。可见，蒙古医生独特的兽腹急救疗法对于箭伤的治疗非常有效。因此，在以挽弓射箭为主要形式的军事战争中，蒙古医生成为不可或缺的力量。蒙古医生隶属于阿敦衙门，凭借高超的医术随八旗士兵参与大量战争。康熙十六年（1677年），"选上三旗士卒之明正骨法者，每旗十人，隶上驷院，名'蒙古医士'。凡禁廷执事人有跌损者，咸命其医治，限以日期报愈，逾期则惩治焉"②。清廷建立上驷院，取代阿敦衙门，专设蒙古医生的职位，招纳通晓正骨术的人才。时有"正白旗三等侍卫兴辉坠马，左肩折断求医。时派蒙古大夫华色去诊视。据华色报称：兴辉左肩节下骨折断。折断处下一骨已碎，华色具已对接"③。可见治疗骨伤已经发展成为一门临床学科，蒙古医生遂成为清代御医重要组成部分之一。

早在努尔哈赤时期，清统治者就已经利用蒙古医生随军治疗受伤士兵。入关后，蒙古医生因为精湛的正骨术被分派于上驷院中治疗各种骨伤，清廷"选上三旗士卒之明正骨法者，每旗十人，隶上驷院，名'蒙古医士'。凡禁廷执事人有跌损者，

① 阿桂等.盛京通志［M］.沈阳：辽海出版社，1997：1387.
② 赵尔巽等.清史稿［M］.北京：中华书局，1977.
③ 中国第一历史档案馆.康熙朝满文朱批奏折全译［M］.北京：中国社会科学出版社，1996：689.

咸命其医治，限以日期报愈，逾期则惩治焉"。[①] 因为蒙古医生为宫廷各类人等治疗骨伤，所以也是康熙朝御医群体中的一员。清军入关后，随军蒙古正骨医生留任于上驷院，形成了太医院骨科与上驷院蒙医正骨共存的局面。因广大满、蒙八旗绰班医生主要随同骑兵一同调动，并为受伤将士治伤，所以皆隶属于上驷院管辖。上驷院的蒙古正骨医生始称蒙古医生或蒙古医士，习称"绰班"，为满语正骨之意，"绰班处"为专门治疗跌打损伤、骨折脱位的医疗机构，为后世上驷院绰班处御医的前身。

上驷院隶属内务府，顺治初名"御马监"，是为宫廷及骑兵驯养马匹的机构。清军入关后，连年征战，骑射营、相扑营中士兵经常发生关节脱臼、跌打损伤等情况，蒙医在治疗过程中积累了丰富的医疗经验。顺治十八年，御马监改为阿敦衙门，康熙十六年改为"上驷院"，铸给印信。衙署设于东华门内太和殿左翼门外[②]，为内务府所属"三院七司"之一。绰班处，即正骨科，系附属于上驷院的蒙医正骨机构，管辖着为数不少领侍卫衔的蒙古医生。乾隆年间，朝廷对医疗机构进行了调整，上驷院内负责正骨按摩的蒙古医生得到重视，规定从蒙古医生挑选医术精良者，给予八品顶戴，充任"蒙古医生长"，负责教习蒙古医生，并从守卫皇城的"正黄旗、镶黄旗、正白旗"三旗士卒中选拔，挑选懂得正骨医术者，每旗十人，共三十人，充任"蒙古医士"，负责治疗朝廷官兵之跌打损伤者。这个医疗机构仍归上驷院管辖，称为"绰班处"，即满语"正骨处"之意。"嘉庆六年，以正骨科划归上驷院蒙古医生长兼充"。绰

---

①　昭梿.啸亭续录［M］.北京：中华书局，1980.

②　张莉清代上驷院简论，清史研究 1991.1：33.

尔济·墨尔根是上驷院的燕京医学流派的代表人物，被誉为清宫正骨流派的鼻祖，被努尔哈赤任命为御医。此外，在《清史稿·列传》中还记载了以正骨发迹的觉罗伊桑阿是乾隆中期最有名的蒙古医士。据有关记录，当时名噪京城，被称为"绰班德"的德寿田是清道光年间的蒙古医生长，其在验方、手法、功法等方面都有很深的造诣。同治、光绪年间的绰班花名册现被中国第一历史档案馆所珍藏。

除蒙古医生外，还有藏族喇嘛医生为清廷服务。顺治十年（1653年），理藩院尚书尼堪请求医术高超的班智达诺们罕之额木齐（可能是班智达诺木罕的额木齐）护送达赖喇嘛入藏，众大臣讨论这份藏事题本后回绝道："地方遥远，恐往而不返，其医术高明，有需要之处。拟驳回其请。为此谨题请之。奉旨依议。"①清政府拒绝送医术高明的通医喇嘛入藏，恐其一去不回，将其留京为皇家服务，成为御医群体中一个重要组成部分。康雍时期，在"绥柔蒙古，大兴黄教"的民族政策的推行下，喇嘛数量增加，帝后对于藏传佛教的信仰也在一定程度上促使藏族喇嘛进入中原地区，藏族医术也由此得以在内地尤其是京城传播。

二、清代燕京医学流派的代表人物及学术成就

清代是燕京医学流派在封建王朝发展的顶峰时期，一方面是大量优秀的医家著述出现，体现出医学理论和临床的巨大成就和不断创新；另一方面是在清代皇帝的重视和推动下，各种

---

① 中国第一历史档案馆，中国藏学研究中心.清初五世达赖喇嘛档案史料选编［M］.北京：中国藏学出版社，2000.

官修大型医学著作的出现。这一时期燕京医学流派的著名人物，大都与朝廷的医学征召、医书撰修有一定的关系。

　　清代燕京医学流派的代表人物，大都是太医院的御医。御医作为医家的特殊群体，是需要层层选拔的，在众医家中优中选优，所以太医院的御医不仅具备精湛的医术，而且都是饱学之士，在帝王眼中，"太医之职，以十全而为能"。正因为御医所具有的深厚功底，使其在医书的撰写过程中具备了良好的自身素质，同时又得益于御医这特殊身份所带来的便利条件，所以他们的作品多具有很高的价值。

（一）喻嘉言

　　喻嘉言是经历了明清鼎革的医家，他在明代入读国子监，到清代初年，曾因医名获顺治征召太医，很多清初著名医家皆出其门下。按照钱海岳《南明史》的记载，喻昌的实际身份是明朱益裔宗室。他对于医案这一医学著作体裁做出了重要贡献，因而是清代燕京医学流派的早期重要人物。

1. 个人生平

　　喻昌（1585—1664），字嘉言，号西昌老人，新建（今江西南昌）人，为明末清初著名医家。崇祯六年副榜贡生，入读于国子监。明亡后，他以遗民自居，拒绝剃发易服，遁入空门，后又还俗，仍蓄发汉服，曾因医名获顺治征召太医，不就。晚年著书授徒，很多清初著名医家皆出其门下，亦与钱谦益等名士多有往来。按照钱海岳《南明史》的记载，喻昌的实际身份是明代朱益裔宗室[①]，但原姓名已不可考。

---

① 钱海岳. 南明史［M］. 北京：中华书局，2006：147.

对于喻昌的宗室身份，学界尚有争议。楼绍来等主张根据孟森等编撰的《清代野史》及钱谦益见闻为证，确定喻氏为宗室遗民[①]；史常永则通过访谈喻姓后人的口述材料及喻氏以"喻"为姓中副贡，主张宗室说为前人附会[②]。实际上，晚明政局动荡，材料散佚，相关人物生平考证很难。加上清初又对鼎革时期的史料大量销毁、篡改，更增加了考证难度。因此，引用清代及以后的材料，甚至通过喻氏后人不知情的理由来否定喻嘉言的宗室身份，似难成立。而钱谦益为同时代人，又与喻昌私交颇深，喻昌死后，由钱谦益操办火化后事。而钱谦益曾确言喻嘉言"本姓朱，江西人，明之宗室也。鼎革后讳其姓，加'未'以捺为'余'，后又易'木'以'刂'为'俞'"[③]。从此看可信度甚高。更需要注意的是，明亡以后，先朝宗室的身份不但不显贵，而且有可能因此受到政治迫害，因此，如果真非朱氏后人，喻昌也没有必要如此冒充。

明清鼎革的巨大变动对当时的知识分子来说不啻于"天崩地解"，大量有气节的士人殉国、隐居、出家，以逃避出仕清朝，保全名节。喻昌的经历就与这个时代很有关系。他少习举业，中年逃禅，后又以医为生，晚年更仿孔子杏坛之盛，著书立说，广收门徒，"吾执方以疗人功在一时，吾著书以教人功在万里"。他的医学著述内容广博，传世著作有《尚论篇》《尚论后篇》《寓意草》《医门法律》《（痘疹）生民切要》《伤寒尚论篇次仲景原文》《喻选古方试验》《伤寒抉疑》《伤寒问答》《温症

① 楼绍来.明代宗室出身的名医喻嘉言［J］.中医药文化，2006（4）：27.

② 史常永.喻嘉言姓氏考辨［M］//上海中医学院.中医年鉴.北京：人民卫生出版社，1985：416.

③ 钱谦益.钱柳遗事杂录［M］.艺风老人手抄本.杭州：六艺书局，1930：6.

朗照》《会讲温证语录》《伤寒杂论十二则》《伤寒脉证歌》《温热燥论治》《伤寒后论》《张机伤寒分经注》等十余种，从内容上看，其著作与伤寒学书相关者居多，但其中一些是从大部头的著作中辑录出的单行本，如《温证论》，就是《尚论后篇》的首卷。

喻昌的医学思想和理论，主要集中在《尚论篇》《医门法律》《寓意草》三部大型著作中，这三部书都被选入《四库全书》，后人常合刻为《喻氏医书三种》，又名《喻氏遗书三种》。其中《尚论篇》是喻昌最重要的伤寒学术成果。《尚论篇》全称《尚论张仲景伤寒论重编三百九十七法》，过于烦冗，一般简称《尚论篇》，撰于顺治五年（1649年），共八卷，分为前后两篇。"尚论"首见于"以友天下之善士为未足，又尚论古之人"[1]，意为向上、向前追论。喻昌自序此书时，认为医学乃至关重要的学问，如果医生医理不明，则像暗夜前行一般，容易犯下伤生害命的大错。因此，为了追溯仲景之学，以针砭时弊，他"杜门乐饥，取古人书而尚论"[2]。《尚论篇》前篇卷一至四，以六经证治为主体；后篇卷五至八，补充了温证、伤寒、真中风、小儿诸症及三阴三阳各经证方，与前篇相互发明，极大地丰富了伤寒论研究的内容。

2. 成就与特色

喻昌一般被当作清初伤寒论研究错简重订派的代表人物，他批判王叔和、林亿、成无己篡改原文，继承和发扬了方有执的三纲鼎立说，并从各方面补充、完善了这一理论。他尤其反

---

① 孟轲.孟子［M］.上海：上海古籍出版社，1989：78.

② 喻昌.尚论篇［M］.北京：学苑出版社，2009：13.

对将温病、和病、并病、过经不解病等全部放在太阳篇内的做法，认为这种次序编排不利于学习和掌握伤寒论的精髓。另外，他将春夏的温热病单独提出，专篇论述，对伤寒学的理论也有所发展。

营卫两伤、三纲鼎立的原则，是喻嘉言在方有执的基础上进一步发展和完善的理论核心。以纲统法，类证汇聚，是他的条文重编原则。其主要学术贡献在于理论系统化：外感病以冬伤于寒、春伤于温、夏秋伤于暑热为纲，四时外感以冬月伤寒为大纲，伤寒六经以太阳经为纲，太阳经应以风伤卫、寒伤营、风寒两伤营卫为纲。六经病各自成篇，每一经从证治大意开始，以法为目，分列条文，加以注释，体例严明。另外，三阳病末，在三纲之外，另列合病、并病、痰病、坏病四类，提倡风伤卫症多用表里两解法。因此，太阳篇中除了三纲之外，归入合病并病，用表里两解的多达53条。三阴病末，附录过经不解、瘥后劳复、阴阳易病等类，条理清晰，理法方药系统完备。可以说，将三纲鼎立理论系统完备化、清晰化，是喻昌的重要贡献。同时，他也批评修正了一些方有执过于偏激的观点，对王叔和的评价更加中肯，保留了《伤寒论》中被方有执删去的序等内容。这样，喻昌成为"错简重订"派的集大成人物，清代诸多名医都出其门下，故其学术影响力也比较大。可以说，清代初期时《伤寒论》在中医思想学术领域地位达到空前高度，与喻昌的努力分不开。

由于喻昌中年的出家经历，有学者专门讨论过佛教戒律和思想对其医学研究的影响[①]，例如《医门法律》一书的序言中，

---

① 游心慈.喻嘉言对《伤寒论》学术思想之继承与发展[J].北京中医药大学学报，2010：47.

喻昌提到了佛门戒律对自己医学撰述的启发。编者认为，喻昌的医学思想主要还是受到明清鼎革时期学术思潮的影响，注重经典著作、质疑宋元之学，其论述的理论性、逻辑性很强，固然有佛教因素的影响，同时也是清初理学回归的学风之体现。

钱穆很看重明遗民的学术思想，曾在讲演中提道："倘使我们要选择一最合我们标准者，换言之，即我们今天最应注意的那一时期，我想应该是晚明。我个人对这一时期的儒风最为向往和崇拜……明亡后，学者亲历亡国之痛，无路可走，但绝处逢生，遂产生极伟之学术。"钱穆还盛赞明遗民在中国历史上的意义，"我们惟有读晚明历史后，方能知当时诸儒之伟大。此即中国文化之伟大，亦见中国民族之耐力深厚……当时政权虽由异族掌握，然而在文化上，满人不得不屈服，中国人终于再站起来。此皆有赖于晚明诸儒此种忠孝恬淡与豪迈英爽之伟大风度。"①

钱穆总论明遗民与宋明理学之间的关系，指出："而后六百年相传之理学，乃痛击无完肤……清初诸儒，正值宋明理学烂败之余而苗其新生，凡此皆其萌蘖之可见者也。故梨洲、乾初尚承蕺山之绪，不失王学传统，夏峰、二曲、梓亭则折衷朱、王之间，亭林则深按理学于不论不议之列，船山则点明而崇宋……然其于六百年之理学穷而思变则一也。"②钱穆认为，以黄宗羲、陈确为代表的阳明后学仍宗王学，孙奇逢、李颙、陆世仪等调和朱子学与阳明学，顾炎武绝口不论理学，王夫之尊

① 钱穆.讲堂遗录［M］//钱穆.钱宾四先生全集（第52册）.台北：联经出版事业股份有限公司，1998：224-227.
② 钱穆.国学概论［M］//钱穆.钱宾四先生全集（第5册）.台北：联经出版事业股份有限公司，1998：257.

崇宋儒，明遗民为学宗旨不同，然而处在明末清初之时，其皆要为中国学术思想寻求新的出路，走出新的理学。

在钱穆看来，明遗民不但逐渐走出宋明理学的影响，且开启了"经史之学"的学术新风气："最先如晚明三大儒顾亭林、黄梨洲、王船山，他们都又走上经、史、文学兼通并重即北宋综汇儒之一路，而都成为一代博通之大儒。此三人中，顾亭林大体一本程、朱，还是朱子学之路向。船山在理学方面虽有许多不同意程、朱而一尊横渠之处，但其为学路向，则仍还是朱子遗统。此三人中，最可注意者，乃是黄梨洲。梨洲学宗阳明，但他的学术路向实与亭林、船山相仿佛，亦主张多读书，亦博通经史，注重于文学，实亦极像北宋综汇儒一路。"[①]因明遗民学风讲求博通，钱穆将其称之为"综汇儒"，并认为其与北宋学术风气相类似，并兼论顾炎武、王夫之、黄宗羲三位学者，其三人虽然为学宗旨有所差异，然力主读书问学，综合经学、史学、文学各个方面，为学路径极为相似。

钱穆还从另一角度解释明遗民对学术新风气的开辟，他说："我们若称宋、明儒为'心性学'，则晚明儒实己自心性学转向到'文献学、心性学可谓是人文大群中各自的'个别经验'，文献学则是人文大群中之'共同经验'……若照近代习用语说之，则可谓宋、明是主观者，而晚明以下则转向客观。惟其重现量主观，所以宋、明儒往往惟我独尊，要做圣人，当教主。惟其重比量与客观，故晚明儒多务博通，贵共信，只求为一学

---

① 钱穆.中国学术通义［M］//钱穆.钱宾四先生全集（第25册）.台北：联经出版事业股份有限公司，1998：91—92.

者与君子。"① 钱穆认为，宋明理学家重视"自我修为"，求的是走向圣贤的"个别经验"，所以偏于"主观"，可说是"心性学"；而晚明诸遗老则更看重从外在更广阔的时间与空间中来寻找"共同经验"，亦即从历史实迹中求"智识"，这就走向学者"博""通"的路子，更偏向于"客观"方面。

可以看到，清初遗民之学的核心，是对宋明以来学术主流的深刻反思，不但反思心学的空疏，而且反对宋儒的理论，在学术上完全否定宋代以后成就，提倡上承汉唐注疏之学，以追本溯源为显著特色。喻昌作为明末遗民，其思想深受东林党人提倡实学、反对空疏的主张影响，尊崇经典，批判对伤寒论条文的随意解释，主张错简之说，发展并完善三纲鼎立观点，以纲目类证的做法，都明显地体现出这一时期的学风影响。喻昌坚持重视经典，反对宋元以来对《伤寒论》解释各家争鸣的学术状态，并对经典的内容和结构进行重构，期望通过对伤寒条文的整理和系统化，重建伤寒学术理论体系，是清初求实、反思学术的重要表现。

喻昌晚年广授门徒，对清初医学教育做出了很大贡献，也推动了错简重订学说的普及。当时许多名医皆为其后学，对其学说颇为推崇。张璐、吴仪洛、程郊倩都基本继承了错简重订说的理论主张，并对《伤寒论》的局部问题做了一些发挥。张璐的伤寒研究成果主要是《伤寒缵论》《伤寒绪论》。在其著作中，他高度评价喻昌的成果，并以继承发扬者自称。其学术创建主要体现在将《伤寒论》中的温病方证分离出来，他认为伤

① 钱穆.中国学术思想史论丛［M］//钱穆.钱宾四先生全集（第21册）.台北：联经出版事业股份有限公司，1998：390.

寒论的研究设计了温病内容，因而应当分析而论，例如白虎汤证、白虎加人参汤证、黄连阿胶汤证等都属于温病范畴。吴仪洛的《伤寒分经》全书篇目结构基本与《尚论篇》一致，只是在条文解释的细节上有一些自己的见解。程郊倩的主要建树是将三阴三阳的论病模式从伤寒扩展到温病，柯琴进一步发展了这一思想。这些医家的工作进一步完善了伤寒学术体系，开创出清代伤寒学研究的新局面。

3. 喻嘉言对医案体的贡献

喻嘉言在《寓意草》中提出了详细的议病格式和内容，作为识病和辨证的依据，堪称古代中医最完整的病历书写格式。从医案的萌芽开始，到医案专著的出现，再到医案类书的出现，再到对医案格式提出严格的要求，再到对医案进行汇编与评议，标志着不同时期人们对医学和医学病历的不同需要。

医案，又称诊籍、病案、脉案、方案、病历，是医务人员在诊疗过程中形成的关于就诊者及其所患疾病或健康情况的全部资料，并经相关人员整理、归档后形成的文件。古代医案在中医药学理论体系中具有十分重要的作用。清代医家周学海曾经断言"宋以后医书，唯医案最好看，不似注释古书之多穿凿也"。章太炎先生指出"中医之成绩，医案最著。欲求前人之经验心得，医案最有线索可寻，循此钻研，事半功倍"。医案是诊疗行为直接的经验记载，符合中医经验医学的特点，给人的感觉更加真实可靠、值得信赖。

早期的医案"都未能规范，更未形成规模"。由汉迄唐，均未见医案专著。散见于经、史、艺、文中之医案医话亦未分家。此时侧重于对观察的记录。《史记·扁鹊仓公列传》所载的淳于意的"诊籍"是用事后追述的方式写下的病例小结，算得上是迄今为止有文字记载的最早的较为完整的医案之作。"诊籍"的内容包括了病人的姓名、证候、脉象、发病经过、病机分析、诊断、治法、疗效、预后等。后世医案包含的主要项目，在淳于意的诊籍中几乎全可找到。

宋金元时期是医案体的形成阶段。这一时期，不仅出现了医案的专书、专著，同时奠定了医案的主体结构，随着造纸技术、印刷技术等的日益成熟，医学教育水平的不断提高，医案的书写得到了普及。《伤寒九十论》《小儿药证直诀·卷中》等医案专著的问世是宋金元时期医案发展的主要标志，这使得医案从其他医学门类中独立出来，说明这一历史时期人们对医案的认识已经达到了一定的高度。宋金元时期不仅出现了医案的专书、专著，普通医学著作中"以论附案"也比较普及。宋大观四年（1110 年）政府颁行了"安济法"，涉及医院定员及级别升迁等事。《宋史》记载"医者人给手历，以书所治瘥人，岁终考其数为殿最。"这里明确规定医案是作为考核医生成绩的重要参考，官方的规定促进了医案的普及，出现了从官方走向平民的趋势。谢广山说："宋代，记录和整理医案已不只是名医名家的事情，普通的民间医生也都自列其事，存为医案，为传授医术积累了大量的案例。"这一时期书写医案的习惯已经基本普及。

吴昆（1552—1620）据韩懋所立病案格式加以修改补充，在其《脉语》一书中，专列《脉案格式》一篇提出"七书一引"的书写格式，即"一书某年、某月、某地、某人；二书其人年之高下，形之肥瘦长短，色之黑白枯润，声之清浊长短；三书其人之苦乐病由，始于何日；四书初时病证，服某药，次服某药，再服某药，某药少效，某药不效；五书时下昼夜孰甚，寒热孰多，喜恶何物，脉之三部九候如何；六书引经旨以定病名，某证为标，某证为本，某证为急当先治，某证为缓当后治，某脏当补，某脏当泻；七书当用某方，加减某药，某药补某脏，某药泻某脏，君臣佐使之理，吐下汗和之意，一一详尽；末书某郡医生，某某撰。"吴昆对病案所规定的具体项目比韩懋更为详细，但可惜此书未有医案附录。

清代初期，以私淑易水学派，专主温补的医案为主流。可以明显看到赵献可、李杲、李中梓、张介宾等流派的特点，如赵献可门人高斗魁的《四明医案》及吕留良的《东庄医案》，其法皆宗赵献可，多用八味、六味；李中梓的弟子马俶有《印机草》，尤怡的《静香楼医案》则多脾肾双补；张璐的《张氏医通》及郑重光的《素圃医案》皆承张介宾重温补的特色。这些医案都有鲜明的学派归属和个人特色，体现出明清中医学派纷呈的学术特色。

这个时期对后世影响最大的当首推《寓意草》。喻昌强调病案记录的重要性，并专门和门生讨论病案格式，其在撰于公元1643年的《寓意草·与门人定议病式》中专门提出病案应这样记录："某年、某月、某地、某人，年纪若干，形之肥瘦长短若何？色之黑白、枯润若何？声之清浊、长短若何？人之形态苦乐若何？病始何日？初服何药？次后再服何药？某药稍效，某药不效？时下昼夜孰重？寒热孰多？饮食、喜恶多寡，二便滑涩有无？脉之三部九候，何候独异？二十四脉中何脉独见？何脉兼见？其症或内伤，或外感，或兼内外，或不内外，依经断为何病？其标本先后何在？汗、吐、下、和、寒、温、补、泻何施？其药宜用七方中何方？十剂中何剂？五气中何气？五味中何味？以何汤名为加减和合？其效验定于何时？一一详明，务令纤毫不爽，起众信从，允为医门矜式。"可见，喻昌拟定的病案记录内容相当详尽。病案记录内容与格式的规范化，对于医疗经验的总结、医学理论的发展及医疗质量效果的提高无疑都是很有利的。道光年间李冠仙著《仿寓意草》医案，对喻氏倍加推崇。按照《寓意草》体例书写的医案，辨证精审，用药自出机杼，力图严谨。马元仪的《印机草》的影响也不容忽视。《印机草》书案简洁，辨证突出，用药精当，富于启示。同喻昌相比两者一简一繁，对比鲜明，这两种医案风格都为后世所沿用。

宋金元明时期的医案大多是医家在诊治后靠回忆方式追述的，所以其内容已经经过作者的提炼加工。这种医案属于笔记体医案，也称之为医话体医案或追忆体医案。清代以来，除了笔记体医案继续流行外，又逐渐盛行一种临证体医案。这种医案是医家在出诊时，当场留下的诊疗记录，故也称之为实录体医案。《王旭高临证医案》在其序中提到"临证医案，非古也。古人视病不立案语，但书方药。自宋设医学科命题考试医生，取其学问高等者，入太医局。自后医生诊病，相沿先立案语，后书方药，但随作随弃，无有辑之者。如宋之许知可、张季明，明之薛立斋、陈维宜、孙文垣，以及国初喻嘉言、徐大椿辈，虽有医案类，皆因治疗效验，笔诸于书，其文乃一记事，非临证也"。这一时期的临证体医案主要有《临证指南医案》《吴鞠通医案》等。临证体医案的风行，表明医家积累和利用病案资料的意识得到了进一步增强。

清中叶的《临证指南医案》是迄今为止版本最繁、再版次数最多的个案专著。叶氏用药轻清灵透，自成规矩，圆机活法，随处可见。此书别开生面，一扫温补与经方派之旧例，不仅为温病的论治提供了丰富的治验，使人耳目一新，而且对临床各科病证之辨治，贡献尤多。与叶氏同期的徐大椿的《洄溪医案》中的内容，治法灵活，不拘一格。陈修园的《南雅堂医案》则以学法仲景、擅用经方为特点。薛雪的《扫叶山庄医案》、缪遵义的《松心堂医案》、吴瑭的《吴鞠通医案》皆以善治温病而风格逼近叶氏。吴金寿集叶氏、薛氏、缪氏之散在病案而成的《三家医案合刻》，是这一时期医案的精品汇总。这些医家大都为清代燕京医学流派的重要人物，他们在喻嘉言开辟的医案体之下著述了大量医案类著作。

这一时期医案著作还有以医家为纲，以病证为目而编研者。如乾隆年间杨乘六所辑赵献可门人高、董、吕三家医案而成《医宗己任编》，此作可视为以人汇案和以流派汇案的发端。其后吴金寿所辑《三家医案合刻》即仿此例，乃选辑叶天士、薛雪、缪宜亭三家的温病治验。又如余景和（1847—1908）的《外证医案汇编》则是集陈学山、叶天士、薛生白、缪遵义、徐灵胎等名家的外证医案为一书。这种类案著作使医案体向着专题方向深入发展。

（二）黄元御

黄元御是康乾时期著名医家，他来到北京考选御医后，以精湛的医术得到乾隆皇帝表彰，曾跟随乾隆皇帝巡游江南并提供医疗服务，深得乾隆肯定。在京行医多年，是燕京医学流派的重要人物。

1. 个人生平

黄元御，名玉路，字元御，一字坤载，号研农，别号玉楸子，山东昌邑人，生于清康熙四十四年（1705 年）九月，卒于乾隆二十三年（1758 年）九月，享年 53 岁。

黄氏自小聪明过人，博览群书，尤其喜欢易学，对诸子百家也很感兴趣。从小致力于科举，但 29 岁时偶患目疾，误药粗工，致其左目失明。

清代科制规定，五官不正，均不仕禄。黄氏迫于情势，遂弃举业，专注于医学，乾隆十五年（1750 年），45 岁的黄氏考授御医，以其精湛的医术，博得清高宗青睐，亲题"妙悟岐黄"四字匾额，以示褒奖。乾隆十六年（1751 年）二月，皇帝第二次南巡时，黄氏伴随圣驾到武林（今杭州市），一路提供医疗保障，"著方调药皆神效"，得到了清高宗的肯定。在《伤寒说意·自序》中，黄元御说自己："甲戌（乾隆十九年，1754 年）正月，久宦京华。"可见其自庚午至甲戌，都在北京担任太医。

黄氏在北京期间诊务繁忙，"不频假以消闲之日"的情况下，"研（砚）田为农（浓），管城作君，留连（恋）尺素，爱惜分音"，撰著立说，于乾隆十三年（1748 年）撰成《伤寒悬解》《金匮悬解》，召为御医后，虽倍受乾隆帝恩宠，然不矜"帝眷之隆"，继续撰著立言。至乾隆二十一年（1756 年）撰成《周易悬象》，九年间，其著述见于文献记载者，已达十四部之多，逾两百万言，洋洋大观，自成一家，当时很多医家都对黄氏勤求古训，勤于著述，至老而不倦的治学精神，大加称赞。

由于身体受损，黄元御灰心仕途，转研岐黄。学医之初，黄元御先从《伤寒论》下手，直承中医真法，随后溯本求源，研析灵素之奥妙，因袭深厚的传统哲学思想功底，慨然有悟，遂汇通医理，并又发挥金匮之玄机，而创骇世言论。其学术思想，总的来说，用医学的一气周流之理论，贯穿中医哲学理论体系，建立完善了左升右降的生理模型，继承并进一步发扬了天人合一的根本理念，其所创学说，既能汇通五运六气，又能解释内科诸疾，同时暗合灵素伤寒之原理，所谓"理必内经，法必仲景"，号称直承"四圣心源"。以此批驳诸派，篡改讹误，纠正时弊，而无不中的。黄元御因其医法高明，直悟根基，故而治病往往不拘一格，而效如桴鼓。一时名声大噪，屡次被乾隆召见。但因其笔耕不辍，虽著作等身，但有损之元益亏，而半衰之阳殆尽，故中虚未愈，而又过度劳累，渐成重症，抱病归里，至乾隆二十三年（1759年）九月十七日，长辞世间，时年53岁。陆懋修称其为"一代之大医也"[①]。

2. 医学著作

黄氏一生著述甚丰，概其成也晚，而所立颇深，为了尽传其学于后世，其在区区十几年间，完成了十二部著作，刊刻了十一部，即《素问悬解》《灵枢悬解》《难经悬解》《伤寒悬解》《金匮悬解》《伤寒说意》《四圣心源》《四圣悬枢》《素灵微蕴》《长沙药解》《玉楸药解》。另外，还有两部是《道德悬解》《周易悬象》，足见其对易医汇通之理专研之精深。

《素灵微蕴》是黄元御的第一本著作，是其病后发奋习医六年，先学《伤寒论》后入《灵枢经》《黄帝内经素问》，而终有大悟所成。在这一部书中，已经初步体现了黄氏的医学思想，自成体系，发人视听[②]。该书系统地阐述了传统经典医籍中"天人相应"之根本理念，是黄氏后来种种学说的基础，也是其对《灵枢经》《黄帝内经素问》《伤寒论》最重要的体会之一。《四库全书》评价其说"诋诃历代名医"，而"无所不至"。其"以钱乙为悖谬，李杲为昏蒙，以刘完素、朱震亨为罪孽深重，翟

---

① 王璟. 陆懋修医学全书［M］. 北京：中国中医药出版社，1999：80.

② 孙洽熙. 素灵微蕴［M］//黄元御. 黄元御医学全书. 中国中医药出版社，2010：1120.

发难数"故而"谓之善骂矣",而这也从另外一面反映了黄氏在理论上的创新和对医学的贯通之处。

《伤寒悬解》是黄元御的第二部著作,于《素灵微蕴》三年后完成的一部书稿。也是其在对《内经》体系有了深刻而独立的学术见解之后,重回《伤寒论》而研习出的心得。与此同时,又重新整理了《金匮要略》,将其重分七卷,以外感、外感杂病、内伤、内伤杂病、妇人病的顺序整理编排,使其更加的条理分明。同时,也在这本书中提出了治疗杂病应以扶阳为重的思想。

《四圣心源》是公认的黄氏医理的代表之作。也是第一部能够综合《伤寒论》《黄帝内经》《神农本草经》《难经》四部经典核心思想的医理著作,作者耗费了四年的时间创作此稿,完全不同于其他著作几月而成,可见黄元御对这部能代表他主要思想的著作的重视。该书中心理论为重视中气、扶阳慎阴,而中气又隶属于土,故仔细讨论了肝郁、土湿、水寒三种临床病证。《四库全书总目》评价此书"于素问、灵枢、难经、伤寒论、金匮要略玉函经五书……融贯其旨,其文极为博辨"。该书实际上是黄元御治疗内科疾病的中心思想体系,强调治病须熟悉病机,而且其中自拟方剂颇多[①],用药简洁,配伍精当。

除此之外,黄氏为了完善其学说体系,羽翼理论著作,而"正药性而师后世",故有《长沙药解》《玉楸药解》以论药研方,按照仲景之思路,辨析后世新收录的诸多药物性气归经、功用主治及炮制方法、应用剂量及药物来源等。

---

① 艾邸. 黄元御《四圣心源》的文献研究 [D]. 济南:山东中医药大学,2015:23.

黄氏学医多走"之"字，于《内经》《伤寒论》等经典之间反复揣摩，故后又撰成《伤寒说意》《素问悬解》《灵枢悬解》《难经悬解》等书。其中尤为需要注意的是《伤寒说意》，这本书共十一卷，集中论述《伤寒论》六经病之根本意旨，是在《伤寒悬解》著成之后，又一部出之于悬解而胜于悬解的对《伤寒论》的研究心得。在这本书中，黄氏着重强调六经中阳气通行作用和里气的变化意义，是对黄氏以六气释伤寒理论的补充和完善。而《素问悬解》《灵枢悬解》《难经悬解》这三本则明显受了清代考据风潮的影响，重在"淆乱移正，条绪清分，旧文按部，新义焕然"[①]。另外，他又著《四圣悬枢》一书以分科论病，统领瘟疫痘疹治法，批驳诸家一味寒凉之弊。黄氏深研了"太极图"，复习"河图洛书"《周易参同契》，参阅《道德经》《灵枢经》《难经》而著《周易悬象》，对阴阳八卦之义研机析理[②]。

黄元御学术思想的核心建树是固护土火，重视中气升降。首先，黄元御的医学思想体系在于补土护阳。而此是《灵枢经》《黄帝内经素问》、仲景所素重。《黄帝内经》提出五行中土属于裸虫，而人为之长，也就是说，人以土为本。黄元御以气为属于中土，故修脾胃可以调气机，而脾胃病则气机滞。而其所尤为重视的两点在于：一为土喜暖而恶寒，故唯有阳气旺盛，则气血生化有源。故而《素问·太阴阳明论》载："四肢皆禀气于胃，而不得至经，必因于脾，乃得禀也。"；二为脾土寄居中央，统摄四维，时主四季，故而其余四脏都蕴含有脾土柔和之特性。

① 孙洽熙.素问悬解［M］//黄元御：黄元御医学全书.北京：中国中医药出版社，2010：6.

② 张奇文，严志远，裴凤玉.黄元御年谱初编［J］.山东中医学院学报，1989，13（1）：12.

其理论认为：寒热分途，全在乎中；阴平阳密，责在中焦；水土胜负，决定少阴。是故黄氏治内科、治寒热气病多存有"泄水补火、扶阳抑阴"的重土崇阳思想[①]。

又人以土为本而火生土，故火土皆不可损也。所以仲景在《伤寒论》中所重，皆是散寒回阳以通调脾胃，吴鞠通所谓"伤寒一书，始终以救阳气为主"。故黄氏亦重回阳，其学说贯穿"扶阳抑阴"之观点[②]，尤其是护畅肝阳、护脾土、温肾水。概肝木为春、为厥阴，为一阳初动，故肝木折，则阳气不升，"黄芽汤"中"黄芽"一词即来源于《周易参同契》中的"阴阳之始，玄含黄芽"，此取其阳气萌芽之意。温肾水者，少阴藏真阳而用，是人之根本也，所谓补阴，是为了含藏阳气，并非以阴为用。故黄氏补肾，总以温热为用。

故而黄元御以此发微，探讨生理病理，独重中气，所谓"中气升降，和合四维"[③]。中气理论是脱胎于儒学的，从中庸到宋代周敦颐之易学，一气周流而演五行，即先天乾坤退位，后天南火北水而分阴阳，以阴进阳为木，为甲乙，为肝胆，是以左升；以阳退阴为金，是以右降，为庚辛，为肺肠。黄氏认为天地间万物的联系及自然变化是气之阴阳升降来维系的[④]。人与天地相应，因此，五脏六腑之间的联系及其功能活动也是通过气的升降运转来实现的。即"五脏系统是一个升降循环、生克制化的动态

① 闫方杰.黄元御伤寒学术思想探讨［D］.济南：山东中医药大学，2008：45.

② 赖美利.黄元御从太阴立论的扶阳思想探讨［D］.广州：广州中医药大学，2014：67.

③ 侯北辰.黄元御的医学思维模型研究［D］.北京：北京中医药大学，2012：33.

④ 薛飞.黄元御《四圣心源》中气论与经方应用研究［D］.昆明：云南中医学院，2012：15.

圆形结构系统，这个动态结构模式即太极象数模式"①。

而中气为阴阳五行之本，故也是维持人体阴阳平衡和脏腑气机升降有序的基础。故在中气的斡旋下，从木生火，是血升为火，火降为气；若己土不升、肾中水亏或火亏，肝木不升，则气少。同理，气降不足而血不生。气血均不足还会发生阴阳不交，进而阴阳偏胜。同时，中气盛衰取决于脾胃的功能是否正常，即"中气旺则戊己转运而土和，中气衰则脾胃湿盛而不运"。也就是说，四维的正常运化与脾胃的健旺有极大关系。

黄元御的另一大成就是将五运六气与伤寒六病的紧密结合。以六气理论推演和解释了《伤寒论》的传病和中经中脏之区别，这实际上是对一气周流理论的补充。黄元御认为在表的六气即是十二经络，由于两经统于一气，故又称为六经，而他们的关系是六气统六经、六经从六气。六经气化已包含气化阴阳之学说，其八纲又是阴阳理论的延伸，因此八纲学说是统于六经气化之内的。故而黄氏六经气化学说实际上包含了经络说、六经形层说、气化说、疾病发展阶段，以及八纲辨证说等各种观点②。概人体周行之经络有如象征天道的星辰，而脏腑则有如地道，故提出了传病无有停滞之理，外感之邪一日行一经，六日而毕，七日入脏；而入里未必化热，要根据其人素体偏胜虚实，于是邪入阳明则不降而热，邪入太阴则不升而寒。

同时，黄氏以六经为主干，将十天干与三阴三阳贯穿配属，利用了周易中的十天干从化，合理的解释了六经属性③。关于伤

① 张其成. 开放的圆——中国传统生命科学的哲学命题［J］. 中国中医基础医学杂志, 1997, 3（3）: 13.

② 王亚伟. 黄元御六经气化思想研究［D］. 广州: 广州中医药大学, 2015: 2.

③ 张松. 黄元御伤寒学术思想研究［D］. 北京: 北京中医药大学, 2015: 34.

寒传病问题，黄氏将经络病回归于运气病，即用"标本从化"的思想分析了六经病的病机，此学说进一步的发展和完善明代张志聪的气化注释六经，而又有独特见解。即所谓"人有十二经，仲景伤寒，但立六经者，六气也，少阴、少阳、阳明，手经司气而足经从化者也，厥阴、太阴、太阳，足经司气而手经从化者也"。

黄氏将《伤寒论》中的六经病分为太阳经络表病与其他五经脏腑里病两部分，同时又以六气统一营卫气血与六经辨证[①]。可以说，黄元御将秦汉时期的医学较为系统的整理出了一套在临床上行之有效的理论学说，其对于纠正金元时期以来中医门派林立、各执一端的时弊有极为重要的意义。黄元御的思想在清代前期得到的重视不多，但经清代末期彭子益、麻瑞亭等人发扬，对近世中医理论影响极大。

儒家素重气机，如孟子所谓养气，纵观黄氏医书，无论是以"六气"解释伤寒六经，还是以一气之"升降沉浮"解释五脏六腑，皆离不开"气"字，故可以"中气理论"统之。可以猜想，黄氏学说中，可以看出后来名震民国的张锡纯的"大气下陷"理论的雏形。黄元御的气机理论主要受到康熙时期理学思想的影响，尤其以易学为重要理论基础。

清代初创之际，王权衰微、分裂势力猖獗，人口锐减、经济崩溃，社会意识形态混乱不堪。时代呼唤着王权集中与文化秩序的重建。于是，清代初期理学在顺、康期间以朱子升祀为最终目标逐渐上升为国家意识形态。

---

① 于露婧. 黄元御《伤寒杂病论》学术思想及在心系病中应用［D］. 北京：中国中医科学院，2015：3.

清前期，对于《周易》的研究、区分，辨析汉儒与宋儒的易学观点是学术史一大重点。许多清初学者对宋易图书之学和邵雍派的先天易学进行考证辨伪，黄宗羲、黄宗炎、毛奇龄、胡渭等就是其中的著名代表。他们对易图书学、先天易学与道教的联系进行了系统地考辨，企图重现《周易》经传的原始面貌，这些考辨对乾嘉时期汉易的复兴起了导夫先路的作用。

清圣祖虽极力推尊朱熹易学，但对其他诸学派的易学并未予以武断地摒弃，而是采取了"兼收并采"的方针。《周易折中》一书就是调和象数、义理两派，以朱熹《周易本义》为纲领而杂采众说编纂而成的。《四库全书总目提要》说："冠以《图说》殿以《启蒙》，未尝不用数而不以盛谈《河》《洛》，致晦玩占。观象之原，冠以程《传》，次以《本义》，未尝不主理，而不以屏斥谶纬并废互体变爻之用。其诸家训解，或不合于伊、紫阳而实足发明《经》义者，皆兼收并采，不病异同。"[1] 清圣祖这种研治易学的方针，对清代易学的繁荣发展起了积极的推动作用。刘大均曾指出"清朝《易》学研究兴盛，并出现汉、宋《易》等百家争鸣的局面，实与清初康熙定下'兼收并采，不病异同'的治《易》方针，有着极大的关系"[2]。

清圣祖继承并发挥了程朱理学的观点，以《易》之"太极"为万物的起源，并将其解释为绝对的"理"："太极"化生为阴阳二气，阴阳二气相互交感和合，从而产生万事万物。人和万物都是阴阳二气相互作用、交化流行的结果。阴阳二气性质互异，在万物生成过程中的作用亦不同，但二者又是密切联系、

① 永瑢等. 四库全书总目 [M]. 北京：中华书局，1965：341.
② 刘大均. 周易概论 [M]. 山东：齐鲁书社，1986：215.

相互转化的。清圣祖在评议《太极图》时说："朱子虽以阴阳分质之序，气之序。然实阴阳合体，气质同归。何则？天一，阳也，加五为六，即地之阴也。地二，阴也，加五为七，即天之阳也。三与八、四与九亦然。其阴阳合体者如此。"[①] 天一，阳，加五，即为地，阴；地二，阴，加五，即为天，阳：阴阳可互相转化。康熙认为阴阳二气同由"理"产生，而又能和合一体，同归于"理"。他说："立天之道，曰阴与阳，则四时之气是也；立地之道，曰柔与刚，则五行之质是也；立人之道，曰仁与义，则五性感动，而必定之以中正仁义者是也。真精合凝，化生万物者，人物之所以始而生之说也。"二气和合一体，阴阳互化，刚柔相济衍生出五行，五行互感化育出宇宙万物。阴阳二气，真精合凝，达到和合一体的境界，也就是二气同归于"理"。由太极而二气，而五行，而宇宙万物，这期间始终贯穿一"理"，就像《周易》所说万物的产生，昼夜的更替变化，都统于"易"是一个道理。因此，万物产生的过程也是"天理"外化推演的过程。宇宙万物生成之后，并非是一成不变的，而是随着阴阳二气的化生流行而变化不已。清圣祖的易学观，对李光地等理学名臣的易学思想有重要影响。亦可以看出，康熙年间这种深入宋易研究的思潮，是黄元御的医学思想核心，也是"气机"理论体系的建构基础。

（三）陈修园

陈修园（1753—1823）在乾隆五十七年（1792 年）乡试中举，次年赴京会试未中，遂留寓北京，悬壶应诊。陈修园留京

---

① 李光地.性理精义［M］.北京：中华书局，1936：127.

行医八年期间，曾为和珅治病，和珅恐疾再犯，许以太医院官职，强令陈修园久住其家，他以病南归，直至嘉庆六年，才重新入仕。作为燕京医学流派的代表人物，陈修园在临床和理论方面都有丰富的贡献。

1. 个人生平

陈念祖，字修园、良友，号慎修，福建省长乐县江田乡溪眉村人。生于清乾隆十八年（1753年），卒于清道光三年（1823年），终年71岁。

陈修园早年丧父，家境贫寒。幼时从祖父陈居廊（字天弼）读经史，兼习医学。他天性敏悟，性喜读书，善于对句，童年便崭露头角，20岁补诸生。为了解决家庭生活困难，深究医学，矢志苦读。24岁便行医以维持生计。当时社会上轻视医学，陈修园为了改变自己的处境，决定"半治举子业，半治刀圭家"，走张仲景半官半医的道路。他35岁肆业于福州鳌峰书院，随山长孟超然学经史。乾隆五十七年（1792年）乡试中举，次年赴京会试未中，遂留寓北京，悬壶应诊。

当时光禄寺刑部郎中伊云林患中风症，不省人事，手足瘫痪，汤米不入已十余日，都门名医皆不治，陈修园以三剂起沉疴，名震一时，就诊者门庭若市。翌年，文华殿大学士和珅病足痿，不能上朝，请陈氏诊治，陈氏让和珅杀狗取皮和药裹患处，旬日而愈。狗皮膏的制造，就是陈修园传授的。和珅恐疾再犯，许以太医院官职，强令陈修园久住其家，他婉言辞谢，托病南归。由是得罪和珅，两次未敢会试。至嘉庆五年（1800年）和珅革职，陈修园才又赴京应试，竟未得中。嘉庆六年遇大挑（从三种以上会试不中的举人中挑选一等的任知县）做了县令。

陈氏最初在直隶保阳（今保定市）为官。次年，华北暴雨成灾，他奉命"勘灾恒山"，当时恒山瘟疫流行，修园一边组织救灾，一边为百姓治病，活人甚众。先后转任河北省各地知县，官声颇好，三任未满即升任同知。嘉庆二十二年（1817年）又升任直隶州知州，次年代理正定府知府。陈氏在基层为官十多年，但并未放弃研习岐黄之学。他认为："文章报国，尚挟知命而行，而能为良医者，随在可以活人。"他的大部分医著是在任期间撰写的，故其《南雅堂医书全集》又名《公余十六种》。

嘉庆二十四年（1819年），陈修园因年老告归，时年66岁。归闽后，在福州的嵩山井上草堂，讲学著书，孜孜不倦。有来请求学医者，他必先授自著的《伤寒论浅注》和《金匮要略浅注》两书，其长子长孙均能继承父业。

2. 医学著作

陈修园的医学著述颇多，其刊刻印行的版本也很丰富。

（1）《灵素节要浅注》，约成书于清同治四年（1865年）。全书共12卷，18篇。该书采用分类研究的方法，有选择地将《灵枢经》《黄帝内经素问》的内容按不同性质分为道生、脏象、经络、运气、望色、闻声、问察、审治、生死、脉诊、病机等十一类。与滑寿、张介宾所辑互有出入，注则约取张志聪之说，间附己意。阐明经旨，言简意赅。

（2）《金匮要略浅注》，约成书于清嘉庆二十五年（1820年）。全书共10卷，25篇。该书博采《黄帝内经》《伤寒论》《千金要方》《外台秘要》等书及明清诸家精华，用衬注法对《金匮要略》各篇经文逐段诠释，阐发其精髓，对理解《金匮要略》极有裨益，对后世影响较大。唐宗海撰有《金匮要略浅注补正》和《伤寒论浅注补正》，在陈修园注解的基础上加以补充，对其学术思想进行阐发。

（3）《金匮方歌括》，约成书于道光十年（1830年）。全书共分6卷，歌括166首。书中每方先引《金匮要略》原文，次为歌括，殿之方解。对"前贤名言精治，千古不磨者，本集或于歌中，或于注中，采集不遗"。间附已见或治验。言近意远，雅俗共赏。

（4）《伤寒论浅注》，约成书于清嘉庆元年（1796年）。全书共6卷。陈修园遵从张志聪、张锡驹所分章节，专注六经诸篇；认为平脉、辨脉、伤寒例、诸可不可等篇为王叔和所增，皆置之不论。而对仲景原文，陈修园认为，《伤寒论》三百九十七节，每一节自成一法。故别创体例，采择浅显文字，用小字衬注于原文之中，使之一气呵成，明白晓畅。又于每一节之后，扼要标明其法之所在，并根据《伤寒论》精神，合若干节为一段，采用"按""述""引"等形式进行综合评论，旨在畅达经义，使学者乐于习诵，故特加意于"浅"字。

（5）《长沙方歌括》，约成书于清嘉庆十三年（1808年）。全书共6卷，歌括112首。全书以方名为纲，每首汤方之下，首先摘引《伤寒论》原文，揭示该方主治病证，继之为组成药物及其剂量、煎服法。接着用诗歌形式表达这些内容，颇具概括性，简明扼要，便于记诵和应用。最后加以按语，主要是对方义的阐析。

（6）《医学实在易》，约成书于道光二十四年（1844年）。全书共8卷，是一本综合性医书，从理论到临床均有论述。卷一分为脏腑易知、经络易知、四诊易知、运气易知四节，简述中医基础理论知识。卷二至卷四，以表证、里证、寒证、热证、实证、虚证各类病证详述疾病的发生与发展，每病之末附以歌诀，提示要领，易于记忆。卷五至卷七，仍以上述各类列载方剂，并采各家的本方方义资料，附于方后。卷八补遗并外备诸方。其序中言："此书采集《神农本经》《内经》《难经》、仲景、《千金》《外台》《圣济》《活人》各书之精华，及元明诸家、时贤著作，择其纯粹者约千百言于尺幅之中，而又以时俗浅近之语出之。人人可以共晓，即素未习医，偶然得病，尽可粹按证用药，丝毫不错，妙在浅而易知也。"书中还附以"七言"诗歌，便于初习医者背诵。书中理、法、方、药均有叙述简要概念，引导后学知其易而造诣其难，故名《医学实在易》，可作为中医门径书之用。

（7）《医学从众录》，约成书于清嘉庆二十四年（1819年）。全书共8卷，40篇，分别论述内科常见病证及妇人杂病的辨治。每一病证，先概要叙述病因、病理及治则，次为脉诊，再次为方药。其辨证悉遵古训，以薛立斋、王肯堂、赵献可、张景岳、张石顽、李时珍、李士材、喻嘉言八家之说列于前，仲景法列于后，由浅入深之意。简便易知，颇切实用。

（8）《女科要旨》，约成书于清道光二十一年（1841年）。全书共4卷，卷一论调经、种子；卷二论胎前；卷三论产后；卷四论杂病、外科；书中就上述妇产科及常见外科病症做了详细的论述，悉以《金匮要略》为正法，旁采巢元方、陈自明、朱丹溪诸家之说，讲解病机简明透彻，所选附方，切合实用。

（9）《神农本草经读》，约成书于嘉庆八年（1803年）。全书共4卷，选录《神农本草经》所列上、中、下365品中的常用药物160种。专取张志聪、叶桂两家，间采徐大椿之说，又以己意发明之。全书融贯了《黄帝内经》之旨，《伤寒论》之法，堪为研究本草和临证处方必备之书。

（10）《医学三字经》，约成书于嘉庆九年（1804年）。全书共4卷。卷一、卷二仿效《三字经》的体裁，以三字一句的韵语，概述医学源流、基本理论和临床各科常见病的症状、诊断与治疗等方面的内容。卷三、卷四详论各种病证的方药，有论有方，有详有略，乃至加减运用、煎服方法均有论述，并在第四卷中简明扼要地论述了阴阳、脏腑、四诊等中医基础理论，语言洗练，便于诵读记忆，《医学三字经》医文并茂，深入浅出，既是入门之作，又是深入研究中医学的"良师益友"。

（11）《时方妙用》，约成书于嘉庆八年（1803年）。全书共4卷。第一卷首叙望、闻、问、切四诊要点；第二、三、四卷融历代医家和陈氏个人经验，就42种常见病的病理、证候和治法方药等做进一步的阐发。全书内容简明通俗，切合临床实用。

（12）《时方歌括》，约成书于嘉庆六年（1801年）。全书分上下2卷，共收录唐宋以后常用方剂108首，按性质分为补可扶弱、重可镇怯、轻可去实、宣可决壅、通可行滞、泄可去闭、滑可去着、涩可固脱、湿可润燥、燥可去湿、寒能胜热、热可制寒等十二类方剂。书中对各方的组成、主治、药理、加减逐一解说。全书叙理简明扼要，文字通俗易懂，歌诀朗朗上口，尤适于初学者。

（13）《景岳新方砭》，约成书于嘉庆七年（1802年）。全书共4卷。陈氏将景岳自创的186首新方，仍分为补、和、攻、散、寒、热、固、因八阵。全书以《伤寒论》《神农本草经》等经典医籍为旨，从辨证论治、理法方药及药物加工炮制等方面逐一评说186方，立论通融，中肯切实，针砭温补时弊；但对景岳新方，贬多褒少，甚至有措辞偏激和欠妥之处。

（14）《伤寒真方歌括》，约成书于清道光二十一年（1841年）。全书共6卷，歌括96首。该书以六经为纲，每篇先精选

《伤寒论》主要条文，对六经含义、辨证和治疗大法做了概括介绍，然后又用按语形式，重申汤方的应用价值。本书与《长沙方歌括》都是陈氏为普及《伤寒论》经方知识而作。两书除歌括数目和歌词内容不同外，在编写方式和指导思想方面也各有侧重。《长沙方歌括》基本上是按《伤寒论》原汤方先后序次编写。本书不受条文所拘，而是按类方形式编写。前者侧重于临证应用，后者侧重于理论阐明。

（15）《伤寒医诀串解》，约成书于道光二年（1821 年）。全书 6 卷。该书是陈修园晚年之作，是他研究《伤寒论》的精华所在。书中六卷按六经排列，以《内经》理论为依据，以标本中气、经络学说为基础，把《伤寒论》各篇条文，按不同的内容分成若干段落进行综合分析，既说明了条文之间的相互联系和区别，又指出了辨证要点，使学者能融会贯通而得其要旨。本书是集陈氏平生研究《伤寒论》心得大成之作。

3．成就与特色

（1）学术特点

1）尊《内经》，法仲景

《医学三字经》开篇即言：“医之始，本岐黄，《灵枢》作，《素问》详；《难经》出，更洋洋。越汉季，有南阳，六经辨，圣道彰；《伤寒》著，《金匮》藏；垂方法，立津梁。”中医学理论体系的形成，以《内经》和《难经》的出现为标志，《神农本草经》和《伤寒论》奠定了临床用药和辨证论治的基础。因此，陈修园十分尊崇《内经》，强调：“夫医家之于《内经》，犹儒家之四子书也。日月江河万古不废。”把《内经》奉为圭臬，认为是不易之理。陈氏对仲景学说极为推崇，认为仲景专以方药为治，而集群圣之大成。医门之仲景，即儒门之孔子。

2）近承张志聪、高士宗

陈修园独心折于张志聪、高世栻二氏，在《医学三字经·医学源流》曰："大作者，推钱塘。"注曰："张志聪，号隐庵，高世栻，号士宗；俱浙江钱塘人也。所注《内经》《本草经》《伤寒论》《金匮》等书，各出手眼，以发前人所未发，为汉后第一书。"

陈修园在学术研究上的许多思路、方法，与张志聪治学有不谋而合处。两人著作格调非常相似。张志聪在侣山堂集同学及门人数十人开堂讲学，共同探讨医理，先后著成《黄帝内经素问集注》《黄帝内经灵枢集注》《伤寒论集注》《金匮要略集注》《伤寒论宗印》《本草崇原》《侣山堂类辩》等书。对《内经》《伤寒论》的研究，更有突出贡献。陈修园在嵩山井上草堂讲学，集儿孙及门人数十人共同研究整理中医经典著作，经几代人的努力，撰写一套普及中医教育的丛书。《灵素节要浅注》约取张志聪之说，间附己意。在《伤寒论浅注·凡例》中指出："惟张隐庵、张令韶二家俱从原文注解，虽间有矫枉过正处，而阐发五运六气、阴阳交会之理，恰与仲景自序撰用《素问》《九卷》《阴阳大论》之旨吻合，余最佩服。今照二家分其章节，原文中衬以小注，俱以二家之说为主。"《伤寒医诀串解》则在张志聪"六经气化说"基础上加以发挥而成。《神农本草经读》专取张志聪、叶桂两家，间采徐大椿之说，又以己意发明之。

综观陈修园治学的历史渊源，有人称他是"儒医"，学本程朱理学。从一定的意义来说，陈修园治学确有尊经崇古的特点，对唐宋以后的医学，多持慎重分析的态度。但陈氏尊经是为了重振医学基业，革除明代晚期以来所形成的忽视基础理论和治疗滥用温补之弊，在尊经的基础上，渗透着临床实用的新义，推动了清代医学的发展。

（2）对《内经》的研究

陈氏诠注古典医籍，是为了奠定中医学理法方药的基础。他认为《内经》一书的作用犹如"日月江河，万古不废，惟奥安之旨不善解者，遂至贻误后来"。因此，他和他的后人均致力对《内经》的研究。

1）分类研究

《内经》内容繁杂，系统庞大，很多后世医家致力于对其分类研究。这种比类分次研究的方法，就从现在看来，也还是比较合乎科学的。不过他们的分类，亦有两种：一种是把《内经》所有内容全部保存下来，也就是毫无批判地兼收并蓄，这一派以隋代杨上善、明代张介宾为代表；一种是删其繁芜，撮其枢要且有所编次，各以类从，《续素问钞·自序》也就是有选择地进行分类，这一派以元代滑寿，明代李中梓、汪昂为代表。陈修园将《内经》"节要"，也就是有选择地吸收经典著作的精华。他将《灵枢经》《素问》的内容按不同性质分为道生、脏象、经络、运气、望色、闻声、问诊、审治、生死、脉诊、病机等十一类，已足以概括中医学的基础理论，执简驭繁，便于列为师授带徒的启蒙读本。

2）解析运气

《内经》运气学说，文字古奥，义理深邃，陈氏删繁就简，对运气学说，以"深入浅出，奇博为约"，摘录"天元纪大论""六微旨大论""五常政大论""至真要大论""六元正纪大论""宝命全形论"等篇章。这种集注方法，初步讨论了运气学说的梗概，虽未可窥全貌，亦可见其一斑。陈氏认为"天元纪大论"的内容主要是"天之十干运化地之五行，五行上呈三阴三阳之六气，故曰五运阴阳，天地之道也"。从注释中说明岁、时、节气的变化和疾病发生的规律，并以运气同化中的"太过""不及""平气"及"天符""岁会"的概念，加以阐明。"六微旨大论"，陈氏以本篇"六六司天之三阴三阳，上合天之六气也"，说明六气之间，具有标本中气的互相联系，互相承制，上应天气，下应地理，以及六气主岁，主时和客主之气加临，对自然界的升降出入的规律，以通俗语言，予以节注。"五常政大论"，陈氏以本篇讨论"平气乃岁会之纪，气之平者"，说明五运的平气，太过与不及的变化，以及地势的高下对人体的影响，并提出治疗原则等，用浅明易懂的文字，深入浅出，启发后学。"至真要大论"，陈氏以本篇六气之司天在泉，论风、寒、暑、湿、燥、火，天之六气也，三阴三阳上奉之，故六气为司天之化，临脏位者，天气上临，而下合人之脏位。陈氏简明注释六气胜复的关系而产生各种病变，文字深入浅出，易于理解。

（3）对《伤寒论》的研究

1）维护旧论，反对错简

陈修园是继钱塘二张之后，反对错简重订，维护旧论的中坚人物。对于王叔和编次的仲景《伤寒论》，张志聪认为："本经章句，向循条则，自为节目，细玩章法，联贯井然，实有次弟，信非断简残篇，叔和之所编次也。"（《伤寒论宗印·凡例》）张锡驹亦认为其："章节井井，前后照应，血脉贯通，无有遗漏，是医中诸书之《语》《孟》也。"（《伤寒论直解·自序》）陈氏兼采二张之说，并对王叔和做了中肯的评价。他说："叔和编次《伤寒论》，有功千古，增入诸篇，不书其名，王安道惜之。然自'辨太阳病脉证篇'至'劳复'止，皆仲景原文，其章节起止照应，王肯堂谓如神龙出没，首尾相应，鳞甲森然。兹刻不取增减一字，移换一节。"（《伤寒论浅注·凡例》）所谓"增入诸篇"，是指辨脉、平脉、伤寒例，以及"可与不可与"等十一篇。陈氏认为，这些篇虽是王叔和所著，编入《伤寒论》中，其目的不过是"增之欲补其详，非有意变乱"，只可惜未明书其名而已。"增入诸篇"其所以削而不录的理由，用其原话说："仲景即儒门之孔子也，为叔和者，亦游、夏不能赞一辞耳。"这里意思是削去"增入诸篇"，只保留"辨太阳脉证"篇至"劳复"十篇，是因叔和之于仲景，犹如子夏之于孔子，学生不能与先生相提并论。所谓"如神龙出没，首尾相应，鳞甲森然"，是指削去"增入诸篇"后的《伤寒论》，即397条的编次，具有严格的逻辑性和条理性，反映出疾病的传变、转归及其辨证论治规律，所以"不敢增减一字，移换一节"，而其《伤寒论浅注》笃守原文旧编。所谓"一节"，陈氏自谓："仲师原论，始于'太阳篇'，至'阴阳易差后劳复'止，共三百九十七节（原注：二张于阳明篇"病人无表里"一节，误分为两节，今改正之），何以不言节而言法，盖节中字字是法，言法即可以该节也。"（《伤寒论浅注·目录按》）陈修园认为《伤寒论》每节自成一法，并于每节之后，标示其法之所在。如此，则三百九十七节实为三百九十七法，可见陈氏对前人如喻嘉言等"三百九十七法"之说，并不反对。

　　2）分经辨证

　　陈修园固为维护旧论的健将，但晚年所著的《伤寒医诀串解》，是具有代表性的伤寒研究性著作，书中提出分经辨证法，是对伤寒学理的一大发挥。

　　首先将太阳病分成经证、脏证和变证三大纲。经证以头痛项强、发热、恶寒为典型症状，但又有虚证、实证之分：脉缓、自汗、恶风为虚证特点，宜桂枝汤一类；脉浮紧、无汗为实证特点，治宜麻黄汤一类。脏证，由表邪不去，循经而入膀胱者，有蓄水和蓄血之不同：蓄水证宜五苓散，蓄血证宜桃核承气汤。变证多由汗下失宜而来，有从阴、从阳之异：凡汗下太过伤正，而虚其阳，阳虚则从少阴阴化，下利厥冷之四逆汤证、汗漏不止之桂枝加附子汤证多属之；如汗下失宜，热盛伤阴，则从阳明阳化，热结在里之白虎加人参汤证、下之里和而表自解之承气汤证多属之。

阳明的经、腑二证：经证以身热、目痛、鼻干不得卧、反恶热为典型症状，又有未罢太阳和已罢太阳之分：兼见头痛、恶寒，是太阳未罢，宜桂枝加葛根汤、葛根汤之类；无头痛恶寒，而壮热口渴，是太阳已罢，宜白虎汤。腑证以潮热谵语、手足腋下汗出，腹满便硬为典型症状，又有太阳阳明、少阳阳明、正阳阳明之不同：如麻子仁丸证，太阳阳明也；蜜煎胆汁导法，少阳阳明也；三承气汤证，正阳阳明也。

少阳经、腑二证：经证以口苦、咽干、目眩为典型症状，其中有虚火、实火之辨：寒热往来、胸胁苦满、嘿嘿不欲食为虚火，宜小柴胡汤；寒热往来、心中痞硬、郁郁微烦、呕不止为实火，宜大柴胡汤。腑证无寒热往来于外，却有寒热相搏于中，分痛、痞、利、呕四证：因呕而痞、不痛者，宜半夏泻心汤；胸中有热而欲呕，胃中有邪气而腹痛，宜黄连汤；邪已入里，则胆火下攻于脾而自利，宜黄芩汤；胆火上逆于胃而为呕，宜黄芩加半夏生姜汤。

太阴之邪，分从阴化、从阳化两个方面。从阴化以腹满而吐、自利不渴、手足自温、时腹痛为典型症状，宜理中或四逆辈；从阳化以腹实痛为特征，包括腹痛急下之大承气汤证、大实痛之桂枝加大黄汤证。

少阴之邪，分从水化而为寒、从火化而为热两个方面。寒化证，以脉沉细而微、但欲寐、背恶寒、腹痛、下利清谷、小便白为典型症状，治疗原则为回阳，其中四逆汤、真武汤、附子汤为温阳法，麻黄附子细辛汤为交阴阳法，麻黄附子甘草汤，为微发汗法。热化证，以脉沉细而数、但欲寐、内烦外躁、或不卧、口中热、下利清水、小便赤为典型症状，治疗原则为救阴，其中甘草汤、桔梗汤、苦酒汤、半夏散及汤、猪肤汤、黄连阿胶汤、猪苓汤等，为补正以救阴之法。诸承气的急下证，是攻邪以救阴之法。

厥阴为两阴交尽之域，应无热证，但厥阴主肝，而胆藏于内，胆火内发，故从热化者反多，寒化者反少。凡四逆散、白头翁汤及"厥应下之"诸证，皆为治热化证之法。

如此分证审证，非深得六经六气之旨，不能道其只字，陈氏说"修园老矣，敢谓于此道三折肱"（《伤寒医诀申解·自序》)，是对伤寒理论的深刻发挥。

（4）创"传经直中，皆有寒热"之说

宋元以降，医家大多以为凡传经之邪尽皆热证，寒邪只有直中而无传经。陈氏初亦同意此说，随着临证经验的积累，逐渐由疑惑而生异议。他主张寒热俱有直中，至于病情的从化倾向，虽与感受邪气的性质、程度有关，但起决定作用的还是病体阴阳盛衰，如其阳盛阴虚则易从热化，如其阴盛阳虚则易从寒化。故他认为所谓"寒邪不相传"不能成立，并提出论据说："下利腹胀满，身体疼痛，先温其里，乃攻其表，温里宜四逆汤，攻表宜桂枝汤，此三阳阳邪传入三阴，邪从阴化之寒证也。如少阴证下利，白通汤主之，此太阴寒邪传入少阴之寒证也。如下利清谷，里寒外热，汗出而厥者，通脉四逆汤主之，此少阴寒邪传入厥阴之寒证也。谁谓阴不相传，无阳从阴化之理乎？"（《伤寒论浅注·读法》）通过症状变化、遣方用药原理等方面说明传经直中皆有寒热不同，需要根据病情分别讨论。

（5）揭示"存津液，得真诠"

陈氏在《医学三字经》中画龙点睛地指出："长沙论，叹高坚。存津液，是真诠。"接着自注云："存津液是全书宗旨。善读书者，读于无字之处。如桂枝汤，甘温以解肌养液也；即麻黄汤，直入皮毛，不加姜之辛热，枣之甘壅，以外治外，不伤营气，亦养液也；承气汤急下之，不使邪火灼阴，亦养液也；即麻黄附子细辛汤，用附子以固少阴之根，令津液内守，不随汗涣，亦养液也；麻黄附子甘草汤，以甘草易细辛，缓麻黄于中焦，取水谷之津而为汗，毫不伤阴，更养液也。推之理中汤、五苓散、必啜粥饮。小柴胡汤、吴茱萸汤皆用人参，何一而非养液之法乎？"（《医学三字经·伤寒瘟疫》）。陈氏研究伤寒数十年悟出，《伤寒论》辨证论治的精神实质就在"存津液"三个字。因为津液的存亡是病证传变，转归的决定因素，一经病传变为另一经病，一证候转化为另一证候，是亡津液所致；而病证的好转、痊愈也是由于津液恢复或津液自和的结果。陈氏揭示"存津液"为伤寒治法真诠，见解独到。他举例分析发汗、攻下、温阳、益气、利水等法，无不寓"存津液"之义，很有见地。

陈氏举出桂枝汤甘温解肌，麻黄汤以外治外，二方解表发汗以"存津液"，实际是排除病邪于萌芽状态和刚入门户之时，以免入里化热伤津，云："发其汗，汗先出不彻，因转属阳明。"

说明病在表不仅要解表发汗，而且要解得透彻，如解表不透彻也会化热伤津引起传变。由此可见，解表发汗实保津液之先着。

陈氏举出承气汤急下之，不使邪火灼阴以"存津液"，包括阳明病三急下证和少阳病三急下证，以及其他里热化燥成实的承气汤证，由于热邪内结，津液内消，下之以排除耗液之因，实为"存津液"根本。

由此义引申之，则清热诸方如白虎汤、竹叶石膏汤等，目的也在于存津液。陈氏举出附子固阳之根，使津液内守，不至涣散，实际是温阳以"存津液"的治法，有"阳生阴长"之义，在三阳病用得最多。小柴胡、吴茱萸、麻附甘草等方中，用人参、甘草即养液之意，实际是益气生津的治法。这在《伤寒论》中用之甚广，无论是亡津液的寒证热证，还是阳虚、阴虚证，都用到此法，因"津气同源"故。五苓散等必啜粥饮，亦养液之意。这里实际包括两层意思，一是用五苓散分利以存津，二是粥饮以补充津液。分利旨在制止津液偏渗大肠，而达到"存津液"的目的；啜粥或饮粥直接补充津液，在《伤寒论》中用的也很多。

陈氏以上述诸法为例，推之论中各种治法无不着眼于"存津液"，甚至服药法也不例外。如服桂枝汤、麻黄汤、葛根汤只取微汗，不要大汗，汗出则"停后服"；服承气汤"若一服利，则止后服"，服瓜蒂散不吐，则"少少加"等，都是为防止津液耗损而采取的措施。由此可见，"存津液"是《伤寒论》全书宗旨。

（6）对六经的看法

诸家对《伤寒论》六经的看法，众说纷纭，而陈修园独有见解，归纳如下：

《伤寒论》六经与《素问·热论》六经不同：陈修园在

《伤寒论浅注·读法》开篇即言：“仲景《伤寒论》六经与《内经·热病论》六经，宜分别读。王叔和引《热病论》文为序例，冠于《伤寒论》之首，而论中之旨反因以晦。”这里说明陈修园认为二者不同。

认为《伤寒论》六经统百病：自唐宋时期以来，医家多认为《伤寒论》是外感热病的专书，陈氏则以为不然。《伤寒论浅注·凡例》指出：“是书虽论伤寒，而百病在其中。内而脏腑，外而形身，以及血气之生始，经俞之会通，神机之出入，阴阳之变易，六气之循环，五运之生制，上下之交合，水火之相济，寒热虚实，温清补泻，无不悉备，且疾病千端，治法万变，统于六经之中。”这里说明了陈修园认为六经为百病立法，绝非仅仅辨治伤寒病或外感热病。

认为六经是提纲，须参全论：《伤寒论浅注·读法》说：“六经之为病，仲景各有提纲。太阳以‘脉浮、头痛、项强、恶寒’八字提纲；阳明以‘胃家实’三字为提纲；少阳以‘口苦、咽干、目眩’六字为提纲；太阴以‘腹满而吐、食不下、自利益甚、时腹自痛、若下之必胸下结鞕’二十三字为提纲；少阴以‘脉微细、但欲寐’六字为提纲；厥阴以‘消渴、气上撞心、心中疼热、饥而不欲食、食则吐蛔、下之利不止’二十四字为提纲。”虽然此提纲不足概括本经之证，但以提纲为主，参以论中兼见之证，才能对六经疾病全面把握。

赞同六经气化说：历代医家从脏腑、经络、气化、部位、阶段等方面探讨过六经，陈修园主张“六经气化说”，强调三阴三阳病，多为六经气化为病，而并非经络本身之病变。又以为人身六气与天地之气相应，无病则运行如常。人体一旦发病，则气化活动必然有明显变异。张志聪试图从生理方面阐述人身六气的产生及其分布、运行等情况，并对伤寒三阴三阳病的病理机制做了探讨。陈修园认同张志聪之说，认为经络、脏腑为六经的物质基础，巧妙地运用气化学说解释六经之功能，所以他解释六经是较完整、确当的，在继承张志聪六经气化说的基础上有所发展。陈氏将虚无的开阖枢理论印迹于脏腑，充实了内核，使之成为切用的理论，并用去掉了更多气化说中的玄奥不实之词，把张氏单纯照搬的气化说变为活泼的理论。陈修园的"六经气化说"独树一帜，另辟新径，对六经实质的探讨做出了贡献。

（7）对《金匮要略》的研究

《金匮要略》一书，注释衍义者较少，陈修园虑其搁置，为之作浅注。他取唐宋时期以来诸注家之菁华，约为小注，贯串于《金匮要略》原文之中，力求注解浅显易晓。《金匮要略浅注·读法》强调："学者必先读《伤寒论》，再读此书，方能理会。盖病变无常，不出六经之外，《伤寒论》之六经，乃百病之六经，非伤寒所独也。《金匮》以《伤寒论》既有明文，不复再赘，读者当随证按定六经，为大主脑，而后认证处方，才得其真谛。"《金匮要略》所载之证不全，而修园解释："书之所以名为《要略》者，盖以握要之韬略在此也。"修园对《金匮要略》研究颇深，提倡举一反三："读《金匮》书，读其正面，必须想到反面，以及对面、旁面。寻其来头为上面，究其归根为底面，一字一句，不使顺口念去。一回读，方得个一番新见解，愈读愈妙。"（《金匮要略浅注·读法》）修园赞赏《金匮要略》的分篇法，他在《医学实在易·凡例》中说："《金匮》为治杂病之书，而以病证之同类者合汇之。其病、证、方、治可以互参。"因此，《医学实在易》的体例亦从《金匮要略》仿来。陈氏对

《金匮要略》颇有研究，对《伤寒论浅注》《金匮要略浅注》也较满意，他的儿子陈蔚说："家严此二书，稿凡三易，自喜其深入浅出。"

值得提出的是，陈氏注《伤寒论》独服钱塘二张，注《金匮要略》则广取徐忠可、程云来、喻嘉言、尤在泾、沈目南、赵以德、胡引年、魏念庭等诸家之优者，可见陈氏择善而从的治学方法。

（8）对《神农本草经》的研究

陈修园对于《神农本草经》的研究体现在《神农本草经读》，书中以浅显的文字来阐明深奥的医理和药理，寓普及于提高。

以尊经思想疏发义理：陈氏一反宋元以来注家师心自用、摒弃历圣相传的经典著作于不顾的做法，独尊经典著作。他认为《神农本草经》是圣训，唐宋以后是臆说，信臆说、疑古说，导致医家对《神农本草经》的关注和运用日渐偏离正道。但由于《神农本草经》成书历史久远，其文字古奥，义理难窥，有鉴于此，陈修园潜心研读《神农本草经》，从字（或词）入手，逐一疏发，阐明经旨，为后世学习《神农本草经》开启方便之门。

集诸家精华阐明药理：本草的主治逐代增加，有下列4种原因：一因随时间经验的积累，应用必然增广；二因偶然经验与反复经验具载不分，恰逢病之自愈亦以为某药之功；三因饵食疗效，举之于书；四因药物品种混淆，故或效或不效。然《神农本草经》对于药物的论述，每详于用而略其理，"每药主治不过三四证及六七证而止"，往往意存文字之外，初学者难撮其要。陈氏集诸家之精华和个人用药之经验，融贯书中，"俱从所以然处发择"（《神农本草经读·凡例》），其论理简明扼要，语言通俗易懂，言简意赅，义理明晰。

析疑解惑，实事求是：陈氏本着学术争鸣的精神，对《神农本草经》中记载的不合理的炮制方法、剂量、功能等提出自己的独特见解。其于《神农本草经读·凡例》指出："熟地黄、枸杞，取其润也；市医炒松则上浮，烧炭则枯燥矣。附子、干姜，取其烈也；市医泡淡则力薄，炮黑则气浮矣。以及竹沥盐、咸枳实之类，皆庸医两可之见，不足责也。至于枣仁生则令人不眠，熟则令人熟睡；黄芪生用则托里发汗，炒熟则补中止汗；麦门冬不去心，令人烦躁；桑白皮不炒，大泻肺气之类，数年相沿之陋，不得不急正之。"

陈氏不但对所选的药物进行认真的研讨与注解，而且某些药物在注解之后，能针对时弊加以评议，希冀匡正时人对《神农本草经》药性的偏见及错误认识。如：薯蓣，《神农本草经》云："久服耳目聪明，轻身，不饥，延年。"陈氏注："目明、耳聪、不饥，是脾血之旺；轻身是肺气之充；延年是夸其补益之效。"（《神农本草经读·薯蓣》）牛膝，《神农本草经》云："久服轻身耐老。"陈氏注："统言其流通血脉之功也。"（《神农本草经读·牛膝》）蜂蜜，《神农本草经》云："久服强志轻身，不饥不老。"陈氏注曰："皆调和气血，补养精神之验也。"（《神农本草经读·蜂蜜》）

从上可见，所谓"轻身，延年，不老"之说，实际上是药物治疗保健作用的概括。通过药物作用于人体，或扶正，或祛邪，从而纠正阴阳偏胜、偏衰的病理现象，使之康复，以增寿考。

总之，《神农本草经读》是陈氏潜心研读《神农本草经》后所写的心得体会，钩玄索隐、深入浅出，义奇而不甑正，旨赅而不繁杂，为本草学的普及作出了重要的贡献。然而书中有些提法，常失之偏激，如上品"非治病之药"，"用（马兜铃）以治虚嗽，百服百死"等。

（9）对脉学的研究

脉诊自《黄帝内经》之后，各家均有发挥，但因众说颇多，脉象名目愈为繁杂，给初学者造成"心中了了，指下难明"之叹。陈氏有感于此，在《医学三字经》《医学实在易》《时方妙用》中对脉学做了多方面的研究。

陈修园非常推崇《黄帝内经》《伤寒论》和《金匮要略》的脉学成就，他在《医学实在易·切脉说》中指出："诊脉必以《内经》为主，仲景《伤寒论》《金匮要略》二书言脉……字字精切。"他认为李时珍的《濒湖脉学》对于脉象的罗列有规律可循。在《医学实在易·持脉秘旨》又说："脉之为道，最为微渺而难知也。方书论脉愈详，而指下愈乱。"为了解决这个难题，他在《医学实在易·凡例》中指出："举浮、沉、迟、数、细、大、短、长为脉之提纲，而以同类诸脉附之。举表、里、寒、热、虚、实、衰、盛为证之提纲，而以所属诸证附之。"他以八脉为纲，辅表里、寒热、虚实、衰盛，分类清晰，便于学习和记忆。

中医诊脉以寸口分寸、关、尺，首见于《难经》；以寸口分部候、脏、腑，首见于王叔和。自兹而后，医家悉遵叔和，至于分属部位则仍有异义。陈氏除了对《素问·脉要精微论》肯定并详加注解外，还举前代各大家的不同看法，结合临床体会，提出自己的见解。如《内经》对寸、关、尺三部分配脏腑的方法是：左寸，外以候心，内以候膻中。右寸，外以候肺，内以候胸中。左关，外以候肝，内以候膈。右关，外以候胃，内以候脾。左尺，外以候肾，内以候腹。右尺，外以候肾，内以候腹。王叔和分配脏腑的方法是：左寸，心、小肠。右寸，肺、大肠。左关，肝、胆。右关，脾、胃。左尺，肾、膀胱。右尺，命门、三焦。李濒湖分配脏腑：左寸，心、膻中。右寸，肺、胸中。左关，肝、胆。右关，胃、脾。左尺，肾、膀胱、小肠。右尺，肾、大肠。张景岳分配脏腑：左寸，心、膻中。右寸，肺、胸中。左关，肝、胆。右关，脾、胃。左尺，肾、膀胱、大肠。右尺，肾、小肠。

陈修园认为："大小二肠，《经》无明训，其实尺里以候腹。腹者，大小肠与膀胱俱在其中。王叔和以大小二肠配于两寸，取心肺与二肠相表里之义也。李濒湖以小肠配于左尺，大肠配于右尺，上下分属之义也；张景岳以大肠宜配于左尺，取金水相从之义，小肠宜配于右尺，取火归火位之义。俱皆近理，当以病证相参。"（《医学实在易·寸关尺分诊三焦》）他用病案举例，说明如何辨识寸、关、尺与脏腑的定位关系："如大肠秘结，右尺宜实，今右尺反虚，左尺反实，便知金水同病也。小便热淋，左尺宜数，今左尺如常，而右尺反数者，便知相火炽盛也。或两尺如常，而脉应两寸者，便知心移热于小肠，肺移热于大肠也。一家之说，俱不可泥如此。况右肾属火，即云命门亦何不可？三焦鼎峙两肾之间，以应地运之右转，即借诊于右尺，亦何不可乎？"（《医学实在易·寸关尺分诊三焦》）陈修园的这个看法是符合临床实际的。

综之，可以看出陈修园对脉学的研究是多方面的，且多有独到之处。如在《医学实在易·诊脉别解》中他大胆地提出"两手六部皆为肺脉"。在《医学实在易》和《时方妙用》中把各种脉象韵成诗，诗中结合自己的观点做了详细注解，既有继承又有新意，言简意赅，提纲挈领，易于初学者牢记和实用。

（10）对各家学说的研究

他纵评历代各家，畅所欲言，有褒有贬，虽偶有过激，但亦有特色。

陈修园尊《内经》，法仲景，对汉唐以前的医学理论特别尊重，其目的是在于强调经典著作的地位，这种治学态度无可非议。然他也非泥古不化，发现古代医家有不足之处，依然直言不讳，虽认定《神农本草经》属于"圣经""字字精确，遵法用之，其效如神"。但又指出对某些药物的论述，亦有些言过其实之处，亦说明了陈氏遵经不泥的精神。

陈氏对"五运六气学说"虽没有明确表态其可否。但在《医学三字经》《医学实在易》两书俱载张飞畴的"运气不足凭说"，以示默许张说，而且，在《神农本草经读·凡例》中抨击张隐庵"专言运气，其立论多失于蹈虚"，说明陈修园对经典著作并非"兼收并蓄"，而是有选择地继承。

"医之门户分于金元"，不同医学流派的学术争鸣，一方面促进了医学的发展，一方面也形成了众说纷纭的局面，易致使初学者莫衷一是。在陈修园看来，汉唐以后各家之说，多为不经之论。然而，陈氏还是一分为二，褒贬分明，撷其精华，其对金元四大家的评价：李东垣"重脾胃，虽未醇，亦足贵"；刘河间"专主火，一二方，奇而妥。注曰：'如六一散、防风通圣散之类，皆奇而不离于正也。'"朱丹溪"罕与俦，阴宜补，阳勿浮，杂病法，四字求"。张子和"主攻破，中病良，勿太过"。最后总结为"四大家，声名噪"。可见，陈修园对金元四大家的评价，还是褒多于贬，实事求是。

对明清诸医家的评价：陈修园对《证治准绳》较为赞许，"详而备，王肯堂"；对《本草纲目》极力贬之，但又说"诊脉

法，濒湖昂"，赞许《濒湖脉学》；对李士材之"守常"，张景岳
之"新方"，张石顽之"温补"等评，也予以论述，并总结为
"数子者，各一长"，并告诫后人"知其所长，择而从之"。这也
说明了陈修园积极继承学术精华的态度。

值得一提的是，陈氏在书中字里行间对唐宋以后的中医药
学发展和各家的议论往往过于偏激。正如当代名医邓铁涛教授
谈到的一样："陈修园当过官，自视高人一等，有旧文人的陋
习，好骂人，有批评过当，自相矛盾之处，是其所短。"

陈修园对张景岳的研究最为深入，他在《景岳新方砭》中
对张景岳的 186 首新方，逐一分析主治、组成，并加以评论，有
褒有贬，观点明确，认为"方佳""方超"者有 20 多首，认为
"庸""全不足恃"的有 60 多首，其余不褒也不贬的有 80 余首。

陈氏持论过偏，诚为缺陷，但他又是一个坦陈己见、观点
明确的人，如在《医学三字经》中把景岳的"六安煎"列为治
外感咳嗽的第一方。因此，陈氏有些言论虽然过激，但在重考
据之风盛行的清代，活跃了学术争鸣气氛，而且对纠正医界时
弊，起了一定的作用。

（11）对普及中医教育的贡献

陈修园在长期的医疗活动中，深切地认识到中医学历史悠
久，著作繁多，浩如烟海。尤其是一些经典著作，文字古奥，
义理艰深，初涉医学者难以弄通、弄懂。因此，他认为迫切需
要有一套适合初学者的普及医学教材，于是他将自己的全部理
论知识与临床经验倾注于他的医学著作，故有"生前活人无算，
身后济世有书"之美誉。

陈氏先从易处入手，结合初学者的特点来撰写启蒙著作。
在内容上，将义理深奥的中医理论，简化为通俗易懂的语言，

在语句上则注重易讲、易诵、易记，还配以韵脚，力求初学者能易学易懂。至今流传不衰，仍为广大初学中医者所喜爱的启蒙书《医学三字经》，就是一部读来脍炙人口的医学普及读物。初学者修完《医学三字经》后，有了一定的中医基础理论知识，进而则要由浅入深，以至穷源溯流。故有《时方妙用》《女科要旨》等作为进一步深化的理论与临床教材。他这种由浅入深的撰著与教学方法，今时今日仍然值得借鉴。

《黄帝内经》《伤寒论》《金匮要略》都是学习中医的必读书，但因其文字深奥，初学者裹足不前，甚至还会曲解经义。陈修园为了引导医家学习经典著作，积数十年学习心得体会，融会贯通，著成既不出经典本意，又浅而易懂的普及性注释读本。其特点是在正文之下注以小字，原文与注文协调一致，既可连读，又可分读，文字流畅，语言通俗，确实起到衬托明快的作用。最著名的如《伤寒论浅注》《金匮要略浅注》，这二部"浅注"对于阐发仲景本旨，将理法方药俱全的经典著作由深化浅，起到搭桥铺路的作用。陈氏之书内容上遵从原著，作注时画龙点睛，浅显通俗。

总之，陈氏一生著作颇多，且以普及医学见长，其文字质朴洗练，歌诀音韵，脍炙人口，其内容有深入浅出、功于实用、由博返约、由浅入深的特点，使其普及医学之教育思想具有鲜明的特色。他所倡导的重视启蒙教育，防止入门错，始终皆错的教学观点，至今仍可作为中医院校的入学教育之参考。其所推崇的遵古而不泥于古的辨证方法，其著作撰著体例，描写方式，对门人的教育方法，至今依然有其先进性。

综上所述，陈修园治学，深入浅出，返博为约。他这种以"浅""易"二字见长的工夫，实际是从"精深"中琢磨而来。

因为凡做学问，没有全面了解，就难以抓住其要领，若不识之广，无以得其要；若不解其奥，无以出之浅。他的著作，具有深者见深、浅者见浅、雅俗共赏之妙。研究《伤寒论》，可谓融会贯通，得其要旨。

（四）吴鞠通

吴鞠通（1758—1836），因家境贫寒来北京学习医术，一生大部分时间在北京行医，曾参与《四库全书》子部医书的抄写检校，乾隆五十八年（1793年）北京地区瘟疫流行时，36岁的吴鞠通救人甚多，医名大振。其撰有《温病条辨》，对温病学说贡献很大，一生多次参与北京地区疫病救治，死后葬于京郊，是清代燕京医学流派的代表人物。

1. 个人生平

清代著名医家吴鞠通，名瑭，字配珩，鞠通乃其号。因其在著作中常书鞠通之号，很少用配珩之字，致使后人误将鞠通当作其字。

吴鞠通出生于江苏淮阴，其父名守让，字逊夫，乾隆十四年（1749年）秀才，其父曾在当地教学，弟子甚多。受到父亲影响，吴氏自幼雄图科名。19岁父亲因病去世，对吴鞠通造成极大的打击，他目睹父亲病故而无良策医治，奋起学医之心："愧恨难名，哀痛欲绝，以为父病不知医，尚复何颜立天地间。"在为父守丧期间，购置医书学习。张仲景《伤寒论》序言中"外逐荣势，内忘身命"之论令他深受感动，便放弃科考专门学医以求救人济世。过了4年，其23岁时，侄子巧官突患温病。初起为喉痹肿痛，外科吹以冰硼散，喉遂闭塞不通。又遍请当时医师治之，不见效而亡故。吴氏因学医不久，且未得治温要领，故未敢轻易发表意见，但这一契机促使他开始注重温病研究。

3年后，为了在更广阔的天地更好的学习了解医术，26岁的吴鞠通离开家乡来到北京。适值《四库全书》编撰完成之初，全书第一份已抄写结束，其余几份正待校对誊抄。经朋友介绍，吴氏便找到了校对誊抄《四库全书》中医学书籍的工作。这对于贫穷而又嗜好读书的吴氏来说，实在是一份极为难得的工作。他既解决了经济困窘，又得以博览医书，尤其是得以阅读当地难以见到的医学名著，如我国第一部温病学专著——明代吴又可的《温疫论》，清代叶天士的《临证指南医案》等。吴氏"进与病谋，退与心谋"，历多年寒暑，医学知识大进，尤其对温病的学习思考日渐深入。

至癸丑年（1793年），其36岁时，京师发生温疫大流行，误治而死者，不可胜数。纪晓岚《阅微草堂笔记》述当时疫情："乾隆癸丑春夏间，京中多疫，以张景岳法治之，十死八九，以吴又可法治之，亦不甚验。"吴鞠通的朋友知道他学医多年，目睹当时温疫被误治之惨状，故力促其起而治之。他亦不忍袖手旁观，故尽其所能而救。虽然求治者大多已成坏病，但经其救治，幸存者达数十人之多。通过这次临床实践，不仅使他加深了对温病的了解，而且也使他进一步认识到庸医误治的危害，以致发出"生民何辜，不死于病而死于医，是有医不若无医也，学医不精，不若不学医也"的感叹。同时，他也初步体会到所用治温之法的卓越效果，并开始萌发了著治温之书——《温病条辨》的念头。然毕竟其当时的临床经验还很不足，故缺乏自信，迟迟未敢落笔。自此之后，吴氏在京师医界渐有名气，求其诊治者越来越多，这无疑为他积累了越来越丰富的临床经验。

又历六年，1798年，吴氏41岁时，其同乡好友汪瑟庵（廷珍）预测来年会有温疫流行，故促其速成治温之书。此时，吴氏已有了一定临床经验的积累，又经汪氏再三催促，便下定决心，在诊疗之余，着手写作《温病条辨》。经过15年左右的努力，前后数易其稿，直至嘉庆十八年（1813年），吴氏56岁时，才真正完成《温病条辨》一书。

初著《温病条辨》时，由于对燥邪的认识不够全面，故在秋燥门中，仅论及温燥证治，未及凉燥。道光元年（1821年），吴鞠通64岁时，遇京师燥疫流行，民多吐利腹痛而死。他细审病证，认为系凉燥为患，特制苦温芳香、扶阳逐秽之剂——霹雳散以救之，大获奇效。当年顺天（北京）乡试，主考官员购其所制霹雳散百余剂，令考生服用，果然场中无患疫而死者。通过这次防治燥疫的实践，使吴氏对燥邪为患有了较全面的认识，并对以前的片面认识做了深刻反省，进而参考明代医家沈目南的"燥病论"，作"补秋燥胜气论"一篇，补入《温病条辨》之中。

道光八年（1828年），吴氏71岁时，好友胡陆曾受时医误治之害，力促其写《医医病书》，以矫医界时弊。书于1831年写成。吴氏晚年，还将一生治验（主要为1793年—1833年的医案）整理成册（即今传之《吴鞠通医案》），嘉惠后学。

道光十六年（1836年）二月，吴氏因长子病故的精神刺激，以致抑郁成疾逝世。享年79岁。葬于京郊。

吴氏初娶鲍氏，生长子廷莲，有孙二人：继祖、念祖。鲍氏早卒后，继娶崔氏，有子廷芷、廷荃。廷芷后为国子监生。其婿周宗信，为同里人。吴氏之子、婿及侄子嘉会，皆传其学。长子廷莲及侄子嘉会曾为初刊《温病条辨》校字。女婿周宗信及廷芷、廷荃，于1836年8月，即吴氏逝世半年后，重校《温病条辨》，并在"补秋燥胜气论"后补充了霹雳散一方及其方论，使其成为该著作目前最完善的版本。

吴鞠通居京 50 余年，医疗活动主要在北京地区，但也多次借返淮探亲省墓之机，为江浙一带（主要是淮安、苏州、绍兴等地）患者诊治。他一生献身医学，不仅嗜学不厌，研理务精，勤于实践，勇于创新，而且居心忠厚，医德高尚，对患者认真负责，满腔热忱，虽遇危证，不避嫌怨。

2．学术著作

吴鞠通的医学著作共有三部，即《温病条辨》《医医病书》和《吴鞠通医案》。

（1）《温病条辨》

该书在清代众多温病学家成就的基础上，进一步建立了完全独立于伤寒的温病学说体系，创立了三焦辨证纲领，为温病创新理论之一。吴鞠通远宗仲景，近取叶天士之言，集思广益，著述集大成之作。卷首原病篇，引经十九条，始于《内经》，包括运气学说等。正文包括卷一至卷三，讲述上焦、中焦、下焦温病，共 238 条文，198 方。书中以条文分证，证下是方及方论，自加分注，详尽清晰；以三焦为纲，病名为目，六经辨证、卫气营血辨证贯穿其中；以共性分类按春、夏、长夏、秋、冬季节介绍九种温病；将温病学分为温热病和湿热病两种大类，由博返约，执简驭繁；附文包括卷四至卷六，包括杂文 17 篇、解产难 17 篇、解儿难 24 篇，共 58 篇。

1813 年初刊问心堂《温病条辨》的内容并不完整，秋燥门中仅有温燥的内容，而无凉燥的证治方药，这与吴氏当时对凉燥缺乏足够认识有关。1821 年以后，吴氏多次经历燥疫流行，始对凉燥有了较深刻的认识，并制"霹雳散"一方，救治凉燥疫证，获效多良，遂作"补秋燥胜气论"一篇，附于《温病条辨》之中。道光十五年（1835年）叶氏瀋吾楼所刻之《温病条辨》中，即有此篇，但无"霹雳散"及其方论。道光十六年（1836年）八月，即吴鞠通逝世半年后，由其子廷芷、廷荃及婿周宗信重校《温病条辨》时，始将霹雳散及其方论补入。至此，才形成完善的《温病条辨》一书。因此，道光十六年本应视作《温病条辨》的善本。

（2）《医医病书》

该书共2卷，撰于1798年。针对当时医界时弊而作。着眼于医治医生诊治中的弊病，故题名为《医医病书》。书中辨析多属内科杂证，议论诊治，语多中肯。如诊病以现症为主，治病不必拘执古方，宜针对病情而用药。原书76条，不分类。经曹炳章增补为81条，名为《增订医医病书》，并加了按语。现存石印本。

（3）《吴鞠通医案》

《吴鞠通医案》由吴鞠通晚年搜集其一生治验而成，但当时未及刊印，只有抄本流传。民国年间绍兴医药学报社木活字本（绍兴裘氏藏版），书名为《吴鞠通先生医案》或《吴氏医案》，四卷，乃裘庆元（吉生、激生）刊印，为裘氏医药丛书之一。此本简称"裘本"，被认为是目前所见的最早刊本。

由此可见，《温病条辨》一书，并非著成于1798年，而是开始写作于1798年，初稿约成于1804年，初版定稿并刊行于1813年，最后完善于1836年。从开始写作，到初刊定稿，前后反复修改，历时15年左右，至最后完稿，长达38年之久，足见其治学之严谨，著书之认真。

3.学术渊源

吴鞠通不仅是辨治温病的大师，也是辨治内伤杂病的高手。他的学术思想，特别是他所创立的三焦辨证理论体系，对温病学乃至整个中医学的发展都起了巨大的推动作用，影响极为深远。从其生平及著述来看，他虽非世医家传，也未直接拜师，但却学有所本，渊源有自。

（1）首宗《内经》，学有根底

《黄帝内经》是医学经典巨著，为中医学理论之源和各科发展的基础。吴氏认为医书也如儒家经典一样，有经史子集之别，学医者欲得医理之精纯，就必须注重钻研《内经》《难经》等经书，不可喜浅近而惧深奥，爱简便而畏繁重。正如他在《温病条辨·杂说》中所说："《灵枢》《素问》《神农本经》《难经》《伤寒论》《金匮玉函经》，为医门之经；而诸家注论、治验、类案、本草、方书等，则医之子、史、集也。经细而子、史、集粗，经纯而子、史、集杂，理固然也。学者必不可不尊经，不尊经则学无根柢，或流于异端。"吴氏是这样说的，也确实是这样做的。他一生善研经书，尤其是将《内经》作为经中之经予以重视，故其学术思想受《内经》影响最深。这一点，在他的每部著作中都有深刻的反映。

《温病条辨》一书，集中反映了吴氏的温病学说，当然也是反映其主要学术思想的代表著作。而全书正是在《内经》理论指导下，博采历代名贤精妙，结合自己经验而写成，正如他在《温病条辨》凡例中所说："历取诸贤精妙，考之《内经》，参以心得，为是编之作。"

吴氏著《温病条辨》，首宗《内经》者，主要表现在如下几个方面：

第一，引《内经》原文，为论温病之总纲。《温病条辨》共七卷，而论温病者主要是前四卷，即卷首原病篇，卷一上焦篇，卷二中焦篇和卷三下焦篇。卷首原病篇即引《内经》原文十九段为纲，分注为目，来总论温病的病名、分类、病因病机、症候、诊断、防治、预后等内容。其篇幅虽少，但内容十分重要。吴氏将其置于卷首，显然是将其作为辨治温病的指导思想。后面论温各篇，都是在此理论指导下写成。

第二，其所创温病三焦辨证理论体系，其实源于《内经》有关三焦的论述。如《灵枢·营卫生会》篇说："上焦出于胃上口，并咽以下，贯膈而布胸中……中焦亦并胃中，出上焦之后……下焦者，别回肠，注于膀胱而渗入焉。"又说"上焦如雾，中焦如沤，下焦如渎"，可见上、中、下三焦分别代表了人体不同部位的脏腑及其生理功能。感邪之后，自然会引起三焦所属脏腑的功能紊乱甚至实质损害。吴氏正是在深刻领会这些论述的基础上，将其引申为温病的辨证纲领。

第三，在温病诊断方面，深受《内经》的影响。如《素问·平人气象论》谓："人一呼脉三动，一吸脉三动而躁，尺热，曰病温。"《灵枢·论疾诊尺》篇说："尺肤热甚，脉盛躁者，病温也。"吴氏认为脉动数即为躁，并将其与尺肤热作为诊断温病及与太阳中风鉴别的重要依据。如他在《温病条辨》上焦篇第三条指出："太阴之为病，脉不缓不紧而动数，或两寸独大，尺肤热，头痛，微恶风寒，身热，自汗，口渴或不渴而咳，午后热甚者，名曰温病。"并注释说："头痛，恶风寒，身热，自汗，与太阳中风无异，此处最足以相混，于何辨之？于脉动数、不缓不紧，证有或渴或咳、尺热、午后热甚辨之。"又如，他认为小肠火腑不通之脉，为"左尺牢坚"，并指出："左尺，小肠脉也，俗候于左寸者非，细考《内经》自知。"

第四，吴氏所制诸方，悉遵《内经》之训。如遵"风淫于内，治以辛凉，佐以苦甘"，制银翘散、桑菊饮等辛凉之剂；遵"热淫于内，治以咸寒，佐以甘苦"，制化斑汤、清营汤、清宫汤等方。而且，为使学者明了各方所用《内经》之法，吴氏特于各方条下一一注明。如桑杏汤、翘荷汤后注为"辛凉法"，新加香薷饮后注为"辛温复辛凉法"，二甲复脉汤后注为"咸寒甘润法"等。这也是《温病条辨》的显著特点。

第五，直接引用《内经》之方，为温病所用。《内经》一书，以明理为要，所用治法以针灸为主，方剂不过数则而已，且很少用于温病。但吴氏却能巧妙用之。如《灵枢·邪客》篇以半夏汤治邪客而目不瞑之证，吴氏引而用之，治"温病愈后，嗽稀痰而不咳，彻夜不寐者"。

第六，遵《内经》之旨，设饮食之禁。《素问·热论》篇曾谓："病热少愈，食肉则复，多食则遗，此其禁也。"吴氏则谓："阳明温病，下后热退，不可即食，食者必复；周十二时后，缓缓与食，先取清者，勿令饱，饱则必复，复必重也。"

总之，吴氏论温病之因证脉治等，均力求合于《内经》之旨。甚至在其著成《温病条辨》前几卷后，发现有不合经旨者，还及时予以纠正。正如他在"补秋燥胜气论"中所说："瑭袭前人之旧，故但叙燥证复气如前。书已告成，窃思与《素问》燥淫所胜不合，故杂说篇中，特著燥论一条，详言正化、对化、胜气、复气以补之。"可见其治学首宗《内经》。

（2）研仲景之学，立辨治之基

《伤寒杂病论》（后被分为《伤寒论》与《金匮要略》二书），开中医临床辨证选方用药之先河，张仲景因此被后世尊为医圣。其《伤寒论》一书，为我国第一部论述外感热病辨治的专著，创六经辨证理论体系，形成影响深远的伤寒学说，千余年来被医家奉为辨治一切外感热病之圭臬。而《金匮要略》则主论内伤杂病，兼及外感，被视为辨治杂病之经典。

吴鞠通走上医学之路，受仲景的影响极大。正如他在《温病条辨》自序中所说："瑭愧恨难名，哀痛欲绝，以为父病不知医，尚复何颜立天地间，遂购方书，伏读于苫块之余。至张长沙'外逐荣势，内忘身命'之论，因慨然弃举子业，专事方术。"因此，其为医生，不仅遵《内经》之训，而且对仲景之学也尊崇有加。关于这一点，不仅在其所著《医医病书》及医案中有充分的体现，即使从创立外感热病新说（温病学说）的《温病条辨》中也可见一斑。

第一，吴氏著《温病条辨》、创温病学说的根本目的，并非与仲景伤寒学说对立，而是对伤寒学说加以补充和发展。正如吴氏在《温病条辨》凡例中所说："是书虽为温病而设，实可羽翼伤寒。"又说："《伤寒论》六经，由表入里，由浅入深，须横看。本论三焦，由上及下，亦由浅入深，须竖看，与《伤寒论》为对待文字，有一纵一横之妙。学者诚能合二书而细心体察，自无难识之证，虽不及内伤，而万病诊法，实不出此一纵一横之外。"

第二，《温病条辨》在写作体例上即是仿照《伤寒论》而作。正如吴氏所说："是书仿仲景《伤寒论》作法，文尚简要，便于记诵。"

第三，吴氏温病三焦辨证体系，实受仲景六经辨证启发而创立，其目的均为提示病邪传变规律和病位浅深、病情轻重，用于指导临床辨治。而且，他并不完全摒弃六经辨证的内容，而是将其巧妙地融于三焦辨证之中，为温病辨证所用。如上焦温病，有病在手太阴肺与手厥阴心包之分；中焦温病，有邪在足阳明胃与足太阴脾之异；下焦温病，有病在足少阴肾与足厥阴肝之别。为突出六经分证的作用，他还常在温病不同的病证前，冠以相应的六经之名，如太阴温病、太阴风温、手太阴暑温、两太阴暑温、手厥阴暑温、太阴伏暑、太阴湿温、阳明温病、阳明温毒、阳明暑温、阳明湿温、太阴脾疟、太阴三疟、少阳疟、少阴温病、少阴三疟、厥阴三疟等，足见六经辨证对其影响之深。

第四，择仲景之方，为温病所用。仲景之方，为"众方之祖"，其疗效卓著，早被无数事实所证实。而且，《伤寒论》之方，并非专为伤寒而设；《金匮要略》之方，也绝非只治杂病。临床上无论何病，只要有其证，便可用其方。故吴氏治疗温病，所用之方也多选自《伤寒论》和《金匮要略》二书，或由其方加减而成。据粗略统计，《温病条辨》一书所载方剂，除去重复者约 203 首，而用仲景原方及由其方加减者达半数左右。

直接选用仲景原方者有：桂枝汤、白虎汤、白虎加人参汤、白虎加桂枝汤、栀子豉汤、一物瓜蒂汤、大承气汤、小承气汤、调胃承气汤、栀子柏皮汤、茵陈蒿汤、五苓散、理中汤、四逆汤、小半夏加茯苓汤、泻心汤、小柴胡汤、黄连阿胶汤、抵当汤、桃花汤、猪肤汤、甘草汤、桔梗汤、苦酒汤、小建中汤、黄土汤、小青龙汤、麻杏石甘汤、葶苈大枣泻肺汤、大黄附子汤、鳖甲煎丸、乌梅圆、茵陈五苓散等 30 余首。吴氏引用这些方剂，不仅谨守其药味配伍，而且在煎服方法上，也多采用原方之法。甚至对有些方剂的剂量，也未改为清代用量，而是维持原方剂量，并特注明让临证者自行斟酌使用。如他在黄土汤后注明："分量、服法，悉录古方，未敢增减，用者自行斟酌可也。"在桂枝汤后注明："煎法、服法，必如《伤寒论》原文而后可，不然，不惟失桂枝汤之妙，反生他变，病必不除。"在只录药味，未录煎服之法的乌梅丸后注明："分量、制法，悉载《伤寒论》中。"

由仲景方加减而成的方剂有：白虎加苍术汤、瓜蒂散（与仲景原方不同）、小半夏加茯苓汤再加厚朴杏仁方、桂枝柴胡各半汤加吴萸楝子茴香木香汤、减味竹叶石膏汤、承气合小陷胸汤、护胃承气汤、新加黄龙汤、宣白承气汤、导赤承气汤、牛黄承气汤、增液承气汤、小陷胸加枳实汤、半夏泻心汤去人参干姜大枣甘草加枳实杏仁方、四苓加木瓜厚朴草果汤、茵陈四逆汤、椒附白通汤、附子理中汤去甘草加广皮厚朴汤、五苓散加防己桂枝薏仁方、新制橘皮竹茹汤、加减木防己汤、半夏泻心汤去人参干姜甘草大枣加枳实生姜方、苍术白虎汤加草果方、小柴胡加干姜陈皮汤、减味乌梅圆、地黄余粮汤，加减泻心汤、四苓合芩芍汤、加减芩芍汤、五苓散加寒水石方、加减附子理中汤、加减小柴胡汤、加减黄连阿胶汤、加味白头翁汤、加减复脉汤、救逆汤、一甲复脉汤、二甲复脉汤、三甲复脉汤、大定风珠、桃仁承气汤、桃花粥、加减复脉汤仍用参方、加减桃仁承气汤、半夏桂枝汤、连梅汤、椒梅汤、控涎丹等50首左右。

第四，许多方证条文，基本上是引用原文，或略加改动。

《伤寒论》谓："少阴病，得之二三日，心中烦，不得卧，黄连阿胶汤主之"。《温病条辨》则曰："少阴温病，真阴欲竭，壮火复炽，心中烦，不得卧者，黄连阿胶汤主之。"

《伤寒论》谓："少阴病，咽中伤，生疮，不能语言，声不出者，苦酒汤主之。"《温病条辨》则曰："温病入少阴，呕而咽中伤，生疮不能语，声不出者，苦酒汤主之。"

《金匮要略》谓："支饮不得息，葶苈大枣泻肺汤主之。"《温病条辨》也谓："支饮不得息，葶苈大枣泻肺汤主之。"

《金匮要略》谓："先便后血，此远血也，黄土汤主之。"《温病条辨》则曰："先便后血，小肠寒湿，黄土汤主之。"

诸如此类引义，还有很多。由此可见，仲景之学实为吴氏临证辨治的基础，也是其创立温病学理法方药完整体系的基础。甚至可以说，若无仲景《伤寒论》《金匮要略》之著，便无吴氏《温病条辨》之作。

（3）用《温疫论》，去杂取精

吴又可著第一部温病学专著《温疫论》，脱却伤寒，单论温病，对温病学说的形成和发展起了重要的推动作用。吴鞠通学医，曾专心研读过吴又可的《温疫论》。正如他在《温病条辨》自序中所说："来游京师，检校《四库全书》。得明季吴又可《温疫论》，观其议论宏阔，实有发前人所未发，遂专心学步焉。"虽然后来他发现吴又可"立论不精，立法不纯，又不可从"，但在《温病条辨》中，并非一概排斥又可之说，而是抱着去其驳杂，取其精华的态度，继承和发扬了吴又可许多有价值的学术观点和临床经验。

首先，继承了吴又可温邪从口鼻侵入人体之说。众所周知，在《温疫论》问世之前，在辨治外感热病方面，伤寒学说占据着绝对统治地位，人们普遍认为外邪皆由毛窍侵入人体，故其传变规律为由表及里，不断深入。而吴又可则在《温疫论》中首次明确提出温疫之邪（也即温病之邪，因又可认为温疫即温病）与伤寒之邪的侵入途径截然不同。他说"伤寒之邪，自毫窍而入，时疫之邪，自口鼻而入"，这一观点，很快被后世一些医家所接受，成为温病学派脱离伤寒学说而创立温病学说的重要理论根据之一。如清初名医叶天士在《温热论》中提出"温邪上受，首先犯肺"之说，即含有温邪从口鼻而入之意。吴鞠通则在《温病条辨》中更加明确地指出："温病由口鼻而入，自上而下，鼻通于肺，始手太阴。"尽管吴通所述的温邪初犯部位与吴又可所述不同（又可认为温邪首犯膜原），但其所谓温邪"从口鼻而入"的观点，无疑是完全继承了又可之说。

其次，《温病条辨》所述许多证候的病机及临床表现等，多取材于《温疫论》。如中焦篇第一条所列大承气汤证的常见临床表现，多取材于《温疫论》"应下诸症"。第六条所述"火极似水，热极而厥"之证，取材于《温疫论》对"脉厥""体厥"的论述。第十三条、十四条、十五条、十六条所列下后诸证，取材于《温疫论》的"下后脉浮""下后脉复沉""邪气复聚""下后身反热""下后脉反数"等证。第十七条所列新加黄龙汤证，取材于《温疫论》对"停药"及"补泻兼施"的论述。下焦篇第二十条所列犀角地黄汤证，第二十一条所列桃仁承气汤证、抵当汤证等，取材于《温疫论》"蓄血"之论。

第三，直接引用《温疫论》的方剂。如《温病条辨》中所用桃仁承气汤，即引自《温疫论》，系吴又可在《伤寒论》桃核承气汤的基础上加减而成。所用瓜蒂散也是引自《温疫论》，与仲景原方不同。

第四，对许多证候的治疗，虽未用又可原方，但仍用其法或其方加减。如《温病条辨》中焦篇第十四条以清燥汤治疗"下后无汗，脉不浮而数"之证，即是用吴又可下后间服缓剂之法。正如吴鞠通所说："此条乃用其法而不用其方。"又如《温疫论》治阴亏而兼里证者，先用清燥养荣汤滋阴润燥，若热渴未除、里证仍在，再用承气养荣汤滋阴攻下。而《温病条辨》中焦篇第十七条则谓："津液不足，无水舟停者，间服增液，再不下者，增液承气汤主之。"这显然是用《温疫论》之法而稍变其方。又如《温疫论》治烦渴思饮者，以梨汁、藕汁、蔗浆、西瓜，备不时之需。而《温病条辨》则以雪梨浆、五汁饮（梨汁、荸荠汁、鲜苇根汁、麦冬汁、藕汁或蔗浆）沃之。这无疑也与又可之法一脉相承。

此外，在温病病因方面，吴鞠通认为除六淫之外，"戾气"间亦有之；在温热病用药方面，慎用黄连等苦寒之品等，皆为受吴又可影响所致。

（4）承叶氏之论，完善温病学说

清初名医叶桂，字天士，学问深纯，经验丰富，内伤杂病，皆为精通。有《温热论》及《临证指南医案》等著作传世，影响甚大，尤其是创立温病卫气营血辨证体系，标志着温病学说基本形成。吴鞠通研究温病，曾遍考晋唐以来诸贤议论，但发现元代以前医家，皆未得温病本真，故不能脱却《伤寒论》蓝本；元末医家王安道虽能脱却伤寒，辨证温病，但论之未详，立法未备；明末医家吴又可虽著《温疫论》，卸却伤寒，单论温病，但立论不精，立法不纯，又不可从；惟叶天士持论平和，立法精细。故其温病学说的形成，受叶氏的影响最为直接，最为深刻。《清史稿》谓其"学本于桂"；为《温病条辨》作序的征保谓其"近师承于叶氏"，均言之真切。具体表现如下：

第一，吴氏创温病三焦辨证理论体系，实受叶氏直接影响。叶氏辨治温病，虽以卫气营血辨证为纲，但也非常注重三焦分证。如他在《临证指南医案》暑门杨案中指出："仲景伤寒，先分六经；河间温热，须究三焦。"论痧疹辨治时指出："须分三焦受邪孰多……上焦药用辛凉，中焦药用苦辛寒，下焦药用咸寒。"论夏热时指出："夏暑发自阳明，古人以白虎汤为主。后贤刘河间创意，迥出诸家，谓温热时疫，当分三焦投药，以苦辛寒为主。"而以三焦辨证处方的具体案例更是不胜枚举。吴氏研读医书，除《内经》《难经》《伤寒论》《金匮要略》等古代经典外，晋唐之后医书，惟重《临证指南医案》，故接受叶氏所倡三焦分证之论是非常合理的。

　　第二，吴氏辨治温病，虽以三焦辨证为纲，但并不排斥叶氏所创的卫气营血辨证，而是像对待六经辨证一样，将其有机地贯穿于三焦辨证之中。即以三焦分上下，以卫气营血分表里，再以六经分脏腑经络，则形成纵横交错的立体辨证体系，使温病的辨证更加完整精细。如上焦温病中，即有邪在卫分的桑菊饮证，邪在气分的白虎汤证，邪在营分的清营汤证，邪在血分的犀角地黄汤合银翘散证、气血两燔的玉女煎去牛膝熟地加细生地元参方证等；在中焦，则以气分证为主，但也有深入营分的清营汤证；在下焦，则有邪在气分的宣清导浊汤证，邪在血分的犀角地黄汤证，气血两燔的竹叶玉女煎证等。甚至在论某一方证时，就涉及卫气营血各个阶段的证治。如他在治疗太阴风温（卫分证）的桑菊饮方后指出："二三日不解，气粗似喘，燥在气分者，加石膏、知母；舌绛，暮热，甚燥，邪初入营，加元参二钱，犀角一钱；在血分者，去薄荷、芦根，加麦冬、细生地、玉竹、丹皮各二钱。"由此足见其对叶氏卫气营血辨证的重视。

　　第三，温邪逆传理论是对叶氏之论的发挥。自古以来，人们均遵伤寒学说，认为外邪的传变皆由太阳之表，顺传阳明之里。而叶氏则提出温邪的传变规律与寒邪不同。他在《温热论》

中指出："温邪上受，首先犯肺，逆传心包。"在《临证指南医案》论风温时指出："肺位最高，邪必先伤，此手太阴气分先病，失治则入手厥阴心胞络，血分亦伤。盖足经顺传，如太阳传阳明，人皆知之；肺病失治，逆传心胞络，幼科多不知者。"叶氏这里所说的温邪，主要指风温之邪，未包括春温之伏邪和发自阳明的暑热之邪等。而吴鞠通在《温病条辨》中则将"逆传"视为所有温病之邪的传变规律。他说："凡病温者，始于上焦，在手太阴。"又说："温病由口鼻而入，鼻气通于肺，口气通于胃，肺病逆传，则为心包。"这显然是对叶氏之论的引申和发挥。

第四，《温病条辨》诸多方证条文直接取材于《临证指南医案》。叶氏《临证指南医案》虽非温病专著，但其中却载有大量温病验案。吴氏视其为珍宝，精心将书中与温病有关的方证整理录出，并将所录之方冠以方名，或稍加增减，添以剂量及煎服之法，使其成为《温病条辨》中的方证条文。据粗略统计，《温病条辨》三焦篇共有方证条文二百四十条左右，而直接取材于《临证指南医案》的方证条文就有百条左右（虽然有些方剂出自仲景或其他医家，但所治证候却与原方不尽相同，而是掺入了叶氏的应用经验）。

如桑菊饮、清营汤、清宫汤、竹叶玉女煎、加减桃仁承气汤、两个青蒿鳖甲汤、三石汤、五个加减正气散、黄芩滑石汤、杏仁滑石汤、宣清导浊汤、两个宣痹汤、薏苡竹叶散、桑杏汤、沙参麦冬汤、翘荷汤、连翘赤豆饮、二金汤、三香汤、连梅汤、椒梅汤、三才汤、来复丹、加减复脉汤、一甲复脉汤、小定风珠、通络饮、玉竹麦冬汤、牛乳饮、半苓汤、三仁汤、桂枝姜附汤、护阳和阴汤、三神丸、银翘马勃散、杏仁滑石汤、断下渗湿汤、乌梅圆、加减乌梅圆、加味异功汤、术附汤、半硫丸、术附姜苓汤、安肾汤、茵陈白芷汤、鹿附汤、白头翁汤、加减白头翁汤、补中益气汤、加减补中益气汤、加减黄连阿胶汤、加减小柴胡汤、附子粳米汤、加减附子理中汤、人参石脂汤、五苓散加寒水石方、滑石藿香汤、泻心汤、加减芩芍汤、厚朴草果汤、露姜饮、加味露姜饮、加减人参泻心汤、麦冬麻仁汤、黄连白芍汤、草果知母汤、杏仁汤、五汁饮、温脾汤、桂枝加白虎汤、扶阳汤、双补汤、加减银翘散、四苓加厚朴秦皮汤、四苓加木瓜草果厚朴汤、草果柴陈汤、椒附白通汤、苓姜术桂汤、人参泻心汤加白芍方、茯苓皮汤、加减木防己汤、苍术白虎汤加草果方、加减理阴煎、桃花汤、地黄余粮汤、人参乌梅汤、参芍汤、加减泻心汤、加味参苓白术散、紫雪丹、至宝丹、安宫牛黄丸等方证条文皆是出自《临证指南医案》。可见叶氏的学术思想及临床经验对吴氏影响深广。

此外，吴氏的学术思想还受王叔和、刘河间、李东垣、王安道、张凤逵、张景岳、沈目南、喻嘉言等医家的影响。如《温病条辨》所列九种温病之名，则多取自王叔和《伤寒例》。三焦分治，则效法河间、嘉言。治疗首方银翘散，则既宗《内经》"风淫于内，治以辛凉，佐以苦甘"之训，又宗喻嘉言芳香逐秽之说，且受王安道、张凤逵温暑当用辛凉，不当用辛温之论的启迪，以东垣清心凉膈散加减而成，在服法上也采用了东垣普济消毒饮之时时轻扬之法。治温毒咽痛喉肿、耳前耳后肿、颊肿等证，更认为"治法总不出李东垣普济消毒饮之外"，其临床常用的代赈普济散，也由普济消毒饮加减而成。治暑湿伤气者，则赞成用东垣清暑益气汤。治温热气血两燔之证，常以景岳玉女煎加减。辨治温燥，则宗喻嘉言之论，而治疗凉燥则遵沈目南之法。

总之，吴氏的学术思想，特别是其温病学说，并非无本之木，无源之水，而是远宗《内经》、仲景之旨，发扬又可之说，师承叶氏之论，博采百家精华而成，故能经得起实践检验，不仅历久不衰，而且愈久则愈加枝繁叶茂。

4. 温病理论学术贡献

吴鞠通之所以被誉为清代温病四大家之一，主要是他在温病研究方面，博采众长，勇于创新，提出许多独到的学术见解，为温病学的形成和完善做出了无可替代的巨大贡献。

（1）穷原竟委，论致温三因

关于温病的病因，历来争论不休，各执己见。因《素问·热论》篇曾谓"今夫热病者，皆伤寒之类也"；又谓"凡病伤寒而成温者，先夏至日为病温，后夏至日为病暑"；《素问·生气通天论》及《素问·阴阳应象大论》谓"冬伤于寒，春必温病"，故明代以前诸贤，多以此为据，认为温病乃由冬寒伏而化热所致，即伏气致温学说。另有一些医家，则认为也有不因冬寒而病温者，即新感致温学说。而明末医家吴又可的观点则与众不同，他所著《温疫论》，认为温疫即温病，其病因并非风寒暑湿等六淫之邪，而是天地间别有一种异气所感。无论老幼强弱，触之即病，故称"戾气"，即戾气致温学说。面对前贤之争，吴鞠通不偏不倚，穷原竟委，融会贯通，提出有常有变的致温三因。正如他在《温病条辨·原病》篇中所说："伏气为病，如春温、冬咳、温疟，《内经》已明言之矣。亦有不因伏气，乃司天时令现行之气，如前列'六元正纪'所云是也。此二者，皆理数之常者也。更有非其时而有其气，如又可所云戾气，间亦有之，乃其变也。惟在司命者善察其常变而补救之。"

此三因致温学说，无顾此失彼之弊，使温病病因学说臻于完善，功不可没。

（2）取众家之长，创三焦辨证体系

辨治外感疾病，历来注重辨证纲领的指导作用。早在《素问·热论》篇中，就以六经分证来说明外感热病的传变规律、证候类型、病情轻重、预后良否及治疗原则等。张仲景之《伤寒论》，将其引申发展，创立理法方药完整实用的六经辨证体系，形成了伤寒学说的理论核心，金元医家刘河间、罗天益及清初医家喻嘉言等，则引申《内经》三焦之论，以三焦分证，辨治热病，开始向传统的六经辨证发起了挑战。但由于其论甚简，未成体系，故难以与六经辨证相比。清代温病学家叶天士创立了适用于温病的卫气营血辨证纲领，使温病学说基本形成，打破了长期以来以六经辨治外感热病的一统局面。但由于其论述分散零乱，往往有法无方，有方无药，故推广应用较为困难。吴鞠通一生长期钻研温病，不满这一现状，在《内经》有关理论的指导下，博采前贤之长，参以心得，著《温病条辨》一书，创立了理法方药完整实用的三焦辨证体系，使温病学说得以完善。

然而，任何一种新说要被学术界普遍接受，往往并非一帆风顺。吴氏三焦辨证学说的遭遇，也是如此。不仅伤寒学派攻击其为标新立异、异端邪说，就连许多温病学者也认为，既然已有叶氏的卫气营血辨证，何必屋上架屋，多此一举呢？而其学说之所以遭到如此攻击，除少数由于门户之见外，多数还是因为人们对其学说特点和价值认识不足所致。那么，究竟吴氏三焦辨证体系有何特点和价值呢？

1）使病位划分更加精细

中医学创立各种辨证纲领的重要目的之一就在于划分病变

部位，以确定治疗大法，指导合理用药。如仲景六经辨证，主要根据病变所在的脏腑经络不同，将外感疾病分为太阳病、阳明病、少阳病、太阴病、少阴病和厥阴病六大类。叶氏卫气营血辨证，主要按病位的表里浅深不同，将温病分为卫分证、气分证、营分证和血分证四大类。而吴氏的三焦辨证，并非简单地将病位分为上、中、下三焦，而是巧妙地将六经辨证和卫气营血辨证的内容融于其中，即先以三焦为纲，分病位上下之深浅，继以六经分脏腑经络之不同，再以卫气营血分表里之次第，形成纵横交错的立体辨证体系，使温病病位的划分更加精细入微。

如一切温病之属手太阴肺、手厥阴心包（包括手少阴心）等上焦脏腑经络者，则为上焦温病；属足阳明胃和足太阴脾者，则为中焦温病；属足少阴肾、足厥阴肝、足太阳膀胱、妇人血室等下焦脏腑经络者，则为下焦温病。

对于上焦温病，吴氏首先根据邪气侵袭的脏腑经络不同，而有病在手太阴肺与病在手厥阴心包之分，如《温病条辨》上焦篇暑温门所述，证见"形似伤寒，但右脉洪大而数，左脉反小于右，口渴甚，面赤，汗大出者"，为暑"在手太阴"；而见"脉虚，夜寐不安，烦渴，舌赤，时有谵语，目常开不闭，或喜闭不开"者，则为"暑入手厥阴"。为突出病变所在的脏腑经络，吴氏还往往将相应的六经名称冠于病名之前，如太阴温病"太阴风温、太阴温热、太阴温疫、太阴冬温、手太阴暑温、太阴伏暑、太阴湿温、手厥阴暑温"等。进而又根据病位的表里浅深不同，细分卫分、气分、营分、血分之证。如手太阴温病，初起见"脉不缓不紧而动数，或两寸独大，尺肤热，头痛，微恶风寒，身热，自汗，口渴或不渴而咳，午后热甚者"，则为邪在卫分；继而见"脉浮洪，舌黄，渴甚，大汗，面赤，恶热者"，则为邪在气分；若见"寸脉大，舌绛而干，法当渴，今反不渴者"，则为热在营分；见"血从上溢者"，为热迫血分等。手太阴暑温则主邪在气分，故以白虎汤、新加香薷饮等方治之；手厥阴暑温，则病在营分，故治以清营汤、安宫牛黄丸等。

对于中焦温病，则首先根据邪在足阳明胃与足太阴脾之不同，而有阳明温病、阳明温毒、阳明暑温、阳明湿温、太阴脾疟等病证之分。进而又有邪在气分和邪入营血之辨。如见"面目俱赤，语声重浊，呼吸俱粗，大便闭，小便涩，舌苔老黄，甚则黑有芒刺，但恶热，不恶寒，日晡益甚"，且舌红而不绛，口渴甚者，为热在阳明气分；若见苔黄燥而舌色绛，不渴者，则为阳明之热入于营血。

对于下焦温病，则先有病在足少阴肾、足厥阴肝、足太阳膀胱、手阳明大肠、妇人血室等脏腑经络之分，继有邪在气分、血分之辨。如湿阻大肠，"少腹硬满，大便不下"，则为邪在气分；热入血室，"神气忽清忽乱，脉右长左沉"，则为邪入血分。

由此可见，吴氏三焦辨证对病位的划分，既吸取了六经辨证和卫气营血辨证之长，又弥补了各自的不足，是外感病辨证纲领的巨大发展。

2）论述温邪传变规律更加全面

关于外感热病的传变规律，《素问·热论》篇首先提出由表及里的横向传变理论，认为"伤寒一日巨阳受之……二日阳明受之……三日少阳受之……四日太阴受之……五日少阴受之……六日厥阴受之"。其后，仲景创伤寒六经辨证体系，则继承了《素问》这一观点。创温病卫气营血辨证体系的温病学家叶天士，虽然认为温邪的传变不同于寒邪，提出"温邪上受，首先犯肺，逆传心包"和"卫之后，方言气；营之后，方言血"

之说，但仍未脱离由表及里的横向传变方式。

而吴鞠通创三焦辨证，则不仅详细论述了温邪的横向传变方式，而且明确提出了温邪具有纵向传变的特点。如他所述"温病由口鼻而人，鼻气通于肺，口气通于胃，肺病逆传，则为心包"，即为温邪横向传变方式之一。心包为心之外围，代心受邪，故凡言邪入心包者，实为邪气入心。肺主气属卫，心主血属营，二者虽同居上焦，却有表里、浅深之别，故邪气由肺逆传心包，则为横向传变。又如他在治疗邪犯肺卫的桑菊饮后所述"二三日不解，气粗似喘，燥在气分者，加石膏、知母；舌绛，暮热，甚燥，邪初入营，加元参二钱，犀角一钱；在血分者，去薄荷、芦根，加麦冬、细生地、玉竹、丹皮各二钱"，则提示即使温邪局限于某一脏腑，也可见由表及里、由气及血、由浅入深的横向传变过程。而他所述"上焦病不治，则传中焦，胃与脾也；中焦病不治，即传下焦，肝与肾也。始上焦，终下焦"，则是指温邪的纵向传变规律。从临床实践来看，温病的传变确实存在着纵横两大规律，故以三焦辨证来认识和阐述温病的传变规律，较卫气营血辨证更加全面。

3）指导治疗用药意义重大

确立治疗原则，指导选方用药，也是外感病辨证纲领的重要作用之一。叶天士创卫气营血辨证，即提出了病在表里浅深不同阶段的治疗大法和注意事项。对温病卫气营血不同阶段的正确立法、防治误治有重要指导作用。而吴鞠通创三焦辨证，则进一步提出了上、中、下三焦不同部位病变的组方用药原则和注意事项。他说："治上焦如羽，非轻不举；治中焦如衡，非平不安；治下焦如权，非重不沉。"并告诫人们不可"治上犯中，治中犯下"。三焦部位有上、中、下之分，所属脏腑功能各异，故其用药也各有所宜。也就是说，因药物质地有轻重之殊，气味有厚薄之分，煎服方法又千差万别，故其作用趋向有升降浮沉之异，临床上选药组方，煎服方法，只有各适其性，才能使其达于三焦不同的病位而充分发挥治疗作用。在这方面，吴鞠通为我们树立了典范。

心肺居于上焦，其位最高，故吴氏治疗心肺病证所用之药，力求其轻灵升浮，上举而达于心肺。如治疗上焦肺卫之证的银翘散，在选药方面，多用质地极轻且具芳香之气的花、叶、壳之品，如金银花、连翘、竹叶、薄荷等；在煎药方面，强调时间不可过长，以取其清轻芳香上浮之气，避免过煮味厚气失而入中焦；在服药方面，则采取时时轻扬之法，根据病情随时调整服药次数及间隔时间，既可防止病轻药重而过病所之弊，又可避免病重药轻之患。此皆符合轻轻上举之性，故吴氏谓其"纯然清肃上焦，不犯中下，无开门揖盗之弊，有轻以去实之能"。其他如桑菊饮、桑杏汤、翘荷汤、新加香薷饮、普济消毒饮去升麻柴胡黄芩黄连方、清络饮等上焦肺卫及气分病证常用方剂，也多用质地极轻之品。即使邪热灼伤肺络而血从上溢者，吴氏仍用犀角地黄汤合轻轻上浮达肺的银翘散治之。而治疗热入心包之证所用安宫牛黄丸、紫雪丹、至宝丹等药，则内含麝香、冰片、郁金、雄黄、木香、沉香、丁香、安息香等气味芳香之品，故可上达心包，发挥其开窍醒神之功。

脾胃居于中焦。脾气主升，胃气主降，二者升降相因，互相协调，既不逆上，也不下陷，如衡器之平，才能保持其受纳、运化等功能正常。而邪入中焦，必然导致脾胃气机升降失常，受纳、运化功能障碍，故吴氏治疗中焦病证，极为注重调理脾胃气机，用药力求适其所宜，使升者自升，降者自降，达于平衡。如见热结阳明，大便不通，胃气不降者，则以承气之剂，咸苦攻下热结，通降胃气；湿热中阻，脾胃升降失司，见腹胀便溏等症者，则以藿香正气散等方加减，苦辛相配，化湿清热，升降中焦气机。

肝肾位于下焦。肝主藏血，肾主藏精，且二者同源，相互化生，一荣俱荣，一损俱损，故热入下焦，势必导致肝肾精血、阴液耗损和虚风内动。而其治疗非质轻味薄上浮之品所能胜任，常需重用浓浊厚味，或加贝、介重镇之品，使其如秤锤般重坠沉下，达于肝肾，而填补精血，潜阳息风。吴氏制一甲、二甲、三甲复脉汤，大定风珠，专翕大生膏等方，用牡蛎、鳖甲、龟甲、阿胶、鸡子黄、海参、鲍鱼、猪脊髓、乌骨鸡、羊腰子、白蜜等甘咸浊腻之药，且久煎以取厚味，可谓"治下焦如权，非重不沉"之范例。

当然，在温病临床上，三焦病理传变错综复杂，病变既可局限于某一部位，也可二焦或三焦同病，故治疗用药时必须辨证明确，随证变通。总之，吴氏所倡的三焦用药原则，符合三焦所属脏腑的生理病理特点，故不仅温病临床遣方用药须很好地遵循，而且对内伤杂病的治疗用药，也具有重要指导意义。

（3）辨病分温热湿热，用药分刚燥柔润

在外感热病中，就其病证性质而言，不仅有伤寒、温病之分，而且温病本身还有温热、湿热之别。若不辨温热、湿热，滥以治温热之法治湿热之证，同样会像误以伤寒之法治温热一样，导致种种不良后果。故吴氏在《温病条辨》中，不仅反复强调温病与伤寒证治不同，而且十分强调温热与湿热证治有别。他虽根据温病的发病季节、临床表现等特点，细列风温、温热、温疫、温毒、秋燥、冬温、暑温、伏暑、湿温及疟、痢、疸、痹等病名，但在论述其辨治过程中，更注重执简驭繁，根据病证性质，将其分为温热、湿热两大类，并提出相应的用药原则。故汪瑟庵在评论《温病条辨》时明确指出："温热、湿温，为本书两大纲。"

吴氏认为，风温、温热、温疫、温毒、秋燥、冬温等，不兼湿邪，故属温热类温病；而伏暑、暑温、湿温，兼有湿邪，故为湿热类温病。但这并不是绝对的，在其病程发展中，也可因种种条件的影响而发生变化。如湿热类温病患者，若素体形瘦，阴液不足，感邪又偏于热重湿轻，则很容易因湿退热存而转化为温热类病证。因此，在温病临床诊疗中，不仅要注意温热与湿热病证的辨别，而且要随时观察病机，注意其变化。

吴氏辨温热、湿热，虽脉、舌、色、症互参，但最重察舌。如辨清营汤的适应症时指出："脉虚，夜寐不安，烦渴，舌赤，时有谵语，目常开不闭，或喜闭不开，暑入手厥阴也……清营汤主之；舌白滑者，不可与也。""阳明温病，舌黄燥，肉色绛，不渴者，邪在血分，清营汤主之。若滑者，不可与也，当于湿温中求之。"并注释说："舌苔白滑、灰滑、淡黄而滑，不渴者，仍湿气蒸腾之象，不得用清荣柔以济柔也。"又如辨黄连黄芩汤的适应证时说"阳明温病，干呕口苦而渴，尚未可下者，黄连黄芩汤主之。不渴而舌滑者属湿温"。可见，舌苔之燥滑是分别温热、湿热之证的关键。

关于温热、湿热的治疗原则，吴氏指出"温病之不兼湿者，忌刚喜柔……温病之兼湿者，忌柔喜刚"。所谓刚者，即刚燥伤津之品，如黄芩、黄连、枳实、厚朴、木通、滑石等苦寒、苦温、淡渗之药；所谓柔者，即柔润滋阴之品，如生地、麦冬、元参、牡蛎、鳖甲、龟甲、白芍等甘寒、咸寒、酸寒之药。温热之邪，纯为阳邪，最易伤津耗液，故吴氏治疗温热之证，时时注意顾护阴液，每每重用甘寒、咸寒、酸寒等柔润生津之品，忌用或慎用淡渗、温燥、苦寒等药。如治疗温热伤津之小便不利者，强调"淡渗不可与也，忌五苓、八正辈"；治热结阳明用小承气汤时，注意减少枳实、厚朴用量，防其辛香燥烈而伤津。他还针对当时医家滥用苦寒治疗温病燥热证的弊端，指出："举世皆以苦能降火，寒能泄，坦然用之而无疑，不知苦先入心，其化以燥，服之不应，愈化愈燥。宋人以目为火户，设立三黄汤，久服竟至于瞽，非化燥之明征乎？吾见温病而恣用苦寒，津液干涸不救者甚多，盖化气比本气更烈。"故他在于应用芩、连等苦寒药治疗温热证时，必以大队甘寒、咸寒之品以监之，但令清热化阴，不令化燥。如以冬地三黄汤治疗温热伤津之小便不利，其中用麦冬八钱，生地、元参各四钱，而黄芩、黄连、黄柏仅各用一钱，即是证明。

湿为阴邪，易伤阳气。湿热之证，尤其在湿重之时，应以祛湿为先，湿去则热孤易解，故宜用辛温、苦温、甘淡等刚燥之药以化湿、燥湿或利湿，不可再用柔润滋阴之品，以免助湿恋邪，使病深不解。吴氏在论述手厥阴暑温证治时说："若舌白滑，不惟热重，湿亦重矣。湿重忌柔润药，当于湿温例中求之……不可与清营汤也。"又在论述湿温初起证治时说，"湿为胶滞阴邪，再加柔润阴药，二阴相合，同气相求，遂有锢如而不可解之势。惟以三仁汤轻开上焦肺气，盖肺主一身之气，气化则湿亦化也。"至于芩、连这类苦寒之品，在湿热并重之时，吴氏不惟不忌，反而重用，正欲其化燥祛湿。当然，若湿退而热存者，又当别论。

总之，辨病分温热、湿热，用药分刚燥柔润，也是吴氏温病学术特色之一。

（4）立新法，制新方，师古不泥古

吴氏辨治温病，不仅注重上述辨证纲领和用药原则，而且还在汲取前人经验的基础上，结合自己的亲身实践体会，提出了许多治温新法，创制了一系列有效新方，至今仍被广泛地应用于温病临床。现简要介绍如下：

1）辛凉清宣，开温病治疗新局面

自《伤寒论》问世以后，历代医家往往以伤寒辛温发汗之法治疗温病初起、邪在肺卫之证，致使温病不惟不解，反生他患。吴又可达原饮一方，用于透达膜原湿热郁伏之邪固然有效，而用于上焦风热、燥热之证，则有害无益。有鉴于此，吴氏谨遵《内经》"风淫于内，治以辛凉，佐以苦甘"之训，又宗喻嘉言芳香辟秽之说，在"治上焦如羽，非轻不举"的用药原则指导下，制银翘散、桑菊饮、桑杏汤、翘荷汤等辛凉清宣之剂，纯然清肃上焦，宣透肺卫风热、燥热之邪，且顾护阴液，不犯中下二焦，疗效卓著，开创了治疗新感温病的新局面，成为今日治疗风温、温燥初起的主要方法。

吴氏还以该法配合清气、凉血、养阴、化湿、散寒等法，治疗多种病证。如温病误汗而发疹，用银翘散去豆豉加生地丹皮大青叶倍元参方；温邪迫血上溢，用犀角地黄汤合银翘散；大头瘟初起用普济消毒饮去升麻柴胡黄芩黄连方；暑为寒遏，用新加香薷饮；手太阴暑温，用清络饮及其加减诸方；太阴伏暑，用银翘散加减诸方；湿温喉阻咽痛，用银翘马勃散；心疟，用加减银翘散；下后无汗脉浮，用银翘汤等，皆为其例。

2）甘苦化阴，治热盛津伤之证

治疗热盛津伤之证，生地黄、麦冬等甘寒之品，虽有生津养液之长，却难免有阴柔呆滞恋邪之短；黄芩、黄连等苦寒之

药，虽有清热解毒祛邪之利，却难免有化燥伤阴之弊。可见在
热盛津伤之时，单独应用某类药物，不仅不易取得最佳效果，
而且还易导致不良后果。然而，若将二者相互配合，则可取长
补短，提高疗效，故吴氏每每用之。如他在论温病首方银翘散
加减应用时即指出："二三日病犹在肺，热渐入里，加细生地、
麦冬，保津液。再不解，或小便短者，加知母、黄芩、栀子之
苦寒，与麦、地之甘寒，合化阴气，而治热淫所胜。"在治疗阳
明温病，津液受伤而小便不利之时，用冬地三黄汤，即以麦冬、
生地黄、元参、芦根汁等甘寒之品，配黄连、黄芩、黄柏等苦
寒之味。并在其医案中指出："甘苦合化阴气利小便法，举世不
知，在温热门中，诚为利小便之上上妙法。盖热伤阴液，小便
无由而生，故以甘润益水之源；小肠火腑，非苦不通，为邪热
所阻，故以苦药泻小肠而退邪热。甘得苦则不呆滞，苦得甘则
不刚燥，合而成功也。"在治疗春温内陷下痢而伤阴时，用加减
黄连阿胶汤，以黄芩、黄连之苦寒，清热止痢而坚阴；以生地
黄之甘寒，助阿胶、白芍育阴。此外，治疗暑伤少阴的连梅汤、
热伤营阴的清营汤等，则为甘苦合酸寒、咸寒之剂。

3）增水行舟，寓泻于补

热入阳明，灼伤胃肠津液，致大便不通之证，古法概以承
气攻下通便。而吴鞠通对于阳明下证，则根据热结与液干的轻
重，施以不同之法。如偏于阳邪炽盛，热结便秘之实证，则以
承气剂攻下热结以存阴。若偏于阴亏液涸、无水舟停之半虚半
实证，如素体阴虚，复感温邪，或经前医误汗伤阴，致肠失濡
润，虽数日不便，但邪热不甚者；下后数日，热不退，或退不
尽，津液大伤，邪气复聚，大便不通，口燥咽干，舌苔干黑，
或金黄色，而脉沉无力者；下后脉静身凉，舌上津回，而十数

日不大便者等，则强调不可轻施承气，以免重伤津气，而应以增液汤增水行舟，即生津养液，润肠通便，回护其虚。

增液汤由元参、生地黄、麦冬三药组成。此三味药，为咸寒甘寒，生津养液之品，属滋补养阴药，故广泛用于温热伤津证，以补充体内已伤之津液。如《温病条辨》清营汤、玉女煎去牛膝熟地加细生地元参方、冬地三黄汤等方剂之中，配此三药，以滋养营血之阴或增液利尿，皆取其滋补之用。但是，增液汤用此三药，则是"以补药之体，作泻药之用"，即作通便攻实之用。故吴鞠通谓"此方所以代吴又可承气养荣汤法也"。为何元参、生地黄、麦冬等生津养液之药，在清营汤、冬地三黄汤等方中为补药，而在增液为中却变为泻药，其关键在于用量不同。清营汤、冬地三黄汤等方，用量较轻，一般为三至五钱，故只起滋补作用，而不至于滑肠通便。在增液汤中，用量独重，少则八钱、一两，重则超过二两（吴氏临床常用），故其作用性质发生变化，由补药变为泻药，起到增水行舟之用。可见欲使增液汤增水行舟，关键是用量要重，正如吴氏所说："非重用不为功。"

此法实为润下之法，其妙在"寓泻于补"，既可攻实，又可防虚，诚可补承气攻下之不足，无论外感还是内伤之津亏便秘证，用之得当，皆可应手而效。

4）新制诸承气，完善下法之用

承气剂为下法的代表方。仲景制大承气汤、小承气汤、调胃承气汤、桃核承气汤等，开承气攻下之先。而吴鞠通治疗温病，不仅善于灵活运用仲景之大承气汤、小承气汤及调胃承气汤，而且还针对温病临床错综复杂的特殊情况，将益气、滋阴、宣肺、清热、养血等法与下法有机结合，创新加黄龙汤、宣白承气汤、导赤承气汤、牛黄承气汤、增液承气汤、护胃承气汤、承气合小陷胸汤、桃仁承气汤、加减桃仁承气汤等一系列承气方，使下法的运用趋于完善。

如他认为阳明腑实，单用仲景承气汤而下之不通者，有五种情况，须根据其不同病机，配合其他相应的方法加以处理。其一为应下失下，腑实兼有气阴大伤，正虚不能运药，故下之不应，甚至将原药吐出，须以益气、滋阴与攻下合法的新加黄龙汤主之。其二为阳明腑实兼有痰热阻肺，须以清热宣肺与攻下合法的宣白承气汤主之。其三为阳明腑实兼有小肠热盛，须以甘苦化阴与攻下合法的导赤承气汤主之。其四为腑实兼有热闭心包，须以清心开窍与攻下合法的牛黄承气汤主之。其五为腑实兼有津液不足，无水舟停，可先服增液汤两剂，以增水行舟，若再不下者，则须用增液承气汤。

吴氏治疗温病，既善用承气，又慎用承气，加减变化极具斟酌，进退取舍，惟当是求，堪称运用下法之楷模。

5）化裁复脉诸方，复肝肾之阴

复脉汤又名炙甘草汤，具有益气养血、温阳通脉等功效，重在复脉中之阳，为仲景治疗"伤寒脉结代，心动悸"之主方。吴鞠通根据温邪深入下焦，重在伤肝肾之阴的特点，将其方加以化裁，制加减复脉汤、救逆汤、一甲复脉汤、二甲复脉汤、三甲复脉汤、大定风珠等方，以应下焦温病、邪少虚多之需。加减复脉汤为吴氏治疗下焦温病、肝肾阴伤的基本方，由仲景复脉汤去人参、桂枝、生姜、大枣等益气温阳之药，加酸寒补阴之白芍而成，重在甘润存津，滋补肝肾，复脉中之阴，与仲景原方之用显然有别。正如吴氏所说："在仲景当日，治伤于寒者之脉结、代，自有取于参、桂、姜、枣，复脉中之阳；今治伤于温者之阳亢阴竭，不得再补其阳也。"凡肝肾阴伤，邪热少而虚热多，皆可用之。

6）宣肺化气，以祛湿热

湿为阴邪，重浊黏腻，易阻气机。若湿蕴生热或湿热相合，则相互裹结，湿热之证，往往缠绵难愈，较之温热，病势虽缓而病情实重，治疗极为棘手。吴氏治疗湿热之证，注重先去其湿，往往以宣上、畅中和渗下之法相互配合，分消湿邪，使湿去而热不独存。尤其注重宣肺化气，使气行则水行，气化则湿热俱化。他在论述治疗暑湿蔓延三焦之证的三石汤时指出："蔓延三焦，则邪不在一经一脏矣，故以急清三焦为主。然虽云三焦，以手太阴一经为要领。盖肺主一身之气，气化则暑湿俱化。且肺脏受生于阳明，肺之脏象属金色白，阳明之气运亦属金色白，故肺经之药多兼走阳明，阳明之药多兼走肺也。再肺经通调水道，下达膀胱，肺痹开则膀胱亦开，是虽以肺为要领，而胃与膀胱皆在治中，则三焦俱备矣。"

吴氏宣肺化气最常用之药即为杏仁。如治疗湿温初起的三仁汤、肺疟的杏仁汤、湿热黄疸的杏仁石膏汤等方，皆以杏仁为君。治疗湿温喘促的千金苇茎汤加滑石杏仁汤；阳明暑温的半夏泻心汤去人参干姜大枣甘草加枳实杏仁方；暑湿蔓延三焦的三石汤、杏仁滑石汤；三焦湿热的三加减正气散；湿热蕴于经络的宣痹汤、加减木防己汤等，也皆配以杏仁。此外，治疗湿温喉阻咽痛的银翘马勃散，所用金银花、连翘、马勃、牛蒡子、射干等药，均可清轻达上、宣开肺痹；治疗太阴暑温，气分痹郁而哕的宣痹汤，则用枇杷叶、射干、淡豆豉等轻宣肺痹；治疗湿热由募原直走中道的三香汤，则以瓜蒌皮、桔梗、淡豆豉等宣肺开上，使从上焦侵入之邪，还从上焦而去。当然，若热邪较盛而肺气痹阻者，则配石膏等清热以宣肺。

总之，吴氏所创新法新方甚多。

（5）申治疗禁忌，谨防误治

吴鞠通所撰《温病条辨》一书，不仅创立了温病三焦辨证的理论体系，详论了温病的病因病机、证治方药，而且通篇记录着大量的温病治疗禁忌内容。这些内容对防止和纠正临证误治，丰富和完善温病学说有着极为重要的意义。

1）吴氏温病治疗禁忌学说的产生

温病治疗禁忌的内容是吴氏温病学说的重要组成部分，吴氏对误治给温病患者造成的严重危害和惨痛恶果深有感慨，他认为，"生民何辜，不死于病而死于医，是有医不若无医也，学医不精，不若不学医也"。故其一生立志专攻方术，不仅搜集了古今治疗温病的有效经验，而且深刻总结了温病误治的惨痛教训，提出大量的温病治疗禁忌内容，用以"济病者之苦，医医士之病"。因此，吴氏温病治疗禁忌是针对严重的温病误治之风而设，以期力矫前非，拨乱反正，造福苍生。

2）吴氏温病治疗禁忌学说的主要内容

吴氏温病治疗禁忌的内容十分广泛，涉及治法、方剂、药量、煎法、服法、饮食等各个方面。

其治法应用，注重杜绝误治，并反复强调诸法之禁。

①忌发温热之汗

早先温病混称伤寒，初起无不辛温发汗以解表，患者受害匪浅。为彻底防止和纠正千古之弊，吴氏首先明确指出"温病忌汗"的禁忌，即忌用辛温之剂强发温热之汗。他认为伤寒初起乃寒邪袭于足太阳之表，"非汗不解，最喜发汗"；而温病初起则为温邪上犯手太阴肺经，"最忌发汗"。正如他在《温病条辨》中所说："汗之不惟不解，反生他患。盖病在手经，徒伤足太阳无益。病自口鼻吸受而生，徒发其表亦无益也。且汗为心液，心阳受伤，必有神明内乱、谵语癫狂、内闭外脱之变。再，误汗虽曰伤阳，汗乃五液之一，未始不伤阴也。……温病最善伤阴，用药又复伤阴，岂非为贼立帜乎？"故于温热病初起不兼表寒之肺卫风热证，谨遵《内经》"风淫于内，治以辛凉，佐以苦甘"之训，立辛凉清透之法，创银翘散、桑菊饮等方，妙在辛透凉解，清宣兼顾，畅肺卫之气，辟秽浊之毒，导邪外出，俾营卫气血调和，自然得汗而解。透邪而不伤津，与辛温发汗截然不同。

②湿温初起"三禁"

湿温虽属温病范畴，但其属于湿热性质的温病，在病因病机及证治等方面，都与温热类温病有显著区别。吴氏于湿温初起，特设"汗、下、润"三禁，以警同道。他强调："汗之则神昏耳聋，甚则目瞑不欲言，下之则洞泄，润之则病深不解。"为防止和纠正湿热病的误治奠定了理论基础。

③诸证治疗禁忌

吴氏进而对一些容易误治的证候提出了相应的禁忌内容。如温热斑疹，忌用升提、壅补之法；津伤而"小便不利者，淡渗不可与也"；"阳明温病，无汗，实证未剧，不可下，"纯辛走表，纯苦清里，皆在所忌"；阴伤耳聋，禁投升散；阴损正伤，即使便秘，也不可频繁苦寒攻下；燥热伤津，慎用苦寒。

④方剂运用方面

吴氏除详论方剂的适应证外，对许多方剂还特意提出了一定的应用禁忌。如论白虎汤时指出："白虎本为达热出表，若其人脉浮弦而细者，不可与也；脉沉者，不可与也；不渴者，不可与也；汗不出者，不可与也。常须识此，勿令误也。"论清荣汤时指出："若舌苔白滑，灰滑，淡黄而滑，不渴者，仍湿气蒸腾之象，不得用清荣汤柔以济柔也。"论下焦温病所用诸方时指出："壮火尚盛者，不得用定风珠、复脉。邪少虚多者，不得用黄连阿胶汤。阴虚欲痉者，不得用青蒿鳖甲汤。"其他如诸承气汤、抵当汤、新加香薷饮、清暑益气汤、泻白散、五苓散、八正散、小柴胡汤等，都提出了应用禁忌方面的内容，为方剂的正确使用提供了重要依据。

⑤药物应用方面

吴氏认为，用药治病，皆以偏矫偏，因药之偏胜太过，故有宜用之，有宜避之。他强调"合病情者用之，不合者避之"。如三焦用药，各有所宜，忌"治上犯中，治中犯下""又不可以浅药治深病"。又如温热病与湿热病，用药各异，"温病之不兼湿者，忌刚喜柔……温病之兼湿者，忌柔喜刚"。这些原则，对于温病临床的选药组方均具有重要指导意义。此外，吴氏还提出温热斑疹忌用升麻、柴胡、当归、防风、羌活、白芷、葛根、三春柳、陈皮等升提和辛温药物；燥热咳嗽、胶痰难咯者，禁用苏子、橘红、当归等辛温药。这些具体的用药禁忌，亦有一定的临床参考价值。

⑥药量、煎法、服法方面

吴氏十分强调用药剂量要随其证而轻重之，不可照搬方书原定分量，切忌病重药轻、病轻药重之弊。他在《温病条辨》凡例中所说："药必中病而后可。病重药轻，见病不愈，反生疑惑；若病轻药重，伤及无辜，又系医者之大戒。"至于煎药方法，宜根据药物升降浮沉、气味厚薄的不同，合理掌握。如用轻清达于上焦的银翘散，宜武火速煎，待"香气大出，即取服，勿过煮"，以防过煮味厚而入于中焦。在服药方法上，要根据病位、病情及药后反应来决定和调整服药次数、间隔时间、进退将息等。服药太过或不及，皆在所忌。故吴氏于攻伐之剂，每用多备少服之法，不效则进，适可而止，以绝太过不及之弊。

⑦饮食调养方面

吴氏详细阐明温病的调养禁忌："大抵邪之着人也，每借有质以为依附，热时断不可食，热退必须少食。"热病初愈，"坚硬浓厚者，不可骤进"。尤其是"阳明温病，下后热退，不可即食，食者必复。周十二时后，缓缓与食。先取清者，勿令饱，饱则必复，复必重也"。

吴鞠通作为温病学大师。他不仅以三焦辨证为纲，揭示了温病的发生发展规律和辨治大法，而且穷究病因、细为分证，创制了一系列行之有效而别具特色的治法与方剂，并提出了温病有关的治疗禁忌，可谓集温病学之大成。

（6）吴鞠通之临证经验

吴鞠通的临床用药方面积累了大量宝贵经验，值得借鉴。

1）时时轻扬，防邪深入

吴氏认为，温邪由口鼻而入，初起多犯上焦手太阴肺卫；肺病逆传，则入心包；上焦病不治，则传中焦；中焦病不治，则入下焦。故及时有效地驱除手太阴肺卫之邪，是防止其逆传心包和深入中下焦的关键。而欲达此目的，不仅需要使用恰当的辛凉清解之剂，而且还要用适当的煮药和服药方法。因肺位最高，用药宜取其轻清之气，煎煮时间不可过长。在用量方面，既不宜过多过重，亦不可过少过轻。为妥善解决此类问题，提高辛凉之剂治疗肺卫证的疗效，吴氏在临床上多巧妙地采用"时时轻扬"之法。

在剂型上，多采用煮散。在煎法上，采用武火速煎。在服用方法上，则采用昼夜时时服用的方法。以确保药力轻轻达上，扬而向外，不犯中下。其驱肺卫之邪的功效，实优于汤剂。吴氏临床使用此法，每获良效。

2）多备少服，中病即止

吴鞠通主张"多备少服"之法，就是所备方药的量可以稍微大些、多些，以达力大效宏，药力相续，速战速决的目的。但使用的时候，应严格掌握分寸，并不一定将所备之药全部服完。一般宜分次服用，随时观察药后反应，以决进退。若服一次即达治疗目的者，就应立即停止再服。哪怕只服了半剂，后半剂也应弃而不用，以免过用伤正。

3）斟酌剂量，以求万全

吴氏多采用"逐渐增量，以知为度"的给药方法。让患者服药时，先从小剂量开始，若不见效，则逐渐增加剂量，直至出现应有的效果为佳。如用控涎丹治疗某患者悬饮胁痛之证，先让其服十三丸，不知，渐加至二十一丸，以得快便、下黑绿水为度。

有时，为了找到最佳用量，吴氏还反复斟酌揣摩。如用半夏汤治疗秀氏产后痰饮不寐之证，先用半夏一两，不应；次用二两，得熟寐；又减至一两，仍不寐；又加至二两，又得寐。如此反复多次，才找到最佳剂量。

4）见可而进，知难而退

吴鞠通深悟仲景之意，临床多灵活运用此法。如治疗腑实阴亏之证，为防止承气汤攻下重伤其阴，则先用增液汤增水行舟。观察一昼夜，若大便得下者，则不用承气汤；若大便仍不下，知其不能胜任，则合调胃承气汤微予通下。如治朱某肺脏本热，为外风所搏，金实无声，本系麻杏石甘汤证，但恐药力峻而伤正，则先用清音汤加减，然药后不效，知其难以胜任，立即改用麻杏石甘汤加半夏，服一帖，而病减其半，音亦渐开。这种试药测证，以作进退的方法，真可谓投石问路，步步谨慎，对保证辨证准确和用药安全具有十分重要的意义。

5）针药配合，难病易治

吴氏虽不擅针法，但每遇疑难之证，却常求善针者配合治疗。如治汪某伏暑夹痰饮之证，先与三仁汤加减，屡效而热不退，痰不除。又延请郑芷谷针中泉穴，紫血出后，继咳老痰二口。以后用药无不见效，半月后伏暑痰饮皆愈。

6）内外并举，取效甚捷

吴氏对于温毒之证，每用内外合治之法，取效甚捷。如治疗大头瘟，则让患者内服代赈普济散或普济消毒饮，外先敷水仙膏拔毒外出，继敷三黄二香散，消肿止痛。

7）巧用剂型，各取其长

吴氏不仅善用散剂驱上焦肺卫之邪，而且善用汤药丸药配合，治疗各种危重疑难之证。因汤剂可随证加减变化，切中病情，丸药服用方便，可以应急，可以持久，故吴氏遇热闭心包，高热神昏之证，往往先以安宫牛黄丸、牛黄清心丸、紫雪丹、至宝丹等中成药清心开窍以应急，继以汤药随证治之；若汤药已煎好，亦可以汤药送服丸药。如遇新病兼有痼疾，则多以汤丸药相配，使其各司其职；或先以汤药祛其新病，再以丸药缓攻痼疾。又如遇暴虚易复之证，则用三甲复脉汤、大定风珠等汤剂，从急治之；久虚难复之证，则用专翕大生膏、通补奇经丸、天根月窟膏等成药，从缓治之，使各剂型之长得以充分发挥。

8）姜汤引药，止呕有方

服药治病是临床最常用的治疗措施，若患者呕吐不止时，则药物治疗难以实施。吴氏遇此病证，则用姜汤引药之法，往往使难题得以解决。如赵某中有蓄水，误食水果，致腹痛难忍，大呕不止，不能服药。吴氏先处以温中散寒，理气止痛之汤药，另以生姜一两，煮汤一碗，候药稍凉，先服姜汤一口，接服汤药一口，少停半刻，俟不吐，再服第二口，以呕止痛定为度。如上法。如此妙法，终于收功。

5. 吴鞠通的治学特色

吴鞠通并非出身于医学世家，也未曾拜名医学徒，而是自学成医，何以能取得如此卓越的成就，治学有方是重要原因。

（1）成才须有救人济世之心

吴鞠通论医，首重医德。他在《医医病书》医德论中指出医者所生不忍人之心，即不忍患者为病痛所苦，为庸医所害，当竭尽全力以救之。吴氏正是亲眼看见生民病痛之苦，庸医杀人之祸，不忍人之心油然而生，才放弃科名，毅然从医。亦正是他有救人济世之心，方能力学诚求，精究医理，视人之病，若己之病，处处为病人着想，不计较个人得失。他一生极力反对医者妄抬身价，重索谢资，把业医当做买卖的庸俗作风，并鄙视那些仕途未通，生计未就，将行医作为末路之具，不求学术之精，只图敛财糊口，以致动辄杀人之辈。对于医界争名竞胜，各立门户之弊，他更视之如仇，故谆谆告诫后学，务"以明道济世为急，毋以争名竞胜为心"。而且，他"为济病者之苦，医医士之病"，方有《温病条辨》及《医医病书》之作。由此可见，若无救人济世之心，断无良医可言，亦断不能真正有所成就。

（2）学医须用格致诚正之功

吴氏认为，学医成才不仅要有救人济世之心，而且须用格致诚正之功。所谓格致者，即研究事物，通晓其理。所谓诚正者，即端其好恶，纠其倚偏，达于中正。因医之为道，至难至深，上而须知天时运气，中而宜通人事得失，下而当识万物性味；医之为学，上自轩岐仲圣，下至近今名贤，著述浩繁，论说不一，精疏取舍，尤须定夺；医之为事，关乎性命，宜补宜攻，不可偏差。若鲁莽孟浪，肆意攻伐，犹如四时有秋冬而无春夏，自然贻祸害事；而若自馁懦弱，一味温补，犹如四时有春夏而无秋冬，事亦难成。故吴氏认为，非真用格致诚正之功，则医道难通，学问难纯。故吴氏治学，勤于思索，细于格物，能"进与病谋，退与心谋"。其读书必辨其精疏，识其疵谬，务以明理为要，不为偏说所惑；其临证施治，宜补宜攻，惟当是求；其著书立说，能采诸家之长，避诸家之短，消门户之见，达中正之境。凡此皆格致诚正之功，堪称后学楷模。

（3）读书既戒喜简畏繁，又戒好博不精

吴氏认为学医必读古书，尤其要读经书，"不尊经则学无根柢，或流于异端"，并针对当时一些学者，只读《药性赋》《汤头歌诀》，便欲行医的流弊，严肃指出："今人不读古书，安于小就，得少便足，囿于见闻，爱简便，畏繁重，喜浅近，惧深奥，大病也。"并明确提出《神农本草经》《灵枢经》《素问》《难经》《伤寒论》《金匮要略》《易经》《诗经》《周礼》《礼记》，皆为医者不可不读之书。他还举叶天士之书为例，论述了不读古书，不知叶氏用古之意，只能习其皮毛的道理，指出："叶氏之书，本不易读，盖其书用古最多，读者不知其来路，不能领会其用意。"可见学者切戒喜简畏繁、不读古书。

另外，吴氏还认为：满眼书集，各家议论，万有不齐，胸中毫无要领，务博而情不专，亦为学人之大病。故吴氏指出："儒家之书虽多，而要紧只有经书。经书之中，要紧而又要紧者，莫过于《易经》《四书》。人能身体力行《易经》《四书》之道，他书虽不读可也。医家之书亦不少，而要紧之书，亦只有《内经》《难经》《玉函经》《临证指南》。"其余医书，则多有倚于一偏之弊，故"可参考而不必读者也"。重视经典，倡导精读，是吴氏治学一大特色。

（4）笃行必先学问思辨，既达且艺

学医以致用，业医以救人，故凡有救人济世之心者，遇疾遇难，当如救焚救溺，见义勇为，全力以赴，笃行不怠。然欲笃行救人者，必先学问思辨，既达且艺。所谓学问思辨，即博学而通古今，审问而广见识，慎思而晓道理，明辨而致不惑。如此才能成竹在胸，既达且艺，然后笃行，方可立于不败之地。吴氏十九岁开始学医，越四载而遇侄子病温，以致发黄而死，缘其当时尚未学问思辨，不得治温要领，故"未敢妄赞一词"。以后游于京师，检校《四库全书》，遍考历代医书，专心刻苦学步，然十阅春秋，"未敢轻治一人"。可见其治学之严谨。

（5）立说尤须补偏救弊，精而勿杂

吴氏认为，著书立说务在补偏救弊，精而勿杂，"古法之阙略者补之，偏胜者论之，流俗之坏乱者正之，治验之可法者表之"。至于前人已有之论，已备之法，不必屋上架屋。若卷帙纷繁，"作者既苦日力无多，观者又畏繁而不览"，实不可取。其著《温病条辨》，只在补古来辨治外感之不足；著《医医病书》，仅择其尤切时弊而略言之，皆从精简而避纷繁，"欲以少许，胜人多许"。书中对于前贤疵谬粗疏之处，敢于直言驳证，毫不隐讳。且《温病条辨》一书，自条自注，纲目分明，则可免后人妄注，参以杂说，失其本义，贻误来者。尤其值得钦佩的是，他再三期望所有达士贤人，能进而求之，引而申之，救其所偏，补其不逮，恳切指出："无论先达后学，有能择其弊窦，补其未备，瑭将感之如师资之恩。"足见其用心之良苦，态度之谦虚。

三、官修医书体现出燕京医学流派的最高水平

在明清时期以前，医家因为同行竞争，医方、医术常秘而不传，再加上刻印困难等原因，影响了医书编撰。但到了明清，随着儒医的数量大增，医家对于著书立说的热情空前高涨。儒家倡导学以致用，著书立说，而医术又称为仁术，这与儒家"仁"的思想相合，加上儒家"济天下"观点的影响，因此撰著医书作为一种济世之法被推而广之。清代名医喻嘉言晚年时曾说"吾执方以疗人，功在一时；吾著书以教人，功在万世"。医家视医书为传承医术之大业，对医书的编撰也更加重视，叶天士的《临证指南医案》中，其弟子华云岫作序言"良医处世，不矜名，不计利，此其立德也。挽回造化，立起沉疴，此其立功也。阐发蕴奥，聿著方书，此其立言也[①]。医家常根据行医的经验或对医术的新认识而著有多种医书，而丛书、类书等大型图书也在这一时期的医家中开始流行。有的医家将一生的医学知识汇总为一部书，有的医家广搜博采历代医书，将相关内容分门别类汇为一集。

明清时期，政府多次倾全国之力编著大型图书，类书如《永乐大典》《古今图书集成》，其中汇集了大量的医学典籍。丛

---

① 叶天士.叶天士医学全书［M］.北京：中国中医药出版社，1999：7.

书如《医宗金鉴》《四库全书·医家类》，这些大型类书和丛书，是燕京医学流派的对于中医学术发展的重要贡献，在学术上对中医学发展起到了十分的积极作用。

首先，大全类医书辑录了众多的医学书籍，承载了大量的医学知识。有影响的中医著作、类书或丛书俱予收录，涵盖的医学知识范围十分广泛，而丛书的大量刊印，广泛流传，无疑促使了医学知识的传播。其次，大全类图书起到了保存文献，辑佚古籍的作用。大全类医书在形式上由于"个头大"，更能引起重视，不易亡佚，使被丛书收录的单行本医书增加了存世的机会，一些在流传过程中亡佚的医书，也通过丛书辑佚得以重刊于世。再次，大全类图书促进了学术及其学派传承。庞大的数量，多样的分类形式，使这种大全类医书在医学知识的传承上作用更加突出。收录多人的医学著作，不仅能集中、系统地体现各学派的学术观点，而且方便研究其传播与传承，更为后学厘清其学派源流留下历史的痕迹。

（一）分门别类，集腋成裘

类书作为一个大的图书类型，是我国文化史上一个不容忽视的文献种类。类书是一种采辑群书，将自然界和人类社会的各种资料分类编纂，以供查检资料之用的文献典籍。夏南强先生的专著《类书通论》中将类书定义为："类书是一种将文献或文献中的资料，按其内容分门别类，组织撰述；或者分条件系，原文照录或摘录的图书。"[①]《四库提要》在类书类的《小

---

① 夏南强.类书通论——论类书的性质起源发展演变和影响［D］.武汉：华中师范大学，2001：10.

叙》中对类书的性质也有所交代：类事之书，兼收四部，而非经、非史、非子、非集；四部之内，乃无可归类①。由此可见，类书的内容和形式都有其特殊性。第一，内容上采辑群书，将各种原始材料搜集、选择、摘录。第二，形式上采用分门别类，"以类相从"的编辑方法，不同于一般韵书，"类书"的名称也由此而来。

类书的内容和形式都有其特殊性。第一，内容上采辑群书，将各种原始材料搜集、选择、摘录。第二，形式上采用分门别类，"以类相从"的编辑方法，"类书"的名称也由此而来。类书不是著述，而是对前人成说进行编纂。有的照录、摘录编排文献或文献中相关内容，有的串述或撮述文献中的相关资料。类书具有包举四部的百科全书性质，不同点在于百科全书总是编写成文，类书是专门把有关的原材料辑录在一处，以分门别类形式编辑成书，编辑目的是供人寻检采撷。搜集、选择、摘录原始材料，按一定的分类方法来汇集、排比在一起，犹如"资料汇编"。胡道静先生认为："我国古代类书是'百科全书'和'资料汇编'的综合体。"②

类书的巅峰时代，当属明代。这时期类书编纂规模大大超越以往任何时期。《明史·艺文志》著录类书 27186 卷，其中明前期就编成了包括凡例及目录在内共计 22937 卷规模的《永乐大典》，这是类书史上的空前盛典，也是中国图书生产史的旷世之作。

类书最初的编纂目的为汇辑资料，供省览之用。当专制权

---

① 永瑢等.四库全书总目［M］.北京：中华书局，1965：13.

② 胡道静.中国古代的类书［M］.北京：中华书局，1982：5.

力高度集中之后，王朝的政事涉及各个方面，需要士大夫了解各方面的知识，熟悉各种典故，所以要委派博学强记的人做执政和侍从之臣，遇到问题可立即作答。但是，任何有学问的人，也不可能把所有资料都记在脑袋里，因而必须准备可以临时查阅的资料工具书。于是，朝廷为临事查检之便而编辑类书，文人学士自己也为此目的而自编类书。同时出于统治者明显的政治目的，类书往往成为偃武修文粉饰太平的工具。在中国历史上，每逢改朝换代或政治动荡之后，官方例有编撰类书之举。例如《皇览》编于曹魏统一北方之后，《艺文类聚》和《文思博要》编于唐初，《三教珠英》编于武则天称帝之后，《太平御览》等编于宋初平定南方之后，《永乐大典》编于"靖难之变"之后，《渊鉴类函》和《佩文韵府》纂于清初，《古今图书集成》则重编于雍正挫败政敌之后。可见，类书的发展并非偶然。封建王朝大规模编修类书，令文人士大夫埋头于爬梳史料，皓首典籍，是某些帝王企图借此缓和统治集团内部矛盾，是为夸耀王朝"文治之盛"，为了"纲举目张，政成化洽，保斯世于无疆"①，所以才不惜人力财力地编辑类书。

明代是古典文化进入高度成熟的阶段，图书编纂事业的发展推动了类书的进步。荟萃古典文化思想，整理历史典籍的文化趋向，已成为文化进一步发展的客观需要和深层原动力。而且，由于明代印刷事业的进一步发展，出版的物质技术条件成熟，编制刊刻图书日渐繁荣，类书编纂事业空前发达，已蔚为大观。再者，明代特别重视科举，对经义考据无大发明，读书

---

① 武宗言．御制大明会典序［M］．//申时行．明会典．北京：中华书局，1989：34.

人赴考必须写时文，一些士子"其或原书束而不观，诵习唯在乎是"，须臾离不开类书，把类书作为一升攀高附贵的基石，应付科举的类书应运而生。其规模之广，数量之多，实超越各朝。从数量到印刷装订，都取得了瞩目的成就。仅以《四库全书总目》（收录和存目）的著录来看，所收各代（其中包括清朝前100年）类书共282种，其中明代即有139种，占了将近一半①，几乎等于所收隋、唐、宋、元类书之总数。据黄虞稷《千顷堂书目》著录，明代类书共有150部左右，这个数字基本上反映了明代类书编纂情况，"考明一代著作者，终以是书为可据"②。

从编纂主体的角度来说，类书可分为官修、文人学士私纂和书坊编刊三类。官修类书一般由皇帝亲自组织朝臣、通儒编写而成，在文献资源、编者待遇等方面都占据得天独厚的优势。胡应麟总结类书编纂史上的一个规律，即著名类书"皆聚集一时之文士奉诏编纂者，非一人手裁"（《少室山房笔丛》）。明代官修类书以《永乐大典》为代表，解缙、姚广孝等奉敕撰写，147人参与了编纂，是明代最大的官修类书。该书始修于永乐元年（1403年），至永乐二年（1404年）十一月进上，明成祖赐名《文献大成》。继而成祖认为内容不够完备，聚集群儒，诏令重修。为了保证修书质量，多次在全国范围内征集人才，先后有两千余人预修此书。重修工作从永乐三年（1405年）元月开始，至永乐五年（1407年）十一月书成，更赐名《永乐大典》，明成祖亲为制序。《永乐大典》共计22877卷，凡例、目

① 裘开明.哈佛大学哈佛燕京学社图书馆藏明代类书概述（上）［J］.清华大学学报，1961，2（2）：93-115.

② 纪昀.文渊阁四库全书［M］.//黄虞稷.千顷堂书目.沈阳：沈阳出版社，1998：676.

录 60 卷，约 3.7 亿字，是我国古代最大的一部类书。明成祖在
《永乐大典·序》中说："惟有大统一之时，必有一统之制作，
所以齐政治而同风俗，序百五之传，总历代之典。"如此要求，
其篇幅规模必然巨大，这样的古典文化巨著只有在文化大繁荣、
大成熟、大总结的氛围中才能诞生。该书对保存文献有重大意
义，清代学者法式善评价它"宋以后之书，赖此以存"，国外学
者也赞誉它为我国文化遗产中的珍品。

明代官修类书，除《永乐大典》之外，无足道者。但私修
类书数量庞大，种类繁多。隋、唐以来科举取士，文人应试制
文更讲究辞藻华丽，用典奇特，于是各种专门收集经、史、子、
集中辞藻、故事的书籍需求增大，形式上以类排比，以供文人
作文或科举应试，《四库总目》称其为"备辞藻之用"。这种为
科举应试而编的类书到明清愈加精湛，并日益隆盛，更为成熟。
"类书初兴，本以资人君乙夜之览，故于古制旧事，最为详悉。
及其流既广，文家渐用之以备遗忘；词臣渐作之，以供遣用，
于是采撷遂及于华藻。殆乎科举学盛，士子又据以为射策之
资"①。张涤华所言，道出了私修类书的原始功能，即"利寻检，
便省览"和"供采撷、备征引"。私纂类书者，一般都是名士硕
儒或王公显宦，他们一般经济基础雄厚，藏书资源丰富，个人
学养深厚。所以私纂类书，并非一般穷困潦倒的文人能够完成。
正如明沈际飞《古今类书纂要序》（明崇祯刻本）所言："昔者
为是举者，非朝臣开局为之，则身居秘阁、家有赐书。"王肯堂
的家世、出身、经历、兴趣，毫无疑问完全符合私撰类书的士
大夫所有条件。而其《证治准绳》系列所体现出的备查备用的

---

① 张涤华. 类书流别 [M]. 北京：商务印书馆，1985：21–22.

编纂思想，也与类书编撰体例异曲同工。可以说，王肯堂以一己之力对其时代之前医学典籍的整理，体现出明代类书风尚在中医领域的巨大影响，考察其《伤寒证治准绳》的编撰格式和取舍体例，也是我们了解明中晚期儒医之思想旨趣与治学方法的重要途径。

王肯堂辑的《古今医统正脉全书》是明代最为著名的类书，初刊于明万历二十九年（1601 年），全书共 181 卷，计 44 种医书，收罗了《黄帝内经》以后历代的重要医书。还有徐春甫撰的《古今医统大全》，成书于明嘉靖三十三年（1554 年），经过 10 年编纂而成，全书共 100 卷，载引明代中叶以前医书及经史子集约 390 余部，是一部卷帙浩繁的综合类医学丛书。

王肯堂（1549—1613），字宇泰，又字损庵，号念西居士，金坛（今江苏镇江）人。他是明代晚期高级官僚，也是著名的医家，更在经学、律学、西学、佛学、术数等方面多有造诣。其医学著作浩繁，撰述十余种，如《证治准绳》《古今医统脉证全书》《郁冈斋笔尘》《重订兰台要览》（又名《灵兰要览》）、《胤产全书》（又名《王氏胤产全书》）、《医镜》《医辩》《药镜》等。其中有两部为大型医学全书，分别是《证治准绳》和《古今医统正脉全书》。王肯堂的伤寒学思想，主要体现在《证治准绳》的《伤寒证治准绳》和《郁冈斋笔尘》的部分医论中。

在古代医家中，王肯堂的经历比较特别。他出身于官宦世家，祖父王杲是正德九年（1514 年）进士，嘉靖年间官至户部尚书，赠太子太保；父亲王樵，嘉靖二十六年（1547 年）进士，官至大理寺卿、刑部侍郎、南京都察院右都御使等职，赠太子少保，谥恭简。由于这样显贵的出身，王肯堂在父亲的安排下自幼接受儒学教育，科举考试、求取功名是家庭为他规划的人生道路。然而，嘉靖四十五年（1566 年），王肯堂的母亲重病，延请许多名医诊治，仍不见效。后来幸好得到一位大医挽救，才转危为安。这件事给十七岁的王肯堂留下深刻的印象，激发了他对医学的兴趣和关注。由于家中藏书浩繁，他可以接触到很多医学典籍，加上博闻强记，王肯堂很快就取得了一些医学成就，一年后，即小有医名。十九岁时，王肯堂治好了妹妹的乳疡险证，又治愈一位虞姓老人的附骨疽。这些成就一方面让他对精研医学更有信心，一方面也令他的良医之名大振，四方病患求诊络绎不绝。

王樵在朝为官五十年，深得张居正器重，而家中四子因长子早夭，次子王肯堂便成为父亲厚望所托。因此，他不许王肯堂因为醉心医学而耽误科举前程，严令他专心八股制义之学。王肯堂为了不负父望，潜心功名数年。万历七年（1579 年），王肯堂二十七岁乡试中举；又过了十年，三十七岁考中进士，与焦竑、董其昌等名士同榜。王樵自豪于"金坛父子进士相继三代，前此未有"（《方麓集》，《文渊阁四库全书》本），却不料王肯堂的仕途十分坎坷，一生为官不足十年，仍以医学留名后世。

明制，正途出身的进士一般都先从事文史相关工作，王肯堂也不例外。中进士后，他选庶吉士、入翰林院，博览群书，笔耕不辍，一时成为著名的才俊。然而他骨鲠直言的作风，很快给自己的仕途带来挫折。万历二十年（1592 年）倭乱，日本丰臣秀吉发动侵朝战争，朝鲜不敌，国王李淞向大明告急求援。明廷大臣为援与不援激烈辩论，王肯堂上书十条，建议抗倭援朝、加强海防①。然而他对当时军备、防卫的批评用词过于

---

① 张廷玉．明史［M］．北京：中华书局，1974：5818．

激烈，因此上书被留中。王肯堂曾自述其当年告假归家是因为"因被口语，终已不振"①，报国壮志难酬，引病求归。次年"癸巳大计"，又遭到降黜，更令王肯堂心灰意冷，短短两三年的仕途生涯就此暂停，回乡赋闲十四年，以著书行医为事。直到万历三十四年（1606 年）因吏部侍郎杨时乔举荐复起，六年后去世。一般认为，万历二十年是王肯堂人生志趣的主要转折点，赋闲在家的十多年，是他完成大部分医学著作和学术成果的时期，这其中，最宏大的两部撰述成果是《证治准绳》和《古今医统正脉全书》。

《古今医统正脉全书》刊于万历二十九年（1601 年），是王肯堂选编的明以前医学学术、临床典籍的大型汇编，王肯堂本人对所选书目有简单的点评分析。全书收书 44 种，包括《黄帝内经素问》《黄帝内经灵枢》《针灸甲乙经》《中藏经》《脉经》《难经本义》《伤寒论》《金匮要略》《伤寒明理论》《脉诀》《类证活人书》《素问玄机原病式》《伤寒直格》《宣明论方》《伤寒标本心法类萃》《伤寒心镜》《伤寒心要》《素问病机气宜保命集》《儒门事亲》《内外伤辨惑论》《脾胃论》《兰室秘藏》《医垒元戎》《此事难知》《汤液本草》《癍论萃英》《丹溪心法》《脉诀指掌病式图说》《格致余论》《局方发挥》《医学发明》《金匮钩玄》《活法机要》《外科精义》《医经溯洄集》《伤寒医鉴》《证治要诀》《证治分诀类方》《伤寒琐言》《伤寒家秘的本》《伤寒杀车槌法》《伤寒一提金》《伤寒截江网》《伤寒明理续论》等。其内容编排上医学理论以《内经》为宗，临床证治则以张仲景的著作为核心，仅书名含有"伤寒"二字的，就多达 13 种。说

---

① 王肯堂．王肯堂医学全书［M］．北京：中国中医药出版社，1999：3.

明王肯堂对张仲景的著作极其重视，尤其《伤寒论》及后世相关研究著作，是临床各科的必读经典。儒学有"学统""道统"，王肯堂认为医学传承亦有"医统""医脉"，而本书的编纂则能够"得其正统而后可以接医家之统"①。谢观在《中国医学源流论》中称《古今医统正脉全书》为"医家丛刻，网罗最博者"②。根据余瀛鳌的回忆，秦伯未认为泛览王肯堂的《古今医统正脉全书》是学习中医古籍文献的基础，秦老认为王肯堂在此书中选录的医籍相当精要，比较有学术代表性。余瀛鳌也认为该丛书继承传统并有所发扬，是将仲景学说与汉唐以后中医名家学术经验结合的优秀典籍丛书③。

实际上，王肯堂对《伤寒论》的重视在《证治准绳》中表现更加明确。《证治准绳》（《六科证治准绳》）共44卷，分为杂病、类方、伤寒、疡医、幼科、女科六大部分，成书年代参差，篇幅亦各不同。其中成书最早的是《证治准绳·杂病》，共8卷，成书于万历三十年（1602年），其次伤寒、类方、女科，皆刊于同年，略晚于杂病。幼科刊于万历三十五年（1607年），疡医刊于万历三十六年（1608年），全书四百五十余万字，分证详细，收方广博，《四库全书总目》评价该书"采披繁富，而参论脉证，辨别异同，条理分明，具有端委，故博而不杂，详而有要"④。"准绳"原意是测量平直的器具，与绘制方圆的"规矩"同为几何工具，如"为圆必以规，为方必以矩，为平直必

① 王肯堂.古今医统正脉全书［M］.台湾：新文丰出版社，1995：327.
② 谢观.中国医学源流论［M］.台北：进学书局，1970：108.
③ 余瀛鳌.王肯堂主编两部医学丛书赞述［J］.中医文献杂志，2008（6）：4.
④ 王育林.四库全书总目子部医家类汇考［M］.北京：学苑出版社，2013：328.

以准绳"①；"左准绳，右规矩"②。后来被引申为准则、标准之意，如"先王陈迹，后王准绳"③。王肯堂的《证治准绳》即以此命名。"证治"为辨证论治之书，说明本书以临床实用为基准，"准绳"则体现出王肯堂对这套书的学术要求之高，"大匠之所取，平与直者，准绳也，而其能用准绳者，心目明也"④。希望本书能成为中医临床证治的基本准则。而由于广收博采，内容翔实，王肯堂甚至将本书视为"医学手册"，即使非医家出身之人，亦可翻检此书，对证得治，"以言证治独详故也。是书出，而不知医不能脉者，因证检书而得治法故也"⑤。实际上，这套书也确实做到了以一己之力，集此前中医学术发展之大成的重要作用，受到历代医家的重视与好评。

王肯堂对《伤寒论》的学术意义有极高定位，他认为历代名医，能够垂范后世者，莫不从仲景之书得到启发，"而能窥黄岐之壶奥"⑥。因此，他对《伤寒论》的众多注本和学术著作精心学习，积三十年所学，编成一书，名《证治准绳·伤寒》，简称《伤寒准绳》，共8卷，卷首列《伤寒入门·辨证歌》，并由王肯堂引用诸多名医的观点对其做出的阐释。其后为伤寒六经正病、后病、并病及汗吐下后，伤寒坏证、四时外感异气病证，妇婴伤寒、药性等卷，对伤寒六经病，每经以主症统领。太阳病从发热、恶寒、恶风、头痛、项强、身痛六证论起；阳明病

---

① 陈奇猷.吕氏春秋新校释［M］.上海：上海古籍出版社，2002：826.
② 司马迁.史记［M］.上海：上海古籍出版社，2011：179.
③ 刘昫.旧唐书经籍志序［M］.北京：中华书局，1975：76.
④ 陆拯.王肯堂医学全书［M］.北京：中国中医药出版社，1999：2.
⑤ 陆拯.王肯堂医学全书［M］.北京：中国中医药出版社，1999：3.
⑥ 陆拯.王肯堂医学全书［M］.北京：中国中医药出版社，1999：5.

分胃实不大便、不得卧、自汗、潮热、谵语、狂乱、循衣摸床、渴、呕九类，太阴病分腹满、腹痛、发黄三类，少阴病分欲寐嗜卧、口燥咽干、咽痛、吐、吐利、下利六类等。每一类中，先列原文，再附后世医家论述及王肯堂本人的注疏，条目清楚，内容丰富，不但广泛引用成无己、张从正、许叔微、戴思恭、陶华、汪机等人的学术观点，而且保存了一些已经散佚的珍贵《伤寒论》研究资料。

但在医史研究领域，近现代学者对王肯堂本人及其《证治准绳》的评价并不高。陈邦贤、范行准、贾得道、傅维康等人的中医史中都提到王肯堂①，但范行准的《中国医学史略》认为王肯堂属于折衷学派，《证治准绳》多抄写汇集，基本没有太大的学术价值②；贾得道的《中国医学史略》虽然对《证治准绳》的兼收并蓄、内容广博比较认同，也认为该书议论持平，具有较大影响，符合临床医生需求，但是他也批评此书"没有什么显著的特点和创见"③。这种观点延续至今，仍有论文主张王肯堂的《证治准绳》一书是折衷医风的开先河者④。公允地说，《证治准绳》本来就是搜集整理前人成果，并由王肯堂编次、整理、评论，陈邦贤的"窃取他人成果"之说显然是过于苛责了。实际上，王肯堂的伤寒学研究并不局限于"折衷"各家说法，无论是对前人注释的选择，还是本人的评论，都体现出王肯堂本人的伤寒学术见解和主张。《伤寒证治准绳》乃至整个"准绳"系列丛书，所谓"为因证检书而求治法者设也"，从编纂目

① 陈邦贤 . 中国医学史 [M] . 上海：商务印书馆，1937.

② 范行准 . 中国医学史略 [M] . 北京：中医古籍出版社，1986：201.

③ 贾得道 . 中国医学史略 [M] . 太原：山西人民出版社，1979：251.

④ 潘华信 . 评王肯堂的学术成就与贡献 [J] . 上海中医药杂志，1994（10）：2.

的上而言，是为了分类整理，便于临床应用时按照部位和症状进行索方、治疗，其注重实用的这一点和清朝政府主持编纂的《医宗金鉴》一致，但《医宗金鉴》最为出色的心法系列，可以说是一套临床教学用书，更加注重从病型（病因病机）到施治；而王氏的准绳则更像临床疾病指南手册，往往着重从全身、局部症状入手，讨论可能的辨证、疾病证型，以及合适的治疗手段和疾病转归、预后等。这种学术思想体现出对中医学总分类的丰富和规范化。这种从实用出发，细致严密的分类方法，明显受到西人利玛窦及其学术思想的影响。

王肯堂的"准绳"和"全书"则体现出一种对于博大、全面的追求，这一取向也与当时儒学界流行的求大求全之"博物"学风大有关系。就儒学而言，明末大儒刘宗周就一再批评俗儒治学的"支离"之病，强调谱系和统综的学术体系，孙奇逢、方以智、黄道周等人，更是注重学问的"会通"。李时珍《本草纲目》，茅元仪《武备志》，宋应星《天工开物》，徐光启《农政全书》等著述，都体现了明代学者对于"博"和"大"的追求。这种追求，与历史上的"类书"编修传统在明代空前盛行有很大关系。

康熙四十年（1701年），康熙帝命皇三子胤祉协同程梦雷编纂《古今图书集成》。这部中国最大的类书收录的《医部全录》，全书共520卷，第一至七十卷为医经注释；第七十一至二百一十六卷为脉法、外诊法、脏腑身形等；第二百一十七至五百卷收辑了古代医书中52种内科常见疾病证治；第五百至五百二十卷记录了历代著名医家传记、诗文、医学事迹、寓言故事及医学传说等。此书几乎囊括了上至春秋战国，下至清朝初年的百余种医学著作，素有医学百科全书之称。

（二）广收博采，兼收并蓄

对于什么是"丛书"，历代学者多有论述。清代学者钱大昕认为丛书是"荟萃古人书，并为一部而以意名之"[①]，清代王鸣盛以为丛书是"取前人零碎著述，难以单行者汇刻"（《蛾术编全刻丛书》，吴江世楷堂刻本），钱大昕与王鸣盛对于丛书选书的观点都有些偏颇，他们认为丛书是选取古人或前人的著作汇集而成，但实际上丛书不仅辑录古人的作品，也会收入当世之人的著作。关于这一点，清代李调元的解释就比较中肯"以数人之书合为一编，而别题一总名者"[②]。实际上，丛书不仅收录"数人之书"，还有只收一人著作的个人类丛书。在这里李氏还提到了丛书的一个很重要的特征，就是"别题一总名"。清末缪荃孙在《校刻儒学警悟七集序》中说"至取各书之全者，并序跋不遗"者为丛书[③]。孙氏强调的是丛书的完整性，但实际上有的子书因为客观的原因，或是节录本，或是辑佚本，并非完整的版本。

《中国丛书综录·前言》中定义丛书是汇集许多种重要著作，依一定的原则、体例编辑的书[④]。按照今天的学术语言概括，所谓丛书，就是在一个总书名下汇集二本或二本以上单独著作，依一定的原则、体例编辑的书，又被称为丛刊、丛刻、汇刻书、套书。它通常是为了某一特定的用途，或针对特定的读者对象，或围绕一定主题内容而编纂。一套丛书内的子书除

---

① 钱大昕.钱大昕全集（第9册）[M].南京：江苏古籍出版社，1997：512.

② 李调元.童山文集[M]//佚名.丛书集成新编.台北：新文丰出版公司，1985：438.

③ 俞鼎孙.儒学警悟[M].北京：中华书局，2000.

④ 上海图书馆.中国丛书综录[M].上海：上海古籍出版社，1982.

了共同的丛书名以外，各子书都有独立的书名，脱离出丛书也可作为独立的著作存在。丛书的特点较多，可概括为六点：一，每部丛书都有一个总的书名，即丛书名，该丛书名可以取用其中的子书书名，也可以根据丛书的特点重新命名。二，汇集于一部丛书的子书之间可能会有一些相关性，但子书本身都是独立完整的著作，各自都有独立的书名。三，丛书的子目数量一般较大，在出版发行的时间上，有的一次出齐，有的要延续多年后才能逐渐出齐。四，丛书的编辑一般是根据编者的某种意图而收入子书的，丛书的编者和子书的作者并不要求一致。五，从形态上看，各子书的版式、书型、装帧等基本一致，封面装潢也比较接近。六，从编排上看，各种丛书不尽相同。有些丛书的子书按一定顺序排列，编有相应的顺序号码，有些丛书的各个子书之间没有排定顺序。

　　以 2007 年版的《中国中医古籍总目》（以下简称《古籍总目》）中的中医丛书为基本的目录依据，以 1991 年版的《全国中医图书联合目录》（以下简称《联目》）及 1982 年版的《中国丛书综录》为对照参考，通过这些目录学著作，利用文献学的方法将其中有记载的清代中医丛书资料进行整理、提取与分析。《古籍总目》与《联目》记载的中医丛书约有 400 多部，其中清代的中医丛书就达到 300 多部，而子书的数量更是多达上千种，且范围广泛，涉及中医学各科知识。

　　真正列入中医丛书之中，现存较早的有张子和的《儒门事亲》丛书本，日本丹波原胤的《中国医籍考》中记有《儒门事亲》"原系于一部丛书"[1]，此丛书初刊于 1222—1234 年间，而

① 　丹波元撤.中国医籍考［M］.北京：人民卫生出版社，1956：843.

现在常见的单行本《儒门事亲》是丛书本中的子目书名。丛书本《儒门事亲》的版本较多，已知有 8 卷本、10 卷本、12 卷本、15 卷本等，其中在后代流传最广的是 15 卷本 [①]。较早的中医丛书还有杨士瀛《新刊仁斋直指》，此丛书最早刊本是宋景定元年（1260 年）至景定五年（1264 年）环溪书院刻本。金元时期的主要中医丛书有杜思敬辑《济生拔萃》，此丛书成书于 1308 年，现存最早的是元延祐二年（1315 年）刻本，其辑录了金、元医家著作共 19 种，是早期比较大型的中医丛书。

明代是中医丛书开始发展的时期，这个时候涌现了一批重要的中医丛书，如张介宾的《景岳全书》全书共 64 卷，计 14 种子书，均是张氏的医书收录而成，由医论开篇，次及脉诊、伤寒、妇人、小儿、痘疹、外科、药味，终以古方八阵、新方八阵。书中见解系统，时有新意。

清初，江南经济快速复苏并逐渐发展，全国的经济也稳步上升，这为中医丛书的出版提供了丰富的经济来源。明代发达的印刷业到了清代方兴未艾，为清代中医丛书的刻印提供了良好的物质条件。明代对医学的重视及儒医队伍的扩大，也影响了清代医学的风气，进而间接地影响了清代中医丛书的格局。

清代的政治、经济、文化促使医学领域发生改变，政治上的威压使得弃文从医的儒医增加，考据之风使得医学上古典医籍的考证和注释之作大丰。经济上的逐渐复苏，刊刻业的发展，促进了医学的传播和教育。清代医学上的发展更是为清代中医丛书提供了理论的支持。清代医学丛书盛行，主要有以下三个方面的原因：①著书立说的风气高涨。清代儒医以著书立说作

为传承医道的大事，医学以仁术之名，又促使儒医通过著书立说来传播医术以济世，医书数量的增加，为中医丛书的汇编提供了资源。②刊刻业的兴盛繁荣。刊刻业的发达是清代中医丛书得以大量刊行的必备条件，为清代丛书的印制提供了便利。③书商的利益所驱。医籍受欢迎的程度和刊行的数量直接与书商的利益相联系，因此一些受欢迎的中医丛书大量地刊行于世。清代中医丛书发展的原因，是时代和丛书本身发展程度共同影响的结果。

清前期社会逐渐稳定后，中医丛书就快速发展起来。中医丛书的数量增长十分迅速，中医丛书的刊刻开始出现繁荣的雏形。根据《古籍总目》所载医书统计，仅仅清代前期刊刻的中医丛书就近40种，几乎与明代刊刻的所有中医丛书数量相近，其数量上的增长超过了历朝历代。喻嘉言的《喻氏医书三种》、明代李中梓撰、清代尤乘增辑的《士材三书》、冯兆张撰的《冯氏锦囊秘录》、张璐等撰的《张氏医书七种》等，均是著名的中医丛书。

清代中期刊行的中医丛书大约有110余种。到了清中期，乾隆年间两部大型医学丛书《御纂医宗金鉴》与《四库全书·医家类》的纂修刊行，标志着清代中医丛书发展进入了兴盛时期。乾隆初期，清政府组织编写《御纂医宗金鉴》，成书于1742年，后世流传甚广。可以说《御纂医宗金鉴》编成，标志着清代中医丛书的兴盛时期的到来。乾隆后期，清政府又组织编写了大型综合类丛书《四库全书》，成书于1782年，其中的子部医家类部分共载有医籍97部，大多为医经典籍及历代名医的代表作。其中据《永乐大典》辑录出来的辑佚本共计20种，医家类后面附有"医家类存目"计100种。

马继兴的《中医文献学》系统论述了中医丛书的特点、关于丛书的分类方法，他赞同1991年版的《全国中医图书联合目录》中的五分法，分为汇刻丛书、一家丛书、个人丛书、专门性丛书、国外著作丛书，还介绍了各个朝代中医丛书中的主要著作。在清代，中医丛书的数量、质量、种类远远超过清以前的中医丛书。

清代前期，社会由动荡逐渐向稳定过渡，此时中医丛书的发展相对缓慢，这个时期著名的中医丛书，受到重视的主要为名医名著，但中医丛书在体例、分类等方面的变化不大，可以说这个时期是中医丛书繁荣的酝酿时期。到了中期，随着两部中医丛书的问世，即《御纂医宗金鉴》和《四库全书·医家类》的编订，标志着中医丛书的发展进入了高峰时期。这两部书在中医丛书发展历程上有着深远的影响，由此引领了中医丛书的辉煌时代。清代后期，中医丛书的刊刻数量快速增长，并在清末出现中西医汇通学派编辑的新形式的丛书。

《医宗金鉴》是清代官修钦定的医学丛书，由清高宗倡议，清政府主导，搜集了有史以来所有的医学典籍，汇集百余位医家编纂而成，是清代最重要的医学成就之一。徐大椿曾高度评价该书"熟读是书，足以名世"[①]。《医宗金鉴》的编纂开始于乾隆四年（1739年）十一月十七日。乾隆三年（1738年），朝鲜学者在政府支持下编纂的《东医宝鉴》一书，被清廷使者从朝鲜携归。清高宗有感于明清以降，医术驳杂，习者无以为宗，下谕敕太医院院使钱斗保主持、御医吴谦主编，将上古以来的经典著作注释、校正，分别是非，编纂成书，以期学医之人能

---

① 谢观.中国医学大辞典［M］.上海：商务印书馆，1921.

有所宗。

从编撰目的上看，《医宗金鉴》一方面是模仿宋代的《圣济总录》来广泛搜集保存医学文献；另一方面也有学术上的取舍和评价，希望能够修成一部指导医生诊疗活动的参考书、教授太医院医学生的标准教材。"使为师者，必由是而教；为弟子者，必由是而学"①。但是应该说作为教学准绳和文献汇集两大目标很难在同一部书中实现，实际上也的确如此。修书谕旨下达之后，太医院马上奏请发内库藏书、征集天下家传医书及传世验方等，以资编纂，并打算完成两部著述，小而约者为便于初学诵读；大而博者为天下诸医参考。然而实际上《医宗金鉴》的编纂只完成了前者，后者是在乾隆三十七年编纂《四库全书》时子部的医家类部分得到实现。

由于清高宗好大喜功，急于看到成果，多次下旨催促，导致《医宗金鉴》的编纂时间不长，自乾隆四年十一月修书谕旨起，到乾隆七年（1742年）十二月十五日全书修完恭呈御览，不过三年时间。而其内容却十分广博，全书九十卷，分十一类，160万字，广泛收录历代医药典籍，分门别类，删除驳杂，采取精粹，发其深蕴，补其未备，包括了理论和临床各个方面，理法方药俱全。《郑堂读书记》曾高度评价此书为古今医书集大成之作，后世流传甚广，影响很大。

吴谦（1689—1748），字六吉，歙县（今安徽歙县）人，其生平资料罕见，目前可资借鉴的仅有《清史稿》中的人物传，和《医宗金鉴》修撰过程留下的一些奏折史料。总体上，吴谦是一位医术高明的临床医生，骨科圣手，乾隆年间被选入京城

---

① 吴谦.医宗金鉴［M］.北京：人民卫生出版社，1963：4.

太医院，其医术得到清高宗的赞赏，"吴谦品学兼优，非同凡医"①，可见其医名之著。《医宗金鉴》中关于《伤寒论》《金匮要略》的部分，基本上是吴谦一人整理完成。乾隆五年二月，和亲王弘昼曾在奏折中谈到，虽然医书馆的设立仍在迁延当中，吴谦却已经用闲暇时间删订《伤寒论》《金匮要略》的十之八九，很快就能成书。据此可推知，《医宗金鉴》中的伤寒学书内容，基本上体现了以吴谦为代表的清代乾嘉时期官方主流医家的思想。

《医宗金鉴》全书共15部，依次分别是《订正仲景全书伤寒论注》（卷1～17）、《订正仲景全书金匮要略注》（卷18～25）、《删补名医方论》（卷26～33）、《四诊心法要诀》（卷34）、《运气要诀》（卷35）、《伤寒心法要诀》（卷36～38）、《杂病心法要诀》（卷39～43）、《妇科心法要诀》（卷44～49）、《幼科心法要诀》（卷50～55）、《痘疹心法要诀》（卷56～59）、《幼科种痘心法要诀》（卷60）、《外科心法要诀》（卷61～76）、《眼科心法要诀》（卷77～78）、《针灸心法要诀》（卷79～86）、《正骨心法要诀》（卷87～90）。其中，部头最大的就是17卷《伤寒论注》，而且被放在开篇第一部，足见吴谦对《伤寒论》的重视。另有《伤寒心法要诀》三卷，以歌诀加注释的形式，专门讨论了伤寒传经、脉证、治法等重要问题，是学习《伤寒论》的重点和提纲。

根据上面的概括，《医宗金鉴》的结构大致包括仲景全书注释汇集、名医方论、疾病理论与诊断口诀、临床各科急慢性疾病治疗口诀四大部分，其内容和编纂体系，体现出当时的医学

---

① 吴谦．医宗金鉴［M］．北京：人民卫生出版社，1963：9.

分科体系和学术框架构成，并有很强的临床实用性，因而成为后世公认的质量较高的医学教科书。清初顺治年间，医学分共十一科，为大方脉、小方脉、痘疹、伤寒、妇人、疮疡、针灸、眼、口齿、咽喉、正骨，这个分科结构基本沿用到了乾隆时期，但按照吴谦的观点，《伤寒论》和《金匮要略》是医生应当首先学习的重要经典著作，"医宗之正派，万世之法程"①，并将其置于全书之首，为习医必读之书。他改变了此前医家在医学教育上将《内经》《难经》《本草》《伤寒》并列为经典的做法，而且旗帜鲜明地提出，医生教学应当，也只能以《伤寒论》为最基本、最重要的经典。这一举措是对《伤寒论》学术地位的极大肯定，《伤寒论》作为医学经典地位从明代以来不断攀升，至此达到顶峰。另外，"心法要诀"系列，也是首次将歌诀、韵文等便于记忆、朗朗上口的体裁作为官方教学方式，这也体现了清代医学由博返约、注重实用的一大转型。

从《医宗金鉴》的结构和内容可以看出，吴谦十分推崇《伤寒论》和《金匮要略》的学术地位，他收集此前各家注疏，订正舛误，阐发深意，考释诸条，对张仲景的著作及其后世流布做了系统的编排和梳理，体现出较高的学术水平。尤其值得提到的是卷末《正误存疑》篇，将各家解释互相抵牾、且无法明确判定是非的内容，予以单独列出，并提出自己的主张。

总体上，吴谦同意以六经为纲重新归类条文，尤其反对太阳病独占178条、内容驳杂的结构。他将宋版《伤寒论》少阳病的10条大大扩充，搜罗全书的小柴胡证治、少阳与太阳兼症、少阳兼里实、少阳兼水饮、热入血室等相关条文，全部归

---

① 吴谦.医宗金鉴[M].北京：人民卫生出版社，1963：4.

入少阳病篇，极大地充实了内容，并且完整地反映出少阳病的本证、兼症，以及和解治法、权变治法，使得少阳病篇内容丰富有层次。这种合并归类的做法，基本上是沿袭了方有执、喻昌的思路，继承了三纲鼎立学说，但是对具体条文的归属、合并或拆分，则体现出吴谦自己的学术观点。此外，他还对有疑问的条文做出更改，如"伤寒发热，汗出不解，心中痞硬，呕吐而下利者，大柴胡汤主之"，吴谦认为"下利"为"不利"之误。类似这样的更改，吴谦基本以医理顺畅为考虑因素，基本没有文字学论证或者考古材料证实，因此其权威性也容易遭到怀疑。总体上，吴谦对《伤寒论》的研究继承并发扬了错简重订派的成果，并提出一些自己的看法。他对条文的一些解释，也引起了学界的争论，积极地推动了伤寒学才研究的发展。

《医宗金鉴》于乾隆十四年（1749 年）刊行出版以后，就成为太医院的教科书，在此后的数百年间产生了巨大的社会影响。至今台湾地区仍将之作为中医师资格考试的教材。随着中外医学的交流，《医宗金鉴》流传到日本、韩国及东南亚地区，对日韩的中医学术发展起到了重要作用。谢观认为，《医宗金鉴》中的伤寒学书部分基本上是吴谦本人独力完成，条例清楚，议论平和中正[①]，对初学者十分有益。而吴谦主张学习中医以《伤寒论》为宗的观点[②]，将《伤寒论》推上医学经典的顶峰，其深远影响，至今犹存。

清代儒医数量的增加，一方面引发了著书立主的热潮，另一方面也促进了医书的销售。医学的"仁术"之名，使得一些

---

①　谢观.中国医学大辞典［M］.上海：商务印书馆，1921：44000.

②　永瑢等.四库全书总目［M］.北京：中华书局，1965：878.

文人在热衷于举子业之余，也涉猎岐黄医术；还有一些藏书家，也收藏有大量的医学书籍，这些因素为书商刊刻医书提供了巨大的动力。清代私刻、坊刻的盛行，为医书的刊刻提供了基础，医籍受欢迎的程度与刊行的数量直接与书商的利益相联系，因此一些书商积极推动中医丛书的刊刻工作，使得中医丛书得以大量地流传于世。如陈修园的医书，由于内容翔实易懂，贴近临床，因此受到学医者的青睐，也得到了书商推崇，陈修园中医丛书有多种版本，但有相当多丛书中的子书非陈氏本人之医书，书商为了利益刊刻多种版本，这种做法虽然不利于丛书版本的界定认知，但另一面来说却有利于医学知识的系统累积，便于读者查阅，同时也促进了书籍的传播和利用。

陈念祖（1753—1823），字修园，号慎修，吴航（今福建长乐）人，是乾嘉年间著名医家。他幼年丧父，家境贫寒，与博通医学的祖父陈居廊相依为命。少年时期，他一边习举业，一边行医，为稻粱谋，"少孤，家徒四壁，半事举子业，半事刀圭家"[①]。19岁中秀才时，已经在当地颇有医名。"学受祖训为多，得其口传心授，故精于医"（陈修园《南阳溪湄陈修园家谱》，仿宋刻本）。然而他的科举之路一直不顺利，乾隆五十八年（1793年）才中举人，时年40岁。北上赶考进士不中，就留在京畿行医为生，曾治好光禄寺卿尹云林的中风，军机大臣和珅的足痿，因而名噪京城，被誉为第一名医。和珅曾为了笼络陈修园，向他许以太医院掌院之职。乾隆末年，权势炙手可热的和珅主动向陈修园伸出招纳的橄榄枝，对于科举蹭蹬年过不惑的白衣举人，无疑是巨大的诱惑。但陈修园并不为之所动，

---

① 陈蔚.长沙歌括［M］.北京：学苑出版社，2013：192.

因为不肯与之同流合污，不惜错过会试，托病返乡隐居六年，在长乐吴航书院、泉州任清书院讲学，讲授四书五经、《素问》《灵枢经》等典籍，并向地方名医蔡宗玉拜师学艺。

嘉庆五年（1800 年）和珅被革职抄家后，陈修园再次赴京会试。不中，次年遇"大挑"，选为直隶威县知县。后又辗转任职于磁县、枣强等地，一度还代理过正定府知府。他为官贤明，并以精湛的医术广救平民，"善于体恤民情，凡事不事鞭挞，遇事能决断，绰有贤声，尤其精于医术"（李焕春《长乐县志·循吏》，清咸丰二年刻本），是百姓眼中的好官。但这次仕宦经历只延续了一年多就结束了。嘉庆七年（1802 年）秋，陈修园因母亲病重请假回乡，母亲病故后又丁忧数年，嘉庆十三年（1808 年）才重新回到朝廷，为官十一年后，六十七岁时致仕返乡，之后讲学著书六年病逝，终年七十一岁。陈修园的一生，官宦经历短暂，而对医学的热衷和坚持，则持续终生。甚至其宦海生涯，亦多受医名之惠。作为乾嘉时期的重要儒医，其学术成就，尤其是在《伤寒论》研究上的主张和特色，表现出很强的时代特色。

任应秋曾将陈修园作为明清"维护旧论派"的重要人物予以高度评价，肯定了他在伤寒学术研究上的重要地位。但实际上陈修园一生医学著作种类繁多，版本驳杂，流传甚广。其中比较重要、并能确定为本人所著的有：《灵素节要浅注》十二卷，《金匮要略浅注》十卷，《医学实在易》《医学从众录》各八卷，《伤寒论浅注》《金匮方歌括》《伤寒医诀串解》《伤寒真方歌括》《长沙方歌括》各六卷，《神农本草经读》《医学三字经》《时方妙用》《景岳新方砭》《女科要旨》各四卷，《时方歌括》二卷，《十药神书注解》一卷等十六种著作，合刊为《南雅堂医书全集》。这些著作从体裁上大概分成两类，一是对经典的注释和阐发；二是通俗化、韵文化的中医经典歌括系列。其中，注释经典类的著作，以伤寒学术研究为主，兼及《内经》《神农本草经》，体现出陈修园尊经复古的理论研究特色，同时其用语通俗，深入浅出，在医学教育上有重要意义。尤其《伤寒论浅注》《金匮要略浅注》两种，是其用功最勤、成就较为突出的。陈修园一生弟子众多，学有所成、享誉医林者亦多。而陈氏授徒则以此二书为始，可见无论在学术研究还是医学教育中，陈修园都是推崇仲景、医法伤寒的。

　　然而在当时流传颇广、后代学者研究也较多的，却主要是陈修园的韵文类启蒙著作。如《医学三字经》《医学从众录》《医学实在易》等。其中《医学三字经》从嘉庆九年（1804 年）撰就、次年刊印以来，到新中国成立一百五十余年间，再版二十七次，版本共二十余种，流布遍及全国，影响之大，可见一斑，后世医学著述，难以比肩。在此书中，他对医学启蒙教育坚持重视经典、上承汉唐的基本主张："医之始，本岐黄；灵枢作，素问详；难经出，更洋洋。越汉季，有南阳；六经辨，圣道彰；伤寒著，金匮藏；垂方法，立津梁。"[①] 他对《黄帝内经》《难经》《伤寒论》等著作推崇备至，尤其高度评价张仲景著作的重要性；相反，他对金元以来诸医家门户之争、学说纷呈的状况则多有批评："后作者，渐浸淫，红紫色，郑卫音"。他以孔子对《诗经》的评价来与医学界著述情况类比，认为两汉时期的传世著述为格调高雅、正本清源之"雅音"，而金元以来的后世之作，虽然百家争鸣、丰富多彩，却众说纷纭，令初

---

① 　陈念祖.医学三字经［M］.北京：人民卫生出版社，1956：23.

学者无所适从，如郑、卫之地的民歌，充满"靡靡之音"，格调不高，等而下之。体现出尊经复古的倾向。而《医学三字经》取名为"经"，也是与儒学入门之书《三字经》相类，作为"采集经文，还之先圣"①的经典启蒙读物。

陈修园的 16 种医书，被后世合刊为《南雅堂医书全集》，一名《陈修园医书十六种》，又称为《公余十六种》。陈氏勤于著述而治学严谨，论述医理时时常要反复修改，从不草率从事。陈氏的医著，多为医学门径书类，通俗易懂，说理简要，对初学医者大有裨益，深受世人称赞，生平尊经崇古，凡来请教医业者，陈氏必授以自著的《伤寒论浅注》和《金匮要略浅注》二书，故又被称为医学教育家。此外陈氏还有《公余医录六种》收入了陈氏早期的医著，另著有《陈修园医书》。

18 世纪末到 19 世纪初，出现了两位医学大家，徐灵胎和陈修园，二者都因医术和医书著名，徐氏中医丛书辑有多种版本，而之后的陈修园系列丛书更是种类繁多，虽然陈氏中医丛书的各种版本多是后人加入编订的，但也反映了当时中医丛书的刊刻盛况。纵观整个清代中医丛书的发展历程，如果说官修丛书是把中医丛书规范化，那么这个时期陈修园的一系列个人中医丛书就是把中医丛书普及化。

清代中医丛书的繁荣总体表现在数量大，质量好，校对精。数量大是指丛书的总体数量要远超前代，这不仅是历代医学书籍累加的结果，同时也有清代著书立说的医家增多的原因。质量好是指清代中医丛书的刊刻精美，文字清晰。校对精是指医书在刊刻之前，对文字内容要求远超从前，在整理方面也能做

① 陈念祖.医学三字经 [M].北京：人民卫生出版社，1956：8.

到审校精良。清后期由于受鸦片战争和太平天国运动的影响，刊刻业开始出现衰退，但中医丛书的刊刻数量仍然稳步增长，可是意义重大的医书较少，直到清末出现中西医汇通学派的丛书，才再一次丰富了清代的中医丛书。

中医丛书一般都包括二种以上的子书，有的更是多达上百种，整个清代的中医丛书有多部，子书数量就可达上千种之多，其中所蕴含的医学知识不可估计。清代，中医丛书的大量出现，有利于医学知识的传播。一部丛书可容纳几倍于单行本医书的知识量。清代有影响力的中医著作，丛书俱予收录，涵盖的医学知识范围十分广泛，而丛书的大量刊印，广泛流传，无疑促进了医学知识的传播。而且医书中的一些重要医著，可以被多部中医丛书反复收录，这不仅说明了这些医书深受世人重视，同时扩大了这些书的传播。一些医学大家，常把其所著医书辑成丛书的形式刊行于世，这些中医丛书可以说包含了医家毕生的心血和丰富的医学经验，其中最具代表性的医家就是儒医陈修园，他的中医丛书内容丰富，博采众家之长，贴近临床，通俗易懂，他更把经典著作的原文、方药、主治、功能等用诗歌的体裁，编成便于诵读的歌括，读起来朗朗上口，易读易记，因此深受世人的推崇，而书商为了谋取利益，在以陈修园命名的医书丛书中辑入其他医家的著作，虽然是受商业利益所驱，但为医学知识的传播作出了很大贡献。

医家在治病之余，常将自己诊疗疾病时的医学经验、治疗心得等记载于案，还有一些医家在遍览医书的同时，习惯对典籍加以注释。众多的临床大夫，也将平日记录的医案、医方编订成书。这些医学著作的数量加起来是很可观的，但由于各种客观原因，虽有著述而无法刻印成书者不乏其人，这就造成有些医书仅以抄本及稿本的形式流传。但部分抄本、稿本医书，一则传抄之中差错频生，以至以讹传讹，因此不受重视；二则抄本、稿本医书，除了鸿篇巨制，也不易传世。丛书所收著作，有一部分为同代或上代医家的抄本，还有未刊本及篇幅较少的单刻本。这类单本医籍由于数量较少很容易亡佚，但丛书却因为其"个头大"，更受世人重视，在流传过程中更容易保存。刊行的单本医书在流传的过程中受到丢失、火灾、水淹、战乱等多方面因素的影响，也容易亡佚，至清代为止，亡佚的医书不知凡几。相对单行本医书而言，丛书的内容更加丰富，有的更是子书众多，这使得丛书刊刻不易，也更加贵重，足够引起人们珍视它，而一些大型的医学书籍，由于卷帙浩繁，不易移动，保存也十分受到关注。这些优点使丛书相对单行本医书来说不容易亡佚。

清代从朝廷到个人纷纷从事大型综合类丛书的编纂，其中很重要的原因就是丛书在保存文献方面的某些作用比单行本大，当单行本亡佚，而在丛书中仍有保存流传。中医丛书对于文献保存有一定的优势，一些在流传过程中亡佚的医书通过中医丛书进行辑佚，从而得以重见于世。清代编辑《四库全书》之时，许多亡佚的单行本医书就是据明代的《永乐大典》辑出，成为《四库全书》辑佚本，也让世人得以一窥其貌，我们现在见到的《济世方》《颅囟经》《博济方》《全生指迷方》等书均是《四库全书》辑佚本。清代中医丛书整体收录了大量医书，有影响的医籍基本都能在丛书中发现身影，当单行本亡佚时，或者可以从收录此书的丛书中直接找回，或者可以从丛书收录的相关资料中辑佚而成，这是使亡佚古籍重现于世的一种重要途径。

中医学知识得以应用至今，可以说医书的传承作用在其中的贡献巨大。清代中医丛书因为其庞大的数量，分类多样的丛书形式，使其于医学知识的传承作用尤其突出。清代中医丛书中的综合类及汇刻类中医丛书常囊括多种医学知识，知识范围的扩大，更便于后学者的医学知识的系统学习。专科类的中医丛书常是某一科医学知识的汇总，这对于深入研究该科医学提供了全面的资料。一家类的中医丛书中子书的著者常是师承关系或家族关系，这类中医丛书常汇集了某一医学流派多人的医学经验，这不仅便于对医学流派医术特点的研究，同时也便于系统地吸收医学流派中的医术精华。个人类的中医丛书常常是医家一生医学经验的汇总，有的中医丛书更是为后学者量身撰写的启蒙医书，这些对学医之人的吸引力是不可估量的。

中医丛书辑录的众多子书构成了书籍的群体，而中医学派的医学传承构成了医者的群体，可以说中医丛书是非常适合中医学派的一种书籍形式，不管是学术的体系传承，还是学派间的学术争鸣，中医丛书都可一并容纳，使之有一个或连续、或对比的空间。在清代中医丛书的分类中，收录某一学派医书的中医丛书归于一家类中医丛书之中，如清末中西医汇通学派的丛书；还有子书著者有家族关系的一家类中医丛书，著者之间也是一种小型的学派关系，常是父子、祖孙传承，清代中医丛书的形式更适合学派传承医术之用。清代的中医各个学派经过历史的积累，形成了一个错综复杂的关系网，中医丛书的形式不但有利于医学学派的学术传承和学术争鸣，还能在一定范围内比较容易地厘清学派的关系，可以说中医丛书对学派的发展传承起到了积极作用。

（三）《医宗金鉴》与吴谦、刘玉铎

《医宗金鉴》是由清政府钦定编撰的一部医学著作。对十八世纪初以前历代重要的医学著述加以校订、删补，并进行节录编辑，历经三年，于1742年完成。是清代燕京医学流派对中医学术整理的重要贡献和成果。《医宗金鉴》是我国综合性医书中最完善而又最简要的一部。它集前人医学精粹，汇中医百科全书，"酌古以准今，芟繁而摘要"。从1749年起《医宗金鉴》被太医院定为医学生教科书。刊刻之后，深受医界推崇、读者欢迎，是中医临证的重要读物。由于书中取材适当，条理清楚，文字通俗，并附有插图，便于阅读和应用，流行甚为广泛。

1. 背景和编撰目的

从编撰背景上看，中医学传统的理论和实践经过长期的历史检验和积淀，至清代前中期已臻于完善和成熟。无论是理论还是临床，都有了相对完备的体系，而且疗效卓著。这为《医宗金鉴》的编纂提供了良好的理论和实践基础。医学的高度发展，并不断趋于成熟，客观上就需要加以总结，这是中医学术发展的内在要求。

另外，清统治者大力提倡尊经复古和烦琐考据，并实行"文字狱"的残酷措施。在这种历史背景的影响下，中医界也逐渐出现了考据之风，乾隆时期尤为盛行。医家尊崇经典成为学风，呼应而起的经典医书注家，盛极一时。如张志聪的《黄帝内经素问集注》和《黄帝内经灵枢集注》、汪昂的《素问灵枢类纂约注》、徐大椿的《难经经释》、喻昌的《尚论篇》、柯琴的《伤寒论注》、尤怡的《金匮要略心典》等。《医宗金鉴》的编纂不可避免地受到这一学术思潮的影响，注重医学经典著作的研究，因而把经典内容置于最前面进行论述，由此可看出其重视程度。又由于考据之风的盛行，在医学理论研究方面，各家各派之说甚多。《医宗金鉴》能将历代学说精华收于其中，而略去诸家学术争议，以便于初学者学习和把握，这一点是值得称道的。

乾隆四年（1739 年）十一月十七日，乾隆下谕命令由太医院使钱斗保主持，右院判王炳为副手，御医吴谦担任主编，编纂一部官方医书。《医宗金鉴·奏疏》将其成书目的表述得非常清楚："考医之书，《天元玉册》《本草》《灵枢·素问》三经，始自伏羲氏、神农氏、轩辕黄帝与臣岐伯等所作也。殷时伊尹著《汤液本草》，战国时扁鹊著《难经》，后汉时张机著《伤寒论》，其书世远，词奥难明，且多编次传写错讹。"因此需要将此类经典医书，去其晦涩，将核心的深奥医理，以通俗易懂的言论表达出来。《医宗金鉴》成书最重要的目的，就是在秉承中医正宗的前提下，开启后世中医临床继承和发展的诸法之门，使医学昌明，造福于后世。

"盖因前代医书，词义深奥，诠解不易，而分门别类，考订成书，既欲理明，亦须辞达，既贵详晰，尤须贯串。此医理、文理、分修、总修，四者缺一，必不能成完书，以垂诸久远者也。"

"再院使钱斗保、左院判陈止敬、右院判王炳，具有本衙门办理事件。且内庭差事，所关重大，难以分任修书之事，请将该馆一切应行事务，令钱斗保等三员照看经理。其收掌官酌用二员，亦令该医院堂官于所属人员内选派。再于该医院效力人等内，选取字画尚好者，以备誊录。如不敷用，照例行文国子监直隶学政，将生监秉公考试，务择字画端楷，咨送本馆，以凭选取。"

"臣等请将大内所有医书发出，再命下京省，除书坊现行医书外，有旧医书无板者，新医书未刻者，并家藏秘书，及世传经验良方，著地方官婉谕购买，或借抄录，或本人愿自献者，集送太医院，命官纂修。"

"经大学士伯鄂尔泰遵旨议称纂修医书不必另行开馆，即于太医院衙门内闲房修葺充用。"

"该馆一切应行事务，令钱斗保等三员照看经理。其在馆官员人役、月支桌饭、工食银两，俱照《八旗志书》馆例支领。其应用桌凳、纸张、笔墨等项，向各处咨取应用。"

这些奏疏内容详细介绍了纂修官严格的录用要求，以及纂修官的录用细况，和部分分工内容，可见清廷对《医宗金鉴》编纂的前期准备颇为充分，也体现了清廷对于《医宗金鉴》编纂事宜的重视程度。

朝廷下旨编纂《医宗金鉴》，表明朝廷对社会安定、医学发展的要求，在相当程度上决定了《医宗金鉴》主流医学的编纂方向。国家最高机构齐聚了编纂临床医学全书的各种有利条件，如《医宗金鉴》编纂时搜集当时宫中市井有代表性的各种医书及其他相关书籍、专门的编书场所、编书的经费保障等，尤其使高素质医者得以汇集，这些都是朝廷组织编纂临床医书的优势。正是具备上述优势，使得《医宗金鉴》的纂修有了得天独厚的坚实基础。

根据奏疏记载和当时的情况来看，清政府编纂此书的目的大致有以下几个方面：

一是整理保存医学文献。在清代以前，由政府统一整理编纂的一部著名医书是宋代的《圣济总录》（1118年）。它是由北宋政府组织医家广泛收集历代方书及民间方药，历时七年编成。全书共二百卷，所载病证包括内、妇、外、儿、五官、针灸、正骨等十三科，方近二万首，几乎囊括了前代全部方书。但经元、明、清初到乾隆四年（1739年）已经621年，其间名医辈出，著述甚丰，如不加整理，有些著作将被散佚，因此乾隆这时提出编纂官方医书，希望借此来整理医学典籍的目的和意图是很明显的。

二是使医有所宗。"至汉而降，医人方技，然习之者，犹非常人，淳于意、张机之属"，尤其清初商业发展的刺激，"迫后视医甚轻，习之者仅为一己衣食计，并不存心济世"，致使良医缺乏。而"殷时伊尹著《汤液本草》，战国时扁鹊著《难经》，后汉时张机著《伤寒论》，其书世远，词奥难明，且多编次传写错讹。自晋而下，至今医书甚伙，不能枚举"，虽历代"诸大家多所发明，然亦各自成家，或博而不精，或杂而不一，间有自相抵"，致使明清之际，"医书驳杂，人不知宗"，故皆当改正注释，分别诸家是非，因此乾隆命"尔等衙门该修医书"，目的就是为正医学，树立权威，使医有所宗。

三是作为太医院诊疗依据和学医者的教科书。修这部医书还有一个意图，即用于临床，使之成为医生诊疗活动的准绳，"以利天下时用"；用于教学，"使为师者，必由是而教；为弟子者，必由是而学"。应该说乾隆时期，总体上呈国泰民安的繁荣景象，国家有能力来组织名医编纂一部大型医学丛书。而乾隆皇帝这种修医书以存医学，修医书以正医学，修医书以教医学的思想，为中医学的持续发展作出了一定的贡献。所以《医宗金鉴》的编纂从当时来看，是具有十分重要的现实意义和历史意义的。在乾隆皇帝的主导下，太医院的医官们承担起这样一部具有划时代总结意义的医学著作编撰，这是燕京医学流派在清代医学发展中体现出的重要作用。

2. 编纂人员

乾隆四年（1739年），吴谦与刘裕铎被敕令为修官（主编），编写一部系统的综合性医学丛书。其下并设有纂修官（编辑）、副纂修官（副编辑）、收掌官（收集保管稿件）、誊录官（誊写）、校阅官（审校）等。这些人员都是经过认真挑选而被录用的。《医宗金鉴》卷首记载了详细的《诸臣职名》，包括经理提调官8名，总修官2名，纂修官14名，效力副纂修官12名，校阅官10名，收掌官2名，誊录官11名，效力誊录官12名，武英殿监造9名。除此以外还有画师为本书附图。如此强势的编写队伍，使全书质量有了充分的保证。

总修官刘裕铎，字辅仁，裕锡从弟，精医学，充太医院吏目，后补知州。回族，北京人。相比较吴谦，关于刘裕铎的记载较少。《医宗金鉴》各种版本的编者，均为"吴谦等"，关于刘裕铎的资料，大都来源于《冈志》。《冈志》是在北京牛街地区流传的一本记载牛街历史、地理、风土人情的志书。该书所载时间为康熙末至雍正初，对研究北京回族史参考价值颇高，作为专门记载一个民族聚居地区的街道志，在清代地方志中也是仅见的。近人刘仲泉根据回族乡老家藏的《冈志》手抄本，补充、续写了《北京牛街冈上礼拜寺志草稿》一书（以下简称《冈上志》）。《冈上志》记载"刘裕铎，字辅仁，裕锡从弟。精医学，充太医院吏目，后捐知州。"两书比较，关于刘裕铎，仅差一字。因此，有关刘裕铎的记载应该是可信的。根据可见资料整理，刘裕铎约生于康熙二十五年，约卒于乾隆二十二年，享年七十余岁。从康熙末到乾隆二十年左右，为三个皇帝、众多王公大臣看病，这在御医中是很少见的。雍正帝称刘裕铎为"京中第一好医官"。此外档案中还保存有刘裕铎为庄亲王、班

第、张廷玉及西洋画家郎世宁等人治病的奏折及药方，刘裕铎
还是当时太医院中的治痘专家。虽然《医宗金鉴》编撰时他的
官职仅是御医，但院史钱斗保、鄂尔泰奏折中提出由吴谦与刘
裕铎任总修官，可见其确有超群之处。乾隆五年《上谕档》中
载有两位总修官为乾隆看病的实例。是年"三月初二日内阁奉
上谕，今年二月，朕躬偶尔感冒，陈止敬、吴谦、刘裕铎敬谨
调理，甚属勤劳。今朕躬痊愈，且奏效甚速。陈止敬、吴谦、
刘裕铎著授为五品食俸。该部院知道。钦此。"若仅治愈一个小
小的感冒，确也不能说明三人的医术高超，但谕中提到"陈止
敬、吴谦、刘裕铎著授为五品食俸"，这在清代的医官体系中已
经接近顶级。由此事件，亦可见乾隆对两位总修宫医术的信任。
刘裕铎治病善用古方、随证化裁，药味精当、量少效佳，长于
调摄，是燕京医学流派在乾隆年间的重要代表人物。

　　接受钦命以后，主修官吴谦组织人员广搜博引，征集了很
多传世验方和民间私家秘籍良方，分门别类，剔伪存真，法方
兼备，并于乾隆七年（1742 年）完成了这部医界名著，虽然全
书系众手编定，而订正《伤寒论》《金匮要略》，却本于吴谦所
自撰，因此，虽然本书为太医院的医家们，尽管这部著作的编
纂有很多人员参与，但为其付出最多的当数吴谦。吴谦，字六
吉，安徽歙县人。约生活于康熙乾隆时期，生卒年不详。吴谦
是一位博学多识的医生，于医学理论及临证各科无所不精，尤
以伤科见长，与张璐、喻嘉言并称为清初三大名医。据记载，
吴谦早年行医时，曾治疗过一位骨折病人，久治不愈，深感抱
愧。后来听说病者另求他医治愈，吴谦深感医道无穷，因而多
次翻山越岭，行程五十余里，求其为师，并先后拜 10 余位民间
伤科医生为师，学到了不少独门秘技，成为疗伤整骨的一代圣

手。这段经历对于吴谦后来编纂《医宗金鉴》是有很大影响的；书中卷87至卷90的《正骨心法要诀》，便是吴谦骨伤科经验的积累和汇集，也是全书的一个亮点。这部分内容不仅广采前人的经验，更将自己的临床实践融入书中，尤其是书中总结出的正骨八法，更把骨伤科的临床实践提升到了一个新的理论高度。乾隆元年（1736年），吴谦被选入京城，"官太医院判，供奉内廷，屡被恩贵"，高宗很器重他，尝谓近臣曰："吴谦品学兼优，非同凡医，尔等皆当亲敬之。"可见吴谦当时已是清代最著名的医家之一，他作为《医宗金鉴》的总修官，也是当之无愧的。

除了两位总修官，另有纂修官名，效力副纂修官名，校阅官名，收掌官名，誊录官名，效力誊录官名，武英殿监造名。《医宗金鉴·奏疏》云"将平日真知灼见，精通医学、兼通文理之人，保举选派。"又一记载"此医理、文理、分修、总修，四者缺一，必不能成完书，以垂诸久远者也"，由此推知其他参与编纂者的学术造诣、文化底蕴及综合素养亦较常人为上。

《医宗金鉴》的编纂者基本以北京地区的太医院医家为主，可以说他们基本上都属于燕京医学流派。这些医家，不同于社会上一般医生，都具备儒学与医学双重深厚修养，为儒医之上乘者，儒医风范对其学术和编纂水平起着决定性作用。也是此书体现出燕京医学流派重视"引儒入医"特色必不可少的关键因素。"仁义""精诚""允执厥中"的儒医风范，是"医之王道"的思想主体。仁义，即指"医乃仁术"之意"精诚"即博极医源，恒心不倦，勤求古训，博采众方，用心精微，潜心经典医籍，集众家之长于一身，不耻下问，且不自矜。以至精之术，以仁爱之心，拯救病厄，博施济众而备"智圆、行方、心小、胆大"之风。而"允执厥中"即为执中有权，不偏不倚，时中平衡，不离平常之意。《医宗金鉴》的作者倡导遵从经典，不仅引用医学经典，对于其他儒学经典也不乏引用，且书中文字功底非同一般，与各医官注重儒家经典的研读不无关系。所论博取众家，诊治不偏不倚，正所谓"理求精当，不尚奇斜，词谢浮华，惟期平易证详表里、阴阳、虚实、寒热；方按君臣佐使、性味功能。酌古以准今，芟繁而摘要。"其编纂主导原则与儒学思想一脉相承。通过《医宗金鉴》奏疏、凡例和正文内容可见，此书无论选材，还是形式均以便于读者学习、易于掌握为落脚点。实践了其"昌明医学，寿民万世"的宗旨。这一宗旨与儒学者的"报国为民"的志向甚为吻合。清代医家重考据之学，编纂者在《伤寒论注》每章之后，皆设有专门的"音切"内容。此处颇见经学功底，也是编纂者儒学修养的一个侧面体现。

清政府在医学教育上继承了明朝的世医制度，规定一入医户，子孙后代就必须世代业医。而太医院从各地世医中选拔医生的方式使世医制度更为医家所重视，并由此造就了不少世医名家，故而进入太医院任职的医官，医术超群、经验丰富者居多。

3. 编纂过程

《医宗金鉴》的编撰谕旨体现出，乾隆对此书的高度重视，他希望能够编撰成一部领先时代的医学全书，因此广收天下医学著述以充编撰之需。自乾隆下达编修医书之令后，太医院院使钱斗保等人于十二月初二奏请，发内府藏书，并广泛征集天下家传秘书，及世传经验良方，以资编纂参考。不仅"请将大内所有医书发出"，并向全国征集，"除书坊现行医书外，有旧医书无板者，新医书未刻者，并家藏秘书，及世传经验良方，著地方官婉谕购买，或借抄录，或本人愿自献者，集送太医院，命官纂修"，以便于在编纂之时"分门聚类，删其驳杂，采其精粹，发其余蕴，补其未备"。对此，乾隆御批："着大学士鄂尔泰酌议具奏，其一应纂修事宜。并著总管考核，钦此。"

最初的计划准备成书二部，一部"小而约者，以便初学诵读"；另一部"大而博者，以便学成参考"，因此广泛收集天下医书良方，促成了清朝这次大规模国家征收医书活动。尽管后来只完成了一部"小而约者"，即《医宗金鉴》，但这次活动征集的许多有价值的医书，为乾隆三十七年（1772年）编纂《四库全书》打下了基础，所以这次征集活动是相当有意义的。《医宗金鉴》本身便是以诸医书为蓝本，汇集众家之长，驳其错杂而成。如《医宗金鉴·四诊心法要诀》是取崔嘉彦《四言脉诀》，李时珍《濒湖脉学》，参以《内经》诸书而成。《医宗金鉴·正骨心法要旨》参以薛己《正体类要》，而补其遗。

筹备该书修订工作的大学士鄂尔泰对纂修医书一事十分积极，不仅广收医书良方，还加紧设医馆，严格选拔修书人才。为了编纂好《医宗金鉴》，在太医院内设立了"医书馆"。其馆舍是利用太医院衙门现有闲房，加以修葺而成。这样做的优点一方面是省时省费，另一方面是方便该院官员到馆办事。此外对馆内人员的待遇与物资也都做了规定，后乾隆御批"医书馆与修书各馆不同，该馆纂修等官公费，着照修书各馆例减半支给"，这就在物力上给予了大力支持。设立医馆，选拔人才至关重要，因太医院的钱斗保，陈止敬，王炳都不是专职医生，都是兼职的行政人员，各自有衙门工作，因此鄂尔泰奏请乾隆：由吴谦、刘裕铎两人任总修官（总编），其下设有纂修官（编辑）8人（后实际14人），收掌官（收集保管稿件）2人，誊录官（誊写）4人（后实际23人），其后编写时又加设有副纂修官（副编辑）12 人，校阅官（审校）10 人。这些人员都是经过认真挑选而录用的，"令太医院堂官并吴谦、刘裕铎等，将平日真知灼见，精通医学、兼通文理之人，保举选派。如不足数，再于翰林院及各部院官员内，有通晓医学者，酌量查派"。之所以对编撰人员的选拔提出上述条件，是考虑到"前代医书，词义深奥，诠解不易，而分门别类，考订成书，既欲理明，亦须辞达，既贵详晰，尤须贯串，此医理、文理、分修、总修，四者缺一，必不能成完书"。即便是担任誊写书稿者，也要求"于该医院效力人等内，选取字画尚好者，以备誊录。如不敷用，照例行文国子监直隶学政，将生监秉公考试，务择字画端楷，咨送本馆，以凭选取，供事酌用"。此外，还安排了专门备办供应撰写书稿用纸的"纸匠"。从修医书的总修官，直至誊写书稿的人员，全部经过考试而录用，可见对这项工作中对人才的选拔是十分重视并且十分严格的。

自鄂尔泰在乾隆四年（1739 年）十二月十二日奏请设医馆，选人才以撰医书，直至次年二月初七仍未开馆，对此，乾隆甚为不满。为了加速修医馆的工作，又派和硕和亲王弘昼详细查明其事，并照管修医馆事务。和亲王即速查清未开馆的原因："纂修事宜、工食、什物等项，咨查各馆尚未移覆，及行取各省医书之处，亦未咨部通行，其需用人员且未选定，是以至今未曾开馆"。然而，吴谦并未因未开馆而耽误编纂，"于余暇时已详加删订《伤寒论》《金匮要略》，书成八九，稍加增减，即可告竣。"和亲王得知后，甚是高兴，即奏请乾隆："窃思吴谦既称删订已成八九，兼之大内颁发医书，详加参考。诚如圣谕，纵天下之书，亦未必有过于此者也。请将大内所有医书，及吴谦删订未成之书，一并发于太医院，选择吉期，即行开馆

纂修。"这足以证明吴谦修订上述二书，为清廷及早开馆纂书起
到了促进作用，是成就此书的重要转机。由于乾隆皇帝催促尽
快成书，吴谦等人在编纂该书时，即将原计划编成的二书合二
为一，力求大而不杂，约而不漏，既供学习者入门；又供学成
者参考。乾隆七年（1742 年）十二月十五日这部医书告成，如
弘昼等所奏"仓扁以前，禁方每多不传之秘，宋元而后，著述
皆属补救之文，乃法立理明。往哲示圆机之妙，而执方废法，
后世鲜淹贯之儒，非有明镜以烛其源流，万物何以尽归仁寿……
慎选医员，细陈纲目，焚膏继晷，不辞午夜，丹铅分校合参，务
竭一心研悦……酌古以准今，芟繁而摘要，书凡九十卷，类分
十一科，恭辑书成，敬呈御览……钦定嘉名《医宗金鉴》。

从《医宗金鉴》整个编纂过程来看，无论是清政府，还是
受命的编纂人员，对这部医著的编纂都十分重视。广征医书，
专设医馆，精选人才，财力资助等。但在具体实施过程中，各
项工作进展却十分缓慢，反映出这部医著的编纂是一项浩大的
工程，确实有一定的难度。在这种情况下，吴谦知难而进，先
行编纂《伤寒论》《金匮要略》，不论在信心上、进度上、内容
上、体例上都促成这部著作的编纂工作得以继续，确为此书的
最终编成立下了不可磨灭的功绩。

4．《医宗金鉴》内容

《御纂医宗金鉴》为全书名。"御纂"源于《医宗金鉴》为
乾隆皇帝钦定。"医宗"意为此书为医学之属，且有"宗"可依。
"金鉴"，于此处即指铜镜。唐太宗曾言"以古为鉴，可以知兴
替；以铜为鉴，可以整衣冠；以人为鉴，可以知得失。"此书名
寓意是该医书可供医者遵从，以此对照审查自己的医学行为。

《医宗金鉴》的各个子书较多地运用了"心法"和"要诀"

四个字。关于心法，《医宗金鉴》于《凡例》中云"证候传变，难以言尽，而其要不外阴、阳、表、里、寒、热、虚、实八者而已。是集凡论一证，必于是八者反复详辨，故谓之心法。《经》云："知其要者，一言而终，不知其要，流散无穷。"清代学者周中孚的《郑堂读书记》肯定其体例特点说"每门又各分子目，皆有图有说，有方有论，并编成歌诀，便于记诵。凡论一证须于阴阳、表里、寒热、虚实八者反复详辨，故谓之心法，大都理求精当，不尚奇衰。""医者，书不熟则理不明，理不明则识不清。"《医宗金鉴》于古今之言病机、病情、治法、方药，上参《灵枢经》《素问》，弃其偏驳，录其精粹，编为歌诀，学者易于成诵，故曰要诀。总书名和子书名的命名充分体现了编修者的宗旨及其撰述内容要则，正是在这样的主导思想之下，该书集成了历代名医大家的医学理论与临证经验，且条目清晰，要领精炼，既有益于临床医生提高，亦适合初学习医者学习。

《医宗金鉴》全书共90卷，160万字，共十五分册，每册又各分子目，皆有图有说，有方有论，并有歌诀，便于记诵。《医宗金鉴》全书论述了医经、伤寒、四诊、运气、方论、杂病、妇科、幼科、外科、眼科、正骨、痘疹与种痘、刺灸等，包括中医经典理论、诊法、方药、临证各科施治等诸多内容，全面系统，充实丰富，通篇贯穿辨证论治，形成了一整套理论与实践方法体系。

《订正仲景全书伤寒论注》（卷1～17）和《订正仲景全书金匮要略注》（卷18～25）主要论述的《伤寒论》和《金匮要略》原文比较深奥，如果要很好地理解，必须选读各家注释，但有关二书的注释，在清以前不下百余种，这就给读者造成一定的困难。吴谦对这两部分内容除用补、删、移、改四法对仲景原文进行慎重校正外，还广引诸家精论进行注释，并在卷末设《正误存疑篇》。其校正不随文释义，常在别人习焉而不察之处看出问题，是两部经典著作较好的注本之一。

《删补名医方论》（卷26～33）收录了从汉代到明代以来的名方近200首，并按其性质分为温、清、消、补等类，逐一进行注释阐发。每方先列主治病证、药味剂量、制法服法，然后附以清代以前医学名家论说，作为注解，以说明方药配伍、药理作用及加减变化。编纂此八卷，是因为"建安之前，苦于无方；元丰而后，虽有局方，漫无指归，不可为法"，故"博集《金匮》《千金》《外台》诸书，及王好古、李杲、刘完素、朱震亨、张从正、薛己诸方之佳者，采录成编"。又因本书所有引据，有补有删，以达到综其简要、删繁补阙、简单明了的效果，故称《删补名医方论》。

《四诊心法要诀》（卷34）为"采医经论色诊之文，确然可法者，编为四言，合崔嘉彦《四言脉诀》，名曰：四诊要诀，实该望、闻、问、切之道"。故专门论述中医诊断疾病的方法，先列歌诀，后列注释，介绍望、闻、问、切四种诊断，叙述简明、较易理解。

《运气要诀》（卷35）中的"五运气化"是中医理论的一部分。此卷专辑五运六气内容，将《内经》有关运气方面内容的载述，编成歌诀，并加注解及附图，使学者便于深入浅出地学习，易于记忆。编者认为"不知运气而为医，欲其无失者鲜矣"。故特意将《内经》中有关这部分内容单独列出来为一卷，以"使学者一览即明其大纲旨要之所在，然后遍求全经精义"。内容包括太虚理气天地阴阳歌、五行质气生克制化歌、运气合脏腑十二经络歌、主运歌、主气歌、客运歌等近四十首。

　　《伤寒心法要诀》（卷36～38）专门讨论了《伤寒论》中的伤寒传经、伤寒脉证及伤寒治法等几个重要问题，对每一问题，先列歌诀，后列注释，使读者易诵易学。编者认为"伤寒一证，仲景论中立三百九十七法，一百一十三方，神明变化，可谓既详且尽矣。其治杂证也，则有《金匮要略》，分门别类，包举赅括，无非示人以规矩准绳，欲其触类傍通，以应变于无穷也。但其辞旨古奥，义蕴幽深，条目繁多，未易领会，人多苦之。诀，俾学者便于熟读默记，融会贯通，有会心之乐，而无望洋之叹矣"。编者特意特撮其要旨，编为歌诀，则易读易解，将《伤寒论》主要内容，以歌诀体裁单独立出为《伤寒心法要诀》，实为学习《伤寒论》之重点和提纲。

　　《杂病心法要诀》《妇科心法要诀》《幼科杂病心法要诀》《痘疹心法要诀》《幼科种痘心法要旨》《外科心法要诀》《眼科心法要诀》《刺灸心法要诀》《正骨心法要旨》这九部分内容主要讨论临床各科急慢性疾病。每病、每方均先列歌诀总括，介绍疾病特点，后用文字注释。治疗方法，包括针法灸法、正骨重定、牵引固定、熏洗外敷、水煎内服等，均一一做了介绍，并绘图数百幅插于各篇之中，使之图文并茂，易于理解。

　　《杂病心法要诀》（卷39～43）内容共5卷，正文以七言歌诀的形式重点论述内科杂病的证治，其论及内容包括中风、类中风、伤风、痉病、痹病、脚气、虚劳、自汗、盗汗、失血、消渴、遗精、浊带、痰饮、咳嗽、喘吼、喘急、肿胀、疟疾、霍乱、积聚、头痛眩晕、外障、内障、胸胁痛、腰痛、小便闭癃、遗尿不禁、大便燥结等40余种病证。并用注释加以说明与补充，内容比较简要，选方切于实用。

　　《妇科心法要诀》（卷44～49）这部分内容共6卷，分调经门、经闭门、崩漏门、带下门、癥瘕积痞痕疝诸证门、嗣育门、胎前诸证门、生育门、产后门、乳证门、前阴诸证门、杂证门，来论述中医妇科四大症，即胎、产、经、带。其论及的妇产科病种较为齐全，对每种病证的病因病机、症状表现、诊断和治疗都有系统论述，对学习、研究中医妇科很有参考价值。

《幼科杂病心法要诀》（卷50～55）这部分内容共6卷，首列四诊总括，次叙新生儿护理法，再叙小儿各种主要和常见的疾病，以及治疗方法。包括初生门上、初生门下、惊风门、痫证门、疳证门、吐证门、泻证门、感冒门、瘟疫门、暑证门、霍乱门、痢疾门、疟疾门、咳嗽门、喘证门、痰证门、疝证门、淋证门、头痛门、黄疸门、水肿门、腹胀门、发热门、积滞门、癖疾门、汗证门、失血门、杂证门等门，共160症。在四诊总括中指出小儿气血未充，神识未发，治疗最是为难，强调要以察色、听声、审病、切脉四诊合参，细辨表里、虚实、寒热之病，方可保万全。

《痘疹心法要诀》（卷56～59）这部分内容共4卷，是一本痘疹专书，从病因、诊断到对各时期、各类型痘、疹的证治，论述都十分细致。尤其是对各种痘形及其证治论述详细，并附有插图。此外尚作痘中杂证和男妇年长出痘门，以论痘之兼证及其治疗。

《幼科种痘心法要诀》（卷60）本卷内容专论预防天花之种痘方法，分种痘要旨、选苗、蓄苗、天时（指种痘季节）、择吉、调摄、禁忌、可种、不可种、水苗种法、五脏传送之理、旱苗种法、痘衣种法、痘浆种法、信苗、补种、自出、治法等共18个专题做了介绍，指出"正痘感于得病之后，而种痘则施于未病之先；正痘治于成病之时，而种痘则调地无病之日……

此诚去险履平，避危就安之良法也"。

《外科心法要诀》（卷 61～76）内容共 16 卷，第一部分是总论，先述十二经络，次叙痈疽的诊断及各种处科疾病的治疗原则。第二部分专论各种外科处方（内服、涂敷、洗涤等）。第三部分是各论，根据人体部位分述各种外科疾患，并附图标明。第四部分为杂病，包括跌打损伤、蛇虫毒，以及婴儿特有的外科疾病。因此，本书是一本较为全面的中医外科书，且图文对照，使用歌诀体裁，使人易于理解，便于诵记。

《眼科心法要诀》（卷 77～78）这部分内容共 2 卷，先论述了"五轮八廓"，再就各种眼部的病变，编成歌诀，作为临床鉴别要点，并按各种病证附以治疗方法，是一本简明扼要的眼科书。

《刺灸心法要诀》（卷 79～86）这部分内容共 8 卷，从基础理论到临床证治，对有关经脉、腧穴、适应病证等针灸学各方面的知识逐一做了较为系统的介绍，并且都有一定的考证。体裁以歌诀为主，并配合插图及注解，通俗易懂。对十二经脉既有循行图，又有经穴图；对奇经八脉的画图，也较详细。《周身名位骨度》一篇，解释各部名称，简明切用。后分部介绍常用"要穴"，又列各病证的取穴图，形象生动，是一本较完善的针灸书，无论在"经脉""穴位""适应病证"等方面，都有一定的考证。

《正骨心法要诀》（卷 87～90）这部分内容共 4 卷。"古有是术，而自薛己《正体类要》以外，无专门之书，故补其遗"。其从《内经》理论而至具体的摸、按、端、提、按、摩、推、拿手法，及人体骨骼解剖、竹帘夹板等器械图解，一一详明，有论有法，注重实用，收取各方经验，确为历代骨伤科专著中最好的一种。本书主要内容，有各种骨部外伤的治法，包括正骨复位、牵引固定等手法，以及外敷、内服等药物处方。由于正骨必须明了人体骨骼的解剖，故解剖这方面的知识，书中也介绍得较丰富。

5. 学术特色

《医宗金鉴》这部大型医学丛书，广采历代医药书籍，"分门别类，删其驳杂，采其精粹，发其余蕴，补其未备"。内容概括了中医理论与临床的各个方面，并将理论与临床有机地结合。《郑堂读书记》评之为："酌古以准今，芟繁而摘要，古今医学之书，此其集大成矣。"1749 年起，清太医院将此书规定为医学生教科书，可以说它是在我国历史上出现的第一部统编教材，规范了医学教材，使医学教育有了依据和准绳，于教于学都是一个历史性的突破。自此一直被列为学习中医者的必读书籍，后世广为流传，影响甚大。

（1）汇编文献，考订整理

《医宗金鉴》是御制钦定的综合性医学丛书。一方面使得大量医学文献通过此书得以保存，另一方面它收集了很多传世验方、单方和民间私家秘籍良方，使其不至于散落民间。对研究考订、整理前人文献方面也作出了一定的贡献。特别是在编纂方面功勋卓著。此书的编辑的目的是教科书性质，编纂、选材甚精，用功甚勤，理法甚严，尤其是有关理论与方药的论述，比较平稳而切合实用，不尚奇谈高论。内容全面系统而精要，去其繁杂，统一各家学说，使医学理论和临床各科知识趋于规范化，实为历来医学丛书、全书中最精当、完备、简要而实用之一部。如《幼科杂病心法要诀》自卷五十至五十五，共 6 卷，包括四诊、附图及初生、惊风、疮证、感冒等 28 门，共 160

症，全文约 10 万字左右，即使加上其后的《痘疹心法要诀》约
6.5 万字，合计不过 16.5 万字左右，篇幅精短，内容全面而简
明，对初学者尤为适用。

在编写体例上亦体现为初学者而设计。全书分科明确，层
次清晰，"首为订正伤寒论注十七卷，次为订正金匮要略注八
卷，次为删补名医方论八卷，次为四诊要诀一卷，次为运气要
诀一卷，次为诸科心法要诀三十五卷，次为正骨心法要旨四
卷……改编之后，条例益清"。《伤寒论》《金匮要略》两部经典
是学医者必经途径，在编写上先引用原文，后加注释，并选众
家之长汇为"集注"，使学者泾渭分明。《删补名医方论》列述
主治、组方并加注释，使学者登堂入室，循序渐进。其他各科
"心法要诀"均首列歌诀，下附注释，便于记忆和理解。

《医宗金鉴》将各科证治等，均编成歌诀，以便于记忆，
是其编纂的一大突出特色。歌诀所用的韵文体裁起源于民间的
童蒙教学，比如自宋代起的《三字经》《百家姓》《千字文》《千
家诗》等韵文读本，在儿童启蒙教育方面取得了很好的效果。
在中医学史上，曾有《四言脉诀》《伤寒百症歌》《濒湖脉学》
《药性歌诀四百味》《汤头歌诀》《医学三字经》等，采用歌诀体
裁，都收到了很好的效果。但这种形式向来被认为是浅陋而难
登大雅之堂的，故很少有学者专门用这种体裁来创作医学著作。
然而科学证明，歌诀韵文的形式，符合记忆学的原理，尤其适
合于初级学习，特别是符合中医有较多需要记忆内容的特点。
《医宗金鉴》作为清政府钦定御制的大型医书，居然大部分内容
均采用了这种歌诀体裁形式，的确十分难得。另外，书中在歌
诀之下均有注解，通俗易懂，更方便于学习。

图文并茂，是《医宗金鉴》编纂的另一大特色。在《订正

仲景全书伤寒论注》《四诊心法要诀》《运气要诀》《幼科杂病心法要诀》《痘疹心法要诀》《外科心法要诀》《眼科心法要诀》《刺灸心法要诀》《正骨心法要旨》中，均有图有字，十分形象。《痘疹心法要诀》《外科心法要诀》《刺灸心法要诀》和《正骨心法要旨》中，图示占有很大比例，配上文字论述，使学习变得直观生动，不再枯燥乏味，易于读者理解掌握和加深印象。

（2）推崇经典，精研《伤寒》

《医宗金鉴》重视中医经典理论，各分册常引"经曰"，所指以《黄帝内经》为主。临证各科及方论以经典理论为指导，对经典的引据亦较普遍，此外另有专门的经典理论专册。例如托名王冰所著的《天元玉册》是流传于唐宋时期专事五运六气及其相关内容的文献古籍。《医宗金鉴》将《天元玉册》尊为"三经"之一，足见其对经典理论中的运气学说的重视。

《医宗金鉴》四诊、方论及临证各科，皆是举经典理论为纲，形式有直接引用和概括其意之别，之下为各家精论要义，思路主次分明，层层递进，深入浅出，易于理解和掌握。《四诊心法要诀》总论、望、闻、问、切各节皆引经论，如"经曰望而知之谓之神，是以目察五色也；闻而知之谓之圣，是以耳识五音也；问而知之谓之工，是以言审五病也；切而知之谓之巧，是以指别五脉也"，"经曰色至气不至者死"，"经曰天食人以五气，五气入鼻藏于心肺，上使五色修明，音声能彰"等。

《删补名医方论》诸方论均以经典理论为指导。如生脉饮，治热伤元气，气短倦怠，口渴出汗。其注中有"经云大气积于胸中，则肺主之。"在此之下又进行具体分析，暑热容易伤肺，肺伤则气亦伤。肺气损伤后，就会出现气短、倦怠、咳喘等证。肺主皮毛，肺伤则失其卫护，故汗出。热伤元气，气伤则不能生津，故口渴。最后为方义和各家方论，便于后学者全面把握处方。再如圣愈汤，治一切失血过多，阴亏气弱，烦热作渴，睡卧不宁等证。开篇即有"经云阴在内，阳之守也；阳在外，阴之使也"。四物汤之下有"经云心生血，肝藏血"。酸枣仁汤有"经云肝藏魂，人卧则血归于肝"。朱砂安神丸有"经云神气舍心，魂魄毕具"。升阳散火汤有"经云少火生气"。资生肾气丸有"经云诸湿肿满，皆属于脾"。封髓丹有"经云肾者主水，受五脏六腑之精而藏之"。逍遥散有"经云木郁则达之"。清燥救肺汤有"经云损其肺者，益其气"。人参泻肺汤有"经云邪之所凑，其气必虚"等。于《删补名医方论》中这些例子不胜枚举。

其他临床各科中的医理方论亦于本册交相辉映。《杂病心法要诀》在诊断、病因病机、遣方用药的论述中也皆以经论为指导。如中风死候之黄芪桂枝五物汤中有"经曰卫虚则不用，营虚则不仁"。病证总括中有"经曰任脉为病，男子内结七疝，女子带下瘕聚"。痿病治法中的"痿属燥病，因何而用治湿热苦燥之药？盖遵《内经》之治法，独取于阳明胃也"癫痫总括亦有"经言癫狂本一病，狂乃阳邪癫是阴"等。《医宗金鉴》于凡例中明确指出"《灵枢经》为刺灸家鼻祖，其文精微详尽"。《刺灸心法要诀》即以经论为原则，绘图立说。开篇九针原始歌，即将《灵枢·九针》篇的内容概括，作为总纲，以统后文。如"一针皮，二针肉，三针脉，四针筋，五针骨，六针调阴阳，七针益精，八针除风，九针通九窍，除三百六十五节气，各有所主也"。其各经脉经文，亦遵经重源，如手太阴肺脏图之后的肺脏经文，取《黄帝内经》《难经》《中藏经》等经典理论作为论述之始。再看《幼科杂病心法要诀》中变蒸一节，其按曰"变蒸即曰生五脏六腑次序，又曰包络、三焦二经俱无形状，故不变不蒸。夫包络乃周身脂膜联络百骸脏腑者，三焦乃躯壳内气充满百骸脏腑者，变蒸时岂独不及之耶其说不经，细阅《灵》《素》自知，附辨以俟识者"。此处虽未将经论和本书细致结合解释，但是给后学以自学思考的空间。《正骨心法要旨》直接参考《灵》《素》骨度篇，以为正骨施治之基础，在经络、部位、名目、手法各论中亦遵经据典。

仲景学术被《医宗金鉴》尊为"医宗之正派"。《伤寒杂病论》是《灵》《素》经典理论指导下的临证经典，也是现代中医界公认的"辨证论治"之宗源。吴谦凭借自己深厚的理论水平，亲自对《伤寒论》和《金匮要略》逐条进行订释，收集各家疏注，订其谬误，加以阐发，对两书做了系统删订和补充，编写了《订正仲景全书伤寒论注》和《订正金匮要略注》，并将其置于《医宗金鉴》最前面部分，占据较大篇幅。

两书在注释上，阐微发幽，采用了"注""按""集注"三种方法。"注"是解析仲景条文之精微；"按"是修正条文，专题发挥；"集注"是聚前人注释之精华。其体例为先按、后注、再集注，集诸贤论与自己的见解于一体。《医宗金鉴》中《订正仲景全书》占据三分之一，外加《伤寒心法要诀》其分量之重，可见该书对仲景学术的重视。《订正仲景全书》，即《伤寒论注》和《金匮要略注》。此部分作者集合了诸家阐发之精微，将错讹者加以订正，并详加注释，以利后学。认为"仲景能治伤寒亦能治杂病"。吴谦认为《伤寒论》世远残阙，多有编次传写之误，故以赵开美《仲景全书》为准，参照方有执《伤寒条辨》，对原文按照方证进行了重新编排。对于仲景学术的解读方式，表明作者对仲景之书进行了深入学习和研究，尤其是《正误存疑》篇对七十一条原文予以正误，对三十五条原文存疑，充分显示了作者深入严谨的治学态度。《四库全书总目提要》称其"纠纸补漏，以标证治之正规"。

《伤寒论》自成无己创注，至《医宗金鉴》成书之时，注解医家过百；《金匮要略》自赵良衍义后，仿之者也有十余人。《订正仲景全书·凡例》明确提出，此等注释，各有精义，经文如添羽翼。然注家众多，难免有浮泛、隐晦之偏，使后学者难以适从。基于此因，《医宗金鉴》舍弃历代诸家重复、冗沓之解，将其中中肯、有据之说集注于本册。《中医学术发展史》认为"《订正仲景全书》博集诸家注释，采其精粹，正其错论，删其驳杂，补其缺漏，阐发仲景旨意"。

《订正仲景伤寒论注》所涉及医家论述及著作达六十余家。医家例如陶隐居、娄全善、成无己、许叔微、常器之、郭雍、李杲、张洁古、罗天益、朱震亨、滑寿、赵良、戴原礼、方有执、王三阳、唐不岩、沈亮宸、王肯堂、吴缓、李中梓，清初的喻昌、张璐、程应旄、林澜、周扬俊、汪琥、沈明宗、程知、郑重光、张锡驹、魏荔彤、赵嗣真、张兼善、赵羽皇、柯琴、张志聪、徐彬、吴人驹、闵芝庆、刘宏璧、高士宗等。著作如《洪范》《内经》《难经》《脉经》《名医别录》《图经》《活人书》《明理论》《内台方议》《外台方议》《尚论篇》等。

由于《金匮要略》一书"文义古奥，系千载残编错简，颇多疑义，阙文亦不少，承讹袭谬，随文蔓衍"，以致使后人虽欲登堂入室，却视之迂远，不免有束诸高阁之憾。《医宗金鉴》一改前人作注之旧态，以林亿校本为底本，重新理校，同样采用移、改、删、补的方法，对原文重加订正，使失次者序之，残缺者补之，并博采群书，详加注释，其目的是以此启发后学。

并对"全节文义不相符合,绝难意解者,虽勉强加注释,终属牵强,然其中不无可采之句"的条文,于卷末专汇"正误存疑篇",共二十八条。《金匮要略注》所涉医家论述及著作近三十余家。医家如娄全善、朱肱、张从政、赵良、王履、王肯堂、方有执、赵献可、徐彬、程林、高世栻、魏荔彤、李彣、沈明宗、周扬俊、李升玺、尤怡等。医学著作如《内经》《神农本草经》《脉经》《针灸甲乙经》《千金要方》《食疗本草》《外台秘要》《活人书》《圣济总录》《外台方》《济阴纲目》等,其他著作有《尚书》《汉史》《风俗通》《抱朴子》《道藏》等。

具体实例如"三纲鼎立学说"——风伤卫,寒伤营,风寒俱中伤营卫。首倡于成无己,确立于方有执。吴谦承其说,并以此来划分太阳病内容。他不仅用三纲学说来分类太阳病篇,并用该理论解释许多条文。"伤寒论之错简论",明方有执始倡,吴氏认为对《伤寒论》的校正及学术研究有很大推动作用。

《医宗金鉴》在乾嘉时期"注不破经"的学风时代,不囿于随文演释,而以求是实用的态度对《金匮要略》进行全面订正,并有诸多精辟注释,确实在《金匮要略》的注释中给人以面目一新之感。因此,其名为"订正"而不仅言"注"。同时,其校正持审慎态度,对疑难者却不轻易舍弃,专设"存疑"一篇。《医宗金鉴》的订正,对整理研究《金匮要略》做了大量的工作,提出了很多不易发现的问题,具有启发意义,是较好的注本之一。

(3)注重临床,广收博采

《医宗金鉴》不仅展现了重视经典理论研究的一面,同时也反映了其重视临床实践的一面,强调理论联系实际,对中医内科、中医妇科、儿科、眼科、外科、骨伤科、针灸等内容,书中分科进行论述。其内容避免崇尚新奇，注重吸取各家之长。正如《医宗金鉴·表》所述："理求精当，不尚奇斜、词谢浮华，惟期平易，证详表里、阴阳、虚实、寒热；方按君臣、佐使、性味、功能。酌古以准今，芟繁而摘要。"

理法方药是辨证论治的最终体现。《医宗金鉴·凡例》谓"方者一定之法，法者不定之方也。古人之方，即古人之法寓焉。立一方必有一方之精意存于其中，不求其精而徒执其方，是执方而昧法也"。表达了编者对于理法方药重要性的理解，同时向读者提出了对理法方药掌握程度的要求。《删补名医方论》即是专门阐释理法方药的子书。《医宗金鉴》的作者认为《医方考》《医方解》等书，均未能畅发前人之精意。故《删补名医方论》整理了各方书能透发古方精意者，"萃而集之，不当者删之，未备者补之"。

《删补名医方论》从方之源流分析，指出"建安以前，苦于无方；元丰而后，虽有局方，漫无指归，不可为法"，同时为本方论做好了定位。汇集了《金匮要略》《千金要方》《外台秘要》等书，及王好古、李杲、刘完素、朱震亨、张从正、薛己诸方之佳者，采录成编。方论撷取诸家之长，反复推敲其立方之意，综其简要，删繁补阙。所涉医家医著近四十家，医家有孙思邈、王冰、寇宗奭、成无己、张洁古、张子和、李杲、王好古、王隐君、罗谦甫、朱震亨、赵良、陶华、薛己、缪希雍、李中梓、柯琴、吴琨、赵献可、张璐、喻昌、汪昂、陆丽京、程应旄、程知、吴于宣等，对于有些确有独到之见的医家，虽然其声名不甚显赫，仍予以参考选用如叶仲坚、赵羽皇、王又原、郭雍、胡天锡、季楚重等，充分显示了"截长补短，无分门户"的治学胸怀。是书大量借鉴了清代罗美《古今名医方论》

的内容，其他引用的著作则有《洪范》《内经》《金匮要略》《千金要方》《济生方》等。临床各科辨证论治的过程主要体现于临床各科心法要旨，《医宗金鉴》临床各科皆以"芟繁而摘要，尽取各家之长"为准绳。

《正骨心法要旨》有各种骨部外伤的治法，包括正骨复位、牵引固定等手法，以及外敷、内服等药物处方。同时也介绍了人体骨骼解剖方面的知识。吴谦博采清以前正骨临床经验之精华，并将自己的临床实践融入书中，对人体各部位的骨度，内外治法、方药，正骨手法及整复、固定器具等方面都颇有创见。这与吴谦精通骨科不无关系，可以说《正骨心法要旨》在《医宗金鉴》临床各科中成就最突出，也一直被众多医家所推崇。这部分内容重视人体解剖知识；诊断注重"摸法"；病理上强调"瘀血停滞"或"出血过多"，专从血论；辨证上对头颅辨证，脏腑损伤辨证，骨折有关的辨证尤详；治疗上强调手法的运用，把手法分为八种，即摸、接、端、提、推、拿、按、摩八法，并创制运用各种器具以辅手法之所不逮，其论述器具，图文并茂，有不少创见。所用药物分为内服、外敷、汤洗，全书共载方91首，包括丸、散、汤、敷、膏、洗、锭、漱、导、搽、灸等，内服方如加减苏子桃仁汤、复元活血汤、清上瘀血汤、消下破血汤、破血消痛汤等。外治法如"用气熏其口鼻""燃煤淬入醋内，使热气熏蒸口鼻"，并加用手法推按心胸、两胁、腋下、腹上，从而记载了一些民间急救方法。从《内经》理论而至具体摸、接、端、提、按、摩、推、拿手法，及人体骨骼解剖、竹帘夹板等器械图解，一一详明，有论有法，注重理论联系实际，是一部内容精湛，系统全面、简明扼要的骨伤科著作，具有相当的学术价值和实用性。

　　《妇科心法要诀》参考的著作有《内经》《难经》《伤寒论》《金匮要略》《巢氏病源》《千金要方》等。其于开篇的《天癸月经之原》便引用了《黄帝内经》的相关理论。而参照《金匮要略》内容最多，如脏躁证治取方甘麦大枣汤、阴吹证治取方猪膏发煎等。而热入血室证治，不仅用《金匮要略》之方，还大量引用了《金匮要略》的理论进行立则说理。

　　《刺灸心法要诀》更是在《灵枢》经论指导下结合各家优势，精研详究，考其分寸，明其行列，一一绘图立说。本书以《黄帝内经》为据，借鉴了《难经》《中藏经》《铜人腧穴针灸图经》《针灸甲乙经》《千金要方》《乾坤生意》《医学入门》等历代医书的内容，深入探究刺灸各法。引用的《内经》最为多见，如《灵枢·九针论》《灵枢·骨度》《素问·灵兰秘典论》《素问·骨空论》等。另外秉承《针灸甲乙经》以部列穴、分部主治的特点，不仅罗列其主治病证，还分述其兼治病证。

　　《外科心法要诀》是在《外科大成》的基础之上，结合其他外科学术之长及编者的临床经验编辑而成的。

　　《正骨心法要旨》采辑《内经》至清代伤科相关诸书，"分门聚类，删其驳杂，采其精粹，发其余蕴，补其未备。"集合前人精华的同时，亦多有创新。"正骨科向无成书，各家著述，惟《准绳》稍备，然亦只言其证药，而于经络、部位、骨度、名目、手法，俱未尝详言之"。本册以《证治准绳》为据，并考灵素之骨度及经络，详论经络、骨度、部位、名目、手法等，于部位、名目、手法绘图立说，图文并茂，其正骨八法更是将临床实践提升到了新的理论高度，对中医伤科学的发展起到了承前启后的作用。

　　《眼科心法要诀》以《灵枢·大惑论》篇之"五轮八廓"

理论为基础，借鉴《千金要方》《外台秘要》等著作对相关理论的发挥，结合《银海精微》之列证，《秘传眼科龙木论》之内外障等。撷取宋、金、元、明诸贤著述，加之作者临床经验，据经订正而成。《眼科心法要诀》中内外障病名大部分沿用了《龙木论》中的名称。删去了症状和体征描述欠具体的"肝风目暗内障""坐起生花"，新增加了"黄风内障"，并把"瞳仁干缺"做了更正，从外障眼病列入内障病中，在外障眼病中增加了"脾生痰核"，使之更切合临床实际。另外，参考了《证治准绳》《审视瑶函》的内容，选择了多种眼病在正文后作为"补遗"，包括"能近怯远""能远怯近""瞳神紧小""干涩昏花"等，体现了《龙木论》之后的发展情况。

《医宗金鉴》在博采众长基础之上，结合编者的临床实践，亦有所发挥，如逍遥散本出自《太平惠民和剂局方》卷九"治妇人诸疾"中，其主治为"血虚劳倦，五心烦热，肢体疼痛，头目昏重，心忪颊赤，口燥咽干，发热盗汗，减食嗜卧，及血热相搏，月水不调，脐腹胀痛，寒热如疟。又疗室女血弱阴虚，荣卫不和，痰嗽潮热，肌体羸瘦，渐成骨蒸。"而在《医宗金鉴·杂病心法要诀》中，编者将逍遥散列入"虚劳治法"，把其功效概括为"理脾而清肝"并且特别注明"惟薄荷只可少许为引，不宜多用"，提示柴胡和薄荷在本方的作用并非仅仅是疏肝解郁，是对逍遥散功效的较好发挥。结合临床实际，现在逍遥散作为丸剂已成为常用中成药之一，但是诸多生产厂家的药品说明均为"疏肝健脾，养血调经。用于肝气不舒所致月经不调，胸胁胀痛，头晕目眩，食欲减退"。此功效说明虽与《局方》"治妇人诸疾"相吻合，但毕竟局限了本方的实际运用范围，常常导致适用本方的男性患者不敢使用。显然，逍遥散丸并非只可疗妇疾，而《医宗金鉴》所述其"理脾清肝"的功效更为切实可行，是本方在临床上灵活运用的一种理论支撑。

在临床上，《医宗金鉴》还十分强调针药并重、内外结合的治疗思想。早在战国时期的扁鹊就留下"针、灸、药三者得兼"的话，孙思邈在《备急千金要方·孔穴主对法第八》里也有"针灸而不药，药不针灸，尤非良医也"之训。《伤寒论注·少阴病全》篇"少阴病，得之一二日，口中和，其背恶寒者，当灸之，附子汤主之"一条，有灸有药，但是原文并未言灸何穴为宜，作者结合常器之、郭雍之论及《图经》的相关内容，得出结论，认为灸膈俞、关元为宜，并阐明膈俞为足太阳气脉所发，专治背恶寒、脊强，俯仰难，灸之可温其表以散外邪；关元为足三阴、任脉之会，可温其里以助元气。并说明膈俞可灸五壮，关元可灸百壮，另有详细取穴方法。

《幼科心法要诀》强调胎儿初生断脐后，需用特治的烙脐饼子安灸脐上，以防风邪外入；治疗龟背时，内以松蕊丹调治，外用《圣惠》灸穴法，灸肺俞、心俞、膈俞三至五壮。《妇科心法要诀》杂证门有热入血室一证，治以加味小柴胡汤，若成结胸证或下血、谵语、头汗出诸证，当刺期门，以随其实而泻之。《正骨心法要旨》中《击扑损伤应刺诸穴经义》专门论述了用针刺方法治疗击扑损伤，并附"应刺穴图"两幅。《击扑损伤脉色》云："肝脉搏坚而色不变，必有击堕之事……则恶血必留胁下，兼致呕逆，依经针刺然谷足跗，或三毛等穴出血，或饮利药使恶血开行，当自愈也。若脉浮微而涩，当知亡血过多，依经于三结交关元穴灸之，或饮大补气血之剂而调之，则病已矣。"此处血在胁下的治疗亦是强调针灸和汤药并重。

内治外治相结合，是指内科杂病不忽视外治法，外科病证亦重视内治，内外施治，因证结合。《正骨心法要旨》各临证篇章，每节下多是外敷方药和内服汤药同时列出，此外尚有外治法和内治法的专门章节。《外科心法要诀》指出"人身脏腑根于内，经络行于外，气血流贯于其中，医固无内外之可分也。第以证之形于外，故称之曰外科"，并强调"无外之非本于内"。除内服方之外，肿疡敷贴类方、溃疡主治类方、洗涤类方、去腐类方、生肌类方等外用方近百种，全册多见内服药和外用方结合的实例。如本册关于痔疮即是内外治相结合，侧重内治的典范。其中集合了前人治疗痔疮的精华，涉及内服方十余首，加减方更为详尽外用方十余种，且有局部用药、结扎治疗、枯痔法、熏洗坐浴等多种外用方式。又如《外科心法要诀·发无定处》之紫白癜风一节，初起宜万灵丹汗之，次常服胡麻丸于食后临卧白滚水送下，外用密陀僧散擦患处。

（4）推广人痘接种，时代医学强音

《痘疹心法要诀》和《幼科种痘心法要诀》在当时也是世界上在痘疹方面具有先进水平的著作。天花是波及范围极广、为害极重、流行史甚长的烈性传染病。公元4世纪时，我国文献上就有描述天花的记载，称之为"时行"病，并有记载此病之预后，剧者多死，幸存者将在皮肤上留下许多瘢痕。在与天花斗争的过程中，我国人民逐渐创造了一些预防治疗方法，特别值得一提的便是人痘接种法及围种痘期前后的调治护养，在世界医学史上都可谓是独树一帜。张琰于十七世纪八十年代所著《种痘新书》中写道"余祖承聂久吾先生之教，种痘箕裘，已经数代"，我国的人痘接种术，最迟在十六世纪或更早一些时候就已经发明了。至清前期，由于种人痘对预防天花能取得一定效果，加之统治者的大力提倡，使这一方法已深入人心，十分流行。《医宗金鉴》及时将这部分内容纳入书中，并作详细介绍，确为预防治疗天花作出重大贡献。

《医宗金鉴》中单立了《痘疹心法要诀》《幼科种痘心法要旨》两部分，详细介绍了痘疹各阶段的临床症状、治法方药，及四种种痘方法，即浆苗法、痘衣法、旱苗法和水苗法，并分种痘要旨、选苗、蓄苗、天时（指种痘季节）、择吉、调摄、禁忌、可种、不可种、水苗种法、五脏传送之理、旱苗种法、痘衣种法、痘浆种法、信苗、补种、自出、治法等共十八个专题做了介绍。在"种痘要旨"中，谓"尝考种痘之法，有谓取痘粒之浆而种之者；有谓服痘儿之衣而种之者；有谓以痘痂屑干吹入鼻中种之，谓旱苗者；有谓以痘痂屑，湿纳入鼻孔种之，谓之水苗者"，介绍了四种种痘方法，并明确指出"然即四者而较之，水苗为上，旱苗次之，痘衣多不应验，痘浆太涉残忍。故古法独用水苗，盖取其和平稳当也"。要求学者细心体阅，以了解痘衣痘浆法之弊。又如"蓄苗"一节，指出："若遇热则气泄，日久则气薄，触污秽则气不清，藏不洁则气不正，此蓄苗之法。"并强调"须贮新瓷瓶内，上以物密覆之，置于洁净之所，清凉之处"。将当时对于痘苗的接种与保存等所取得的不少成熟的经验编入书中。此后书中记载的种痘法逐渐传入朝鲜、日本和欧洲，为人类最终消灭天花作出了不可磨灭的重大贡献。

（5）精选古方大成，注重引经药

《医宗金鉴》共计载方1642首，可谓既集古方之大成，又经临床之切用，其少而精当的中医药方，对中医各科临床却颇有参考价值。除在收录多数名医方论的《删补名医方论》中载方197首，其他心法中还有分别载方：《伤寒心法要诀》123首，《杂病心法要诀》324首，《妇科心法要诀》279首，《幼科心法要诀》300 首,《痘疹心法要诀》124 首,《外科心法要诀》567 首,《眼科心法要诀》113 首,《正骨心法要旨》91 首。书中所载药方多为经临床验证十分有效的药方。相当数量的方剂被后世作为治疗临床各种疾病的首选之方。在目前使用的全国高等医药院校中医系列教材中,经严格筛选出的有效代表方剂中,有不少出自《医宗金鉴》。《医宗金鉴》中所载方剂实为临床各科有效良方,特别在中医儿科和中医外科中应用颇多。

药引,指引经药,一般认为药引是具有引导药物直达病所的功能及能增效减毒或扩大方药应用范围的药物,属方剂中的佐使药。《医宗金鉴》各分卷于遣方用药之时,普遍重视药引,很少有方无引,此可谓一大特色。

《医宗金鉴》各卷涉及的引子药有三十种之多。书中引子药的作用或配合主药增强功效,或可扩大方药治疗范围,或可引方入经通达病所,或可护正、减损、矫味,运用范围广、选择恰当。一般来说,《医宗金鉴》于解表时多用生姜、大枣、葱白、淡豆豉,安中益脾之时则用大枣、白蜜,清热除烦、利水泻火用竹叶,利湿通淋用灯心草,补气益心脾用龙眼肉,疏肝解郁、清利头目用薄荷,滋阴止汗用浮小麦,敛气涩肠用乌梅,止血消瘀用藕节,清心益胃和脾用莲子,燥肾温胃用小茴香,祛痰用姜汁、竹沥,若有血瘀及损伤多用酒、童便等。遣方用药时,某些加减药味和佐使药亦能体现药引的运用。如《正骨心法要旨》伤损内证篇引王好古云"登高坠下、撞打等伤,心腹胸中,停积瘀血不散者……虚人不可下者,宜四物汤加穿山甲,若瘀血已去,则以复元通气散加当归调之。"此处虚人用四物所加穿山甲即取其能"引经通窍除瘀"之意。瘀血去后以复元通气散善后之时,需加当归,当归辛温为"血中气药",血滞能通，血虚能补，血枯能润，血乱能抚，此处用当归助瘀血去之善后，能使气血各有所归。

药引运用方面，《医宗金鉴》的药引使用十分规范，对药引理论的概括亦简明恰当。书中药引运用遵循古法又不失灵活。在不同情况下，其灵活性表现为同一方药引不同，治疗病证不同；同一病证，部位不同引药有所区别；同一引药，病情不同，入方制备不同。诸科药引的运用各具特色。运用药引的灵活性还表现在各科药引运用各有特点。《医宗金鉴》中的药引多开具在煮法与服法之中，结合临床实际、广泛应用方法多样。

药引同方药共煎。如八正散中的灯心草，桂枝汤中的生姜、大枣，香苏饮中的生姜，理中汤用红枣肉等，此类为最常见。用药引煎汁以煎煮其他药物。如《外科心法要诀》秦艽汤用葱白水煎，仙方活命饮以酒煎。《杂病心法要诀》中葶苈大枣泻肺汤以枣汤煎葶苈子。液体药引直接送服或兑服。酒、醋、茶清、盐汤、藕汁、米汤等，都可直接送服丸散剂或兑入其他药剂之中服用。如《删补名医方论》中四神丸用盐汤下，平胃散用姜汤下。两味药引共用最常见的为姜枣同用。因固护脾胃为病愈之前提，且所治诸病，尤其是慢性病、重病，多会影响到脾胃功能。另有独参汤等方，亦可单方煎汤于临证时用作引药。丸散剂与药引可谓相得益彰。现在丸散剂多为成药，临证药用较为方便，但其组方基本不变，不宜随证加减，恰当地利用药引送服，弥补其不足，具有重要的现实意义。

（6）体系完备，由博返约

《医宗金鉴》全书论述了医经、伤寒、四诊、运气、方论、杂病、妇科、幼科、外科、眼科、正骨、刺灸、痘疹与种痘等，包括中医经典理论、诊法、方药、临证各科等诸多内容，全面系统、充实丰富，通篇贯穿辨证论治，形成了一整套理论与实践方法体系。其理法方药面面俱详其，广征博引历代众家精华，充分显示《医宗金鉴》已具有较为完备的辨证论治体系。

《医宗金鉴》的辨证论治内容，从理论分析到合理诊断，再到正确辨证，最后到最佳治疗方案的实施，整个过程浑然天成地体现于各册各卷之中。体系严谨《医宗金鉴》各分册说理论方必有依据，并以经典理论结合病证进行论述，严谨系统，有助于读者掌握和领会中医辨证论治的精华，也有利于启发后学对经典的思考。

以四诊总论为例，"望以目察，闻以耳占，问以言审，切以指参。明斯诊道，识病根源，能合色脉，可以万全。"注释中明确指出，此一句申明望、闻、问、切为识病之要道。并引经论"望而知之谓之神，是以目察五色也；闻而知之谓之圣，是以耳识五音也；问而知之谓之工，是以言审五病也；切而知之谓之巧，是以指别五脉也。"指出"神、圣、工、巧"四者，是四诊要道。医者若能对此明晰，加以相互参合，即可识万病根源。此歌诀不仅明确了四诊在中医辨证论治中的作用和地位，还指出了各个部分的区别和联系，此部分以"望、闻、问、切""神、圣、工、巧"为纲要阐析了诊断之理论。经典理论的引用及四诊过程的细致论述，均为形成严谨的辨证论治思维打下坚实的理论基础。

方论部分将汉、唐、宋、元、明、清的著名方剂二百余首，按性质分为补、清、消、汗、下、和等类。每方首列主治病证，次为组成用法，次引各家方论，明晰方药作用及其加减变化方法。其间或有"择焉未精、语焉未详"者，则结合实践经验"复推其立方之意"以求准确。如六味地黄丸，首先叙述了其治疗范围和症状，接下来介绍其组成、剂型及适宜的药引。之后是清代著名医家柯琴的注解及编者的按语。按语引用《内经》原文分析疾病丛生的原因，且用"夫肾取象乎坎，阳藏于阴之藏也"医易结合的思维来阐述"特立补阴之论，以辟以火济火之非"的用意。之后另有八味地黄丸、资生肾气丸等类方的加减变化，还有资生肾气丸之下的越脾汤、小青龙汤、十枣丸、神祐丸、葶苈大枣泻肺汤、防己椒目葶苈大黄丸、疏凿饮子、实脾饮、加减理中汤、五苓散、五淋散、五皮散、导水茯苓汤、舟车神佑丸、浚川散、禹功散、十枣汤，都是相关辨证论治的典型实例，每一类证型对应的方剂分类清晰，核心病机明确。论治过程井然有序。

再看临证施治，每一证皆含阴阳、表里、寒热、虚实之详辨内容，其病证的分型、对比皆参照各家之长，并结合临床总结论述，更能体现其慎重。如《杂病心法要诀》中风一章：总括便通过李东垣所分中血脉、中脏、中腑三证与《金匮要略》之络、经、腑、脏四证进行对比，并结合方药分析，得出惟有《金匮要略》的分类最为妥当，这一分类方法一直到现在仍应用于临床。接下来在《金匮要略》原文基础之上，结合临床，将四证的临床表现一一陈述，其医理、辨病、辨证的整个过程，环环相扣，其病证分类客观实际。之后还提到风痱、偏枯、暗痱。皆属于外中风，此为辨病。但又有轻重深浅之别，此为辨证。风痱，四肢不收，身无痛处；偏枯，半身不遂，身有痛处。风痱和偏枯两种病证其言不变、志不乱。若是不能言，志乱神昏，则为痦痱。言不变、志不乱，表明邪微浅，病在分腠荣卫之间，以补荣卫而散风邪的方法治疗，用黄芪五物汤。而痦痱，是肾虚内夺，少阴不至而厥，邪气已入于脏，病多凶险，方用地黄饮子。整个辨证施治的思路清晰，在辨病前提下，辨别证型，分析轻重缓急，然后遣方用药。

《妇科心法要诀》，于妇科总括首先说明另立妇科的缘由，妇科的有些疾病，和男子无异，在治疗上可相同对待，另外有调经、经闭、带浊、崩漏、癥瘕，生育子嗣，胎前、产后诸病，以及乳疾、前阴诸证为妇人特有之疾，故立妇人一科，以便分门而详治。之后还提出，业习妇科，"必先读方脉、心法诸书，然后读此，自有黔然贯通之妙。"提示妇科医生必须悉心研读方论、四诊、脉证、杂病等诸书，方能贯通，体现了对习医者的严格要求。同时也表明研习医学当循序渐进，注重辨证论治体系之间的联系。

《正骨心法要旨》对正骨手法的要求也异常严格。"一旦临证，机触于外，巧生于内，手随心转，法从手出"。"盖一身之骨体，既非一致，而十二经筋之罗列序属，又各不同，故必素知其体相，识其部位"。"况所伤之处，多有关于性命者，如七窍上通脑髓，隔近心君，四末受伤，痛若入心者……若其人元气素弱，一旦被伤，势已难支，设手法再误，则万难挽回矣，此所以尤当审慎者也。""法之所施，使患者不知其苦，方称为手法也"。正骨手法多用于伤科，其间不乏急重病人，故尤为强调审慎。书中采用文图并见的形式介绍诊治方法，实现了手法、技器的直观展示，以求精确。

在编辑之初，编者们对《医宗金鉴》所要包含的内容还是有宏观计划的。按最初的计划，《医宗金鉴》应包括大小两部，大者汇集历代医籍经典精华，实质上是学习提高参考书；小者才是教材，"以便初学诵读"。但后来由于各方面支持力度不够，加上乾隆皇帝急于成书点缀文治，仓促之下只完成了小的一部，亦即教材本身。但总的来看，作为基础理论之后的学习内容，把《医宗金鉴》看作是一套临床教材，确实能够体现出"小而约"的特点，简明实用，适合于教学。

（7）未病先防，重视调护

"治未病"为中医学一大特色，其"未病先防""既病防变"的理念来源于《黄帝内经》，随着医学的不断发展进步，"治未病"理论已渗透于辨证论治之中。《医宗金鉴》在这方面亦有所体现。在天花的预防治疗中，当时我国的人痘接种法及种痘前后的调治护养方法一直处于世界领先地位。然而在相当长的时期里，人痘接种术仅散在民间流传，直至康乾时期，清廷开始重视，至《医宗金鉴》成书，明确将"痘疹"从"幼科"分立出来，单独成册，另特别将《幼科种痘心法要旨》作为一卷与其并列，详细记录种痘、选苗及保存痘苗的方法，使种痘之法趋于标准化，有力地推动了此项先进的预防医疗技术大范围的规范使用。《幼科种痘心法要旨》详细介绍了种痘的不同方式，并将不同方式的优劣做了对比，还包括种痘顺逆、选苗善藏、天时种期、调摄合宜、禁忌如法、形气可种、五脏传送之理、信苗、补种、自出和治法等内容，均以辨证论治理论为统摄，如其中《天时》一节，开篇即言"种痘贵得天时，得其时则种，不得其时则不种"，表明了预防接种亦当因时制宜。文中还提到"夫天时之正，莫过于春。春为万物发生之际，天气融和，不寒不热"。"此十月之所以可种，犹不若十一、十二月之尤可种也"。指出了种痘的适宜时间，若"当其时而非其气，是天地不正之气也"，则非适宜种痘的时间。

"治未病"还体现在其他子书当中，如《幼科杂病心法要诀》出生门中用甘草法、黄连法、朱蜜法、豆豉法拭口。婴儿初生，用软绵蘸上述汤汁拭口，可祛胎毒，防一切口病。四种汤汁针对不同时间、不同体质的胎儿，于预防之时亦处处显示其对三因制宜的重视。甘草法，可解诸毒，可平和五脏，一年四季，偏虚偏实者皆可使用黄连法，针对禀赋有热类型的初生儿，主要是在夏月运用，四时若有胎热也可辨证使用，以防热蕴于中，致生他病，此法以脐粪下为度；朱蜜法，其特色在于用朱砂镇心定惊除邪，蜂蜜解毒润肠清热，乳汁化服最佳，一镇一润，用于有胎热便秘的新生儿，然禀赋太弱者不宜使用，此法四时皆可；豆豉法，针对禀赋不足而怯弱的新生儿和冬月初生的婴儿。疾病的预防，离不开对体质的认识，《医宗金鉴》对于体质发病理论亦有所涉及。除上述拭口法中不同汤汁可分别适用于不同体质以外，体质理论还见于其他临证各书之中。如在外感发病方面也重内因，认为六气环境相同，但是人的体质有别，形有厚薄、气有盛衰、脏有寒热，故邪气每从其人之脏气而化。"人感受邪气虽一，因其形脏不同，或从寒化，或从热化，或从虚化，或从实化，故多端不齐也"，谓"邪气因人而化"，这是个体体质差异性导致疾病多变性的直接体现。

《医宗金鉴》十分讲究汤药煎服方法与善后调摄，《订正仲景全书·凡例》中有"兹于每方必审究其立方主治之理，君臣佐使之相辅，功能性味之相合，一一解于其后，即方中用水之甘澜、麻沸，火之宜文、宜武，煎之缓急，渍之迟速，服之频顿，莫不各有适病之宜。"可见，在立方主旨的基本理论指导之下，除了功能性味、君臣佐使相和以外，其煎煮方法、服药注意事项都要做到和病证相吻合，才可以"适病之宜"。煎煮方法、服药注意事项、用药禁忌等善后内容皆是辨证论治过程中不可忽视的一环。煮是指药物加水后再火上加热煮沸的过程。

而煎的含义则是把汁液加热浓缩的过程。本书中煮和煎的含义是严格区分的。如半夏泻心汤、生姜泻心汤、甘草泻心汤、旋覆代储汤、小柴胡汤、大柴胡汤、柴胡桂枝干姜汤共七方，要求煮后去滓再煎。这些方剂的共同特点是都属于和解剂，且都是寒热并用攻补兼施的，有的和解中焦半上半下之枢机，有的和解少阳半表半里之枢机。这样的煎煮方法，意在使药性和合，寒热同调，攻补并行，更好地起到和解作用。《医宗金鉴》对于各种疾病的饮食禁忌非常重视。《外科心法要诀》中的禁忌甚为典型。如悬痈病证"当戒房劳、怒气、鱼腥发物，慎重调理"。疔疮中有"俱忌椒、酒、鸡、鱼、海味、鹅肉、猪首、辛辣、生冷等物"；赤白游风中有"忌鱼腥、鸡、鹅、动风燥血之物，犯则难愈"；紫白癜风中有"得此证者，当忌鱼腥、煎炒、火酒、动风、发物"等。《正骨心法要旨·头面部》凶骨一节中有"定痛散"方，可治疗一切打扑损伤，定痛消肿，舒筋和络。用时将定痛散合老葱汁敷患处，之后结合灸熨法治疗。书中详细介绍了灸熨的次数、隔物等注意事项，以及"戴抽口布帽，系紧带子，谨避风冷"等善后防护措施。

《医宗金鉴》还非常重视情志的调节。《外科心法要诀》之胸乳部疾患一章有云"若患者果能清心涤虑，静养调理，庶可施治"。其他临证各科，对于煎服方法、善后调摄的记述亦多常见，且与整个辨证论治过程融合在一起。《医宗金鉴》亦非常重视综合调摄。如《幼科种痘心法要旨》有"种痘之在调摄，最为紧要，自始至终，不可稍忽"。其调摄内容包括避寒热、慎饮食、耐性情、慎举动、重保护等方面，分别贯彻在不同的时间阶段。

（8）图文歌诀，深入浅出

《医宗金鉴》全书共有十五分册，其临证基础的阐述深入浅出，临床各科的理法方药辨证施治易于掌握，另外歌诀图解直观形象，使医理法技的演绎更加生动，实用性强。《四诊心法要诀》"上合灵素之望、闻、问、切者"，又参考崔紫虚的《四言脉诀》合编而成。《医宗金鉴》凡例中引《内经》原文"能合色脉，可以完全"，又云"闻其声而知其人之疾苦，问其苦欲而知其病之所在。是虽圣人不能舍此以为法也，而况后学乎"。编者于书首即指出，医家医术再高，也不能不望诊而获得诊疗病患的有效信息，如果投机取巧，不重视望神，则失掉了古圣先贤的宗旨。编者遵经据典，将四诊要义编辑成篇。所述内容融汇经典理论知识，且以浅近文词表达，兼用歌诀简练总结。其义深，其文浅，通俗易懂，故"熟读习玩，揣摩日久，自能洞悉其妙。则造精微、通幽显也，无难矣"。

《删补名医方论》收载方药，行文晓畅，义理简明，几无冷僻古奥难解之词，且将药物组成、适应病证、主治功效与加减用法编为歌诀，易读易解，易记易用。用韵文形式的歌诀来作为教材体例，不仅便于教学者讲解，同时也便于学生理解记忆。

采取民间沿用的歌诀体裁，是《医宗金鉴》的一大突出特色。这种教学形式起源于民间的童蒙教学，如《三字经》《百家姓》《千字文》《千家诗》等韵文读本，在儿童启蒙教育方面取得了很好的效果。医学上最早的歌诀体裁的医书，有南朝崔嘉彦的《四言脉诀》，到后世又有《伤寒百症歌》《濒湖脉学》《药性歌诀四百味》《汤头歌诀》《医学三字经》等，都收到了很好的效果。但这种形式向来被认为是浅陋的，不能登大雅之堂，除后来陈修园等人外，很少有学者专门致力于这方面的创作。

而《医宗金鉴》作为皇家主编的专用教材，居然大部分采用了这种歌诀的形式，的确是难得的。歌诀韵文的形式，经科学证明，的确符合记忆学的原理，是知识的识记与编码的主要形式的一种，尤其适合于初级学习，特别是还符合中医学中有较多内容需要记忆的特点。另外，书中在歌诀之下均有注解，既便于讲解，亦可作自学。

《医宗金鉴》的编撰出于文学积淀深厚的儒医之手，亦配备专门的画工，其歌诀图表直观形象，大大增加了可读性和普及性。《医宗金鉴》十五子书中有三分之二皆为要诀类著作。四诊、运气、伤寒、杂病、妇科、幼科、痘疹、外科、眼科、刺灸，此十种内容不仅在数量上占了很大优势，其内容也是涉及辨证论治体系的基础理论、诊疗技巧和临床施治各方面。编者认为，"书不熟则理不明，理不明则识不精"，识不精则必然影响整个辨证论治的过程，最终影响疗效。故而作者在论说之外，编成歌诀，以便于后学习诵。而图解亦是《医宗金鉴》的一大特色，从太虚阴阳、运气主客、五行制化、经脉循行等方面，皆以形象辅助理论基础的阐述，包括订正脉位、幼科诊断、痘疹分部、外科图鉴、针灸演示，客观生动地展现临床知识。《医宗金鉴》中的精美图示使其辨证沦治变得更为鲜活，易于掌握和学习。《眼科心法要诀》中，针眼这种极微疾病，也配有精细图示。《痘疹心法要诀》《正骨心法要旨》的痘型、部位等图示皆颇为精美而生动。

（四）编目提要，品评论证

清代十分盛行丛书编著。在医学方面，《四库全书》的子部医家类部分成为医学书籍的集大成之作。清代燕京医学流派著名医家吴鞠通就是通过对《四库全书》的子部医家类抄写校对的过程，丰富完善了温病学的理论，完成了《温病条辨》的撰写。但是，随着丛书的丰富，大量医籍被整理出来，对于普通人迅速入门，了解医学典籍带来了很大的难度。这一时期，"书目"类著作成为读书人的入门引导。而《四库全书总目》中对于医学书籍的介绍品评，也是燕京医学流派在书目提要方面的重要成就。

清代丛书的发展十分迅速，文人学者对丛书的作用也更加肯定，尤其是清代著名的目录学家张之洞，他在经、史、子、集之外又设立了第五大类——"丛书"，由此可见张氏对丛书的推崇。张氏在《书目问答》中曾言"丛书最便学者，为其一部之中，可该群籍，搜残存佚，为功尤巨，欲多读古书，非买丛书不可"①。而对丛书的使用，离不开目录学著作的指引。《四库全书总目提要》，就是这样一部非常重要的目录学著作。

清代是目录学的繁荣时期，但在《总目》出现以前，有影响的目录学著作屈指可数，只有如：黄虞稷的《千顷堂书目》、朱彝尊的《经义考》等。《经籍考》是朱彝尊仿照《经义考》而撰，统著历朝经义之目，分存、阙、佚、未见四例。全书亦采用集录体的形式，每书前列撰人姓氏、书名、卷数，卷数有异同者，则注某书作几卷。次列存、佚、阙、未见。此列原书序、跋、诸儒论说及其人爵里。有所考证者，即附列按语于末。《经义考》也是《总目》直接继承的最重要的参考书。关于古代目录学的发展，龚自珍先生曾在《上海李氏藏书志序》中有过精辟的总结："目录之学，始于刘子政氏。嗣后而降，有三支：一曰朝

---

① 张之洞 . 书目问答［M］. 上海：商务印书馆，1933：73.

廷官簿，荀勖《中经簿》、宋《崇文总目》《馆阁书目》、明《国史经籍志》是也；一曰私家著录，晁公武《郡斋读书志》、陈振孙《书录解题》以下是也；一曰史家著录，则《汉艺文志》《隋经籍志》以下皆是也。三者其例不同，颇相资为用，不能以偏废。三者之中，其例又二：或惟载卷数，或兼条最书旨。近世好事者，则又注某钞本、某椠本、某家藏本。"《总目》不仅继承了自刘向以来的朝廷官书的优良传统，也广泛吸收了历代史家著录、私家著录的长处，因而成为中国传统目录学的集大成之作。

《四库全书》共分经史子集四部，收书 3400 多种，在规模上可称"博而大"。又由于四库开馆时，吸收了当时国内一大批一流的学者参与文献编校、史料鉴别，各就所长，分工校阅。每校一书，必详析原委，评论其得失，是为"提要"，体例严谨，立论公允，堪称精审，故问世以来备受学术界推崇。《四库全书》子部共分十四类，医家排列第五。对于这样排列的原因，纪昀曾说："余校录《四库全书》子部十四家，农家、医家，旧史多退之末简，余独以农居四，而其五为医家。农、医者，民命之所关，故升诸他艺术之上也。"（《纪文达公文集》，纪树馥精刻本）反映了以纪昀为代表的清代学者，甚至是帝王对医家的认知程度。芦青在《古医籍导读之良师》也提到"医家类诸书提要是由劳树棠等医学造诣精深的学者协助纪昀完成的"。

概括来说，《四库全书总目提要·医家类》具有以下几个特点：介绍古医书沿革、特点；揭示学术源流；提示文献线索；评论得失公允中肯。医家类文献以时代为序，基本涵盖了中医各科，如医经、本草、方论、病理、诊断、临床各科、针灸、养生、医案、医史、丛书等，种类齐全。但也存在一些问题，如在编修中"寓禁于征"，许多学术名著未能收录；再就是所据版本不善，进本良莠不齐，并非都是善本，又因诏令查禁排满触讳，任意删改成风，使撰定之书又添新讹。

从目录学上看，《七略》的分类体系是我国最早的分类法，分为辑略、六艺略、诸子略、诗赋略、兵书略、数术略、方技略，开七分法的先河。魏晋以下，隋唐以前，四分法与七分法此起彼伏，各领风骚。自唐至清，经史子集四分法一直处于发展和完善时期，逐渐成为分类法的主流，所有的史志目录和大多数的收藏书目一般均采用四分法。关于七分法和四分法的演变，余嘉锡先生在《目录学发微》中指出："《七略》之变而为四部，不过因史传之加多而分之于《春秋》，因诸子、兵书、数术、方技之渐少而合之为一部，出数术、方技则为五，益之以佛、道则为七。还数术、方技则为六，并佛、道则复为四，分合之故，大抵在诸子一部。互相祖述，各有因革，虽似歧出枝分，实则同条共贯"，对四分法替代六分法的原因做了概括。

关于医家类及其在传统分类体系中的位置、变化，也还要上溯到《七略》和《汉书艺文志》。据《汉书艺文志》知道，医家分类在方技略。只"医经""经方"二家，《隋书经籍志》著录医家在子部，合并为"医方"一家，以下相沿成习，多并为一类，《总目》亦然，也在子部，改称为"医家"。

关于《总目》子部类目确定的原则，《总目》在《子部总序》中说："可以自为部分者，儒家以外，有兵家、有法家、有农家、有医家、有天文算法、有术数、有艺术、有谱录、有杂家、有类书、有小说家。其别教则有释家、有道家。叙而次之，凡十四类。"进而将十四类分为四组：

①儒家、兵家、法家、农家、医家、天文算法——治世者所有事；

②数术、艺术——小道之可观者；

③谱录、杂家、类书、小说家——旁资参考者；

④释家、道家——外学。

《总目》把医家与儒家、兵家、法家、农家、天文算法并为一组，认为"本草经方，技术之事也，而生死系焉。神农黄帝，以圣人为天子，尚亲治之，故次以医家"。为"治世者所有事"，可见重视的程度是非常高的，也是非常正确的。因为医家确实关系到国计民生，人民群众的身体健康。当然，更关系到帝王长命百岁，千秋万代。从科学和学科的角度分析，《总目》打破以往农家、医家、天文算法类目居后的常规，将农家排列第六、医家排列第五，提高了传统科学体系的整体地位。《总目·医家类序》云："《周礼》有兽医，《隋志》载《治马经》等九家，杂列医书间。今从其例，附录此门，而退置于末简，贵人贱物之意也"。

《总目》继承了《别录》《七略》及《汉书艺文志》的传统，每一类往往有小序一篇，叙述学术源流，分析利害得失。《总目·医家类》小序云：

"儒之门户分于宋，医之门户分于金、元。观元好问《伤寒会要序》，知河间之学与易水之学争。观戴良作《朱震亨传》，知丹溪之学与宣和局方之学争也。然儒有定理，而医无定法。病情万变，难守一宗。故今所叙录，兼众说焉。明制定医院十三科，颇为繁碎。而诸家所著，往往以一书兼数科，分隶为难。今通以时代为次。《汉志》医经、经方二家后，有房中、神仙二家，后人误读为一，故服饵导引，歧涂颇杂，今悉删除。《周礼》有《兽医》，《隋志》载《治马经》等九家，杂列医书间，今从其例，附录此门，而退置于末简。贵人贱物之义也。

《太素脉法》，不关治疗，今别收入术数家，兹不著录"。

这个小序阐述了医家和医学文献的流派、门户和发展源流。还阐明了《四库全书》对医籍的收录原则和编排体例。道出了编纂《四库全书》医籍的两条原则：一是编纂该书，尽量不考虑门户之见而兼采众说，使这部书得以较客观全面地收录古代医籍；二是全书的编排均以著作的成书时代为序。所以，《总目·医家类》小序起到了"辨章学术，考镜源流"的作用。

在《总目·医家类》有提要96条，涉及医学著作113种，存目提要94条涉及医学著作98种。每书著录书名、卷数、著者、版本，格式大体整齐划一。如实记录是《总目·医家类》著录的主要原则。反对"未见原书，仅据见闻著录"的恶劣作风，在总结前人经验的基础上，形成了比较完整的著录方法。

清代考据学的发展促进了版本学的发展。考据学对古书版本要求很高，伪本、残本、劣本均不足为据。版本学与考据学二者之间关系密切，相互利用。清初出现了一批善本目录，如毛晋后人毛扆的《汲古阁珍藏秘本书目》、钱曾《读书敏求记》都是私家善本书目，都著录了所藏书的版本，有时还不止一个版本，或"载其最佳之本"，"其中解题，大略多论缮写刊刻之工拙"，而尤以后者影响深远。详读《总目·医家类》提要，便会发现其中包含着很多古籍版本鉴定实践、鉴定方法和鉴定经验，应该加以总结。

《总目》中有不少版本辨伪的实例。①根据书名辨伪，《总目》据"银海"的词源不会早于北宋，从而断定《银海精微》不会是唐代之书。②据史志与序跋辨书之伪托。③据内容与形式不符，辨书贾之作伪伎俩，比如《薛氏医案》，提要云："世所行者别有一本，益以《十四经发挥》诸书，实非己所著，亦非己所校，盖坊贾务新耳目，滥为增入，犹之《东垣十书》《河间六书》泛收他家所作以足其数，固不及此本所载皆已原书矣。"

宋代，善本观初步形成。宋代重视古籍整理，宋人的善本标准倾向于重视书的内容，明人的善本标准一般倾向于重视版本形式。清初至清中叶，由于考据学的兴起，"善本"一时成为最重要的"时髦"的学术概念。综合《总目》医家类提要，其善本标准主要包括内容和形式两个方面：①内容精审，足资考证；②采掇精华，校勘精良；③词旨简明精确；④刊刻完具。以上各项标准，不独适用于医籍，亦当为核定所有古籍善本之标准。

《全书》与《总目》的成书时间有先后之分。清乾隆三十八年四库全书馆成立，开始编纂《四库全书》，至乾隆四十六年完成。又从乾隆四十六年至乾隆五十年，抄录七部，分藏于文渊阁等七处，宣告《四库全书》的编纂工作基本完成。然而《总目》的编纂并未随着《四库全书》的完成而定稿。而是又经过十余年的修改增订后，才于乾隆六十年定稿，刻板成书。从两书的成书过程可知，《全书》成书早于《总目》，并且在此期间，《总目》经过了很大的改动。

《总目》在辨伪方面比较全面地继承了前人的科学态度和辨伪成果，前人所用的辨伪方法，几乎都可以在《总目》中找到例证。而且，《总目》还在前人的基础上有所发展。在避讳证伪法、篇卷分合证伪法、文词证伪法的使用上，更是得心应手，反映了自清初以来的考据学的最新成就，也对自汉至清初的辨伪方法进行了一次集大成的总结。这些辨伪思想，至今仍然闪烁着智慧的光芒，值得很好的发掘和继承，他们的辨伪实践和经验，可以帮助我们修正某些辨伪方法的偏颇。

《总目·医家类》中收录最早的辑佚著作可以追溯到汉代

末年王叔和辑的《伤寒论》。东汉末年张机撰《伤寒论》，其书原名《伤寒杂病论》，经三国战乱，原书即佚。王叔和"搜采旧论"，重新编次。今存《伤寒论·伤寒例》云："今搜采仲景旧论，录其证候、诊脉声色，对病真方有神验者，拟防世急也。"晋代皇甫谧《针灸甲乙经序》亦云："近代太医令王叔和撰次仲景遗论甚精。"有人认为："不管叔和自谓'搜采仲景旧论'，或皇甫谧所谓'撰次仲景遗论'，乃搜采仲景书遗文而非原书也无疑。故叔和撰次后亦不复用原名。叔和撰次仲书文，实亦辑佚之属也。"

《总目》有关辑佚的编例有两条：①前代遗书后人重编者，如有所窜改增益，则从重编之时代；②如全辑旧文，则仍从原书之时代。《总目》将《伤寒论》置于晋皇甫谧《甲乙经》和晋葛洪《肘后备急方》之间，显然可见，《总目》认为《伤寒论》为晋王叔和重辑，并认为它有所窜改增益，《总目》该书提醒云："《伤寒论》前有宋高保衡、孙奇、林亿等校上序……又称'自仲景于今八百余年，惟王叔和能学之'云云。而明方有执作《伤寒论条辨》，则诋（王）叔和所编与（成）无已所注多所改易窜乱，并以《序例》一篇为叔和伪托而删之。国朝喻昌作《尚论篇》，于叔和编次之舛，序例之谬，及无已所注，林亿等所校之失，攻击尤详，皆重为考定，自谓复长沙之旧本……然叔和为一代名医，又去古未远，其学当有所受。"余嘉锡进而认为，王叔和似是张仲景弟子，故定其师之书，不可轻诋。张仲景在汉建安中期曾任长沙太守，王叔和尝依刘表避荆州，仕魏为太医令，二人时代前后相接。

《总目》将辑佚分为两大类：一类全辑旧文，一类有所窜改增益，对于前者，《总目》极力表彰；对于后者，《总目》极力贬低，不承认它们是辑佚，甚至把它们打入伪书之列。这种自相矛盾的做法，主要原因在于:《总目》对辑佚取狭义，尺寸过严；而对伪书则放宽尺寸，采取广义。这样的做法对清代的辑佚起了促进作用，同时也造成对辑佚历史认识模糊的恶劣影响。四库馆臣还从《永乐大典》中辑佚已经失传的中医文献20种，称为"永乐大典本"，这是一次难得的辑佚实践。

第七章　结语——燕京医学流派的
　　　　特色和传承

　　燕京医学流派的起源和发展，与北京地区作为首都的职能密不可分。在北京成为首都之前，燕京地区医学发展是中国北方地区医学发展的基本状态，名医扁鹊的足迹在山东、河北、北京、山西、四川等地经过，对各地的医学发展都做出了影响和贡献。中央王朝的地方医学管理和教育措施也会对燕京医学发展有一定的推进和影响。但是随着北京地区的政治和军事地位不断提高，其文化汇聚作用也在逐渐增强。从辽代北京作为南京开始，其医学的发展已经体现出对于中国北方地区医学成就的汇聚效果。到了金元时期，北京地区成为全国统一王朝的首都之后，其政治中心地位和中央官僚系统的不断发展，以及科举考试带来的文化汇聚作用，都巨大的促进了北京地区的医学发展。

一、理论创新是燕京医学流派的一贯风格

　　金元时期是燕京医学流派创立的初期，其代表人物和重要学术贡献，都体现出首都汇聚功能的极大影响。在金代，统治者将来自宋代政权的文化和医学战利品解送到北京地区保存，针灸铜人、《圣济总录》等大型医学著作极大地促进了以北京地

区为中心的燕赵医学发展。金元四大家中，刘完素、张元素、李东垣都是河北人，他们的医学知识学习和医学实践开展，都在北京周边地区。而来自宋的医学知识和医学成就，对于金元时期医学理论创新有着巨大的推动作用。

金元时期医学理论创新的最重要成果为刘完素的"河间学派"和张元素的"易水学派"。金代燕京医学流派的代表人物张子和也是金元四大家之一，他的"攻邪派"学术思想上宗《黄帝内经》《难经》《伤寒论》之学，融会《千金要方》《普济本事方》之论，近宗刘河间火热论之说，张子和的医学学术思想是燕京医学流派初创时期的重要代表思想，其内容包括"邪气致病"的病因学理论、"汗、吐、下"三法治疗学理论、情志疾病的中医诊疗理论、探讨药物毒副作用、药物误用伤害健康的"药邪"理论，以及对"补法"的阐述和食补药补理论。

金元之交罗天益的学术理论、药性及药理的运用，具有明显的"易水学派"特色，其学术理念承于张洁古、李杲，突出脏腑辨证、强调重视脾胃。罗天益是易水学派理论形成和发展过程中承前启后的一位重要医家，也是燕京医学流派的杰出医家。其学术成就主要有两点：一是继承并完善东垣的脾胃学说，二是创三焦寒热辨治理论。罗氏则将饮食所伤分为食伤和饮伤，将劳倦所伤分为虚中有寒和虚中有热，则更为具体而条理化。罗氏临证广泛采用历代名方，并自创新方，治疗脾胃病，突出甘补辛升的特点。罗氏秉承元素、东垣之学，在脏腑辨证的启示下，阐发了三焦寒热病证的辨治。他认为三焦总领五脏六腑，为"元气之别使"，具有荣灌周身、和调内外、宣上导下的作用。元气能充，则脾胃亦自健运不息。若饮食不节，造成三焦气机升降失常，则致肠胃受伤。由于罗氏论病注重三焦气机，故其审证用药，也有辨治上、中、下三焦之分。不仅对三焦寒热辨证有所发挥，而且首次阐发了三焦寒热辨治的理论。尽管其理论和方药尚不十分完备，但对后世研究三焦病机，有着重要的启发意义。

元代著名医家忽思慧是掌管饮膳的太医之一。他一直负责着宫廷中的饮食、养生诸事，经常接触各种医学养生文献和前代本草学著作，从而在烹饪技艺、营养卫生与饮食保健等方面积累了丰富的经验。他在任职期间"将累朝亲侍进用奇珍异馔、汤膏煎造及诸家本草、名医方术，并日必用谷肉蔬菜，取其性味补益者，集成一书"，最终于元文宗天历三年（1330年）完成并初刻食疗专著《饮膳正要》。《饮膳正要》，既继承了前代食、养、医结合的悠久传统与饮食养生的丰富经验，又涵盖了少数民族的医药文化，是文化交流在医学和养生方面的重要结晶，也是我国第一部集饮食文化与营养学于一身的药膳专书。

薛己，脱离于金元时期以来滥用寒凉攻下而损伤脾胃、克伐肾阳的流弊，吸取中医经典著作中的精华理论，参考金元医家的学术思想，结合本人多年供职御医院而所见虚证为多的临床经验，逐步形成了其独特的学术观点——重视脾肾、善于温补，并由此开创了明代的温补学派。薛己承袭《内经》之旨，并接受张元素、李东垣等金元医家的观点，将脾胃视为人体后天生化之源，指出脾胃在维持人体正常生命活动中的重要作用。在病理方面，薛氏很强调脾胃虚弱对其他各脏腑的影响。而基于薛己对于脾、肾二脏的认识，调治脾肾便是其所强调的治疗疾病的根本。他注重人体阳气，治法大多以调补为主，用药大多偏温而力避寒凉，以免损伤脾肾，如知母、黄柏等苦寒药则较少出现在他的临床病案中。反之，他经常选用东垣补中益气汤等方剂以温补脾胃，选用张仲景的肾气丸及钱乙的六味地黄丸以补养肾命。

张景岳是温补派的主要代表人物，他的温补学说受薛立斋、李东垣、许叔微等人的影响较大。明代疫情频繁，治疗疫病多用苦寒药物，病后亦多因余毒未清，而有阴虚低热缠绵不去，故当时刘河间的"六气皆从火化"和朱丹溪"阳常有余，阴常不足"等学说盛行一时。但很多医生没有很好地理解刘、朱学说的精神实质，在临床上忽略寒热虚实的辨证，动辄以寒凉攻伐，就连治疗内科杂病的虚证也不顾正气，恣用寒凉，致流弊迭出。张景岳有鉴于此，认为纠正时弊应从理论上辨明各家得失，然后才能吸取各家之长而防止偏差，景岳学说的中心思想就是尊水重阳，他认为人体生命活动能否维持，全在于元阳（真气、元气）的作用。没有元阳，人的生命活动就不能存在。这种以阳气为主的思想，反映在临床上，便是重视元气，重用温补。张景岳还立足实践，从病因学角度创立了"劳力感寒"说，强调体质素强而感染风寒之邪发病仅是伤寒病的一种类型；此外，尚有劳力形倦、劳心神倦之人感受风寒而成病者，是伤寒病的又一种类型。劳力形倦之人当用扶正祛邪法治之，劳心神倦之体当用培补正气、使邪自去之法。这种从内伤病因角度探求伤寒病之论治，不但丰富了仲景的病因学说，还把外感、内伤有机结合起来，对临床无疑有很大的帮助。

黄元御的学术思想之核心建树是固护土火，重视中气升降。首先，黄元御的医学思想体系在于补土护阳。而此是《灵枢经》《黄帝内经素问》、仲景所素重。《内经》提出五行中土属于裸虫，而人为之长，也就是说，人以土为本。黄元御以气为属于中土，故修脾胃可以调气机，而脾胃病则气机滞。而其所尤为重视的在于：土喜暖而恶寒，故唯有阳气旺盛，则气血生化有源。故而黄元御以此发微，探讨生理病理，独重中气。中气理论是脱胎于儒学的，从中庸到宋代周敦颐之易学，一气周流而演五行，即先天乾坤退位，后天南火北水而分阴阳，以阴进阳为木，为甲乙，为肝胆，是以左升；以阳退阴为金，是以右降，为庚辛，为肺肠。黄氏认为天地间万物的联系及自然变化是气之阴阳升降来维系，人与天地相应，因此，五脏六腑之间联系及其功能活动也是由于气的升降运转来实现的，即"五脏系统是一个升降循环、生克制化的动态圆形结构系统。而中气为阴阳五行之本，故也是维持人体阴阳平衡和脏腑气机升降有序的基础。故在中气的斡旋下，木生火，即火升为血升、火降为气降；若己土不升、肾中水亏或火亏，肝木不升，则气少。同理，气降不足而血不生。气血不足还会发生阴阳不交，进而阴阳偏盛。同时，中气的盛衰取决于脾胃的功能是否正常，"中气旺则戊己转运而土和，中气衰则脾胃湿盛而不运"。

吴鞠通之所以被誉为清代温病四大家之一，主要是他在温病研究方面，博采众长，勇于创新，提出许多独到的学术见解，为温病学的形成和完善做出了无可替代的巨大贡献。《温病条辨》在清代众多温病学家成就的基础上，进一步建立了完全独立于伤寒的温病学说体系，创立了三焦辨证纲领，为温病创新理论之一。吴鞠通远宗仲景，近取叶天士之言，集思广益，著述集大成之作。他所创立的三焦辨证理论体系对温病学乃至整个中医学的发展都起了巨大的推动作用，影响极为深远。

从金元四大家时期进入医学主张百家争鸣时期以来，燕京医学流派在金元明清时期名医辈出，对于当时流行的医学理论都做出了杰出的贡献。这是燕京医学流派对于中医学的基础理论和临床运用方面的重要贡献。

二、兼收并蓄是燕京医学流派的重要特色

明清时期，燕京医学流派的发展和繁盛极大地受益于国家的官方医学教育和考核系统。因此，这一时期出现了一大批的医学成果，燕京医学流派的医家们不但大都拥有精于临床各科的学术素养，而且在大全类医学著作的撰述方面做出了重要贡献。

龚廷贤一生著作颇丰，现存其医书 18 种，并续编完其父龚信的《古今医鉴》，是我国著述最多的医家之一，其书以《万病回春》和《寿世保元》流传最广。

龚廷贤撰于 1587 年的《万病回春》涉及内、外、妇、儿诸科，分述临床 186 种病证的病因及证治方法，辨证详明，论述精辟，治法切用，对后世中外医家影响深远。其中的雄黄败毒散、杨梅疮秘方及十全丹等为世界上最早应用砷剂治疗梅毒的文献记载。《寿世保元》约成书于万历四十三年（1615 年），全书共 10 卷，该书集龚廷贤晚年医学思想之大成，也几乎是龚廷贤论述元气的专著。书名"寿世保元"：一是寄予此书纠正时偏、助世人延年益寿的希望；二是提倡预防医学，提出要保得人身之元神、元气，才能预防外邪。

徐春甫深入编撰的《古今医统大全》100 卷。内容源于 280 余部医学著作，其中绝大部分为临床各科证治，书中除列录古书外，在医理上也有很多阐发。徐春甫在学术上推崇李东垣，并且继承发展了前人在养生学方面的经验和论述，并有诸多创新。其书中对中医养生方面的见解在《老老余编》和《养生余录》中做了大量的阐发。

杨继洲的文献集成《针灸大成》，内容丰富，资料全面，流

传广泛，是我国古典针灸医籍中影响最大的一部针灸学专著。该书汇集了自《内经》《难经》到明代以来针灸学的重要成就，是继《内经》和《针灸甲乙经》之后针灸学文献的又一次大总结，堪称中国古代针灸学百科全书。该书不但收集了当时影响较大的针灸学专书中的内容，还辑录了医学经典著作、综合性医书中的针灸、推拿方面的资料。杨继洲的学术思想继承了金元时期各大医家，《针灸大成》中还收录了李东垣专篇。

王肯堂既重视文献整理研究，编纂书籍，又重视临床实践，不断总结经验。其代表性著作《证治准绳》，包括杂病证治准绳、杂病证治类方、伤寒证治准绳、疡医证治准绳、幼科证治准绳和女科证治准绳。书中所述病证皆以证治为主，涉及各科病种很为广泛，每一病证先以综述历代医家治验，再阐明自己见解；采录资料十分丰富，论述颇为精审，治法极为详备，选订诸方大多切于实用，故有"博而不杂，详而有要"的特点，为后世医家所推崇。王氏治学甚严，讲究实用，重视临床，不陷于门户之见，主张中道不偏，力辟"或崇温补，或尚寒凉，徒事寒热水火"之争，致力于医学研究，博采众家之医学著述集为大成。故《四库全书提要》说："其书采摭繁富，而参验脉证，辨别异同，条理分明，具有原端委。故博而不杂，详而有要，于寒温攻补，无所偏主。"

吴昆流传较广的著作主要有《黄帝内经素问吴注》《医方考》《脉语》《针方六集》四种。《黄帝内经素问吴注》采用全文通注的方式，在重视医理阐述前提下，又重文理顺畅，注文简明。《医方考》对古代方剂的编辑、整理，具有目录学的特点；按病证分为72门类，每门前设有小叙，提要本门要点，病名所出；每个方证后面引经据典，这种体例，有拟于《汉志》的古制，具有条理清楚、不乱章法、易学易记的特点。吴昆的医学成就在理论方面主要有：从《内经》原典出发，理论联系实际，发展了中医学对膻中的认识、对气血的认识，形成了脏腑经络结合的病机学说，以及配伍结合论治的方剂方论。吴昆对经典的注释或诠释，在不违背经文大旨的前提下，总是能理论联系实际，很好地体现经典指导临证的作用。在吴昆著作中，不乏征引历代医家医著内容，如仲景《伤寒论》、葛洪《肘后备急方》、孙思邈《千金要方》、许叔微《普济本事方》等医书治验病案，或方药逸文。十分重视《内经》王冰之注，以及金元刘、张、李、朱等人医学理论，旨在发扬学术，引发己说，或师言之秘。既展现了丰富的学识，又体现他治学谦虚、客观而能兼容他人之长的学风。

《医宗金鉴》这部大型医学丛书，广采历代医药书籍，"分门别类，删其驳杂，采其精粹，发其余蕴，补其未备"。其内容概括了中医理论与临床的各个方面，并将理论与临床有机地结合。《医宗金鉴》是御制钦定的综合性医学丛书。一方面使得大量医学文献通过此书得以保存，另一方面它收集了很多传世验方、单方和民间私家秘籍良方，使其不至散落民间。对研究考订、整理前人的文献方面也做了一定的贡献。该书特别是在编纂方面十分卓著，此书的编辑是教科书性质，编纂、选材甚精，用功甚勤，理法甚严，尤其是有关理论与方药的论述，比较平稳而切合实用，不尚奇谈高论。书中内容全面系统而精要，去其繁杂，统一各家学说，使医学理论和临床各科知识趋于规范化，实为历来医学丛书、全书中最精当、完备、简要而实用之一部。

《医宗金鉴》全书论述了医经、伤寒、四诊、运气、方论、杂病、妇科、幼科、外科、眼科、正骨、刺灸、痘疹与种痘等方面，内容全面系统、充实丰富，通篇贯穿辨证论治，其理、法、方、药面面俱详，广征博引历代众家精华，充分显示《医宗金鉴》已具有较为完备的辨证论治体系。

三、经典复兴是燕京医学流派的时代贡献

燕京医学流派的产生背景是中医各种学说异彩纷呈，在其不断发展的过程中，批评宋代以来的"局方"和"时方"、重新解读和评价秦汉时期医学典籍的意义，并且以"医经"的形态将秦汉医学典籍赋予经典地位，成为应对各家学说的时代需求。燕京医学流派的医家们代表着当时最先进的医学水平，他们普遍具有较高的儒学修养，又把这种方法和视角引入到医学研究中。因此，他们在各方面都提倡重视医经，回归原典，并对经典著作的注释和阐发做出了杰出的贡献。

张景岳对《内经》《周易》造诣颇深，其探求哲理在于"摭易理精义，用资医学变通"，他曾说："学医不学易，必谓医学无难，如斯而已"，主张学医必须学易，不学易就不能深入研究医学。他认为"易者，易也，具阴阳动静之妙；医者，意也，合阴阳消长之机。虽阴阳已备于《内经》，而变化莫大于《周易》"，他从"医易同源"的角度出发，用阴阳学说来探讨医学原理。《景岳全书》开宗明义第一篇就是"明理"，所谓明理就是要明医学的根本道理，也就是要明确中医学的指导思想——阴阳学说。对《内经》的深入研究是张景岳一大贡献。《类经》一书将《内经》之文融会贯通，并追溯源流，汇集诸说，纲目分明，条理井然，学术精华彰明于世。

喻昌是错简重订派的代表人物，他批判王叔和、林亿、成

无己篡改原文，继承和发扬了方有执的三纲鼎立说，并从各方面补充、完善了这一理论。他尤其反对将温病、和病、并病、过经不解病等全部放在《伤寒论》太阳篇内的做法，认为这种次序编排不利于学习和掌握《伤寒论》的精髓。而且他将春夏的温热病单独提出，专篇论述，对伤寒学的理论也有所发展。营卫两伤、三纲鼎立的原则，是喻嘉言在方有执的基础上进一步发展和完善的理论核心。以纲统法，类证汇聚，是他的条文重编原则。其主要学术贡献在于将理论系统化：外感病冬伤于寒，春伤于温，夏秋伤于暑热；四时外感以冬伤寒为大纲；六经伤寒以太阳为纲；太阳以风伤卫、寒伤营、风寒两伤营卫为纲；六经病各自成篇，每一经从证治大意开始，以法为目，分列条文，加以注释，体例严明。

黄元御的另一大成就是将五运六气与伤寒六病的紧密结合；以六气理论推演和解释了《伤寒论》的传病和中经、中脏之区别。这实际上是对一气周流理论的补充。

任应秋曾将陈修园视作明清"维护旧论派"的重要人物予以高度评价，肯定了他在伤寒学术研究上的重要地位。但实际上陈修园一生医学著作种类繁多，版本驳杂，流传甚广。他的著作从体裁上大概分成两类：一是对经典的注释和阐发；二是通俗化、韵文化的中医经典歌括系列。其中，注释经典类的著作，以《伤寒论》学术研究为主，兼及《内经》《神农本草经》，体现出陈修园尊经复古的理论研究特色，同时其用语通俗、深入浅出，在医学教育上有重要意义。陈修园在伤寒学术研究上的主张，主要是肯定王叔和编订的《伤寒论》原貌，认同成无己的注释具有高度学术价值，并未曲解仲景原意，反对错简重订学者"三纲鼎立"的观点，认为没有必要调整宋本伤寒论的结构和文字。其著述格调和授徒风格上，主要受到"钱塘二张"的影响，尤其推崇张志聪的理论。不过，他也对伤寒本旨、条文注释等问题提出了自己的看法，以标本中气、开阖枢说等观点深化了对六病证治的理解。此外，他虽然尊经崇古，却不盲目泥古，其著述广收博采前代医家的学术成就，也提出了自己的意见和见解。从学术理论上有所创新，创立分经审证的主张，将伤寒病证的三阴三阳辨证纲领、演变规律、方药运用等做出系统总结，在"维护旧论"的大背景下，对伤寒论的理论脉络做了学术梳理，形成自己独有的伤寒学术体系。把太阳病分为经、府、变三证：头痛项强、发热恶寒，是太阳经证的典型症状；表邪不去、循入膀胱，形成蓄血和蓄水的府证；而汗下失宜、治法错乱，是变证的产生原因。在对应治法上：经证分别虚实；府证辨别水、血；变证区别阴阳，并有各自代表方。这一"分经审证"理论体系，严格依从宋版《伤寒论》的条文顺序，却阐发出不输于"错简重订派"学者的理论建构，实为伤寒学术研究之一大成就。任应秋称赞其为清代以后最著名的伤寒医家。

《温病条辨》一书，集中体现了吴鞠通的温病学说，当然也是反映其主要学术思想的代表著作。而全书正是在《内经》理论指导下，博采历代名贤精妙，结合自己经验而写成。甚至在其著成《温病条辨》前几卷后，发现有不合经旨者，还及时予以纠正。吴氏著《温病条辨》、创温病学说的根本目的，并非与仲景伤寒学说对立，而是对伤寒学说加以补充和发展。《温病条辨》在写作体例上即仿照《伤寒论》的做法。吴氏温病三焦辨证体系，实受仲景六经辨证启发而创立，其目的均为提示病邪传变规律和病位浅深、病情轻重，用于指导临床辨治。而且，他并不完全摒弃六经辨证的内容，而是将其巧妙地融于三焦辨证之中，为温病辨证所用。吴氏的温病学说，并非无本之木，无源之水，而是远宗《内经》、仲景之旨，发扬又可之说，师承叶氏之论，博采百家精华而成。

对经典的推崇和重视在清代前中期更加盛行。这一时间段从崇祯亡国，延续到乾隆时期，政治上是满洲统治者入主中原、不断汉化的时期，也是汉族知识分子在亡国之痛中，对学术思想痛切反思的时期。明清鼎革后，许多士人遁迹山林，他们对明末学风的反思也体现在这一时期的医学研究中，注重实学、开辟求知新路径、经世守身并重、理学回归等学术思潮对医学经典理论研究的进一步深化有积极影响。

明遗民亲历明清鼎革，其学术思想与当时的社会环境密切相关，"盖当其时，正值国家颠覆，中原陆沉，斯民涂炭，沦于夷狄，创矩痛深，莫可控诉。一时魁儒畸士，遗民逸老，抱故国之感，坚长遁之志，心思气力，无所放泄，乃一注于学问，以寄其守先待后之想"①。在钱穆看来，清初诸遗老历经故国大难，无力救挽，而只能将心力倾注在学问之中，以求将来之用。抗清斗争的失败，使这些思想家或退居山林，或遁入空门，经历了晚明政治的极端腐败及由清兵入入关而引发的民族矛盾的激化，无疑强化了学者们的思想深度，促使他们坐下来冷静地思考，一方面通过"道之行"反思明代覆亡的历史教训，另一方面强调"君子和而不同"，从思想领域继续坚持着对满人残暴统治的反抗。这两方面思考固有不同的指向，但其核心却都具

---

① 钱穆.国学概论［M］//钱穆.钱宾四先生全集（第5册）.台北：联经出版事业股份有限公司，1998：246.

有对两千年帝制为代表的中央集权进行利弊清算的意味，从而引发出对至高无上的封建"皇权"的怀疑乃至批判①。

这种彻底的怀疑和批判精神，在内经和伤寒学研究中的具体表现，是"错简重订"理论的确立与完善；是将易经及河图洛书、五运六气等理论大量运用于方药实践和医理阐释的趋势。这段时间，医家在尊经复古的前提下，实现理论圆融，自成一体。同时，古文字考据学的发展，也使得燕京医学流派能够借助乾嘉学风的文本研究，进一步推崇医学经典的复兴。

四、近代燕京医学流派的普及和创新

道光年间以后，随着西方列强的入侵，我国的政治军事、科技文化都被动进入了现代化的历程。西方医学的传入、现代医院和医学院校的建立，以及来自西医学对传统中医学的抨击和质疑，令我国的中医学走向了困难重重的现代化和科学化道路。在这个过程中，燕京医学流派作为清末时期北京首都的地方医学流派，除了抵御北洋军阀和民国政府废除中医的风潮，努力尝试为中医教育的现代化做出重要贡献外，出现了地方化和民间化的转变。

清代同治和光绪时期，由于皇帝健康状况日渐恶化，清政府多次向全国招募名医，北京地区汇聚了更多优秀的医学人才。他们在政治动荡、政府新旧交替的时期，一方面谋求在清代的官方医疗体系中拥有容身之地，另一方面也努力通过自身医学成就与晚清的政治势力过从交往，以求通过政治势力的庇护来

---

① 张春莉.顾炎武、王夫之政治思想之异同［J］.东南大学学报（社会科学版），1999，04：23.

为中医学的发展贡献自己的力量。随着国家政权在西方列强的冲击下逐渐半殖民地化，和辛亥革命以后新政权对于传统医学的不信任态度，大量御医和医官及其后人的临床医疗工作逐渐走向民间。民国时期京城"四大名医"无不拥有为帝王将相、王公大臣进行医疗诊治的经历，他们也努力通过这种交游关系来宣传其医学成就，巩固其医学临床工作的地位和影响力，奠定了基础。

清末燕京医学流派的医家们不但在临床方面更多地走向了广阔的社会和普通民众，同时也对辛亥革命以后中医教育的现代化有着重要影响。北平国医学院、华北国医学院、北平中药讲习所等重要的医学教育机构，和主办这些教育机构的燕京名医们，对于中医高等教育的理论和实践都做出了极为杰出的贡献。今天活跃在北京医疗和中医教育一线的燕京医学流派的传人，有很大一部分都来自这一时期燕京名医的教育传承。